DICTIONNAIRE

DE MÉDECINE.

DE L'IMPRIMERIE DE T.-F. RIGNOUX,
Imprimeur de l'Académie royale de Médecine,
rue des Francs-Bourgeois-Saint-Michel, n° 8.

DICTIONNAIRE

DE MÉDECINE,

PAR MM. ADELON, ANDRAL, BÉCLARD, BIETT, BRESCHET, CHOMEL, H. CLOQUET, J. CLOQUET, COUTANCEAU, DESORMEAUX, FERRUS, GEORGET, GUERSENT, LAGNEAU, LANDRÉ-BEAUVAIS, MARC, MARJOLIN, MURAT, OLLIVIER, ORFILA, PELLETIER, RAIGE-DELORME, RAYER, RICHARD, ROCHOUX, ROSTAN, ROUX ET RULLIER.

TOME DIX-SEPTIÈME.

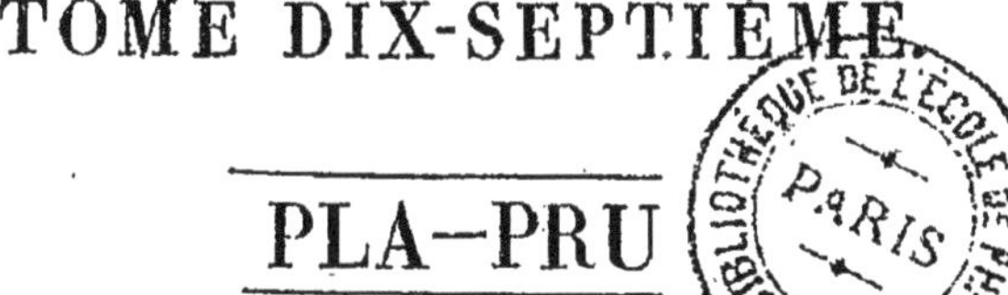

PLA—PRU

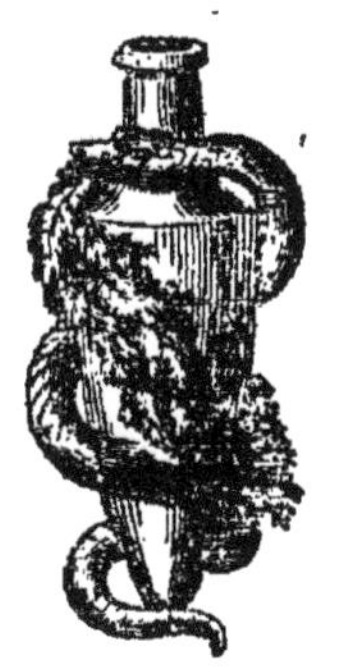

A PARIS,

CHEZ BÉCHET JEUNE,

LIBRAIRE DE L'ACADÉMIE ROYALE DE MÉDECINE,
place de l'École de Médecine, n° 4.

JANVIER 1827.

DICTIONNAIRE DE MÉDECINE.

PLA.

PLACENTA, s. m. Mot latin employé dans notre langue, pour désigner l'organe vasculaire qui établit les principales connexions de l'utérus avec le fœtus que renferme sa cavité, lors de la gestation. Tout ce qui a rapport à l'anatomie, à la physiologie et à pathologie de cet organe, est exposé au mot OEUF HUMAIN. Pour ce qui concerne ses rapports avec l'utérus dans l'état pathologique, *voyez* DÉLIVRANCE, MÉTRORRHAGIE.

(MARJOLIN.)

PLAIE, s. f., *vulnus*, *plaga* des Latins. On désigne par ce nom des solutions de continuité faites aux diverses parties du corps par des causes qui agissent le plus ordinairement d'une manière mécanique.

Les plaies présentent de nombreuses différences relativement à leur situation, leur direction, leur grandeur, leur forme, la texture des parties intéressées, les instrumens qui les ont produites, leur état de simplicité ou de complication, leur ancienneté, etc.

1° Relativement à leur situation, les plaies peuvent intéresser toutes les parties du corps. Elles peuvent se rencontrer à la tête, au cou, à la poitrine, au ventre, aux membres, etc.

2° La direction des plaies varie : les unes sont longitudinales, les autres sont transversales, d'autres sont obliques. La direction des plaies peut être envisagée relativement à l'axe du corps ou par rapport aux fibres divisées. Ainsi, par exemple, une plaie transversale de l'abdomen peut être longitudinale relativement aux fibres des muscles qui en forment les parois.

3° Rien n'est plus variable que la grandeur et la profondeur des plaies. Les unes sont petites, superficielles; les autres sont plus ou moins grandes et profondes. On ne peut point toujours juger de la profondeur d'une plaie d'après son étendue à l'extérieur du corps : c'est ainsi que des plaies, en apparence fort petites, peuvent être très-profondes et pénétrer dans les cavités du corps, lorsqu'elles ont été faites par un instrument piquant; tandis que d'autres plaies très-grandes sont superficielles et n'intéressent que la peau et le tissu cellulaire sous-cutané.

4° Tantôt les plaies sont simples, ne consistent que dans une simple division des tissus, et n'ont qu'une seule direction, comme on l'observe dans la plupart des plaies faites par des instrumens tranchans; tantôt, au contraire, elles sont plus ou moins irrégulières, et présentent un ou plusieurs lambeaux. Enfin, il y a des plaies qui sont rondes comme les piqûres, et celles produites par les balles ou d'antres projectiles arrondis lancés par la poudre à canon.

5° Les plaies varient suivant la nature des instrumens qui les ont produites : delà leur division en celles qui sont faites par des instrumens tranchans, ou *coupures;* celles que produisent les instrumens piquans, ou *piqûres;* celles qui reconnaissent pour cause l'action des instrumens contondans, ou *plaies contuses;* et enfin, celles qui sont faites par une cause qui a alongé et déchiré les tissus, ou *plaies par arrachement.*

6° Les plaies peuvent être simples; d'autres fois elles sont compliquées, comme de la présence de l'instrument vulnérant ou d'autres corps étrangers qui y ont été introduits; d'hémorrhagie, d'inflammation violente, de convulsions, de tétanos, de paralysie, de gangrène, etc.

Des plaies simples. — 1° Les plaies simples, faites par des instrumens tranchans, présentent des phénomènes qu'il est important de faire connaître. Elles sont accompagnées d'une douleur plus ou moins vive, d'une effusion de sang dont la quantité varie; leurs bords éprouvent le plus souvent un écartement sensible, et ne tardent pas à devenir le siége d'une inflammation dont l'intensité varie.

La douleur que les malades éprouvent lors de la production d'une plaie est due à la division des nombreux filets que les nerfs envoient dans le tissu du plus grand nombre de nos organes. Cette douleur varie suivant une foule de circonstances : l'observation nous apprend que les plaies sont en général d'autant plus douloureuses, que les organes reçoivent une plus grande quantité de nerfs et sont doués d'une plus vive sensibilité. La douleur est aussi proportionnée à l'étendue de la blessure, à la constitution plus ou moins irritable des malades, et à l'état dans lequel ils se trouvaient à l'instant de l'accident. C'est ainsi que l'on voit des plaies peu étendues produire de très-fortes douleurs chez les malades d'une constitution nerveuse, lorsqu'ils sont effrayés et ne peuvent fuir l'action de l'instrument tranchant dans les opérations chirurgicales, tandis que, tous les jours, des plaies énormes, faites inopinément, produisent à peine de la douleur au milieu de l'action d'un combat, pendant un accès de colère ou pendant l'ivresse. La nature de l'instrument et la manière dont la plaie a été produite ont une influence sensible sur la douleur qu'éprouve le blessé. Ainsi une plaie faite par un instrument bien affilé et dont l'action a été pour ainsi-dire instantanée, est bien moins douloureuse qu'une plaie faite lentement par un instrument dont le tranchant est émoussé ou ébréché. Dans ce dernier cas, en effet, les filamens nerveux ne sont qu'imparfaitement coupés, ils sont tiraillés et déchirés par l'instrument vulnérant.

Au bout d'un temps variable après la production d'une plaie, la douleur produite par la section des filets nerveux s'apaise, et finit par disparaître presqu'entièrement dans quelques cas. Mais à cette douleur il ne tarde pas à en succéder une autre, due au travail inflammatoire qui s'établit dans les lèvres de la division. Cette dernière douleur, qu'on peut appeler *inflammatoire*, varie également en intensité, suivant la nature des organes blessés, l'étendue de la division, la violence de l'inflammation, etc.

Immédiatement après la production d'une plaie, on voit sourdre ou jaillir de ses bords une quantité variable de sang qui sort des extrémités divisées des vaisseaux capillaires ou des troncs artériels et veineux intéressés. Quand les vaisseaux capillaires ou des vaisseaux d'un médiocre calibre ont été seuls intéressés dans une plaie, l'effusion du sang ne tarde point ordinairement à s'arrêter d'elle-même, soit par le resserrement et la crispation des extrémités divisées de ces vaisseaux, soit par la formation d'un caillot qui met un obstacle mécanique à l'écoulement ultérieur du sang. Quand, au contraire, des troncs artériels ou veineux ont été ouverts, l'hémorrhagie continue d'avoir lieu et réclame l'emploi des moyens propres à l'arrêter. (Voyez *plaies des artères et des veines.*)

Lors de la production d'une plaie, dès que les tissus sont divisés, ils obéissent à leur contractilité et les bords de la division s'écartent l'un de l'autre. L'écartement des lèvres d'une plaie varie suivant une foule de circonstances. Plus, en général, une plaie est étendue et profonde, plus cet écartement est considérable. Lorsque la plaie intéresse à la fois plusieurs tissus, on voit ceux-ci se retirer sur eux-mêmes, en raison de la contractilité qui est propre à chacun d'eux. C'est ainsi que l'écartement des lèvres est considérable au niveau de la peau, moindre au niveau du tissu cellulaire, surtout quand il est surchargé de graisse; que les muscles coupés transversalement à la direction de leurs fibres éprouvent une rétraction considérable due à leur élasticité de tissu et à leur contractibilité; que les extrémités divisées d'un nerf s'écartent à peine l'un de l'autre, etc.

Outre la rétraction qu'éprouvent immédiatement les tissus divisés dans une plaie, rétraction qu'on peut appeler *primitive*, ils sont encore susceptibles d'en éprouver une autre bien plus considérable qui n'arrive que plus tard, d'une manière insensible, et qu'on peut appeler *rétraction secondaire*. Cette dernière dépend presque toujours de l'irritation déterminée par des pansemens peu méthodiques sur les extrémités des muscles divisés, de la mauvaise position donnée aux parties blessées, ou de ce que les muscles n'ont pas été soutenus et convenablement maintenus en contact, comme on l'observe quelquefois dans les plaies qui résultent de l'amputation des membres. L'écartement des bords d'une plaie varie encore suivant plusieurs circonstances. Il est, en général, plus considérable dans les individus jeunes, chez lesquels les tissus sont fermes, élastiques, que dans les vieillards, chez lesquels ces mêmes tissus sont flasques et relâchés. Il est plus considérable quand une partie a été blessée, ses muscles étant en contraction, que s'ils étaient dans le relâchement. Il est proportionné à la longueur des fibres charnues et au degré d'adhérence des muscles aux parties voisines; il est nul dans un muscle, lorsque cet organe a été divisé parallèlement à la longueur de ses fibres qui ont été simplement écartées les unes des autres. On voit, d'après ce qui précède, que dans une plaie profonde, les bords écartés de la division ne restent pas sur le même niveau dans toute leur étendue, parce que les différens tissus qui se trouvent intéressés se retirent inégalement.

L'irritation qui résulte de la division des tissus intéressés dans une plaie, ne tarde point à être suivie d'une réaction inflammatoire plus ou moins forte. Les bords de la plaie se gonflent plus ou moins; ils rougissent au niveau de la peau; une sérosité exsude des tissus enflammés, et se trouve bientôt remplacée par une lymphe plastique et coagulable qui sert immédiatement à la formation de la cicatrice, si la plaie guérit par adhésion primitive, ou qui est emportée et fait place au développement des bourgeons charnus, si la plaie ne doit se guérir qu'après avoir suppuré. (*Voyez* CICATRISATION et SUPPURATION.)

Les phénomènes locaux que nous venons d'examiner ne sont pas les seuls qu'on observe lorsqu'une plaie a une certaine étendue, ou qu'elle intéresse des organes essentiels à l'entretien de l'existence, comme ceux que renferment les cavités splanchniques. L'inflammation qui se développe dans la plaie ne tarde point à se faire sentir à toute l'économie; il se manifeste des symptômes qui caractérisent la fièvre à laquelle on a donné le nom de *traumatique*. Le pouls s'élève, devient fréquent; la face se colore, les yeux deviennent brillans, la peau brûlante; le malade a de la pesanteur de tête, une céphalalgie sus-orbitaire plus ou moins intense; la langue se couvre d'un enduit blanchâtre; la bouche est sèche, la soif ardente; l'urine, fortement colorée, ne coule qu'en petite quantité; il y a de la constipation; le malade éprouve dans tout le corps un sentiment de fatigue et de chaleur plus ou moins vive. Cet état d'éréthisme inflammatoire dure deux à trois jours, suivant la violence et la durée de l'inflammation de la plaie. Dès que la suppuration commence à s'établir, que la plaie devient moins douloureuse, et moins brûlante, on voit tomber peu à peu les symtômes fébriles; il s'opère une sorte de détente; la face reprend son état naturel; la langue perd son enduit saburral; la salive s'écoule en plus grande quantité, la bouche est plus humide, la soif moins vive; le pouls perd de sa force et de sa fréquence; la peau devient moins chaude, plus humide, ou se couvre de sueur; l'urine coule en plus grande abondance, les garde-robes se rétablissent, la pesanteur de tête et la céphalalgie cessent, ainsi que le sentiment de fatigue que le malade éprouvait dans toute l'habitude du corps.

Les signes des plaies sont, les uns, *commémoratifs*; ils font connaître les circonstances qui ont précédé ou accompagné la production de la plaie, la nature et le mode d'action de l'instrument vulnérant, l'état et la situation du blessé au moment de l'accident, etc.; les autres, *diagnostiques;* ces signes montrent l'étendue, la direction, la forme de la plaie, et font reconnaître la lésion des organes. Ainsi des signes particuliers appartiennent aux lésions des artères, des nerfs, de la moelle épinière, du poumon, des intestins, de la vessie, etc. Ces signes sont d'une haute importance pour le pronostic et pour le traitement qu'on doit employer dans chacune de ces espèces de plaies; c'est aussi d'après leur considération que les médecins-légistes établissent leurs rapport, lorsque leur ministère est réclamé par la justice. (*Voy.* les plaies en particulier et l'art. BLESSURE.)

Une foule de circonstances font varier le pronostic que l'on peut tirer des plaies, comme l'étendue, la direction, la profondeur, la nature de ces lésions, les divers organes qu'elles peuvent intéresser, leur état de simplicité ou de complication, l'âge, le sexe, le tempérament du malade et les circonstances particulières dans lesquelles il se trouve placé; les saisons, les climats, etc. Ainsi moins les plaies sont étendues, plus elles sont superficielles, moins elles sont graves. Suivant la nature des organes blessés, l'expérience nous apprend que les plaies de la peau, du tissu cellulaire, des muscles, sont moins graves, toutes choses égales d'ailleurs, que celles du cerveau, du poumon, du cœur, etc. Les plaies simples faites à des individus jeunes, d'une bonne complexion, sont moins graves et guérissent plus vite que les plaies qui sont compliquées, soit de la présence d'un corps étranger, soit d'autres maladies, comme le scorbut, la vérole, les scrofules, les dartres, et que celles qui arrivent chez des individus faibles, cacochymes ou fort avancés en âge. Les plaies sont moins graves si elles arrivent quand la température est douce, égale, que lorsqu'elles ont lieu pendant les rigueurs de l'hiver ou les chaleurs de l'été. On a remarqué également que la gravité des plaies est plus grande dans les contrées de la Zône torride que dans nos climats. Les vicissitudes atmosphériques, l'état électrique de l'atmosphère augmentent aussi les dangers des personnes blessées. L'isolement des malades est favorable au pronostic des plaies, et telles blessures qui eussent guéri facilement, deviennent fort graves si les malades sont encombrés dans des bâtimens étroits, mal aérés, s'il régne quelque épidémie, comme le typhus, les fièvres pestilentielles, la gangrène d'hôpital, etc.

Les indications thérapeutiques consistent le plus souvent à

rapprocher les bords d'une plaie et à les maintenir en contact pour en obtenir la cicatrisation. La réunion des bords d'une plaie peut avoir lieu de prime-abord, sans suppuration, et alors la guérison est dite par *première intention* ou *par adhésion primitive*. D'autres fois ce n'est qu'après avoir suppuré plus ou moins long-temps qu'une plaie se cicatrise, et dans ce cas la guérison a lieu par *seconde intention* ou *adhésion secondaire*.

Certaines conditions sont nécessaires à la cicatrisation des plaies. Il faut que leurs bords soient saignans, et couverts de bourgeons charnus; que la circulation ait lieu à leur surface pour qu'on puisse en obtenir la réunion primitive. Ainsi, lorsque cette surface a été désorganisée par l'action vulnérante, comme on l'observe dans beaucoup de plaies contuses et dans celles produites par les armes à feu, ce n'est qu'après avoir suppuré que les bords de la plaie peuvent se cicatriser. Il est nécessaire également, pour que la cicatrisation ait lieu, que la partie blessée tienne encore par un lambeau au reste du corps. Quelques chirurgiens admettent, néanmoins, qu'une partie totalement détachée du corps peut se cicatriser lorsqu'elle est exactement réappliquée sur l'endroit dont elle a été séparée. Ils citent à l'appui de leur opinion l'observation si remarquable de Garengeot, de la réunion du nez chez un individu qui avait eu cette partie complétement détachée par une morsure. On pourrait rapporter plusieurs autres observations du même genre. Nous avons été plusieurs fois témoins de plaies dans lesquelles des portions entièrement détachées des doigts, de l'éminence thénar par l'action d'instrumens très-acérés, se sont recollées et cicatrisées après avoir été exactement réappliquées. Un phénomène à noter dans plusieurs de ces cas, est que la partie ainsi recollée perd quelquefois sa sensibilité. On pourrait également rapporter ici les expériences faites par plusieurs physiologistes, notamment par John Hunter, sur le même sujet. On doit, ce me semble, admettre que cette réunion est possible, bien qu'elle ait lieu fort rarement, et que quelques chirurgiens d'un grand mérite aient essayé en vain d'obtenir la cicatrisation de diverses parties qu'ils avaient complétement séparées, sur des animaux. Au reste il n'y a aucun inconvénient à tenter cette réunion dans de semblables circonstances.

On doit toujours réunir les parties coupées tant qu'elles restent adhérentes par un lambeau, quelque petit qu'il soit. On a vu des doigts coupés en presque totalité, et qui ne tenaient plus à la main que par un lambeau très-mince, se réunir lorsque les lèvres de la plaie étaient immédiatement affrontées. On cite plusieurs observations de réunion de plaies dans lesquelles le bras avait été presque entièrement enlevé par des coups de sabre ou de hache, et l'humérus coupé entièrement, de sorte qu'il ne restait plus qu'un lambeau dans lequel se trouvaient contenus les nerfs et les vaisseaux. On sait encore qu'un lambeau de peau détaché du front et ne tenant plus que par un très-petit pédicule, se cicatrise lorsqu'il est mis en contact avec les bords saignans de l'ouverture des fosses nasales, dans les cas d'ablation du nez, et peut suppléer jusqu'à un certain point à la perte de cet organe.

Avant de réunir une plaie, il faut avoir soin d'en nétoyer les bords, de les laver avec de l'eau tiède, s'ils sont salis par de la poussière ou d'autres corps étrangers qui s'opposeraient à sa cicatrisation. On doit dans tous les cas s'abstenir de la fomenter avec des liqueurs alcooliques et balsamiques, comme on le conseillait autrefois, parce que ces liqueurs en déterminant une irritation plus ou moins vive ne feraient qu'entraver la cicatrisation. Il faut avoir soin d'affronter autant qu'on le peut les lèvres d'une plaie, de telle sorte que les tissus correspondans de chaque lèvre soient en rapport les uns avec les autres, que la peau corresponde à la peau, le tissu cellulaire au tissu cellulaire, les muscles aux muscles, etc. En suivant ce précepte, la cicatrice se forme plus facilement, présente moins de difformité, et les organes qui ont été intéressés par l'instrument vulnérant recouvrent plus complétement l'exercice de leurs fonctions.

Pour mettre en contact les lèvres écartées d'une plaie, on applique méthodiquement les doigts de chaque côté et à quelque distance de la solution de continuité, en exerçant sur les parties molles sous-jacentes une pression plus ou moins forte, suivant la profondeur de la plaie. De cette manière on rapproche peu à peu les lèvres l'une de l'autre jusqu'à ce qu'elle soient en contact. Mais pour maintenir cette réunion jusqu'à ce que la cicatrisation soit achevée, on a recours à différens moyens comme la situation, les bandages unissans, les emplâtres agglutinatifs et les sutures.

La situation que l'on donne à la partie blessée doit avoir

pour but de relâcher les lèvres de la plaie, et varie suivant la direction de cette dernière. C'est ainsi que dans une plaie transversale de la partie antérieure du col, on doit fléchir la tête sur la poitrine; si, au contraire, la plaie de cette région était longitudinale, il faudrait renverser la tête en arrière afin d'étendre le cou, et d'éloigner l'une de l'autre les commissures de la division pour en rapprocher les bords. Si un muscle est divisé transversalement à la direction de ses fibres, on doit placer la partie blessée dans le sens de son action, pour s'opposer à l'action des muscles antagonistes; l'étendre ou la fléchir, l'écarter ou la rapprocher suivant que la plaie intéresse les muscles extenseurs ou fléchisseurs, adducteurs ou abducteurs. Quand un muscle est divisé suivant la direction de ses fibres, qui n'ont été pour ainsi dire qu'écartées par l'instrument vulnérant, on doit donner à la partie blessée une position inverse à celle qu'on aurait employée dans les cas précédens. Quand la plaie a une direction oblique, on donne à la partie blessée une situation moyenne et telle que les lèvres de la division se trouvent dans le relâchement. La situation n'a que peu ou point d'influence pour maintenir en contact les lèvres de certaines plaies, comme celles de la partie supérieure de la tête, des oreilles, du nez, des paupières, de la partie externe des articulations ginglymoïdales : elle ne peut s'opposer à la rétraction insensible des tissus divisés, et ne doit être considérée dans la plupart des cas que comme accessoire aux autres moyens que l'on met en usage pour maintenir la réunion des plaies.

Les appareils et bandages que l'on emploie dans les cas de plaie, servent à maintenir la position que l'on a donnée à la partie blessée et à empêcher qu'elle ne se dérange, soit par les mouvemens inconsidérés des malades, soit par toute autre cause. On doit dans le plus grand nombre des cas remplacer par des bandages les appareils ou machines plus ou moins compliquées que l'on a proposées à diverses époques pour réunir les plaies. On a donné le nom d'*unisssans* ou *incarnatifs* à ces bandages; ils varient dans leur construction, suivant que la plaie est longitudinale ou transversale. (*Voyez* le mot BANDAGES *unissans*.) La plupart de ces bandages ont une action très-marquée sur les plaies qui n'intéressent que la peau et le tissu cellulaire souscutané. Ils n'agissent au contraire que très-peu sur les extrémités divisées des muscles, bien qu'on aide leur action en plaçant des compresses graduées à quelque distance de la plaie. Aussi quand celle-ci a beaucoup de profondeur, ils n'en rapprochent les bords qu'à l'extérieur, tandis que profondément les parties coupées restent distantes.

Ils ne peuvent convenir également que lorsque les lèvres ont un point d'appui, et sont plutôt nuisibles qu'utiles dans les cas contraires, comme on l'observe dans les plaies des parois molles de l'abdomen, dans celles qui intéressent les lèvres, lorsque ces dernières parties ne sont pas soutenues par les dents.

Les emplâtres agglutinatifs sont un des moyens que l'on emploie le plus fréquemment pour obtenir la réunion des plaies; comme ils n'adhèrent qu'à l'épiderme et n'opèrent en général qu'une faible traction sur les lèvres de la division pour les maintenir en contact, ils ne conviennent guère que dans les cas où la plaie a peu de profondeur, et lorsque ses bords sont très-mobiles et peuvent être rapprochés facilement, comme cela s'observe après les amputations et l'extirpation de diverses tumeurs. Quant à la manière de préparer, d'appliquer et de lever les emplâtres agglutinatifs, *voyez* les mots AGGLUTINATIF et AMPUTATION.

Enfin on a recours pour maintenir en contact les bords des plaies, à diverses espèces de sutures que l'on pratique en passant à travers leur épaisseur des fils au moyen d'aiguilles de diverses formes et grandeurs. Dans d'autres cas on a pratiqué les sutures en laissant les aiguilles elles-mêmes à demeure dans les lèvres de la plaie, jusqu'à ce que la cicatrisation des parties divisées soit opérée. *Voyez* le mot SUTURE.

Lorsque les bords d'une plaie ont été tenus en contact, il s'opère une réunion entre les parties divisées, et en peu de temps ces bords adhèrent solidement l'un à l'autre au moyen d'une substance de nouvelle formation qu'on appelle *cicatrice*. Dans d'autres cas la cicatrisation s'opère après que les bords de la plaie se sont enflammés et ont suppuré. Dans le premier cas, la cicatrisation est appelée *primitive*; dans le second on la nomme *secondaire*. *Voy*. les mots CICATRICE et CICATRISATION.

Des plaies qui suppurent. — On nomme ainsi les plaies qui fournissent une plus ou moins grande quantité de pus, avant de se cicatriser. Diverses causes peuvent s'opposer à la réunion immédiate des plaies, et y déterminer une suppuration plus ou moins abondante, avant qu'elles puissent se cicatriser. Ainsi, lorsque l'instrument vulnérant a fait une plaie avec perte de substance, et qu'il est impossible d'affronter exactement les bords de la division des parties molles, ou que la réunion n'a point été tentée primitivement, que la plaie est restée plus ou moins de temps exposée au contact de l'air ou des pièces d'appareil dont on l'a chargée, la suppuration se manifeste dans les parties divisées, et la cicatrisation ne s'obtient que lentement, et après que la substance qui doit former la cicatrice a succédé à l'écoulement du pus. Il en est de même des plaies dont les bords sont contus, déchirés, ou de celles qui sont compliquées de la présence d'un corps étranger, ou dont la surface est attaquée de gangrène ou de pourriture d'hôpital. On voit fréquemment aussi que les plaies compliquées de la dénudation et de la contusion des os ne se réunissent qu'après avoir suppuré, et cela surtout chez les vieillards. Enfin, lorsque les blessés sont d'une constitution cacochyme, ou affectés de syphilis, de dartres, de scrofules, de scorbut, leurs plaies ne se réunissent que plus difficilement, ont une tendance manifeste à l'ulcération.

Lorsqu'une large plaie, avec perte de substance, vient d'être faite, après l'ablation d'un sein cancéreux, par exemple, on voit sourdre de toute sa surface du sang qui s'écoule par les extrémités des vaisseaux divisés. Au bout d'un certain temps, cette effusion de sang diminue; la douleur, qui était très-vive, s'apaise peu à peu, et finit même par cesser entièrement; il ne se fait plus qu'un suintement séro-sanguinolent à la surface de la plaie; cet écoulement lui-même diminue, et paraît se supprimer vers le troisième jour. La surface de la plaie se gonfle légèrement, elle rougit, s'enflamme, et laisse exsuder un liquide séreux qui détache en partie les caillots de sang, et les entraîne. La surface de la plaie devient livide, blafarde; peu à peu elle laisse suinter un pus séreux, et se déterge par la chute de la couenne plastique dont elle est couverte. On s'aperçoit alors qu'elle se couvre de petits tubercules rougeâtres, coniques, qu'on nomme *bourgeons charnus*, et qui se réunissent en formant une sorte de membrane granuleuse. C'est alors, seulement, que le pus qui suinte de ces bourgeons devient jaunâtre, épais, et présente les caractères du pus phlegmoneux. A dater de cette époque, si rien ne s'oppose à la cicatrisation, la plaie se dégorge, ses bords s'affaissent, les bourgeons charnus s'aplatissent et se couvrent d'une pellicule qui s'étend de la circonférence vers le centre de la solution de continuité; celle-ci se rétrécit, diminue de plus en plus d'étendue, et finit par être entièrement revêtue par cette membrane de nouvelle formation qui doit former la cicatrice. *Voyez* CICATRISATION.

Si nous examinons les phénomènes de la plaie dont nous venons de tracer rapidement l'histoire, nous verrons que la cessation de l'hémorrhagie des vaisseaux capillaires a lieu par le resserrement de ces vaisseaux, et par le caillot qui oblitère leurs extrémités divisées; que la douleur, d'abord très-vive, diminue par la présence de ce même caillot et de l'exsudation albumineuse qui couvrent les extrémités des filets nerveux divisés, et les garantit du contact de l'air et des corps étrangers dont on se sert pour le pansement; que le suintement séro sanguinolent qui succède à l'écoulement du sang est le produit du premier degré d'inflammation qui survient dans la plaie; que le développement de cette inflammation est suffisamment motivé par la vive irritation qu'éprouvent les parties divisées de la part des instrumens vulnérans, du contact de l'air, etc.; que les phénomènes de cette inflammation, comme la tuméfaction, la chaleur, la douleur, offrent beaucoup de variétés suivant les âges, la nature des parties divisées, l'étendue de la plaie, les circonstances particulières dans lesquelles se trouve le blessé; que les bourgeons charnus qui se développent à la surface de la plaie, sont des productions vasculaires, vivantes, qui sécrètent d'abord le pus, et ensuite laissent exsuder la lymphe plastique avec laquelle ils concourent à la formation de la cicatrice; que l'état de vitalité de ces bourgeons charnus a la plus grande influence sur l'aspect de la plaie et sur la nature du pus qu'ils sécrètent; que suivant qu'ils sont roses, d'un rouge incarnat, d'un rouge violacé, ou pâles et blafards, le pus est blanc, phlegmoneux ou séreux, séro-sanguinolent ou ichoreux; que l'aspect de la plaie couverte de ces productions vasculaires est toujours en rapport avec l'état général du blessé, etc.

Presque toujours, quand les plaies qui suppurent ont une certaine étendue, elles se compliquent de la fièvre que nous avons fait connaître sous le nom de *traumatique*.

Le traitement des plaies qui suppurent présente plusieurs indications dont il est essentiel de ne pas s'écarter. Après avoir arrêté, par la ligature, l'hémorrhagie que fournissent les vaisseaux d'un calibre un peu considérable, il faut préserver la plaie du contact de l'air, couvrir ses bords de bandelettes enduites de cérat, et sa surface de gâteaux ou de plumasseaux d'une charpie douce et molle, qui a l'avantage de n'exercer qu'une pression modérée sur les parties divisées, de les garantir parfaitement du contact de l'air, et d'absorber les liquides qu'elles laissent suinter. On applique par dessus cette charpie, des compresses de linge demi-usé et blanc de lessive, et on soutient l'appareil par un bandage approprié médiocrement serré. Il faut s'abstenir d'appliquer sur la plaie, comme le fesaient les anciens, des liqueurs alcooliques et balsamiques, des onguents plus ou moins irritans, de la colophane, etc., ces corps étrangers ne pouvant qu'augmenter l'irritation, et par suite, le développement de l'inflammation qu'on doit modérer, au contraire, autant que possible. Dans quelques cas même il convient d'appliquer par dessus la charpie des cataplasmes émolliens, ou d'arroser les pièces d'appareil de décoctions mucilagineuses tièdes. J'ai retiré de grands avantages dans plusieurs cas de l'emploi de ces deux derniers moyens. Le premier appareil appliqué, il faut placer la partie blessée dans la situation la plus convenable, pour qu'elle reste parfaitement en repos, et que la circulation s'y fasse aisément. On conçoit que la position doit varier suivant que la plaie existe à telle ou telle partie du tronc, de la tête ou des membres.

Lorsque la plaie a une certaine étendue, il doit se développer de la fièvre; il faut être très-sévère sur le régime pendant les sept ou huit premiers jours, jusqu'à ce que la suppuration soit pleinement établie, et laisser le malade à une diète plus ou moins rigoureuse. On doit avoir soin surtout d'éviter que des personnes indiscrètes ne donnent secrètement des alimens au malade, dans l'intention de soutenir ses forces. On voit malheureusement trop souvent, dans ces cas, qu'après l'ingestion des alimens dans l'estomac, il survient de l'agitation, une fièvre violente; que la surface de la plaie se dessèche et se boursoufle, et qu'il se fait sur les organes de la poitrine ou de l'abdomen une métastase inflammatoire à laquelle succombe le malade. On se contentera donc de donner au blessé des boissons délayantes et rafraîchissantes, de l'exposer à un air pur et d'une température modérée, de lui interdire tout mouvement, d'entretenir ses évacuations alvines par des lavemens émolliens ou laxatifs, de lui recommander le plus grand calme dans les passions de l'âme; et quand les symptômes de la fièvre traumatique sont très-intenses, on lui pratiquera une ou deux saignées, suivant les circonstances.

Quand les phénomènes inflammatoires sont apaisés, on doit se relâcher de cette sévérité dans le régime, permettre au malade quelques alimens légers, dont on augmente peu à peu la quantité, à mesure que le danger s'éloigne, et que la plaie fait des progrès vers la cicatrisation. Souvent même, il devient nécessaire alors, quand la suppuration est très-abondante, et que la guérison est encore éloignée, de soutenir les forces du malade par des toniques et des alimens fortifians.

Après l'application du premier appareil, le malade éprouve ordinairement une douleur plus ou moins vive qui se calme au bout de sept à huit heures; de nouvelles douleurs accompagnées d'un sentiment de gonflement et de chaleur se manifestent dans la partie blessée. Ces douleurs, qui donnent quelquefois beaucoup d'inquiétude au malade, n'ont rien de fâcheux; elles dépendent de l'inflammation qui se développe dans la plaie, et précèdent l'établissement de la suppuration.

Quant au traitement local des plaies qui suppurent, il ne diffère en rien de celui qu'on met en usage après les opérations, et exige les précautions qui sont indiquées aux articles APPAREIL, OPÉRATION, PANSEMENT.

Parmi les causes qui retardent la guérison des plaies suppurantes, les unes sont internes, les autres externes. Parmi les premières, il faut ranger le défaut de régime, les complications scorbutique, dartreuse, scrofuleuse, vénérienne de la plaie. Ces causes agissent souvent sur la fin de la cure, et donnent l'aspect ulcéreux à la solution de continuité qui semblait marcher naturellement vers la cicatrisation. Il faut, dans ces cas, mettre le malade à un régime approprié pour combattre le virus indiqué, dès qu'on en a reconnu l'existence.

Les causes externes qui s'opposent à la cicatrisation des plaies suppurantes, sont les callosités des bords, le décollement de la peau, les mouvemens inconsidérés qu'exécute le malade, les frottemens auxquels la plaie se trouve exposée, l'inflammation de sa surface produite par des applications topiques irritantes, par des pansemens trop fréquens ou peu méthodiques, etc. On conçoit que, dans ces cas, il sera nécessaire de détruire l'engorgement et les callosités des bords de la plaie, tantôt par des applications émollientes, et tantôt par la compression et la cautérisation, suivant les cas; que lorsque la peau sera décollée, il faudra exercer une compression méthodique sur les bords de la plaie, ou bien les cautériser, et même les exciser avec l'instrument tranchant; qu'il sera nécessaire de nourrir le malade et de soutenir ses forces, si le décollement dépend de sa maigreur extrême. Enfin, il faut l'avouer, il est des cas dans lesquels tous les efforts de l'art échouent pour obtenir la cicatrisation des plaies suppurantes, surtout lorsque la perte de substance a été considérable. Nous avons été à même d'en observer plusieurs exemples; on en trouve un remarquable dans la chirurgie de M. le professeur Boyer.

Lorsqu'on est parvenu à cicatriser une plaie, il faut souvent donner des soins consécutifs au malade, afin d'éviter que la cicatrice, encore tendre, ne se déchire, et que cette rupture ne donne lieu à de graves accidens. Ainsi, l'on appliquera une large plaque de cuir bouilli sur la cicatrice qui succèdera à l'opération du trépan; on défendrait les mouvemens étendus du bras à une personne qui porterait une cicatrice transversale à la direction des fibres du muscle grand pectoral; on fera porter un brayer après l'opération de la hernie, etc. etc.

Piqûres.—Les plaies faites par des instrumens piquans, aplatis ou non, tels que les épées, les stylets, les couteaux, les clous, les aiguilles, les épines, les fleurets, etc., se nomment piqûres. Ces instrumens agissent en écartant, en déchirant les fibres; les plaies qu'ils produisent varient de gravité: ainsi, une épée bien affilée produira des accidens moins considérables qu'une baïonnette, par exemple, dont la pointe est presque toujours un peu mousse.

La douleur qui résulte d'une piqûre et l'inflammation qui la suit sont ordinairement en raison directe du déchirement des parties et de la quantité de nerfs dont elles sont pourvues; de là l'excessive douleur causée par une piqûre de la pulpe des doigts. L'écoulement de sang, au contraire, est presque toujours peu abondant, ce qu'expliquent suffisamment le rapprochement des lèvres de la plaie, le caillot qui en bouche bientôt le trajet, et le froncement des parois des vaisseaux. Mais le chirurgien ne doit pas s'en laisser imposer par cette circonstance; car, outre qu'un épanchement profond a souvent produit dans ce cas des accidens inflammatoires très-graves, on a vu un gros vaisseau ouvert donner lieu à une hémorrhagie très-abondante, sans qu'il s'écoulât au-dehors que quelques gouttes de sang ou même de sérosité sanguinolente. Il se forme alors un *anévrysme* ou un *trombus*, suivant le vaisseau lésé. *Voyez* ces mots.

Les piqûres doivent souvent être regardées comme des plaies graves, et le chirurgien doit être très-circonspect dans le pronostic qu'il en porte. Il est vrai que l'expérience a diminué les craintes des anciens sur le danger qu'elles entraînent; mais il n'en est pas moins prouvé que la piqûre la plus légère en apparence peut-être suivie d'un gonflement inflammatoire très-considérable, d'abcès profonds, quelquefois même de gangrène du membre, de tétanos et de la mort.

Lorsque les accidens inflammatoires qui succèdent à une piqûre sont un peu considérables, si la partie blessée est abondamment pourvue de nerfs, si elle est enveloppée de tissus fibreux inextensibles qui pourraient faire craindre un étranglement, on est obligé d'agrandir la plaie, soit pour s'assurer de l'étendue des désordres, soit pour débrider, soit enfin pour couper en travers les nerfs qui n'auraient été que tiraillés. C'est pour avoir manqué à ce précepte qu'on a eu souvent à combattre des abcès sous-aponévrotiques, des décollemens très-étendus. Cette règle de conduite est de rigueur quand la plaie est compliquée de la présence d'un corps étranger; il faut chercher à l'extraire; sinon il entretient un état inflammatoire qui se termine par un abcès dont l'ouverture est suivie de son expulsion ou de son extraction. Quant aux piqûres avec déchirement profond produit par la déviation de l'instrument vulnérant, elles sont toujours plus graves que les autres : aussi exigent-elles, outre les précautions que nous venons d'indiquer, un traitement antiphlogistique local plus sévère encore. Dans l'une comme dans l'autre espèce, le traitement antiphlogistique général sera proportionné à la violence des désordres généraux.

Il n'est pas très-rare de voir une opération de saignée, d'ailleurs très-bien faite, être suivie d'une inflammation phlegmoneuse des parties piquées et d'accidens généraux très-graves. Ces accidens, que l'anatomie pathologique a parfaitement expliqués dans ces derniers temps, dépendent d'une inflammation de la veine piquée et quelquefois des collatérales, qui peut s'étendre jusqu'à l'oreillette droite du cœur. Il se forme à la face interne des veines enflammées une excrétion purulente qui se mêle au sang, obture souvent la cavité du vaisseau, et finit par produire une traînée de petits abcès tout le long des parties enflammées. La mort peut être le résultat de cet accident. *V.* PHLÉBITE.

Plaies contuses ordinaires.—La plaie contuse est une solution de continuité produite par un corps contondant. On a vu à l'article *contusion* le mode d'action des corps contondans, nous n'y reviendrons pas : nous indiquerons seulement ici dans quelles circonstances ces corps produisent des plaies.

Il est rare qu'un corps qui agit perpendiculairement sur nos parties par une surface étendue, et sans être animé d'une grande force, entame les tissus; mais dans les circonstances opposées, quand sa surface est peu étendue, quand il jouit d'une très-grande force d'impulsion, mais surtout quand il tombe obliquement à la surface du corps, presque toujours il y fait une plaie. C'est que dans le premier cas, il n'agit qu'en comprimant, tandis que dans le second, il comprime et tiraille tout à la fois les tissus. Aussi, les plaies contuses sont-elles très-souvent à lambeaux; elles sont irrégulières, frangées, morcelées, compliquées d'ecchymoses dans les parties voisines; elles se réunissent difficilement par première intention, et suppurent presque toujours plus ou moins long-temps.

Les plaies contuses offrent beaucoup de différences entre-elles dans leur direction, leur étendue, la figure qu'elles présentent, etc., mais elles ont en général, un caractère qui leur est commun, c'est leur gravité. Cependant si leurs désordres ne sont pas très-grands, et même si les lambeaux ne sont pas désorganisés; si la plaie n'est pas compliquée d'hémorrhagie ou de la présence de corps étrangers, ou si ces derniers ont pu être extraits facilement, on peut tenter la réunion par première intention de la base des lambeaux, et leur sommet seul suppure dans ce cas. Mais il ne faut pas oublier qu'un gonflement considérable peut survenir dans les lèvres de la plaie, et les moyens contentifs doivent être calculés en conséquence. On se sert avec succès, dans ce cas, de bandelettes agglutinatives, qui ont l'avantage de céder lorsque les parties viennent à se tuméfier. Après avoir opéré la réunion, on termine le pansement avec des plumasseaux de charpie enduits de cérat, et l'on n'a recours aux émolliens que lorsqu'il se développe une tuméfaction considérable dans les parties. S'il arrivait que la réunion espérée n'eût pas lieu, on se comporterait comme pour une plaie qui doit suppurer. Il est une circonstance qui mérite attention dans une plaie contuse qui suppure, c'est la tendance du pus à s'accumuler sous le lambeau le plus déclive où il forme des clapiers et produit des décollemens; on prévient cet accident au moyen d'une compression méthodique exercée à la base de ce lambeau, et on y remédie par une incision qui donne écoulement au pus à mesure qu'il est sécrété.

Le précepte de réunir les plaies contuses peu graves n'est pas applicable à celles qui affectent les doigts ou les orteils. J'ai vu mourir dans un des hôpitaux de Paris, un homme qui avait eu le pouce écrasé et chez lequel on réunit immédiatement; il mourut à la suite d'un gonflement inflammatoire énorme de tout le membre supérieur. Deux autres malades qui se sont présentés peu de temps après, dans les mêmes circonstances, ont été traités par les émolliens, et ont parfaitement guéri. C'est la conduite qu'il faudrait tenir dans le cas de contusion considérable des lèvres de la plaie : après s'être opposé autant que possible à l'abord des liquides, au moyen de quelques résolutifs, on combat l'engorgement inflammatoire par les émolliens; la suppuration dégorge les parties, et quand les lèvres de la plaie sont couvertes de bourgeons charnus, on les affronte au moyen d'emplâtres agglutinatifs.

Trois accidens principaux peuvent compliquer les plaies contuses, l'hémorrhagie, l'inflammation et les corps étrangers.

Quand une plaie contuse est accompagnée de l'ouverture d'une artère, il faut nécessairement lier ce vaisseau. La compression aurait le grave inconvénient d'augmenter l'inflammation, quelquefois très-intense, qui doit s'y développer. Ce dernier accident devient assez souvent une complication grave qu'il faut combattre par la saignée, les boissons rafraîchissantes, la diète absolue, et par des applications anodines.

Il est nécessaire de bien s'assurer qu'une plaie contuse ne renferme aucun corps étranger, surtout quand c'est un corps fragile qui l'a produite, comme un morceau de verre, de porcelaine, etc., il faut débarrasser le malade de cette cause permanente d'irritation, sous peine de voir la guérison traîner en longueur; ou bien si la cicatrisation s'opère, il se formera un abcès qu'il faudra ouvrir pour donner issue au corps étranger.

Plaies d'armes à feu ou d'arquebuse (*vulnera à sclopetis.*) — La connaissance des plaies d'armes à feu remonte à peu près à l'époque de la découverte de la poudre à canon. Mais pendant long-temps les chirurgiens eurent sur leur nature et sur leur traitement les idées les plus fausses et les plus préjudiciables aux blessés. Ainsi la lividité des lèvres de ces sortes de plaies était, pour les anciens, un effet de la brûlure déterminée par le projectile; les accidens généraux qui se développent souvent à la suite des grandes blessures, un effet du poison qu'il avait déposé dans la partie, et delà l'huile bouillante dont on se servait pour neutraliser ce poison. Vainement Bartholomeo Muggi s'était-il élevé contre ces idées et cette pratique; on n'en continuait pas moins à cautériser, lorsqu'Ambroise Paré, manquant d'huile bouillante, fut obligé de recourir à un digestif. Inquiet du sort des blessés sur lesquels il n'avait employé que ce topique, il s'attendait à les retrouver empoisonnés, mais il les trouva presque sans douleurs, tandis que ceux qui avaient été cautérisés avaient de la fièvre, des douleurs très-vives et beaucoup de gonflement inflammatoire aux environs de leurs plaies. Dès-lors Ambroise Paré renonça à la méthode barbare qu'il avait mise en usage jusque-là. Cependant les idées de ce chirurgien, quoiqu'appuyées sur une expérience aussi décisive, ne furent pas reçues sans beaucoup de disputes, et au milieu d'un grand nombre d'opposans qui se refusèrent à l'évidence des faits: Riolan se prononça contre l'innovation de Paré. Mais enfin la vérité prévalut, et Guillemeau, un des partisans les plus fervens de la nouvelle méthode la fit adopter presque généralement. Des nations se sont depuis quelquefois accusées réciproquement d'empoisonner leurs projectiles : mais ces accusations, faites souvent par la rivalité et la prévention, ont été démontrées fausses et calomnieuses; on a toujours trouvé, dans les circonstances qui entouraient les blessés, les raisons du développement des accidens qui avaient donné lieu à cette erreur, et l'opinion est unanime aujourd'hui sur la théorie que nous allons exposer.

Les corps lancés par la poudre à canon peuvent, comme les corps contondans ordinaires, produire une contusion plus ou moins violente (*Voy.* CONTUSION), ou une plaie contuse.

La plaie d'arme à feu est une solution de continuité avec contusion et quelquefois *attrition*, faite par un corps lancé par l'explosion de la poudre à canon.

Les plaies d'armes à feu ne diffèrent des autres plaies contuses, que par l'excessive contusion de leurs lèvres et des parties environnantes, et par un ébranlement profond qui quelquefois retentit au loin. Mais elles offrent entr'elles de grandes différences, qui résultent 1° des corps qui les ont produites; 2° du trajet que les corps ont parcouru; 3° des parties qu'ils ont lésées; 4° enfin des circonstances qui ont accompagné l'accident.

Les projectiles les plus ordinaires sont : les balles de fusil, de pistolet, les biscaïens, les boulets, les éclats de bombes, d'obus, de grenades, la mitraille, le menu plomb, quelquefois des pierres et des baguettes de fusil, etc. Ces corps varient beaucoup entr'eux pour leur nombre, leur forme, leur volume. Suivant la force d'impulsion dont ils sont animés et leur direction par rapport à la surface de nos parties, on conçoit que les effets qu'ils produisent sont bien différens les uns des autres. Aussi la forme, l'étendue des plaies qui nous occupent varient-elles à l'infini. Mais un effet presque constant de tous les corps mis en mouvement par la poudre, c'est de déchirer le tissu de nos organes, et par le froissement, la contusion désorganisatrice qu'ils produisent, de détruire les petits vaisseaux et de déterminer des ecchymoses ordinairement fort étendues.

Le volume des balles, leur surface polie ou rugueuse, leur figure, mais surtout leur nombre ont une influence directe sur l'étendue et par conséquent sur la gravité d'une plaie.

Une balle arrivée à une certaine profondeur d'un membre, s'arrête quelquefois dans les chairs, et fait une plaie dont le fond est souvent plus large que l'entrée, et forme une espèce d'excavation qui paraît due aux derniers mouvemens de rotation du projectile sur lui-même. D'autrefois la balle traverse le membre de part en part, et alors la plaie a deux ouvertures. Dans les deux cas, elle peut n'intéresser que les parties molles, ou bien elle rencontre un os dans son trajet. Quelquefois la peau, le tissu cellulaire, des muscles, des rameaux vasculaires ou nerveux ont été seuls lésés; d'autrefois elle a ouvert des vaisseaux considérables, déchiré des troncs nerveux, des organes membraneux, ouvert des capsules articulaires, etc.

1° Lorsqu'une balle vient à rencontrer obliquement un os, un cartilage, ou quelque partie fibreuse, comme un ligament, un tendon, une aponévrose, et même la surface d'un muscle, elle subit une déviation plus ou moins marquée; elle se réfléchit, suit la nouvelle direction qui lui est imprimée, et va s'engager dans les interstices des muscles ou dans leur tissu, si toutefois elle n'a pas la force de sortir du membre. Tous les auteurs qui ont écrit sur les plaies d'armes à feu rapportent un grand nombre d'observations intéressantes sur la réflexion des projectiles; je ne citerai que la suivante, parce qu'elle montre cet effet produit par des fibres musculaires dont le degré de résistance est beaucoup moins grand que celui des parties fibreuses. Levacher, dans les *Mémoires de l'Académie de chirurgie*, rapporte l'observation d'un soldat chez lequel une balle entrée à la partie antérieure de la cuisse et parvenue à la face antérieure du fémur, fut réfléchie, soit par le bord externe de cet os, soit par le muscle vaste externe, de telle sorte qu'elle sortit par la partie postérieure du membre, dans une direction correspondante à celle qu'elle avait en entrant. Cette déviation des balles, pendant leur pénétration dans les parties, ne doit pas être confondue avec leur déplacement consécutif qui dépend de l'action des parties molles, et du poids des balles elles-mêmes.

2° Quand la balle tombe perpendiculairement sur un os, et qu'elle est animée d'une très-grande force d'impulsion, le plus souvent elle le brise et d'autant plus aisément qu'elle est plus dure. Elle le brise en esquilles, si le choc a eu lieu dans la partie moyenne d'un os long, et presque toujours alors les bouts de l'os sont fendus dans une plus ou moins grande étendue. Cependant M. le professeur Boyer a vu un cas de fracture de l'humérus, produite par une balle, où il n'y avait point d'esquilles. D'autrefois, la balle emporte une portion de l'os sans le fracturer complétement; on trouve dans les auteurs des faits semblables. Ou bien le corps étranger va se loger, soit entre deux os, comme ceux de l'avant-bras ou de la jambe, soit dans un os plat, soit enfin dans l'extrémité d'un os long, quand il ne la traverse pas. J'ai vu en effet un fémur et un humérus dont l'un avait été traversé par une balle, au-dessus de ses condyles, et l'autre par un gros grain de plomb vers sa partie moyenne.

3° Mais la balle cède quelquefois à la résistance de l'os, et s'aplatit, ou se partage, suivant qu'elle tombe sur une surface plane ou sur un angle. Cette dernière circonstance explique comment il se fait qu'on trouve parfois deux sorties pour une seule entrée. Dans les deux cas, l'os a reçu une commotion plus ou moins forte, dont le moindre effet sera la destruction du périoste et une nécrose superficielle.

Les plaies d'armes à feu faites par des éclats de bombes, d'obus, de grenades, etc., toujours extrêmement graves, soit par les désordres locaux, soit par la commotion générale qui en est la suite, offrent des différences relatives à la forme et au volume de ces corps. Quand ils frappent par un de leurs bords, la plaie est plus profonde; elle est plus large, au contraire, toutes choses égales d'ailleurs, quand ils ont frappé par leur surface. Mais c'est surtout les effets du boulet qu'il est essentiel de bien connaître. Un boulet qui tombe très-obliquement sur une partie de notre corps, peut, sans entamer la peau, produire une désorganisation telle que les muscles soient réduits en une espèce de bouillie, les vaisseaux et les nerfs déchirés, les os brisés en éclats. On attribuait autrefois au vent du boulet ces désordres et la mort qui peut les suivre immédiatement, quand ils ont lieu dans des organes essentiels à l'entretien de la vie: des expériences physiques et une foule de faits bien observés ont détruit cette erreur. D'autrefois, on a vu un boulet emporter une portion considérable de chairs, et faire une plaie énorme, sans cependant causer la mort. S'il frappe perpendiculairement un membre, il arrive souvent qu'il l'emporte complétement, ou du moins il y produit de tels désordres, qu'il est urgent d'en débarrasser le blessé. On cite plusieurs exemples d'hommes coupés en deux par un boulet ramé. Mais les effets de ces projectiles ne sont pas toujours aussi terribles, et des boulets se sont quelquefois arrêtés dans l'abdomen, et même dans un membre. M. Larrey a donné à la faculté de médecine un boulet qu'il a extrait de la cuisse d'un militaire. Il est probable que dans ces cas, les boulets étaient *morts*, comme on le dit, c'est-à-dire à la fin de leur course. Un boulet qui ne paraît plus avoir la force de s'élever de terre, peut cependant jouir encore d'un mouvement de rotation capable de produire de grands désordres. J'ai vu, en 1814, un soldat, qui, pour avoir voulu arrêter avec le pied un boulet qui roulait lentement sur le sol, eut toute la plante du pied emportée; on fut obligé de lui couper la jambe.

Les corps lancés par la poudre ne bornent pas toujours leur action aux parties qu'ils frappent immédiatement et à celles qui les avoisinent; ils produisent très-souvent une commotion violente qui ébranle les nerfs et peut jeter le blessé dans une stupeur mortelle. En général, cette commotion et cette stupeur sont proportionnées à la violence du choc, au volume du projectile et à la résistance de la partie atteinte : mais, dans tous les cas, elles débilitent profondément l'action organique des parties molles et les disposent à un engorgement atonique qui se termine presque toujours par la gangrène. De là l'opinion des anciens, que les plaies d'armes à feu étaient envenimées; l'état de la blessure et les accidens formidables dont elle n'est que trop souvent accompagnée expliquent cette erreur.

La grandeur et la figure des plaies d'armes à feu sont ordinairement en rapport avec le volume et la forme du corps vulnérant, surtout quand celui-ci a agi perpendiculairement. Cependant si l'on examine les ouvertures d'entrée et de sortie d'une balle, on voit qu'elles ne se ressemblent point, excepté à la tête où, suivant la remarque de Ledran, une des causes qui leur impriment des caractères différens n'existe pas. L'ouverture d'entrée est plus contuse et plus étroite que celle de sortie; les bords de la première sont déprimés, ceux de la seconde au contraire font une légère saillie en dehors. Ces deux derniers effets tiennent à ce que la balle qui pénètre est animée d'une grande force d'impulsion, et rencontre dans tout le membre une résistance qui favorise la solution de continuité, tandis que perdant de sa force par la résistance qu'elle a à vaincre, elle pousse devant elle, au moment de sortir, des parties qui s'alongent et se divisent d'autant moins aisément qu'elles manquent de soutien. La même explication s'adapte au degré de contusion beaucoup plus grand vers l'entrée qu'à la sortie. Aussi l'extravasation et l'engorgement sont-ils toujours proportionnés à la vitesse du corps vulnérant et à la résistance des parties. On a vu la violence de la contusion déterminer la gangrène de la peau et du tissu cellulaire dans une assez grande étendue autour de l'entrée d'une balle.

Il est rare, à moins de lésion d'un vaisseau considérable, qu'une hémorrhagie ait lieu dans les premiers temps d'une plaie d'arme à feu; la contusion a tellement refoulé les liquides et froncé les vaisseaux, qu'il s'en écoule ordinairement fort peu de sang. L'hémorrhagie n'est guère à redouter que du dixième au douzième jour, époque ordinaire de la chute des escarres.

Les lèvres des plaies qui nous occupent présentent une couleur livide que les anciens attribuaient à la brûlure des parties par le projectile, comme si une balle de plomb pouvait supporter sans se fondre un degré de chaleur capable de brûler les chairs, mais qui tient uniquement à l'extravasation des fluides. Elles sont quelquefois déchirées, réduites en une espèce de bouillie, et environnées d'un cercle noirâtre, violet ou jaunâtre, suivant le temps qui s'est écoulé depuis l'accident, et la quantité de sang épanché dans les tissus voisins.

Il arrive fréquemment que les plaies d'armes à feu renferment des corps étrangers : ces corps peuvent être ou ceux dont l'arme était chargée, comme les balles, les bourres, etc., ou des portions de vêtemens, des boutons, des pièces de monnaie que le projectile a poussés devant lui; ou enfin des esquilles qui résultent de la fracture d'un os. Quand une plaie n'a qu'une ouverture, il est à présumer que le corps vulnérant est encore dans la partie. Cependant on a vu plusieurs fois une balle sortir d'une plaie peu profonde par son ouverture d'entrée, comme entraînée par son propre poids, mais plus souvent chassée par la contraction musculaire. C'est ce qui arrive encore, quand une balle morte rencontre un os superficiellement placé qui la réfléchit au dehors; ou quand elle ne pénètre dans les chairs qu'après avoir enfoncé devant elle la chemise, ou tout autre vêtement du blessé; elle est nécessairement amenée au-dehors, si dans quelque mouvement, l'espèce de doigt de gant formé par le vêtement vient à être extrait de la plaie et pour ainsi dire retourné. Ambroise Paré, Bordenave, Percy, MM. Boyer, Larrey, ont été témoins de faits semblables.

Si une plaie offre deux ouvertures presque diamétralement opposées, il est certain qu'un corps étranger en est sorti; mais il ne faut pas conclure pour cela qu'elle n'en renferme plus; car, outre que l'arme pouvait être chargée de deux balles, ou que, chargée d'une seule, cette balle a pu être partagée en deux parties dont l'une seulement est sortie; il est possible que la bourre de l'arme ou quelque corps rencontré et poussé par la balle soit encore dans le trajet de la plaie. Ces deux derniers cas ont souvent lieu quand la balle ne jouit pas d'une grande vitesse.

On distingue les accidens des plaies d'armes à feu en primitifs et en consécutifs; ces accidens eux-mêmes sont locaux ou généraux. Les uns et les autres varient beaucoup en raison des désordres de la blessure et de la disposition physique et morale du blessé.

Les accidens primitifs locaux d'une plaie d'arme à feu sont:

1° La douleur qui d'abord n'est que gravative comme si la partie avait été frappée par un corps contondant ordinaire, mais qui au bout d'un certain temps devient plus ou moins aiguë, suivant la nature des parties lésées;

2° L'hémorrhagie, qui résulte de l'ouverture d'un vaisseau trop considérable pour que ses parois, malgré le froncement qu'elles ont subi, aient pu se crisper au point d'empêcher l'écoulement du sang;

3° Quelquefois la paralysie qui dépend de la destruction des nerfs ou de l'engourdissement;

4° Enfin la stupeur locale qui se complique fréquemment de stupeur générale.

Les accidens primitifs généraux peuvent différer beaucoup les uns des autres. Un soldat, qui dans la mêlée reçoit un coup de feu qui lui traverse un membre et n'intéresse que les muscles, ne sait pas quelquefois qu'il est atteint. Mais si les os sont brisés en éclats, si les troncs vasculaires et nerveux sont déchirés, si le blessé est très-irritable ou pusillanime, il éprouve un engourdissement et une pesanteur générale; sa face pâlit et se décompose; la région précordiale et le centre épigastrique deviennent le siége d'une oppression insupportable, et le froid des extrémités, quelquefois une horripilation générale, la faiblesse et la concentration du pouls, la syncope, des mouvemens convulsifs, des vomissemens, un hoquet que rien ne peut arrêter, annoncent souvent sa fin prochaine.

Un des premiers effets de la blessure est un gonflement inflammatoire qui se borne au trajet du projectile, si la plaie est petite et qu'elle n'intéresse que des parties charnues : bientôt, dans ce cas, l'inflammation se termine par une suppuration plus ou moins abondante, les escarres sont entraînées au dehors, et la plaie devenue simple se guérit promptement. Mais lorsque les désordres sont considérables, l'engorgement s'empare de toute la partie blessée. Cet engorgement peut tenir soit à la stupeur, qui, ôtant aux parois des vaisseaux le ressort nécessaire pour résister à l'abord des fluides, favorise l'épanchement des humeurs dans les tissus; soit à la violence de l'inflammation causée par le corps contondant, et peut-être entretenue par sa présence ou par des pièces d'os fracturés. Au reste, ces deux espèces d'engorgemens produits par deux causes si différentes ne peuvent guère être confondus : dans l'un, la partie tuméfiée est molle, blanche, pâteuse, indolente ; dans l'autre, au contraire, elle est rouge, tendue, chaude et douloureuse. La gangrène est la terminaison la plus ordinaire du premier; le second peut se terminer de plusieurs manières : tantôt, en effet, il produit la gangrène par un véritable étranglement, dans une partie bridée par de fortes aponévroses : tantôt l'éréthisme inflammatoire persiste malgré tous les efforts de l'art, et le malade meurt avant que la plaie ait suppuré ; tantôt enfin, et c'est le cas le plus ordinaire, il s'établit un foyer de suppuration très-abondante, les escarres en se détachant laissent à nu des surfaces étendues, et le malade peut mourir d'hémorrhagie ou d'épuisement. Cependant l'économie ne reste pas insensible à ces phénomènes locaux, une fièvre traumatique violente se développe, et l'irritation de la plaie, se propageant au loin, provoque les complications les plus formidables, telles que l'assoupissement, du délire, des convulsions et même le tétanos. Il n'est pas rare alors de voir pâlir les lèvres de la plaie, la suppuration se supprimer, et des abcès profonds se former. Mais bientôt à cette réaction succède une asthénie d'autant plus dangereuse qu'elle est souvent compliquée de l'existence de quelque virus constitutionnel, ou même de la gangrène d'hôpital (*voyez* ce mot), le dévoiement colliquatif survient, et la fièvre hectique entraîne le malade au tombeau.

« Lorsqu'il échappe à tous ces accidens, dit M. le professeur Boyer, souvent le membre reste atrophié, et les articulations immobiles; souvent aussi les plaies d'armes à feu restent fistuleuses, soit parce qu'il y a dans leur fond une partie d'os altérée, dont l'exfoliation n'est point encore faite, soit parce qu'un corps étranger qui a échappé aux recherches du chirurgien, et dont l'extraction n'a pas été possible, y existe encore; ou bien si ces plaies se consolident malgré la présence de ces corps, les cicatrises se rouvrent au bout d'un temps plus ou moins long, pour leur donner issue. Il arrive aussi fréquemment que le corps étranger ou la portion d'os altéré, quand elle est séparée, occasione un dépôt qu'il faut ouvrir. Ces dépôts ne surviennent qu'au bout de plusieurs mois, d'une année; ils n'ont même pas toujours lieu; car on a vu des blessés porter toute leur vie, et sans incommodité, une balle restée dans les parties molles, ou enclavée dans un os. »

Le pronostic des plaies d'armes à feu varie suivant l'étendue des désordres, la nature des parties lésées, la constitution du blessé, son état actuel physique et moral, etc. L'encombrement des blessés dans les hôpiaux, les transports incommodes et fatigans, la difficulté d'employer les moyens convenables pour prévenir les accidens inflammatoires, et de renouveler à temps les appareils; le besoin, le mauvais temps, le découragement, ont une influence très-fâcheuse sur la gravité des plaies. On a remarqué que la mortalité est bien plus grande, toutes choses étant égales d'ailleurs, après une défaite qu'après la victoire.

Cinq indications se présentent dans le traitement des plaies d'armes à feu; 1° changer la nature de la plaie par des incisions appropriées; 2° arrêter l'hémorrhagie; 3° extraire les corps étrangers; 4° prévenir les accidens, et combattre ceux qui se sont déjà développés; 5° enfin faciliter la chute des escarres et conduire la plaie à cicatrisation.

On est généralement d'accord aujourd'hui sur l'utilité des incisions pour changer une plaie d'arme à feu en plaie saignante, surtout quand la partie blessée est enveloppée d'aponévroses. Ces incisions pratiquées sagement dès le premier pansement, ont l'avantage de prévenir les accidens que nous avons signalés comme effets de la résistance des aponévroses au gonflement inflammatoire des muscles, la gangrène par étranglement, ou tout au moins les dépôts, les fusées de pus entre les parties profondes, les décollemens, etc. Enfin elles facilitent la recherche et l'extraction des corps étrangers, et préparent une libre issue aux escarres que la suppuration doit bientôt détacher.

Ces incisions sont indispensables à la région postérieure du col et de la colonne rachidienne, à la cuisse, à la jambe, au bras, à l'avant-bras, à la paume de la main, à la plante du pied, etc. Elles sont beaucoup moins nécessaires dans les parties moins charnues, comme la tête, la poitrine, etc., à moins qu'on n'ait lieu de croire que la plaie est compliquée de la présence de quelque corps étranger qui déterminerait des accidens, comme j'ai eu occasion de le voir, après une plaie dans laquelle la balle entra dans le bassin par le pubis, et en sortit par le sacrum, après avoir ouvert la vessie. Une esquille détachée du pubis fut poussée dans la cavité de ce réservoir, et y devint le noyau d'une pierre pour laquelle on fut obligé de pratiquer l'opération de la taille. Enfin toute espèce d'incisions est formellement contre-indiquée dans une plaie accompagnée de commotion et de stupeur; elles ne feraient qu'accélérer la mortification qui succède presque toujours à l'engorgement atonique des chairs, et l'avantage d'épargner des douleurs au malade, allégué par Sabatier comme devant décider à débrider dans ce cas, ne peut balancer le danger de cette opération.

Le précepte général en chirurgie de respecter les articulations est-il applicable aux plaies d'armes à feu? Ici les avis sont partagés, et des hommes d'un égal mérite ne sont point d'accord sur ce sujet. Pour moi, j'ouvrirais largement une articulation pour y trouver une balle qui s'y serait perdue, et j'étayerais ma conduite de la longue expérience de Percy qui, sur cent cas semblables, en a vu quatre-vingt-quinze mortels, quand on n'amputait pas, ou quand au moins on n'incisait pas les ligamens et la capsule articulaires soit pour extraire le corps vulnérant, soit pour s'opposer au développement de l'inflammation. Mais cette conduite devrait être modifiée, si la balle était sortie de la plaie, ou du moins de l'articulation : un capitaine d'artillerie de la garde, blessé à Brienne d'un coup de feu dans l'articulation scapulo-humérale gauche, refusa l'amputation et se confia à mes soins. En palpant avec soin l'épaule, je sentis la balle à travers la peau, vers sa partie postérieure, j'en fis l'extraction au moyen d'une simple incision, il sortit un grand nombre d'esquilles, et le malade guérit sans aucun accident grave.

Pour débrider une plaie d'arme à feu, le chirurgien se servira d'un bistouri boutonné qu'il conduira sur son doigt indicateur préalablement introduit dans le trajet de la balle, ou sur une sonde cannelée, jusqu'à ce que le doigt puisse y pénétrer; il incisera de bas en haut, puis de haut en bas, toute l'étendue de ce trajet et les brides qu'il y rencontrera, et coupera largement l'aponévrose, en la scarifiant dans tous les sens, afin de prévenir la hernie des muscles. Il est inutile de dire que l'anatomie doit servir de guide dans cette opération; une connaissance parfaite des parties fait facilement éviter celles qu'il est essentiel de ménager. S'il y avait deux ouvertures, il faudrait les débrider toutes les deux, de manière que les deux doigts indicateurs introduits par chacune d'elles, puissent se toucher, et l'on passerait dans le trajet de la plaie une bande de linge effilée en manière de séton, si on avait lieu de croire que tous les corps étrangers n'ont pas été extraits. Percy a retiré de très-bons effets de ce moyen dans des cas de fractures comminutives, où il n'avait pu débarrasser la plaie de toutes les esquilles mobiles et enfoncées dans les chairs. Enfin il faut réunir les deux ouvertures d'une plaie, quand la disposition anatomique le permet. Au reste, c'est à la sagacité et à l'expérience du praticien à modifier ces préceptes suivant les circonstances. L'aspect de la plaie, la connaissance des parties lésées, et les accidens qui se sont développés ou se développeront, doivent lui faire apprécier la convenance des incisions ou leur danger, et l'étendue qu'il faut leur donner; seulement on n'oubliera pas qu'en général il faut débrider plus largement les plaies des parties où des muscles très-nombreux sont enveloppés de fortes aponévroses, et surtout celles avec fracas des os et complication de la présence de corps étrangers; que les incisions, toujours aussi larges dans le fond de la plaie qu'à sa surface, doivent être d'autant plus étendues que la balle est logée plus profondément; enfin, que dans son trajet, lorsque ce projectile a décrit une courbe, il est avantageux de débrider dans le sens de cette courbe, soit pour redresser la plaie, soit pour faciliter l'action des instrumens propres à extraire les corps étrangers.

S'il est vrai qu'un des avantages du débridement, dans une plaie d'arme à feu, soit de dégorger ses lèvres des fluides que l'extrémité froncée des vaisseaux y retiendrait, et de prévenir, par là un gonflement inflammatoire considérable, il faut se garder de s'opposer à une hémorrhagie médiocre, qui doit avoir les mêmes effets. On n'arrêtera donc qu'une hémorrhagie abondante qui affaiblirait beaucoup le blessé. Pour cela, pendant qu'un aide, soit avec la main, soit avec un tourniquet, comprimera l'artère principale du membre, on mettra ce vaisseau à découvert, au-dessus et au-dessous de la plaie, et on en fera la ligature. Percy veut qu'on pratique également cette opération, toutes les fois que la situation de la blessure doit faire craindre une hémorrhagie secondaire à la chute des escarres; il trouve dans cette précaution l'avantage de prévenir cet accident toujours très-grave, auquel la tuméfaction de tout le membre empêcherait peut-être de remédier par la ligature secondaire, et dans ce cas, celui non moins grand, d'éviter les douleurs et l'incertitude de la compression. Au reste, on conçoit combien, dans l'hémorrhagie primitive comme dans l'hémorrhagie secondaire, la ligature l'emporte sur ce dernier moyen, dont le moindre inconvénient serait d'exposer à un gonflement dangereux. Cependant, il est des cas où l'on est obligé d'y avoir recours. Alors, après avoir bien reconnu l'orifice du vaisseau ouvert, on applique dessus un morceau d'agaric, qu'on recouvre d'un autre, avec beaucoup de soin, et on soutient cet appareil, au moyen d'une compression graduée, de manière qu'il n'agisse que sur le vaisseau lui-même. On se comporterait de la même manière, pour une hémorrhagie veineuse.

Pour remplir la troisième indication dans le traitement d'une plaie d'arme à feu, on s'assure si le corps vulnérant ou tout autre corps n'est pas resté dans la partie blessée. Mais, avant de faire des recherches toujours douloureuses sur le malade, il faut s'enquérir avec grand soin de toutes les circonstances commémoratives et présentes, qui pourraient éclairer sur ce point. Il est une chose bien essentielle aussi, c'est de visiter les vêtemens du blessé : ce que nous avons dit plus haut des balles sorties par leur ouverture d'entrée, et les conséquences qu'on peut tirer de la forme du trou de la balle dans les vêtemens, quand elle les a traversés, donnent beaucoup d'importance à ce précepte.

Quand, d'après les circonstances de la plaie, il y a lieu de croire qu'un corps étranger est contenu dans son trajet, il s'agit de constater sa présence et le lieu qu'il occupe. Pour cela, on fait mettre la partie dans la position où elle était au moment de la blessure, afin de rendre au trajet du projectile sa direction primitive. On sait quel parti Ambroise Paré tira de ce moyen sur le maréchal de Brissac. Il a réussi un grand nombre de fois à Percy; mais il ne suffit pas toujours, et alors il faut varier les positions, et faire exécuter au malade, les mouvemens que la connaissance de la structure et du jeu des organes fait juger les plus convenables.

On ne doit point négliger d'explorer avec soin les environs de la plaie, de les palper, de les presser dans tous les sens. Souvent cette attention a fait découvrir une balle qui était venue se loger sous la peau, au côté opposé de son ouverture d'entrée.

Dans tous les cas, une partie même éloignée de la plaie, qui présente un état œdémateux, de la tuméfaction, et quelquefois même une ecchymose, doit être soupçonnée de recéler un corps étranger, et Perçy ne balançait jamais d'y plonger un bistouri.

Si ces recherches superficielles ont été infructueuses, il faut sonder avec le doigt le trajet de la plaie, en même temps qu'on s'efforce d'en raccourcir l'étendue, en comprimant convenablement le côté opposé à la blessure. Il est encore utile alors de faire exécuter quelques mouvemens à la partie; ces mouvemens ont quelquefois amené au doigt explorateur la balle qu'il n'avait pu atteindre jusque là. On ne ferait usage de la sonde qu'autant que le doigt ne suffirait pas, et cette sonde devrait être tout à la fois mousse, assez grosse et flexible.

La présence du corps étranger une fois constatée, il faut déterminer s'il est à propos de l'extraire : or, ce problème exige plusieurs données pour sa solution. Quelle est la situation précise de ce corps, sa nature? quels sont les obstacles à son extraction? les avantages qu'elle doit produire l'emportent-ils sur le danger qu'elle entraînera? Le tact d'un chirurgien expérimenté peut seul décider ces questions, et faire prononcer avec sûreté en semblable matière. Car, s'il est vrai qu'un projectile resté dans la partie blessée soit souvent une cause d'accidens très-graves, quelquefois aussi il y reste impunément, et même dans des organes importans. Une femme de vingt-quatre ans, abandonnée de son amant, se rend dans la forêt de Saint-Germain, et se tire successivement dans la bouche trois coups de pistolet de poche; une balle passe dans les fosses nasales; la seconde dans la langue, la troisième traverse le pharynx, et va se loger dans la région occipitale. Il survient beaucoup de douleur, un gonflement considérable, de la dysphagie et une fièvre violente. La malade fut soumise à un traitement antiphlogistique actif, à l'usage des émolliens, etc.; et elle sortit guérie de l'hôpital Saint-Louis, sans qu'aucune des balles eût été extraite.

Lorsqu'on juge l'extraction du projectile possible et avantageuse, il faut la pratiquer avant le développement de l'inflammation; le contact des instrumens sur les lèvres tuméfiées de la plaie, et les manœuvres nécessaires à l'opération pourraient alors entraîner beaucoup d'accidens.

Si on n'a pu opérer avant que le gonflement ne soit survenu, on doit attendre pour le faire, que la suppuration ait suffisamment dégorgé les parties. Il n'est pas rare de voir alors le corps étranger être entraîné au-dehors avec les escarres. J'ai été témoin d'un fait semblable chez un jeune garçon qui avait reçu un coup de fusil dans la cuisse et la fesse. Les grains de plomb sortirent entraînés par la suppuration avec les petites escarres de chaque plaie.

En général, il faut pour extraire un projectile choisir la voie la plus courte et la plus sûre. Toutes les fois que la balle n'a pas dépassé le centre du membre, et qu'en débridant on n'a pas à craindre de léser des organes essentiels; lorsque le trajet parcouru par le projectile n'est pas sinueux et obstrué par des parties molles, on doit extraire les corps étrangers par la plaie : mais dans les circonstances opposées, et surtout quand la balle peut être distinguée à travers les parties qui la recouvrent, il vaut mieux pratiquer une contr'ouverture, d'autant que par ce moyen on facilite la guérison de la plaie en ouvrant une seconde issue au pus et aux escarres qu'il doit entraîner. Pour extraire une balle qui soulève les tégumens, le procédé est très-simple, et mérite à peine d'être indiqué. On fait un pli à la peau, et on la divise d'un seul coup. Si le projectile est situé plus profondément, après s'être bien assuré du lieu qu'il occupe, on fait une incision suffisamment étendue sur son trajet, et on divise successivement les tissus qui le recouvrent.

Le débridement dont nous avons posé les règles plus haut doit toujours précéder les manœuvres propres à extraire un projectile, on met le malade dans la position où il était au moment de la blessure, et l'on fait exécuter à la partie des mouvemens variés et plus ou moins étendus, suivant que la contraction ou le relâchement des muscles sera jugé utile pour permettre la sortie du corps étranger, ou favoriser son expulsion, ou enfin fournir un point d'appui aux instrumens dont on va faire usage. Le meilleur de tous ces instrumens est le doigt; il faut s'en servir pour extraire les corps étrangers toutes les fois qu'il peut les atteindre. Mais si, malgré les efforts nécessaires pour raccourcir le trajet de la plaie, le corps étranger se trouve hors de sa portée, on est obligé d'avoir recours à des instrumens qui varient suivant le lieu qu'il occupe, les parties dans lesquelles il se trouve, et la manière dont il y est engagé.

Une balle flottante au milieu des chairs, et qui n'est pas placée près d'une cavité où il serait dangereux de la faire tomber, si elle n'a pas un trop gros volume, si elle n'est pas aplatie, peut être extraite au moyen de la curette qui termine la sonde nommée bouton, dont on se sert dans l'opération de la taille. Après avoir trempé cet instrument dans de l'huile, on l'enfonce avec ménagement dans la plaie, dont on suit exactement la direction. La balle de nouveau reconnue, on le penche doucement pour la ramasser, et on l'amène au dehors.

Il est encore deux instrumens dont le raisonnement et l'expérience ont démontré l'utilité dans l'extraction d'une balle, c'est la curette-tire-balle de Thomassin, ou la curette ordinaire à laquelle ce chirurgien a fait une addition qui en rend l'usage plus facile et plus sûr, et les pincettes de Percy. Il serait trop long de décrire ici ces instrumens avec les détails convenables, pour en faire apprécier le jeu, la manière de s'en servir et les avantages. *Voyez* CURETTE, TIRE-BALLES, etc.

Le procédé d'extraction d'une balle est applicable à tout autre corps étranger qu'elle aurait poussé devant elle, et qu'elle aurait laissé dans le trajet de la plaie. Il faut être prévenu que, dans quelques cas, des morceaux de linge, d'étoffe, de papier, imbibés de sang, peuvent rester collés aux parois de la plaie, et ressembler si bien à des chairs ou des membranes, qu'ils échappent aux recherches les plus exactes.

Lorsqu'une balle est logée dans la substance d'un os, elle y est à peine enclavée, et les bords de l'ouverture qu'elle y a faite sont brisés en éclats, ou elle y est enfoncée profondément, et ne présente plus qu'une petite partie de sa circonférence. Dans le premier cas, on la dégage facilement au moyen d'un élévatoire ou du manche d'une spatule; dans le second, on se sert des pinces à bords tranchans de Thomassin, ou du tire-fond modifié par Percy. L'emploi de ces instrumens n'est quelquefois pas sans danger : suivant l'os blessé, on conçoit que les efforts employés pour saisir la balle, surtout pour y visser une tige métallique, l'enfoncent dans le canal médullaire ou dans une cavité articulaire ou splanchnique. D'ailleurs, ils n'ont pas d'action sur les balles de fer ou autre métal très-dur, non plus que sur les balles de plomb qui ont beaucoup changé de forme, ou sont fortement enclavées. Il faut alors recourir au trépan, moyen dont Percy a eu souvent à se louer. Il y a deux moyens de trépaner un os, pour l'extraction d'une balle : l'un consiste à faire à côté de ce corps, avec le perforatif, une ouverture capable d'admettre l'extrémité d'un élévatoire, avec lequel on le soulève et on l'expulse; l'autre, à le circonscrire dans une couronne plus large que lui, et à enlever une pièce osseuse qui le contienne dans son centre.

L'extraction des esquilles s'opère avec les doigts ou avec les pincettes de Percy. Il faudrait bien se garder d'exercer sur elles la moindre traction, si elles n'étaient pas détachées complétement; on devrait au contraire alors les replacer, parce que souvent elles se réunissent à l'os. Si l'on était trompé dans son attente, et qu'elles se fussent nécrosées, la suppuration les entraînerait, ou on les extrairait en coupant soigneusement toutes les adhérences qu'elles auraient pu conserver.

Le pansement des plaies d'armes à feu est simple, et ne diffère guère de celui des autres plaies. Il a pour objet de s'opposer à un abord trop abondant des fluides, et de combattre l'inflammation, lorsqu'elle a commencé à se développer. Pour satisfaire à la première indication, on remplit la plaie de charpie mollette, qu'on recouvre de compresses trempées dans un liquide résolutif, et l'on maintient cet appareil au moyen d'un bandage médiocrement serré. C'est avec raison qu'on a proscrit l'usage autrefois banal des topiques spiritueux dans le traitement des plaies qui nous occupent; ils causent de l'irritation et de la crispation, et ne doivent être employés que contre l'engourdissement et la stupeur. Dans ce cas, en effet, où les parties engorgées sont molles, flasques, pâteuses, et menacent de tomber en gangrène, il faut réveiller le principe vital par des topiques actifs, tels que des cataplasmes de farines résolutives faits avec du vin rouge, des décoctions de quinquina animées avec l'eau-de-vie camphrée et même l'ammoniaque, etc. A part cet accident toujours si grave, il ne s'agit dans les premiers pansemens que de prévenir une tuméfaction trop considérable, et l'on obtient souvent cet effet de l'eau marinée.

Aussitôt que les phénomènes de l'inflammation ont commencé à se développer, il faut renoncer aux résolutifs, et recourir aux émolliens dont on continuera l'usage jusqu'à l'établissement d'une bonne suppuration. Il ne faut pas cependant trop insister sur l'emploi des relâchans; employés trop longtemps, ils ont l'inconvénient d'amollir les chairs et d'y déterminer un engorgement pâteux qui retarde la guérison, et qu'il faut alors combattre par des toniques et une compression méthodique. Lorsque la suppuration sera bien établie, il sera utile de revenir aux résolutifs; ils dissiperont les ecchymoses des parties voisines, et donneront du ton à une partie affaiblie par un long repos.

Le traitement interne des plaies d'armes à feu varie suivant plusieurs circonstances que nous allons successivement examiner. Un blessé plongé dans la stupeur, comme le chevau-léger dont parle Quesnay, doit être traité par les cordiaux, quelle que soit d'ailleurs sa constitution, et la cessation de cet accident si souvent mortel doit seule faire renoncer à ces moyens. On se comporterait à peu près de la même manière pour un soldat épuisé par les fatigues et les privations d'une longue campagne, ou qui aurait perdu beaucoup de sang. Mais, en général, le traitement des plaies qui nous occupent doit être antiphlogistique. Les boissons rafraîchissantes, une diète humectante doivent en faire la base, et l'on y ajoute une ou plusieurs saignées, suivant l'étendue de la plaie, la violence des accidens, l'âge et les forces du sujet.

Une des complications les plus fréquentes des plaies d'armes à feu dans les hôpitaux militaires, c'est la fièvre bilieuse ou putride. Toutes les circonstances que nous avons énumérées plus haut, auxquelles il faut ajouter les fatigues de l'état militaire, les écarts de régime, et surtout l'usage d'alimens de mauvaise qualité, rendent suffisamment raison du développement de cette complication. Aussi, dès que le malade éprouvera des signes d'embarras gastrique, quelques mouvemens fébriles, et qu'en même temps la suppuration diminuera ou changera de caractères, il faudra aussitôt avoir recours aux évacuans des premières voies, aux boissons acidulées, et aux amers. Quelques praticiens posent même en règle générale, de faire vomir dans les premiers jours d'une blessure, et ils assurent que cette précaution prévient ordinairement la complication qui nous occupe.

Lorsqu'un projectile a fracassé un os et produit un grand délabrement dans les parties molles, il est à craindre que l'irritation locale ne se propage au loin, et qu'il ne survienne des convulsions ou même le tétanos. On s'opposera jusqu'à un certain point au développement de ces accidens formidables, au moyen des préparations de pavots à hautes doses, de l'opium et de la teinture d'Hoffmann.

Du huitième au douzième jour de la blessure, le chirurgien doit porter toute son attention sur la chute des escarres, surtout s'il a lieu de croire que quelque vaisseau considérable a été contus par le projectile. Il faut, pour obvier à l'hémorrhagie, placer sur le trajet de l'artère principale du membre un tourniquet prêt à être serré, et laisser auprès du malade un aide instruit et expérimenté qui puisse suspendre provisoirement l'écoulement du sang.

Ce dernier accident prévenu ou combattu, il ne reste plus qu'une plaie ordinaire dont la nature et l'abondance de la suppuration peut faire prévoir l'issue heureuse ou funeste. Si, en effet, le pus qu'elle fournit est de bonne qualité, et médiocrement abondant, si ses lèvres se dégorgent convenablement, si le malade a de l'appétit, il ne faut pas craindre de soutenir les forces par un régime substantiel et légérement tonique; la plaie sera longue à guérir, et il faut fortifier le blessé contre les mauvais effets de l'inaction et du séjour des hôpitaux.

Un os qui a été frappé violemment par un projectile est brisé ou seulement fortement ébranlé. De cet ébranlement, peut résulter ou une inflammation de la membrane médullaire et les désordres qu'elle entraîne, ou une destruction plus ou moins étendue du périoste, et une nécrose superficielle proportionnée. Les signes qui font reconnaître la nécrose ont été décrits autre part.

La complication de fracture est beaucoup plus facile à reconnaître que la nécrose. Quant à son traitement, il doit être modifié en raison des désordres des parties molles. Percy, tout en conseillant l'appareil ordinaire dans une fracture du fémur causée par un projectile, proscrit les attelles contre-extensives. Il les a vues produire les accidens les plus graves, quand les malades avaient le courage de les supporter. Dans ce cas, aussitôt que le gonflement inflammatoire des parties molles le lui permettait, il appliquait l'appareil compressif, et avait soin d'en serrer les lacs de manière à engourdir les muscles et à s'opposer au chevauchement des fragmens osseux. Bientôt la suppuration dégorge les muscles, et le membre reprend à peu près son volume ordinaire.

Après avoir prévu, autant que possible, les cas qui peuvent se présenter dans les plaies d'armes à feu, et esquissé les règles générales de leur traitement, il me resterait à examiner les questions longuement agitées, *si l'on doit amputer après les grandes plaies d'armes à feu, si l'on doit amputer immédiatement.* Mais l'espace ne me permet pas de donner ici les pièces d'une discussion qui nous a valu quatre bons mémoires, l'un de Bilguer, intitulé : *De membrorum amputatione rarissimè administrandâ, aut quasi abrogandâ;* les autres de Lamartinière, Boucher et Faure, insérés parmi ceux de l'Académie de chirurgie. Je me borne à déterminer les cas dans lesquels on s'accorde assez généralement aujourd'hui à recommander l'amputation.

Il faut amputer :

1° Quand un membre a été emporté, ou qu'il ne tient plus que par quelques lambeaux de parties molles. L'irrégularité de la plaie, son étendue, le nombre des parties qui ont été frappées de mort, les os qui ont été brisés, réduits en esquilles, et souvent fendus dans une grande étendue, tout commande de débarrasser le malade d'une partie qui compromet ses jours, ou qui, au moins, le laisserait en proie à une foule d'incommodités qui vaisemblablement lui feraient réclamer tôt ou tard l'amputation.

2° Quand une grande articulation est largement ouverte, et ses surfaces fracassées ou violemment contuses. Un des meilleurs chirurgiens de notre siècle, Percy, va même plus loin encore, il prescrit l'amputation toutes les fois qu'une balle a pénétré et s'est perdue dans l'articulation du genou ou du pied. « Sur cent blessés de cette espèce, dit-il, il en meurt quatre-vingt-quinze, si l'on n'a recours sur-le-champ à cette opération. »

3° Quand un boulet, quoiqu'il n'ait pas entamé la peau, a fracassé les os et réduit les chairs en bouillie. Mais dans ce cas, comme dans tous ceux où il y aurait stupeur, il faut attendre que cet effet de la commotion soit dissipé. Les chirurgiens anglais ont remarqué en Espagne, qu'on obtenait beaucoup plus de succès de l'amputation après avoir ranimé les forces du blessé par des cordiaux.

4° Quand l'artère nourricière d'un membre a été ouverte, et qu'il est impossible de la lier.

5° Lorsqu'un os est brisé en éclats, et les chairs dans un

grand délabrement. Ici les meilleurs praticiens ne sont pas d'accord sur le temps où il faut opérer : les uns avec Boucher, MM. Boyer et Richerand veulent qu'on ampute sur-le-champ; la majorité de l'ancienne Académie de chirurgie et Percy pensent, au contraire, qu'il vaut mieux différer, et se borner d'abord à de grandes incisions qui seules peuvent s'opposer au gonflement inflammatoire mortel qui surviendrait. On trouve dans le mémoire de Faure un assez grand nombre de faits qui viennent à l'appui de ce conseil, et tout le monde connaît la longue expérience de Percy. Si, malgré les grandes incisions dont nous venons de parler, le gonflement inflammatoire produit la gangrène ou une suppuration qui, par son excessive abondance, épuise promptement les forces du malade, il faut, sans balancer, pratiquer l'amputation.

Les préceptes relatifs au lieu d'élection et aux bornes de la gangrène dans l'amputation à la suite des plaies d'armes à feu n'offrant rien de particulier à ces plaies, je m'abstiendrai de les indiquer ici. *Voyez* AMPUTATION et GANGRÈNE.

Plaies par arrachement. — On nomme ainsi les plaies qui résultent de la séparation par déchirement de quelque partie du corps. Ces plaies arrivent surtout aux articulations des membres, lorsqu'ils ont été soumis à de violentes tractions. C'est ainsi qu'on a vu les doigts, les bras, les jambes, etc., être arrachés et entièrement séparés du corps. Ces plaies, qui paraîtraient devoir être toujours très-graves, soit par leur étendue, soit par la nature des parties intéressées, ne sont cependant pas ordinairement suivies d'accidens. Il est vrai que dans quelques cas la mort a été la suite d'une hémorrhagie abondante; mais dans le plus grand nombre, comme dans les expériences faites sur les animaux, la guérison a eu lieu. Recolin cite l'observation d'un cocher qui eut le pouce arraché en voulant, avec une guide entortillée autour de ce doigt, arrêter ses chevaux qui avaient pris le mors aux dents, et chez lequel les tendons étaient rompus très-haut dans l'épaisseur de l'avant-bras. La douleur, la fièvre et la tuméfaction furent excessives; mais ces accidens cédèrent sans peine aux moyens antiphlogistiques ordinaires, tels que les saignées, le régime, les boissons délayantes, les topiques anodins, etc.

Lamotte rapporte qu'un enfant qui jouait auprès d'une roue de moulin en mouvement, fut saisi par la manche de son habit, de sorte que son bras, attiré par la machine, fut séparé et arraché dans la jointure avec l'omoplate. La plaie rendit si peu de sang, qu'il suffit de la remplir de charpie pour s'en rendre maître. La guérion a été prompte et sans accidens graves.

On trouve dans les Transactions philosophiques un fait non moins remarquable de plaie par arrachement. « Un meunier, nommé Wood, en passant près d'une des grandes roues de son moulin, fut entraîné par elle et enlevé du plancher, jusqu'à ce que son corps étant retenu par la poutre qui supportait l'essieu de la roue, son bras et l'omoplate furent arrachés. Il dit qu'au moment de l'accident, il n'avait éprouvé aucune douleur, qu'il n'avait ressenti qu'une sorte de frémissement à l'endroit de la blessure; et le saisissement ne lui permit de s'apercevoir que son bras était arraché que quand il le vit dans la roue. S'étant remis, il descendit par une échelle étroite au premier étage du moulin, sortit et eut encore la force de faire l'espace de quatre-vingt-dix verges avant de tomber. Le malade ayant perdu beaucoup de sang, on répandit sur la plaie une grande quantité de sucre en poudre; mais bientôt un chirurgien enleva ce topique, et il ne vit de sang s'écouler d'aucun point de la plaie. C'est pourquoi il se contenta d'en rapprocher les bords, de les maintenir en contact au moyen de quelques points de suture, et de panser avec des plumasseaux couverts de digestif, et soutenus par un bandage approprié. Le lendemain et les jours suivans, comme il n'était pas survenu d'hémorrhagie, le malade fut pansé de même, et il guérit dans l'espace de deux mois. »

Plusieurs causes s'opposent à l'écoulement du sang dans les plaies qui nous occupent. L'artère fortement tiraillée cède et s'alonge avant de se rompre; mais ses membranes internes, très-peu extensibles, se déchirent d'abord inégalement, et en divers endroits, puis se séparent complétement, tandis que la tunique celluleuse continue à s'alonger, en se rapprochant de plus en plus de l'axe du vaisseau, comme le fait un tube de verre fondu à la lampe et qu'on tire par les deux bouts. Quand la séparation est achevée, l'artère offre donc à son extrémité un prolongement conique terminé par une ouverture étroite, et dans son intérieur des lambeaux irréguliers qui en obstruent la cavité. Il est probable que la rétraction de l'artère dans les chairs contribue dans quelques cas aussi à arrêter l'écoulement du sang; mais cette cause n'est pas constante, car la rétraction manque quelquefois, le bout supérieur du vaisseau est pendant, sans qu'il y ait pour cela hémorrhagie.

La douleur d'une plaie par arrachement se borne souvent à un léger frémissement; c'est le sentiment qu'éprouva Wood, et un enfant dont parle Benomont, qui avait eu la jambe arrachée par une roue de voiture, ne songeait qu'aux réprimandes qu'il croyait avoir méritées de ses parens.

Les plaies par arrachement n'exigent pas d'autres soins que celles qui sont avec perte de substance. S'il y a des lambeaux de chairs qui ne peuvent point être appliqués sur la surface de la blessure, des tendons, des aponévroses pendantes, il faut les couper, et l'on devrait avoir recours à l'amputation si les parties molles étaient déchirées fort inégalement, ou l'os dénudé dans une plus ou moins grande hauteur, comme dans l'observation de Benomont. Dans tous les autres cas, la conduite de Recolin et celle du chirurgien anglais qui donna des soins à Wood pourraient servir d'exemples.

Plaies envenimées. — Ces plaies diffèrent essentiellement de toutes les autres en ce qu'elles sont compliquées de la présence d'un principe délétère que l'instrument vulnérant y a déposé. Elles sont presque toujours faites par des instrumens piquans ou contondans, et résultent le plus souvent de la morsure ou de la piqûre d'animaux, de l'action d'armes envenimées ou d'instrumens de dissection.

Piqûres des anatomistes. — Il est peu d'élèves en médecine livrés aux dissections anatomiques qui ne se soient piqués avec un scapel, un bistouri, une airigne, une pointe d'os, etc. Le plus souvent une semblable piqûre n'est pas suivie d'accidens, et tout se borne au développement d'un bouton inflammatoire qui fournit quelques gouttes de pus : mais quelquefois aussi, on voit survenir un gonflement inflammatoire tout le long du trajet des vaisseaux lymphatiques du bras; les glandes de l'aisselle s'engorgent, abcèdent; la plaie s'enflamme dans une plus ou moins grande étendue, toute la main se tuméfie; enfin une fièvre bilieuse ou putride se déclare, et la mort peut être la suite d'une piqûre si peu redoutable en apparence. Chez un des professeurs de la faculté de médecine de Paris, le résultat n'a pas été aussi déplorable ; mais l'inflammation a ouvert la gaîne des tendons fléchisseurs, ceux-ci se sont exfoliés, et le doigt blessé est resté sans mouvement.

Il faut, aussitôt qu'on s'est piqué, faire saigner la plaie autant qu'on le peut, l'exposer à un courant d'eau, et la cautériser ensuite avec le chlorure d'antimoine, la potasse caustique ou le nitrate d'argent fondu, taillé en crayon. Si par ces moyens prophylactiques, on n'avait pas prévenu les accidens que nous avons décrits, il faudrait appliquer des cataplasmes émolliens arrosés de liqueurs anodines sur toutes les parties enflammées du membre, et mettre le malade à un traitement antiphlogistique général ou à l'usage des toniques suivant les circonstances.

Piqûres d'abeilles, etc. — Parmi les insectes hyménoptères, la guêpe, le frelon, etc. (*Voy.* ces mots) sont munis d'un appareil d'organes au moyen desquels ils piquent nos parties et y déposent une liqueur qui donne lieu à divers accidens. Ces piqûres sont accompagnées d'une douleur très-vive, d'un sentiment de pulsation fort pénible, et bientôt suivies du développement d'une petite tumeur au centre de laquelle on aperçoit une pustule. Tels sont les phénomènes auxquels donne lieu la piqûre de ces insectes, pourvu toutefois qu'un filet nerveux n'ait pas été atteint, car M. le prof. Richerand rapporte une observation de Cabanis, dans laquelle une piqûre de frêlon causa une si vive douleur, qu'en moins de quelques secondes elle fut suivie d'un gonflement et d'une rubéfaction de tout le corps, et d'une fièvre violente. Un journal de médecine de 1765 contient l'observation d'un villageois qui mourut des suites d'une piqûre d'abeille au front. Ce qui n'arrive que très-rarement dans le cas d'une simple piqûre a presque toujours lieu lorsqu'on a été assailli par un essaim. J'ai vu à Saint-Louis, en 1820, une paysanne qui, trois mois auparavant, avait été piquée au col et au visage par un grand nombre d'abeilles, et qui conservait depuis cette époque une éruption rouge et un gonflement œdémateux du tissu cellulaire sous-cutané de toutes les parties piquées. Au reste ce n'est pas que sur l'homme qu'on observe de tels accidens après les piqûres qui nous occupent, et un animal dans les mêmes circonstances meurt le plus souvent avec une fièvre très-forte et un gonflement considérable de tout le corps.

L'aiguillon d'une abeille doit être extrait le plus tôt possible, et sa disposition connue indique assez qu'il faut procéder à son extraction par des mouvemens de rotation. Des onctions sur la plaie avec de l'huile d'olives, du laudanum liquide, du liniment volatil camphré, de l'eau de Luce, etc., suffisent ordinairement pour prévenir ou calmer les accidens dans la plupart des cas. S'ils ne suffisaient pas, on plongerait la partie piquée dans un bain huileux où on aurait fait dissoudre de l'opium et de la thériaque, et on mettrait le malade à un régime antiphlogistique plus ou moins sévère, suivant l'intensité des symptômes.

La *piqûre du scorpion* (*Voy.* ce mot) ne produit ordinairement, en Europe, que de la douleur, de la chaleur, de la tension, et quelquefois des phlyctènes dans la partie blessée; mais sous la Zone torride à ces symptômes locaux se joignent des frissons, des sueurs froides, un sentiment de piqûre à toute la surface du corps, de la fièvre, souvent de l'embarras gastrique, des vomissemens, de l'engourdissement, des convulsions, du délire, et l'on a même quelquefois vu la mort résulter de la piqûre de cet insecte.

On s'oppose ou l'on remédie aux accidens locaux de la piqûre qui nous occupe par les émolliens et les anodins appliqués en cataplasmes ou en fermentations, et l'on donne à l'intérieur l'eau de Luce, la thériaque, etc. L'embarras gastrique ou toute autre complication générale serait traitée par les moyens appropriés.

Piqûre de la tarentule. — Quelque respectables que soient les témoignages de Baglivi et de Lemery, les médecins éclairés pensent aujourd'hui que la piqûre de la tarentule ne produit aucun phénomène extraordinaire, et que ses effets sont presque tous locaux.

M. le professeur Duméril dit dans son article *araignée* du dictionnaire d'histoire naturelle, « que le tarentisme n'est qu'une fable, et qu'aucun médecin n'a reconnu de symptômes de cette maladie semblables à ceux indiqués par Baglivi. » En effet, M. Serrao, secrétaire de l'académie de Naples, a détrompé le public sur les pratiques de la charlatanerie à ce sujet.

Des médecins français qui ont long-temps habité le royaume de Naples, ont vu la piqûre de la tarentule suivie d'une légère inflammation phlegmoneuse, quelquefois avec phlyctènes; mais ils assurent que les symptômes restent purement locaux, et se dissipent promptement par l'usage des émolliens, et même de l'eau pure.

De la morsure de la vipère. — Parmi les serpens qu'on rencontre en Europe, la vipère seule est sinon le seul, du moins le plus venimeux (*Voyez* VIPÈRE). Voici une observation qui doit être considérée comme une description exacte des accidens auxquels la morsure de ce reptile peut donner lieu : elle est extraite des Transactions philosophiques, et a été insérée depuis dans les Mémoires de l'Academie des sciences, à laquelle elle avait été communiquée par Mortimer, secrétaire de la société de Londres.

« Le 1er juin 1734, un homme dont le métier était de prendre et de vendre des vipères, se fit mordre au pouce et au poignet de la main droite, en présence de Mortimer et de plusieurs membres de la société de Londres, par une vipère vieille et noire, fort irritée, de sorte que des gouttes de sang sortirent des plaies. Il dit qu'il sentit aussitôt une douleur violente et piquante qui pénétrait jusqu'à l'extrémité du pouce, et qui se répandit par tout son bras, même avant que la vipère fût détachée de sa main, et que peu après il sentit une douleur semblable à l'action d'un feu qui se glissait le long de son bras. En peu de minutes, ses yeux commencèrent à paraître rouges, et comme en feu, et à verser beaucoup de larmes. En moins de deux heures, il s'aperçut que le venin se saisissait de son cœur, par des douleurs aiguës qui furent accompagnées de faiblesse et de difficulté de respirer, et suivies de sueurs froides et abondantes. Peu après, le ventre commença à enfler, avec des tranchées fort aiguës et des douleurs aux reins accompagnées de vomissemens et de déjections très-violentes. Il déclara que pendant la force de ces symptômes il perdit la vue deux fois de suite, mais qu'il entendait les voix qui lui étaient familières; qu'il se sentait très-mal et que la tête lui tournait. Enfin les vomissemens et les déjections par le bas continuant avec violence, son pouls devint si petit et si intermittent qu'on jugea à propos de lui administrer des remèdes. »

Tels sont dans la plupart des cas les accidens que produit la morsure de la vipère : mais quelquefois ces accidens sont plus formidables encore, et peuvent amener la mort. Alors il découle de la plaie une sérosité sanieuse, un engorgement mou et œdémateux s'empare de tous ses environs, la peau devient froide, se recouvre de phlyctènes, puis bientôt de taches livides et gangréneuses. Cependant le malade est en proie à une céphalalgie violente, à des vertiges, à une faiblesse extrême; il est inquiet, épouvanté; toute sa peau jaunit, ses gencives sont tuméfiées, son haleine puante; une soif ardente le dévore. Enfin une oppression extrême, la concentration et l'intermittence du pouls, un hoquet, des vomissemens que rien ne peut calmer, des lipothymies fréquentes annoncent le dernier degré de prostration, et la mort arrive au milieu des angoisses.

Ces accidens se développent plus ou moins promptement, de même qu'ils varient d'intensité. M. Hervez a vu mourir en trente-sept heures une femme qui avait été mordue à la cuisse par une vipère, et le docteur Prina rapporte qu'un homme succomba en huit heures des suites d'une semblable piqûre. Plusieurs causes peuvent expliquer la promptitude des effets de la morsure de la vipère, leur gravité, comme aussi leur absence dans certains cas. Ainsi l'on conçoit que suivant l'espèce de vipère, sa force, la colère dont elle est animée, le nombre de morsures qu'elle a faites, la quantité de venin qu'elle a introduite dans la plaie, selon qu'elle mord pour la première ou la troisième fois par exemple; enfin suivant le lieu qu'elle habite, l'époque de l'année et le degré de chaleur de l'atmosphère au moment où elle mord (il paraît que c'est surtout aux mois de mai et de juin que la vipère est dangereuse), on conçoit que toutes ces circonstances relatives à l'animal doivent influer beaucoup sur le danger de la blessure. D'un autre côté, la constitution du blessé, son âge, sa susceptibilité, sa frayeur, et l'état de plénitude ou de vacuité de son estomac au moment de l'accident, enfin l'abondance des vaisseaux dans la partie blessée apportent des différences très-grandes dans la gravité des symptômes, et expliquent comment il arrive que non-seulement des enfans, mais aussi des adultes sont morts rapidement des suites de la morsure d'une vipère, tandis que d'autres en sont à peine incommodés.

Si des faits démentent l'assertion de Fontana, relativement à l'effet mortel sur l'homme de la morsure de la vipère, il n'en est pas de même de sa théorie sur l'action du venin de cet animal. Il est vrai qu'il ne coagule pas toujours le sang, comme il le pensait, mais un examen attentif des symptômes et la rapidité de leur développement quand la plaie occupe une partie très-vasculaire, portent à croire que c'est sur le système sanguin qu'agit primitivement le principe délétère des serpens, puis sur l'irritabilité nerveuse qu'il détruit.

Le traitement de la morsure de la vipère doit être local et général, mais c'est sans contredit sur les moyens locaux qu'il faut le plus compter, et ces moyens nous les extrayons de Celse, dont nous traduisons les paroles. « Il faut commencer par établir une ligature au-dessus de l'endroit blessé, en ayant attention toutefois de ne pas trop serrer cette ligature, de peur que la partie ne s'engourdisse. Il faut ensuite extraire le virus au moyen de la ventouse; il est utile même auparavant de faire des scarifications autour de la plaie, pour qu'il s'écoule une plus grande quantité de sang vicié. Si on n'a point de ventouse, on se sert d'un autre vase semblable qui puisse faire le même effet. Si l'on n'en trouve pas, il faut faire sucer la plaie par quelqu'un. Certainement les Psylles n'ont pas sur ce point plus de science que les autres hommes, mais ils ont une audace que l'expérience accroît encore; car le venin des serpens, non plus que celui des flèches, n'a point d'action sur les organes du goût, pourvu qu'il n'y ait aucune ulcération, mais bien quand il est introduit dans une plaie. »

Nous n'avons qu'un précepte à ajouter à ceux de Celse, c'est de cautériser profondément et largement les lèvres scarifiées de la plaie, aussitôt après qu'on a enlevé les ventouses. Le fer rouge est, dans ce cas, le caustique le plus prompt et le plus sûr; mais à l'exemple de Fontana, on se sert aussi avec avantage du chlorure d'antimoine ou de la potasse concrète.

L'observation d'Ambroise Paré sur lui-même, et les expériences toutes récentes sur l'homme et les animaux, faites par MM. Mangili, Barry et Bouillaud, ont mis hors de doute l'excellence des préceptes du médecin Romain sur le traitement des plaies envenimées. M. Mangili rapporte qu'ayant fait sur les oiseaux beaucoup d'expériences, qui toutes prouvaient l'innocuité du venin de la vipère pris à l'intérieur, un des assistans avala tout le venin qui put être extrait de quatre de ces reptiles, sans en être aucunement affecté. M. Barry, dans des expériences qui ont été répétées par une commission de l'Académie royale de médecine, prévient le développement des accidens des plaies empoisonnées, au moyen de la ventouse, et le même instrument les arrête jusqu'à un certain point, quand il les a laissés se développer. Enfin, M. Bouillaud obtient les mêmes résultats par le moyen de la ligature. Il est vrai que M. Richard cite l'observation d'un homme sur lequel une ventouse ne s'opposa pas au développement des accidens; mais il resterait à savoir si cette ventouse a été bien appliquée, et combien de temps elle l'a été. D'ailleurs, à ce fait sur lequel M. Richard lui-même n'a eu que fort peu de détails, nous pouvons opposer l'observation suivante lue dernièrement à l'Académie par M. le docteur Piorry.

« Un homme de 45 ans est mordu à la main droite par une vipère : une heure et demie après, douleur, tuméfaction énorme, engourdissement de la partie blessée et de tout le membre correspondant; abaissement de température; ralentissement dans l'action du cœur; le pouls radial et celui des carotides sont imperceptibles; nausées, vomissemens, défécation spontanée, tuméfaction énorme de la face; symptômes cérébraux à peu près nuls. On incise les plaies de la main, et on applique immédiatement sur elles une ventouse à pompe pendant une demi-heure. Il s'écoule d'abord quelques gouttes d'une sérosité qu'on inocule sans inconvénient à un chat, puis plusieurs cuillerées d'un liquide analogue au sérum du sang. Les accidens internes sont instantanément suspendus, les accidens locaux diminuent; à la vérité un érysipèle phlegmoneux paraît vouloir se manifester le lendemain, mais il est conjuré par l'application de quarante sangsues, et le malade guérit. »

C'était pour prouver l'efficacité de l'huile d'olives contre la morsure de la vipère, qu'était faite, en présence de Mortimer, l'expérience dont nous avons rapporté plus haut les principales circonstances : et en effet, les frictions qu'on fit au malade, avec cette substance, sur la partie piquée et sur l'abdomen où il éprouvait de très-vives douleurs, et deux verres de la même liqueur qu'il but au plus fort des accidens, parurent beaucoup calmer ces derniers. Mais Geoffroi et Hunaud, chargés par l'Académie des sciences de faire de nouvelles expériences à ce sujet, conclurent de ces expériences, que l'huile d'olives ne peut sauver de la mort les petits animaux que l'on soumet à la morsure de la vipère, et qu'elle soulage peu les grands. Quoi qu'il en soit, les résultats obtenus depuis dans l'Amérique du nord, contre la morsure si redoutable des crotales, par J. M. Miller, qui assure que dans un grand nombre de cas l'huile d'olives prise à l'intérieur, à la dose de quelques cuillerées, et appliquée en même temps sur la partie mordue, a eu du succès quand elle était employée à temps, sont bien faits pour engager les expérimentateurs à de nouvelles expériences à ce sujet.

L'ammoniaque administrée à l'extérieur et à l'intérieur doit être considérée également comme un des meilleurs auxiliaires des moyens que nous avons indiqués pour le traitement qui nous occupe. Tout le monde connaît l'histoire de cet élève en médecine à qui Bernard de Jussieu, amené par de nombreuses expériences sur les animaux à penser que l'ammoniaque était très-efficace contre la morsure de vipère, administra ce remède avec tant de succès. M. Richard a fait insérer dans le nouveau *Journal de Médecine*, août 1820, deux observations fort probantes en faveur de l'opinion de Jussieu, et on lit dans le mémoire de M. Piorry, qu'un individu mordu par la même vipère que celui qu'il a traité par la ventouse, ayant eu la précaution d'appliquer sur sa plaie un mélange d'huile et d'ammoniaque, n'éprouva de sa blessure aucun accident. Des accidens seraient-ils survenus sans cette précaution? est-ce l'huile ou l'ammoniaque qui les a conjurés? C'est ce qu'il n'est pas permis de déterminer.

Enfin, si tous ces moyens n'avaient pas réussi à prévenir ou à arrêter les accidens, il faudrait, à l'exemple d'Ambroise Paré, donner à l'intérieur des cordiaux qui augmentent l'action du cœur et des vaisseaux et disposent les forces vitales à résister à l'action délétère du venin en provoquant des sueurs abondantes qui le chassent au dehors. Le vin généreux à haute dose et avec addition de thériaque paraît avoir été très-utile sur un pharmacien de l'Hôtel-Dieu, mordu par une vipère, et dont on lit l'histoire dans les *Mémoires de l'Académie des sciences*, pour l'année 1737.

Morsures des serpens d'Afrique et d'Amérique.—Les accidens causés par la morsure des serpens d'Afrique et d'Amérique sont de même nature que ceux produits par la piqûre de la vipère d'Europe, mais ils sont en général beaucoup plus formidables. Un engourdissement général, une espèce d'ivresse, un sommeil léthargique, quelquefois des convulsions et la mort sont les effets ordinaires de la piqûre de l'aspic d'Égypte. Everard Home pense que le principe délétère de ces serpens, et surtout des crotales, peut être mortel en dix ou douze minutes, s'il est très-actif. Dans ce cas, les lèvres de la plaie deviennent presqu'instantanément livides, et tombent très-promptement en gangrène; les battemens du cœur deviennent imperceptibles, un froid glacial, qui part de la partie blessée, s'étend bientôt à cet organe central de la vie, et la mort arrive au milieu de vomissemens et de convulsions que rien ne peut calmer. *Voyez* Bosc, Russell, Everard Home.

Les indigènes ont plusieurs moyens de prévenir ou d'arrêter ces accidens. Un des antidotes les plus anciens et les plus renommés dans l'Amérique septentrionale, c'est le suc frais du *polygala de Virginie* appliqué sur la plaie. Le capitaine Carver assure que les Indiens comptent tellement sur la vertu de cette plante, qu'ils se laissent mordre par un crotale, moyennant une légère dose de liqueur spiritueuse.

On préconise aussi les sudorifiques les plus énergiques, comme les décoctions de *racines de polygala seneka*, des *aristolochia serpentaria et auguicida*, employées en fomentations très-chaudes.

MM. de Humboldt et Bonpland parlent d'une plante nommée *mikania guaco*, qui paraît avoir la propriété d'empêcher les serpens de mordre, et de s'opposer au développement des effets de leurs morsures. Voy. *plantes équinoxiales*, t. II, tab. 105.

Quoi qu'il en soit de l'efficacité de ces antidotes, ils ne devraient pas dispenser des moyens que j'ai indiqués contre la morsure de la vipère. Dans l'un comme dans l'autre cas, leur efficacité dépend de la promptitude avec laquelle ils ont été appliqués.

Plaies par morsures d'animaux enragés.—Les plaies par morsures d'animaux enragés sont d'autant plus dangereuses qu'il y a plus long-temps qu'elles sont faites, que l'animal était plus furieux quand il a mordu, que la partie blessée est plus abondamment pourvue de vaisseaux et de nerfs, etc. Si cette partie était à nu lors de l'accident, si l'animal mordait pour la première fois, si enfin le blessé est très-effrayé, on doit craindre le développement de la *rage* (*Voyez* ce mot), et le chirurgien doit se hâter d'enlever la partie mordue ou de détruire, au moyen de la cautérisation, le principe délétère qui a été introduit dans la plaie.

Il ne faudrait pas balancer d'amputer la partie mordue, si la blessure portait sur un des doigts de la main ou du pied. Ici l'épaisseur des tégumens pourrait s'opposer à l'action suffisamment profonde du feu, et l'application du caustique sur des organes aussi abondamment pourvus de nerfs, pourrait causer une inflammation violente, et par suite des foyers purulens qui ouvriraient la gaîne des tendons et étendraient au loin leurs ravages. L'amputation laissera une mutilation incommode, mais de deux maux il faut choisir le moindre.

Dans tous les autres cas on doit avoir recours à la cautérisation, et l'on cautérise avec le feu ou avec les caustiques.

Il y a trois manières d'appliquer le feu sur une plaie envenimée, le fer rouge, le moxa et la poudre à canon enflammée. Les deux derniers moyens sont toujours incertains, en ce que l'escarre qu'ils produisent est plus ou moins profonde en raison de la texture de l'organe, de la manière dont la mèche ou la poudre a brûlé, etc. Le fer rougi à blanc est beaucoup plus sûr, et les anciens s'en servaient avec un grand succès, mais il est effrayant pour le blessé, et quelquefois il n'atteint pas toute la surface de la plaie, ou bien il s'éteint avant d'avoir pénétré assez profondément, pour que tout le virus soit détruit. Aussi n'y a-t-on recours qu'à défaut de caustiques, et dans les cas de morsures qui pénètrent dans la bouche, cas dans lesquels il est indiqué à l'exclusion des autres moyens, le caustique pouvant être dissous par la salive et porté jusque dans l'estomac.

Les caustiques ont l'avantage de ne pas effrayer le blessé. Tous ceux qui ont la propriété de brûler promptement et dans une grande étendue, tels que les acides sulfurique, hydrochlorique, nitrique, le nitrate d'argent, la chaux vive mélangée avec du savon, la potasse caustique, le chlorure d'antimoine, peuvent être employés avec succès ; mais c'est des deux derniers qu'on se sert le plus ordinairement. L'un et l'autre m'ont parfaitement réussi à Saint-Louis sur un enfant de six ans, dont la main avait été traversée par le croc d'un chien enragé, et chez une jeune fille qui avait été mordue à la face dorsale du pied gauche par son chien devenu également enragé.

Lorsqu'un individu vient d'être mordu par un animal enragé, il faut, si la partie le permet, appliquer aussitôt une ventouse sur la blessure, pour favoriser l'écoulement du sang, puis ensuite laver la plaie et les environs avec de l'eau salée, de l'eau de savon ou même de l'eau ordinaire. On lit dans le *Recueil périodique de la Société de Médecine*, que d'un certain nombre de personnes qui venaient d'être mordues par un loup enragé, et qui s'en allèrent les unes en traversant une rivière, les autres en passant sur un pont, ces dernières furent seules atteintes de la rage. Il ne faut pas craindre d'emporter avec le bistouri les bords mâchés de la plaie, le tissu cellulaire ecchymosé et les lambeaux, s'il y en a. Cela fait, on prend un pinceau de linge fin que l'on trempe dans du beurre d'antimoine, et on le porte profondément et à plusieurs reprises sur tous les points de la plaie. Il se forme à l'instant une escarre blanche qui contient le virus. Si on voulait se servir de la potasse caustique, on la pilerait grossièrement, on en saupoudrerait la plaie, et on maintiendrait le caustique au moyen de quelques tampons de charpie et d'un bandage convenable. Trois ou quatre heures après, on trouve une escarre noire, épaisse de plusieurs lignes.

Lorsque la plaie saigne beaucoup, il faut la remplir de charpie sèche, et attendre, pour appliquer le caustique, que l'écoulement du sang soit arrêté. Dans une blessure que le voisinage d'une artère considérable empêcherait de cautériser profondément, on devrait, si le vaisseau était encore recouvert de tissu cellulaire, le toucher légèrement avec le nitrate d'argent fondu, et l'escarre une fois tombée, le saupoudrer de cantharides. Mais s'il était à découvert, on se bornerait au dernier moyen, en ayant soin, dans ce cas, comme dans tous ceux de morsures d'animaux enragés, au reste, d'entretenir la suppuration pendant quarante à cinquante jours.

Quand le cuir chevelu a été blessé, il faut raser entièrement la tête, afin de découvrir toutes les plaies, car la plus légère, qui n'aurait pas été brûlée, pourrait produire la rage. Un tendon mis à nu devrait être cautérisé, aussi bien qu'un os qu'on aurait eu soin de ruginer préalablement. Dans le cas de division des lèvres, il faudrait rafraîchir les bords de la plaie, cautériser largement, faire suppurer, ainsi qu'il a été dit, et réunir ensuite, comme après l'opération du bec-de-lièvre. On ne doit pas craindre de cautériser les paupières et même d'en exciser une portion, si elles ont été déchirées par la dent de l'animal; dans des tissus aussi absorbans que ceux du visage surtout, il faut brûler profondément et sans égard pour la difformité qui doit en résulter. « Le danger est certain, la mort affreuse, « dit M. le professeur Richerand; qui ne préfère à la « rage la difformité et la mutilation de la brûlure? »

Lorsque, comme chez ce jeune enfant qui eut la main traversée par le croc d'un chien, il existe une plaie étroite, quelle que soit d'ailleurs sa profondeur, il faut choisir un morceau de bois poreux, le tailler en crayon, et après l'avoir trempé dans du beurre d'antimoine, l'introduire à plusieur reprises dans tout le trajet de la blessure. De cette manière on agit sur tout le venin réuni dans un petit espace, tandis qu'on l'aurait étendu par des incisions préalables conseillées par quelques auteurs.

Enfin il peut arriver que la dent de l'animal n'ait pas entamé la peau, ou que l'épiderme seul soit enlevé. Alors il suffit presque toujours de toucher la partie avec le beurre d'antimoine ou d'y appliquer un morceau de potasse caustique. Dans un cas semblable, je me suis servi avec succès du nitrate d'argent fondu. Mais si la peau a été percée et le tissu cellulaire atteint, il faut quelquefois inciser crucialement et cautériser ensuite chaque lambeau en particulier.

La présence du virus rabique dans une plaie ne s'oppose pas à sa guérison. Aussi arrive-t-il assez souvent qu'elle est cicatrisée quand la personne mordue appelle les secours de l'art. Quel que soit le temps qui s'est écoulé depuis l'accident, si la rage n'est pas développée, et même s'il n'existe encore que quelques symptômes de cette maladie, on ne doit pas balancer d'inciser profondément comme il a été dit plus haut, et de cautériser dans une étendue convenable.

Avec quelque soin d'ailleurs qu'on ait cautérisé une plaie faite par la morsure d'un animal enragé, il est prudent d'y appliquer, au second pansement, un emplâtre vésicatoire beaucoup plus large que l'escarre, et qu'on laissera pendant quinze ou dix-huit heures. Ce moyen a l'avantage d'exciter l'abondante suppuration qu'on veut obtenir. (J. CLOQUET.)

PLAIES DE TÊTE. Ces lésions, sont, de même que celles des autres parties du corps, produites par des instrumens piquans, tranchans ou contondans; elles peuvent intéresser les parties molles extérieures du crâne, le crâne lui-même, et les parties contenues dans cette cavité.

Des plaies des parties molles extérieures du crâne. — L'action d'un instrument piquant peut être bornée à la peau, s'étendre à l'aponévrose occipito-frontale, au péricrâne, ou même aux os du crâne ; ces plaies sont simples ou compliquées ; simples, elles ne réclament, après que l'on a rasé les cheveux environnans, que l'application de compresses trempées dans une liqueur résolutive; elles sont ordinairement promptement suivies de guérison. Ces lésions se compliquent d'hémorrhagie ou d'inflammation; l'hémorrhagie peut être produite par l'ouverture d'une branche de l'artère temporale, de l'occipitale, ou de l'auriculaire postérieure : alors, si l'ouverture du vaisseau est parallèle à celle des tégumens, le sang s'écoule au dehors; il s'infiltre dans le tissu cellulaire environnant, si le contraire a lieu. Pour suspendre cette hémorrhagie, on a recours à la compression latérale du vaisseau, qui est rendue facile par sa situation superficielle, et par le point d'appui fourni par les os du crâne. Cette compression se pratique entre la plaie et le cœur, au moyen de compresses graduées, soutenues par un bandage circulaire, ou par un bandage connu sous le nom de *nœud d'emballeur;* on doit éviter de la faire sur la plaie elle-même, car elle contondrait ses lèvres, retarderait leur réunion, et causerait de l'irritation. On applique sur la tumeur formée par le sang infiltré, des compresses trempées dans une liqueur résolutive, et si elle tarde trop à se résoudre, on donne issue au liquide épanché, par une petite incision. L'inflammation qui complique le plus ordinairement ces plaies apparaît vers le troisième ou quatrième jour de la blessure : ses bords deviennent rouges, douloureux et tuméfiés; l'engorgement inflammatoire augmente d'étendue, devient érysipélateux, et finit par envahir les oreilles et les sourcils. La fièvre, le délire et l'assoupissement surviennent quelquefois, et souvent l'inflammation, s'étendant aux méninges et au cerveau, donne lieu à des accidens funestes. D'après les idées admises par les anciens sur la sensibilité de l'aponévrose épicrânienne et du péricrâne, on a pensé long-temps que les accidens que nous venons d'énumérer étaient dus exclusivement à l'inflammation de l'une de ces membranes, on avait même indiqué ses limites, suivant qu'elle résultait de la blessure de l'aponévrose, ou qu'elle était produite par la lésion du péricrâne; mais l'expérience et le raisonnement ne permettent plus de douter que cette inflammation ne reconnaisse plus souvent pour cause la piqûre ou la section incomplète de quelqu'un des nombreux filets nerveux qui rampent sur la surface du crâne. Quoi qu'il en soit, on la combat par le repos, la diète absolue, et les larges saignées du bras et du pied, les ventouses scarifiées à la nuque; la tête sera rasée, et on y fera des applications émollientes. S'il existe des signes d'un embarras saburral des voies digestives, on administrera de doux laxatifs, ou mieux encore l'émétique en lavage. Cette inflammation se termine ordinairement par résolution, quelquefois par suppuration, et il survient alors un ou plusieurs abcès diffus, qu'il faut ouvrir de bonne heure; l'inflammation peut aussi augmenter d'intensité, et réclamer le débridement de la plaie; par cette opération, on achève la section des filets nerveux incomplétement lésés par le corps vulnérant : on fait cesser la tension des tissus fibreux enflammés, on donne issue aux fluides extravasés, et on facilite le dégorgement des parties engorgées : à cet effet, on pratique une incision perpendiculaire au trajet du nerf lésé, en comprenant dans cette division la plaie elle-même, et toutes les parties sous-jacentes jusqu'aux os; et si la situation de la plaie ne permettait pas de donner à cette incision l'étendue convenable, on y suppléerait en la rendant triangulaire ou cruciale. Ces dernières incisions conviendraient particulièrement, si l'os était lésé.

De même que les précédentes, les plaies des tégumens de la tête faites par des instrumens tranchans, sont simples ou compliquées; lorsqu'elles sont simples, elle ne réclament que la réunion; leurs complications sont l'hémorrhagie et l'inflammation; mais cette dernière complication est rare, et presque toujours bornée aux lèvres de la plaie; on devra, lorsqu'elle arrive, attendre que la suppuration ait facilité leur dégorgement, pour les rapprocher, et favoriser leur adhésion. Quant à l'hémorrhagie, nous avons indiqué ci-dessus le moyen de la suspendre. Ajoutons cependant, que l'on est quelquefois forcé de comprimer le vaisseau blessé dans la blessure elle-même.

Les corps contondans peuvent déterminer des contusions, avec ou sans lésions des parties molles extérieures du crâne; on les désigne sous le nom d'ecchymoses, quand elles ne donnent lieu qu'à une légère infiltration sanguine, et qu'elles ne dépassent pas la surface de la tête; et on appelle bosses des tumeurs qui sont plus ou moins grosses, suivant la direction ou la force d'action du corps contondant; ces bosses formées par le sang échappé des vaisseaux brisés par le choc sont dures quand l'infiltration sanguine a lieu dans le tissu cellulaire; mais lorsque le liquide s'est épanché et infiltré, elles sont molles à leur centre, rénitentes à leur circonférence; elles présentent une fluctuation manifeste, et peuvent faire croire, par la dureté et l'élévation de leurs bords, à un enfoncement des os du crâne; la pulsation qu'on y remarque quelquefois est due à la lésion d'une branche artérielle; elle a pu être confondue avec les mouvemens que le cœur imprime au cerveau, et donner lieu à des méprises, dont J. L. Petit a rapporté des exemples. Quelquefois les bosses sont molles et fluctuantes dans toute leur étendue; elles sont alors entièrement formées par du sang épanché et réuni dans un seul foyer. On obtient la résolution de ces tumeurs, lorsqu'elles sont dures, par des topiques résolutifs, par la compression permanente exercée avec une pièce de monnaie placée dans la duplicature d'une compresse; mais si l'épanchement était assez considérable pour qu'on désespérât, au bout de huit à dix jours, d'en procurer la résolution, on lui donnerait issue, au moyen d'une petite incision, et on favoriserait le recollement des parois de son foyer, à l'aide d'une légère compression soutenue par un bandage convenable.

Des coups portés sur la tête par des corps contondans peuvent diviser les tégumens de cette partie. Ces lésions sont perpendiculaires à la surface du crâne, quand le corps vulnérant a agi directement; mais si son action a été oblique, il peut en résulter des plaies à lambeau, d'une étendue plus ou moins considérable. De même, que dans toutes les plaies du cuir chevelu, la tête sera rasée, et on nettoyera les bords de la division, qui seront ensuite rapprochés et maintenus par des bandelettes agglutinatives; mais il nous paraît prudent de ménager, vers la partie la plus déclive de la blessure, une issue aux fluides qui pourraient s'extravaser, en interposant entre ses bords une bandelette de linge effilé. Ce moyen de réunion peut devenir insuffisant quand le lambeau est large, et qu'il a été détaché de haut en bas, car il glisse alors sur le crâne, et il devient nécessaire, pour le fixer, de pratiquer quelques points de suture entrecoupée, ainsi que le faisait J. L. Petit. On exercera ensuite une légère compression sur toute son étendue, afin d'empêcher qu'il ne se forme vers sa base un amas de sang ou de pus, auquel il faudrait donner jour et si les bords de la plaie étaient tellement contus qu'ils ne pussent être réunis, on attendrait que la suppuration les eût dégorgés pour les rapprocher. L'hémorrhagie et l'inflammation, qui compliquent fréquemment ces plaies, seront combattues par les moyens que nous avons indiqués plus haut.

Des lésions osseuses du crâne. — L'action d'un instrument pointu sur les os du crâne peut se borner à la lésion de leur table externe, ou intéresser la totalité de leur épaisseur; ce dernier cas, qui s'observe particulièrement quand le corps vulnérant, agissant avec force, a porté perpendiculairement, rentre dans la classe des fractures du crâne; mais la lésion de la table externe de l'os, produite par un instrument léger, guérit ordinairement par le traitement d'une plaie simple; elle pourrait néanmoins être suivie d'accidens, si le corps vulnérant, lourd et obtus, avait fortement ébranlé la tête.

La coupure de l'os, produite par un instrument tranchant, qui a agi perpendiculairement, et sans produire en même temps de contusion, ne réclame aucun traitement particulier, et la plaie sera réunie immédiatement; mais la suppuration, la carie ou la nécrose, pouvant survenir à la suite de cette lésion, on devra surveiller attentivement la plaie, afin de traiter, par les moyens qui leur conviennent, ces altérations qui ne se forment quelquefois qu'après la cicatrisation, et nécessitent alors l'incision de la cicatrice.

Un coup de sabre, ou de tout autre instrument tranchant, porté obliquement sur la tête, peut séparer incomplétement du crâne une portion osseuse, qui reste adhérente aux tégumens; on doit alors réappliquer le lambeau, laisser suppurer la plaie en maintenant ses lèvres écartées, afin d'extraire les portions d'os qui pourraient s'exfolier; cette réunion devra même être encore tentée, lors même qu'une portion d'os serait totalement séparée du crâne, mais encore unie aux parties molles, car elle peut quelquefois s'y réunir, ainsi que l'ont observé divers auteurs, et entr'autres, A. Paré, Léaulté, Platner. Ce mode de traitement n'aura aucun inconvénient, si la consolidation n'a pas lieu, car il sera toujours facile d'extraire la portion osseuse frappée de mort.

Les lésions produites par l'action des corps contondans sur les os du crâne, sont la contusion, la dénudation, les fractures et l'écartement des sutures, et suivant quelques auteurs, l'enfoncement sans fracture.

La contusion des os du crâne produit des effets différens,

suivant le degré de force qui l'a causée; elle peut se borner à la table externe de l'os, ou s'étendre à la substance diploïque et à la table interne; lorsque la contusion légère et sans dénudation ne s'étend pas au delà de la table externe, elle guérit facilement; mais si l'os a été dénudé et fortement contus, la réunion de la plaie, qu'on doit toujours tenter, soit qu'il y ait ou non un lambeau, en ménageant une issue au pus, ne s'effectue pas. Chez les adultes, la nécrose superficielle est la suite ordinaire de cette dénudation des os, et les couches frappées de mort finissent par s'exfolier; mais dans l'enfance, la vitalité du système osseux, étant plus grande, la portion contuse s'enflamme, se ramollit, mais recouvre bientôt sa solidité, et sa surface reste à jamais rugueuse et inégale.

Quand la contusion a été assez forte pour s'étendre jusqu'au diploé, elle peut détruire quelqu'une des cellules de cette substance spongieuse, avec les vaisseaux qui s'y distribuent; il se fait alors un épanchement entre les deux tables de l'os; le péricrâne et la dure-mère s'en détachent par suite du défaut de circulation qui survient entre ces membranes et la portion frappée, qui s'amincit, se carie ou se nécrose, prend une couleur noirâtre; la sanie renfermée entre les tables les crible d'une infinité de petits trous, au travers desquels elle peut s'épancher sur les méninges qu'elle altère, et il survient alors des accidens symptomatiques produits par l'inflammation ou par la compression des méninges, qui peuvent nécessiter l'application du trépan, cette opération ne doit pas alors être trop long-temps différée : *Quesnay, Petit, Pott.* D'autres fois le pus s'écoule à travers la table externe du crâne; il forme une tumeur molle, fluctuante; il peut aussi former, mêlé à du sang, une tumeur indolente, assez dure, dont il n'est pas toujours aisé de déterminer la nature. Ainsi Morgagni, *Epist.* 52, n. 38, rapporte qu'une femme, s'étant fait une contusion considérable à la tête, vit paraître quelques mois après une petite tumeur qui se manifesta à l'endroit frappé, s'accrut, devint volumineuse, resta constamment insensible, et fut prise pour une tumeur enkystée; cette femme ayant succombé à une apoplexie, six ans après cet accident, on trouva le crâne carié, dans une étendue considérable, et la tumeur remplie d'un sang noir et concret. On ne peut juger de la violence d'une contusion du crâne qu'en tenant compte des circonstances qui l'ont accompagnée; une forte contusion a presque toujours pour effets l'ébranlement ou la commotion du cerveau et des méninges, la déchirure d'un certain nombre de petits vaisseaux; il en résulte un épanchement sanguin, qui produit la compression de ce viscère, ou une inflammation des méninges et du cerveau, susceptible de se terminer par suppuration. Dans le traitement des fortes contusions du crâne sans fracture, le malade sera toujours abondamment et plusieurs fois saigné; la tête sera couverte de compresses imbibées d'eau glacée, ou d'une vessie à demi remplie de glace, grossièrement pilée; l'eau végéto-minérale froide, la lotion réfrigérante de Schmucker, préparée avec le sel commun, le nitre, le sel ammoniac et le muriate de chaux fondus dans l'eau, peuvent également être employés avec avantage, avec ou sans addition d'alcohol camphré, ou de quelqu'autre liqueur spiritueuse. Ces applications froides doivent être renouvelées très-fréquemment. On stimulera le tube digestif par des cathartiques, par des lavemens purgatifs : on tâchera ainsi de prévenir un épanchement dans l'intérieur du crâne, ou de faciliter sa résorption, s'il a lieu; on surveillera attentivement l'état du blessé, afin d'évacuer promptement par le trépan le fluide épanché, si les accidens qui caractérisent sa présence venaient à se manifester et indiquaient le siége de l'épanchement.

Fractures du crâne.—La percussion violente d'un corps étranger sur les parois de cette boîte osseuse ne se borne pas toujours à diviser ou à contondre les parties molles qui la recouvrent, et produit souvent la fracture des os qui concourent à sa formation. Cette fracture est nommée directe, quand elle arrive dans l'endroit frappé, et indirecte ou par contre-coup, lorsqu'elle existe dans un endroit plus ou moins distant de celui où le coup a été porté. La concentration du coup porté par un corps à surface saillante et anguleuse, rendant la force de ce corps supérieure à la résistance de l'os frappé, celui-ci cède, et la fracture a lieu dans l'endroit frappé; mais si le corps vulnérant présente une surface large et étendue, l'os peut résister, transmettre le mouvement communiqué à un point du crâne dont la résistance est inférieure à cette puissance qui produit alors en cet endroit une fracture, dite par contre-coup. On distingue différentes variétés de fractures par contre-coup; 1° celle qui a lieu d'un os à une autre partie du même os, comme on l'observe souvent dans les fractures de la voûte orbitaire, causées par un coup sur la portion frontale du coronal; 2° celle qui intéresse l'os voisin de celui qui a été frappé : et c'est ainsi que la portion écailleuse du temporal est fracturée par un coup porté sur le pariétal avec lequel il s'articule; 3° celles qui arrivent à l'os diamétralement opposé à celui qui a reçu le coup : celles-ci ont lieu assez souvent à la base du crâne, et sont presque toujours suivies d'accidens mortels. La théorie la plus satisfaisante sur la production des fractures par contre-coup est celle que Bichat a exposée dans son anatomie descriptive; 4° enfin, la fracture de la table interne, l'externe restant intacte; l'explication de cette lésion est rendue facile par l'extrême fragilité de cette table.

Les fractures du crâne diffèrent encore entre-elles relativement à leur situation, à leur direction, à leur figure, et aux accidens particuliers dont elles s'accompagnent; ainsi, elles peuvent occuper la base du crâne ou la voûte de cette cavité; ces dernières sont, en général, beaucoup moins fâcheuses, et ce sont d'ailleurs les seules pour lesquelles on puisse pratiquer l'opération des trépan, soit lorsqu'elles sont compliquées d'enfoncement des os, soit lorsqu'elles sont suivies d'épanchement de sang ou de pus sur les méninges ou dans les circonvolutions superficielles du cerveau; elles peuvent être uniques ou multiples; suivre une ligne droite, courbe ou oblique, ou figurer une étoile; ce sont des fêlures ou des fentes dont les bords sont plus ou moins écartés; elles peuvent présenter des esquilles avec ou sans déplacement de ces fragmens. Les fragmens déplacés peuvent être mobiles, implantés dans la dure-mère, déprimés et immobiles, en formant une sorte de voûte dont la convexité pèse sur la dure-mère et le cerveau.

Notons encore ici que les fractures en étoile, ainsi que les fractures longues et larges, sont plus rarement accompagnées de commotion du cerveau que les simples fêlures. Les fractures qui ne sont suivies d'aucun accident particulier sont nommées simples; elles sont compliquées, quand elles existent avec une commotion, une compression ou une lésion du cerveau et des méninges.

Les signes des fractures du crâne sont sensibles ou rationnels; les premiers se manifestent à la vue et au toucher. Ainsi, lorsque l'extérieur d'un os est dénudé, l'œil distingue aisément une solution de continuité avec écartement des bords de la division; mais une fêlure est plus équivoque; et comme elle peut être simulée par une lésion superficielle de l'os, par le sillon d'un vaisseau ou par une suture, on devra ruginer l'os : alors, s'il y a fracture, les traces de la division subsisteront malgré la rugination; elles disparaîtront dans le cas contraire. Quant à la suture, elle deviendra rarement cause d'erreur pour le chirurgien qui se rappellera exactement sa situation et sa direction. Cependant, on pourrait être induit en erreur par une suture irrégulière. Lorsqu'une fracture n'est pas accompagnée de la dénudation de l'os, le toucher peut constater la fracture soupçonnée, surtout si cette lésion est avec esquilles et déplacement de ces fragmens; mais s'ils ont conservé leur niveau, si la fracture est linéaire, si enfin, produite par contre-coup, il n'existe avec elle ni plaie, ni contusion, le diagnostic devient des plus obscurs, et reste borné aux signes rationnels. Ceux-ci, toujours assez douteux, se tirent d'abord de l'appréciation du degré d'énergie avec laquelle a pu agir le corps vulnérant, appréciation que l'on établit sur la connaissance de sa densité, de sa dureté, de sa forme, de sa vitesse, et de la direction suivant laquelle il a pu agir. Ces signes sont aussi fournis par l'examen de la tête, et par les accidens qui surviennent : ainsi par des questions faites au malade et aux assistans, on saura si l'accident est le résultat d'une chute ou d'un coup; dans le premier cas on s'informera de la hauteur de cette chute, de la manière dont elle a eu lieu, et du corps sur lequel on est tombé; et si c'est un coup, quelle est la nature et la forme du corps contondant, avec quelle force, dans quelle direction il était dirigé; ces diverses indications ne doivent cependant fournir que des présomptions, puisque des corps très-lourds, tombés de haut, n'ont point déterminé de fractures, tandis que d'autres fois, elles ont pu être causées par un coup de poing. L'existence d'une plaie avec décollement du péricrâne a été donné comme un signe de fracture; mais cette dénudation arrive fréquemment sans aucune lésion osseuse, et plus souvent encore une fracture a lieu sans en être accompagnée. On a encore indiqué un empâtement partiel du cuir chevelu dans l'endroit correspondant à la fracture, et afin de rendre cette tuméfaction plus apparente, on conseille d'appliquer sur la tête un cataplasme émollient qu'on lève au bout de cinq à six heures : alors, si quelque endroit du cuir chevelu est douloureux et tuméfié, c'est en ce lieu que doit exister la fracture. Bertrandi recommandait comme infaillible un moyen à peu près semblable, il consistait dans l'application sur la tête, préalablement rasée, d'un cataplasme de farine de seigle cuit dans l'oxycrat; on le relevait au bout de quelques heures, et l'endroit de la tête où il était sec et adhérent devait être celui de la fracture; mais l'observation et le raisonnement n'ont pas confirmé la valeur de ces signes, non plus que la certitude de ceux que l'on tire des sensations éprouvées par le blessé à l'instant du coup; car le son d'un pot cassé qu'il aurait entendu, ne peut être pris en considération, ses idées devant être alors trop dérangées pour lui permettre d'expliquer quelles impressions il a pu ressentir; et l'exemple de Lamotte qui, borné à ce signe unique, crut devoir faire l'application du trépan, et trouva une fracture compliquée d'épanchement, nous paraît devoir rentrer dans les cas d'exceptions sur lesquels on ne peut établir de préceptes généraux. Le sang rendu par les yeux, les oreilles ou le nez, peut n'être qu'un effet de la secousse. La douleur éprouvée par le blessé dans un endroit de la tête, lorsqu'il mange, parle ou tire avec force un linge qu'il serre entre ses dents, peut aussi bien être causée par une simple contusion que par une fracture; enfin, cette même douleur suffit encore pour expliquer ce mouvement automatique qui le porte à toucher fréquemment le lieu blessé, et qu'on donne comme indication de l'endroit fracturé.

Les anciens ne mettaient autant d'importance à acquérir la certitude des fractures du crâne et à s'assurer de leur situation, que parce qu'ils pensaient qu'elles réclamaient indistinctement le trépan; Quesnay et l'Académie de chirurgie en firent même un précepte général, et on pratiquait cette opération pour relever les pièces d'os enfoncées qui peuvent comprimer et blesser l'encéphale et ses enveloppes; pour donner issue aux liquides épanchés, et enfin pour prévenir l'épanchement consécutif qui complique assez fréquemment les lésions du crâne; mais Desault, guidé par l'expérience, crut devoir restreindre l'opération aux deux premiers cas que nous venons d'énoncer, et son exemple, justifié par des succès nombreux, est maintenant généralement suivi. Quand une fracture du crâne apparente ou soupçonnée ne s'accompagne que d'accidens produits par la commotion du cerveau ou par l'inflammation des méninges ou du cerveau lui-même, on se borne à prescrire le traitement qui convient à ces complications très-graves, et on surveille attentivement l'état du malade, afin de recourir à la prompte application du trépan, s'il se manifestait des signes de compression de la substance cérébrale. *Voyez* COMMOTION, ENCÉPHALITE, ÉPANCHEMENT.

L'écartement des sutures produit par l'action d'un corps contondant n'arrive jamais que par contre-coup; cet accident est extrêmement rare, et ne peut que difficilement s'effectuer dans un âge avancé; cependant Morgagni, qui en rapporte plusieurs exemples, d'après Valsalva, cite entr'autres celui qui survint chez un vieillard de soixante ans (*Epist.* 51, n. 28). Quand cette disjonction s'opère, la dure-mère, qui est plus adhérente en ces endroits, est violemment tiraillée; les vaisseaux qui pénètrent dans la suture sont déchirés ou rompus, et l'épanchement qui en résulte se loge sur la dure-mère, et produit une compression du cerveau, ou bien il se répand sous le péricrâne, et donne naissance à une tumeur qui s'étend plus ou moins sur le trajet de la suture disjointe; quelquefois cette tumeur n'apparaît que long-temps après l'accident; l'écartement peut encore être facilement reconnu, aux aspérités osseuses qu'on sent à travers les tégumens. Il faut aussi, de même que dans les fractures, donner issue aux liquides épanchés; mais si la dure-mère est restée adhérente à l'un des os disjoints, et que l'épanchement ait lieu des deux côtés de la suture, la sortie du sang ne s'effectuera que du côté où cette membrane aura été détachée. Cette lésion réclame alors le traitement des fractures du crâne, et s'il existait des signes d'une compression du cerveau, on mettrait à découvert les os écartés au moyen d'une incision, pour appliquer le trépan du côté où la dure-mère serait restée adhérente; dans le cas contraire, la tumeur sera traitée comme les collections sanguines désignées sous le nom de bosses, et les os ne pouvant se rapprocher, il se formera entr'eux une substance qui les réunira. Hévin (tom. II, p. 155) cite cependant un exemple de rapprochement des sutures, survenu chez un jeune homme de seize ans.

Des lésions du cerveau et de ses annexes. — Les corps vulnérans qui agissent sur les tégumens et les parois osseuses du crâne, peuvent encore étendre leur action sur les organes contenus dans cette cavité; un instrument piquant, poussé avec force, peut traverser le crâne dans les endroits où il est mince et fragile, comme vers sa région temporale et les parois supérieures de l'orbite, et pénétrer jusqu'au cerveau; cette perforation n'arrive presque jamais, sans que l'os lésé ne soit fendu, ou qu'il ne s'en détache quelques éclats qui s'enfoncent plus ou moins profondément dans la substance de ce viscère; elle peut encore se compliquer de la présence du corps vulnérant. Ces lésions ne sont pas constamment mortelles, elles guérissent même parfois sans aucun accident, et leur gravité dépend des parties de l'encéphale qui ont été atteintes, et des suites de l'inflammation traumatique qui les accompagne. On tâchera de prévenir cette inflammation par les saignées et les autres moyens antiphlogistiques généraux; l'extraction des esquilles ou de l'instrument vulnérant lui-même sera promptement faite avec des pinces ou tout autre instrument évulsif; et si le corps vulnérant, cassé trop près de l'os, ne peut être saisi, on aura recours à l'application du trépan, faite de manière à comprendre, dans le cercle de la couronne, le corps étranger et la portion d'os dans laquelle il est implanté; le même moyen devient encore nécessaire pour faciliter la sortie des matières épanchées lorsque la lésion faite à l'os n'est pas suffisante pour leur donner issue.

Dans un coup porté sur la tête par un instrument tranchant, la force d'action de ce corps vulnérant étant amortie par la résistance qu'opposent les parties molles et dures qu'il divise, avant de parvenir au cerveau, ce n'est le plus ordinairement que la surface de ce viscère qui se trouve atteinte; le pronostic de ces blessures est fondé sur leur situation, leur profondeur et les accidens qui les compliquent; quant à leur traitement, il se compose des moyens généraux que nous avons déjà indiqués, et des applications froides non glacées faites sur toute la tête; la plaie sera pansée comme devant suppurer, et les complications seront énergiquement combattues par les moyens propres à en arrêter les progrès.

Le cerveau et les méninges peuvent encore être lésés par des corps contondans, soit immédiatement, soit par commotion : les lésions immédiates sont le plus souvent causées par des balles mortes qui brisent la table interne du crâne sans fracturer l'externe, ou bien par des balles qui s'arrêtent sur la dure-mère. D'autre fois, elles traversent le cerveau, et sortent par un endroit plus ou moins distant de leur entrée, ou bien se logent dans ce viscère, et deviennent des causes d'accidens graves, auxquels les blessés finissent souvent par succomber. Quoique très-graves, ces diverses lésions ne sont cependant pas toujours mortelles, et les mémoires de l'Académie de chirurgie, ainsi que les recueils d'observations, contiennent un grand nombre d'histoires relatives à des blessures du cerveau, compliquées de la présence de corps étrangers, qui furent suivies de guérison, malgré la présence de ces corps, et malgré des pertes de substance de ce viscère; mais les blessures du cervelet ont été signalées comme toujours mortelles, et le sont plus ou moins promptement, suivant la profondeur ou l'étendue de la lésion. Dans le traitement de ces plaies, on prescrit les moyens généraux qui leur sont applicables, et on facilite la sortie de la suppuration, par l'ouverture qu'a faite le corps contondant, si, débarrassée des esquilles qui l'accompagnent, elle offre assez d'étendue; dans le cas contraire, on aura recours à l'application d'une ou de plusieurs couronnes du trépan. L'extraction d'une balle ne devra être tentée qu'autant qu'elle pourrait être facilement aperçue et saisie, et on emploîra, pour la balle enclavée dans l'épaisseur de l'os, le moyen que nous avons indiqué en parlant des instrumens piquans cassés à la surface du crâne, sans laisser de prise, si, trop profondément implantée, elle ne peut être extraite avec un élévatoire.

Les plaies des sinus de la dure-mère, faites par un instrument vulnérant ou par des fragmens osseux, et l'hémorrhagie qui en résulte, ne sont pas aussi dangereuses que le croyaient les anciens auteurs qui pensaient, d'après Vésale, que les carotides internes communiquaient avec ces sinus; et comme l'écoulement sanguin ne se fait que lentement, la plus légère compression, lorsqu'elle est praticable, suffit pour l'arrêter, pourvu cependant que les lésions concommittantes du cerveau ne rendent pas difficiles la respiration et le passage du sang dans les poumons. Dans ce cas, les saignées copieuses et les révulsifs appliqués sur les membranes inférieurs, devraient être employés concurremment avec la compression, pour faire cesser l'hémorrhagie.

Quelques auteurs, et entre autres M. Percy, ont admis que les os du crâne peuvent, chez les jeunes sujets, être enfoncés par les corps contondans, sans être fracturés. M. Champion, chirurgien distingué à Bar-le-Duc, a envoyé à la Société de la Faculté de médecine une pièce en cire représentant une lésion de ce genre, produite par la pression d'une roue de voiture. L'observation jointe à cette pièce n'a pas paru suffisamment démontrer que les os aient été enfoncés sans avoir été fracturés ; le plus grand nombre des praticiens nient la possibilité de leur enfoncement persistant. En admettant qu'il fût possible, les moyens thérapeutiques indiqués seraient les saignées copieuses et réitérées. Les emplâtres adhésifs, les ventouses sèches, ne seraient probablement d'aucune utilité pour relever les os ; on ne réussirait probablement pas mieux avec le tire-fond implanté dans l'os déprimé, ou avec un élévatoire introduit par l'ouverture d'une couronne de trépan placée à côté de l'enfoncement.

Nous terminerons cet article sur les plaies de tête par quelques considérations qui ont rapport, soit à la commotion, soit aux épanchemens de sang, soit à l'encéphalite traumatique et à ses suites, et ces considérations sont déduites des observations consignées dans les Mémoires de l'Académie de chirurgie, dans la Bibliothèque chirurgicale du Nord, dans les OEuvres de Paré, J.-L. Petit, de Pott, de Desault, et des observations que j'ai recueillies moi-même ou qui m'ont été communiquées par mes confrères. Toute commotion du cerveau assez forte pour avoir troublé momentanément les fonctions de cet organe ne peut avoir lieu sans que sa substance ou les méninges n'aient éprouvé dans quelqu'une de leur partie une contusion plus ou moins forte dont on retrouve manifestement les traces, si les blessés viennent à succomber, et dont ils présentent plus ou moins distinctement les symptômes à des degrés variables, lors même que la blessure est moins grave. Ces symptômes ne surviennent chez quelques individus qu'à une époque où ils sont entièrement rassurés sur les suites de leur accident, et ils ont quelquefois une marche tellement lente et insidieuse, qu'il est possible qu'on n'arrive à les rapporter à leur véritable cause que quand ils sont assez fâcheux pour qu'on ne puisse plus que difficilement y apporter remède. Ces symptômes sont des douleurs de tête aiguës, ou gravatives, continues ou intermittentes, de l'engourdissement ou une paralysie incomplète dans une ou plusieurs parties du corps, la perte ou la diminution de la mémoire, la difficulté d'articuler les sons, la sensibilité exquise de l'œil à l'impression de la lumière, de l'oreille à celle des sons aigus, la faiblesse graduelle des fonctions de ces deux organes, la disposition à l'assoupissement, des mouvemens convulsifs, des attaques d'épilepsie, etc. etc. Chez quelques blessés les fonctions des organes digestifs sont sympathiquement dérangées, et leur altération, si on la considère comme idiopathique, parce qu'on n'est pas suffisamment éclairé sur tous les antécédens, vient encore augmenter la difficulté du diagnostic et du traitement. Ces divers accidens consécutifs et plus ou moins tardifs résultent, dans le plus grand nombre des cas, de ce que l'on n'a pas pratiqué à temps convenable un assez grand nombre de saignées copieuses, de ce que l'on s'est borné à appliquer des sangsues soit à la tête, au cou ou à l'anus, de ce que l'on a accordé trop de confiance aux tisanes dites vulnéraires. Dans d'autres circonstances où un traitement convenable a été d'abord mis en usage, les accidens consécutifs sont déterminés par des écarts de régime, par des études trop tôt et trop assidument reprises, par l'impression du froid, par celle des rayons solaires, par des accès de colère, par le coït, par de nouvelles blessures quoique légères. De nouvelles saignées, des ventouses profondément scarifiées à la nuque et aux tempes, un large séton à la partie postérieure du cou, des applications réfrigérantes sur tout le crâne, des scarifications cruciales profondes sur les régions douloureuses, la diète absolue, des boissons rafraîchissantes, des lavemens laxatifs, des vésicatoires aux membres abdominaux deviennent alors nécessaires. Dans quelques cas on a fait cesser les accidens en appliquant sur les parties douloureuses du crâne le moxa ou un cautère incandescent, la pommade ammoniacale de Gondret, un très-large vésicatoire; mais nous devons faire remarquer que ces moyens peuvent avoir le grand inconvénient d'exaspérer la douleur, et d'augmenter l'inflammation quand ils ne la calment pas. Enfin dans quelques cas où les douleurs étaient intolérables ou accompagnées de mouvemens convulsifs, d'accès d'épilepsie, le trépan a été appliqué, tantôt avec succès, tantôt sans aucun résultat avantageux, sur le siége de la douleur ou sur la région du crâne correspondant à la cicatrice de la blessure.

La commotion très-violente et récente du cerveau, caractérisée par la perte de connaissance, la pâleur du visage, le relâchement de tous les muscles, la lenteur et la faiblesse de la respiration, la petitesse et la mollesse du pouls indiquent d'abord l'emploi des excitans les plus actifs appliqués sur la peau, et sur les membranes muqueuses ; mais si les mêmes symptômes persistent malgré l'emploi de ces moyens, il convient de pratiquer une petite saignée pour diminuer la congestion sanguine qui existe dans le cerveau, dans les poumons, dans les cavités droites du cœur. On observe souvent que le sang ne coule d'abord que lentement, et qu'il est très-noir ; mais peu à peu il coule plus aisément, prend une teinte moins foncée, et le pouls se développe. Au bout d'un heure une saignée plus copieuse doit être pratiquée, et l'on peut ainsi parvenir, tout en continuant à employer les excitans du système nerveux, à faire disparaître les premiers effets de la commotion.

Il arrive souvent que les premiers symptômes d'une commotion très-violente persistent pendant plusieurs jours, et qu'au bout de ce temps les effets de la contusion du cerveau viennent s'y associer. Ce cas, extrêmement grave, est presque toujours mortel. Cependant quelques blessés sont assez heureux pour ne pas succomber. J'ai vu un cas de ce genre avec M. Boyer et notre excellent et malheureux confrère Béclard. Un jeune homme montant un cheval fougueux tombe avec violence et perpendiculairement sur le pavé. Il reste étendu sans connaissance ; on essaie en vain de la lui faire reprendre en lui insinuant dans les narines et dans la bouche des liqueurs excitantes, en appliquant des sinapismes aux membres, en lui administrant des lavemens irritans, en frictionnant les régions épigastrique et précordiale avec un mélange d'ammoniaque et d'éther. Une petite saignée procura une respiration moins difficile, et le pouls prit un peu plus de force. De nouvelles saignées faites le même jour, le lendemain, le surlendemain, procurèrent encore de l'amélioration dans l'état du blessé, mais ne lui firent pas reprendre connaissance. On continuait les lavemens purgatifs quoiqu'ils ne procurassent pas d'évacuations, ainsi que les applications irritantes sur la peau. Le quatrième jour le pouls devint très-fréquent, mais il était très-faible, et le visage très-pâle ; le malade éprouva du délire : un large vésicatoire fut appliqué à la nuque. La faiblesse du pouls, la quantité de sang qu'on avait déjà tirée, contre-indiquaient de nouvelles saignées ; le cinquième jour même état. M. Béclard proposa d'administrer le calomel uni à l'aloès à haute dose. On fit prendre dans la journée 60 grains de calomel et 12 grains d'aloès. L'état du blessé parut d'abord devenir plus fâcheux, le visage parut encore plus pâle, et le pouls fut plus petit et irrégulier. Vers la fin du jour il y eut des évacuations alvines abondantes; dans la nuit le blessé reprit sa connaissance, le pouls devint plus développé, régulier et moins fréquent, et depuis ce moment jusqu'à celui où la fièvre cessa complétement, les symptômes de la commotion et de la contusion du cerveau diminuèrent graduellement d'intensité.

Les épanchemens de sang considérables et rapides qui se forment entre la voûte du crâne et la dure-mère à la suite des coups portés, et surtout à la suite des chutes faites sur la tête, proviennent dans le plus grand nombre des cas de la rupture ou de la déchirure du tronc ou de l'une des deux grosses branches de l'artère méningée moyenne. Samuel Cooper assure que la rupture de ces vaisseaux a été observée dans des cas où il n'existait ni fracture ni même aucun signe de violence extérieure. Béclard a rencontré cet épanchement deux fois; dans l'un des cas, comme il n'existait aucun signe de fracture ni de plaie, il n'osa pratiquer l'opération du trépan, quoiqu'il y eût hémiplégie. Le blessé mourut; on trouva un épanchement de sang considérable avec rupture de l'artère méningée moyenne du côté opposé à la paralysie, et sans fracture à l'os. Dans le second cas, l'hémiplégie existait également; le blessé était tombé d'un toit élevé, il présentait une forte contusion à la tête du côté opposé à la paralysie. L'angle inférieur du pariétal qui correspondait à la contusion fut mis à découvert, il était fracturé. Le trépan donna issue à une grande quantité de sang, et fit cesser les accidens produits par la compression. Béclard concluait de ces faits qu'on est suffisamment autorisé, quand il existe une hémiplégie, à trépaner vers l'angle inférieur du pariétal du côté opposé, lorsqu'il ne se trouve aucune lésion extérieure qui puisse faire reconnaître avec précision le siége de l'épanchement de sang. *Voyez* TRÉPAN.

La méthode que Desault avait adoptée dans le traitement des plaies de tête, et qui consistait dans l'emploi des saignées, et *surtout dans l'administration de l'émétique en lavage*, pour combattre les symptômes de la commotion, de la contusion, de l'inflammation et des épanchemens de sang et de pus, devait avoir pour résultat, suivant ce grand praticien, de dispenser dans presque tous les cas de pratiquer l'opération du trépan, et de prévenir les accidens consécutifs qui se développent assez souvent dans le foie. Cette méthode, qui ne compte plus qu'un petit nombre de partisans, était presque exclusive. Avant Desault on trépanait dans beaucoup de cas où le trépan était absolument inutile; mais Desault se refusait à l'appliquer dans des circonstances où il était manifestement indiqué, et il comptait beaucoup trop sur l'efficacité de l'émétique en lavage pour obtenir la résorption des épanchemens de sang et de pus. L'émétique, lors même qu'on l'administre étendu dans un véhicule très-abondant, a souvent le grave inconvénient d'exciter des vomissemens, et d'augmenter les congestions cérébrales traumatiques. On peut d'ailleurs facilement acquérir la certitude qu'il produit presque toujours de mauvais effets lorsque le foie est disposé à s'enflammer, soit parce qu'il a éprouvé une commotion en même temps que le cerveau, soit lorsqu'il doit devenir le siége d'une irritation sympathique.

Les plaies des sourcils, faites par un instrument tranchant ou contondant, ne réclament qu'une exacte réunion; l'intime adhérence de la peau avec les muscles surcilier et occipito-frontal la rend toujours possible; et pour l'effectuer, après avoir rasé les poils, on aura recours aux bandelettes agglutinatives soutenues par un bandage. Afin de diminuer le plus possible la difformité de la cicatrice, le même moyen devra encore être employé, telles contuses que soient les lèvres de la division. A ces plaies légères en apparence, succèdent quelquefois des accidens graves, tels que le délire, la paralysie des paupières, l'assoupissement comateux, la cécité, accidens qu'on a pu attribuer à la section incomplète du nerf frontal, mais dont il paraît plus rationnel de rechercher la cause dans une commotion, une contusion, ou une inflammation du cerveau ou de ses membranes. Ces complications seront combattues par le traitement qui leur est propre; la section complète du nerf frontal devrait être faite, si on avait des motifs suffisans de penser que les accidens dépendissent de sa lésion.

Plaies de paupières. — Lorsque les plaies des paupières n'intéressent que la peau et le muscle orbiculaire, elles guérissent facilement, soit d'elles-mêmes, soit au moyen de bandelettes agglutinatives; mais ces dernières deviennent insuffisantes, lorsque le cartilage tarse a été totalement divisé de haut en bas : il faut alors réunir les lèvres de la division par un point de suture, en se servant pour la pratiquer d'une aiguille proportionnée à la ténuité des parties divisées. Quand ces plaies sont abandonnées à elles-mêmes, leurs bords, restant écartés, suppurent et se cicatrisent isolément, et il en résulte un écartement qui, laissant continuellement une portion de l'œil accessible à l'air et à la lumière, détermine une inflammation de cet organe, qui ne cesse qu'avec la soustraction de la cause qui l'a produite; alors, comme dans l'opération du bec-de-lièvre, avant de pratiquer la suture, on rafraîchit avec de très-petits ciseaux, les bords de la division, et on complète le pansement en remplissant de charpie le creux que présente la partie antérieure de l'orbite, et en appliquant le bandage connu sous le nom de *monoculus*. Si le trajet du conduit lacrymal était intéressé dans une division des paupières, on pourrait pour conserver l'intégrité de ce canal, y passer, à l'aide du stylet de Méjean, un fil de soie que l'on y maintiendrait jusqu'à la guérison.

La suture est encore nécessaire pour réunir les plaies des paupières, lorsqu'elles présentent un lambeau plus ou moins étendu, qu'il serait impossible de maintenir exactement rapproché par les bandelettes agglutinatives.

Plaies du globle de l'œil.—Les moins graves, en général, sont celles qui sont produites par des instrumens piquans très-minces, et une piqûre étroite n'est dangereuse qu'autant que l'iris a été lésé, ou que la plaie occupe le centre de la cornée; les lésions de cette dernière membrane sont moins graves que celles de la sclérotique, qui s'accompagnent presque toujours de celles de la rétine et de la choroïde. Lorsque ces plaies intéressent le cristallin, l'inflammation qui s'empare de sa membrane peut en déterminer l'opacité. Il importe de prévenir l'inflammation dans le traitement de ces lésions : à cet effet, on couvrira les deux yeux, autant pour soustraire celui qui est blessé aux impressions de l'air et de la lumière, que pour empêcher qu'il ne suive les mouvemens qui lui seraient communiqués par l'œil sain, si celui-ci voyait le jour; on évitera de comprimer l'œil par un bandage serré, ou d'y appliquer aucun topique, et le malade, mis à une diète sévère, sera saigné une ou plusieurs fois, suivant l'exigence des cas.

Les plaies faites par des instrumens tranchans ont des conséquences plus graves que les précédentes; cependant, lorsque la cornée a été lésée, malgré la sortie partielle ou totale de l'humeur aqueuse, le cristallin et le corps vitré peuvent être contenus par l'iris; et tandis que l'inflammation qui s'empare des bords de la plaie les réunit, l'humeur aqueuse se reproduit, et l'œil recouvre l'entier exercice de ses fonctions, à moins que la cicatrice ne se trouve en face de la pupille, et n'intercepte en partie les rayons lumineux. Si le cristallin s'engageait dans la plaie, on en ferait promptement l'extraction, de crainte qu'il ne déterminât, après son déplacement, une inflammation ou une difformité de l'œil. Les plaies de la cornée sont souvent compliquées de hernie de l'iris. Il faut se hâter de repousser cette membrane, si la réduction est encore possible. Si on ne peut y parvenir, et que le blessé éprouve de vives douleurs, on fera couler de temps en temps, entre l'œil et les paupières, quelques gouttes d'une solution aqueuse d'extrait de belladone. J'ai vu plusieurs fois ce moyen procurer promptement du soulagement, et à la suite de son emploi, la hernie de l'iris s'affaisser peu à peu. Lorsque les plaies de la sclérotique sont larges, elles sont beaucoup plus dangereuses que les précédentes, elles sont presque toujours inséparables de celles de la choroïde et de la rétine, et la lésion de cette dernière membrane, dont la contexture est toute nerveuse, détermine souvent des vomissemens et de violentes douleurs; l'humeur vitrée, expulsée par les contractions des muscles de l'œil, s'écoule en abondance, et cet organe, entièrement fondu et désorganisé, se réduit peu à peu à un moignon plus ou moins volumineux, qui devient capable de supporter un œil artificiel, et de lui communiquer une partie des mouvemens qu'il a conservés. La lésion d'une petite portion de la sclérotique n'entraîne pas des suites aussi fâcheuses, et malgré l'écoulement d'une partie du corps vitré, la vue peut n'être pas affaiblie. Dans toutes les blessures du globle de l'œil, et particulièrement dans celles-ci, le traitement consiste à prévenir la sortie du crystallin et du corps vitré, à faciliter la prompte réunion des lèvres de la plaie, à prévenir l'inflammation; l'unique moyen d'y parvenir, est de rapprocher les paupières, et de les maintenir clauses, jusqu'à la cicatrisation de la plaie; la prompte adhésion des bords de la division concourt encore à prévenir le développement de l'inflammation. Des saignées copieuses, des bains de pieds révulsifs, des boissons rafraîchissantes, la diète rigoureuse, le repos absolu, et dans le cas de douleurs vives, l'application sur les paupières de compresses imbibées d'une solution aqueuse légère d'extrait de belladone, sont indiqués pour prévenir et pour combattre les accidens consécutifs. Quand les paupières se trouvent blessées en même temps que l'œil, on évitera que ces parties ne contractent des adhérences ensemble en se cicatrisant, et à cet effet, on fera souvent ouvrir l'œil, et on recommandera au blessé de lui faire exécuter des mouvemens en divers sens; le moyen dont se servit Fabrice de Hilden pour détruire une semblable adhérence est trop connu pour qu'il soit nécessaire de le rappeler ici. *Voyez* ANKYLOBLÉPHARON.

L'action des corps contondans sur le globe de l'œil et les paupières peut produire une contusion plus ou moins considérable de ces organes, avec ou sans plaie; lorsque la contusion n'a déterminé qu'une infiltration sanguine de la conjonctive et des paupières, il suffit, pour dissiper l'ecchymose qui en résulte, de faire des applications résolutives; il est assez rare que le sang ne soit pas résorbé, et que l'on soit obligé de pratiquer une incision pour lui donner issue. Une violente contusion de l'œil et du tissu cellulaire qui occupe le fond de l'orbite est quelquefois suivie du déplacement du globle oculaire : il est poussé en avant, il écarte les paupières, on assure l'avoir vu pendant jusque sur la joue. Il faut alors se hâter de repousser l'œil en arrière, de rapprocher les paupières, puis on les recouvre avec des compresses imbibées de liqueurs refrigérantes et sédatives, que l'on assujétit avec une bande assez serrée, et on pratique de copieuses saignées. Une violente contusion de l'œil peut causer le plus grand désordre dans cet organe, par la rupture et le déplacement de ses membranes, et par le mélange du sang qui coule des vaisseaux brisés avec le corps vitré et l'humeur aqueuse; on a désigné cet état sous le nom de *confusion*. La vue est alors inévitablement perdue, et l'inflammation excessive qui survient met souvent la vie du malade en danger; aussi doit-on prévenir ou combattre le développement des accidens inflammatoires par des saignées locales ou générales pratiquées à la jugulaire, au bras ou au pied, par des topiques émolliens et sédatifs, enfin, par le repos, une diète sévère et des boissons rafraîchissantes. Si malgré ce traitement l'accroissement progressif de l'inflammation et du volume de l'œil donne lieu à des douleurs intolérables, à des convulsions, au délire, il convient, pour faire cesser ces accidens, d'ouvrir largement cet organe par une incision semi-lunaire, et d'exciser le lambeau. Quand une contusion a été assez forte pour rompre les membranes internes et externes de l'œil, toutes les humeurs de cet organe s'écoulent par la plaie, qui se termine comme celles faites par un instrument tranchant. Les contusions et les plaies contuses de l'œil, produites par des coups de feu, sont presque toujours suivies de la perte de la vue, soit par l'ébranlement de la rétine et la paralysie incurable qui en résulte, soit par l'inflammation de la cornée, de l'iris ou des autres parties contenues dans l'œil. La pénétration d'un seul grain de plomb suffit pour produire ces accidens. Le traitement antiphlogistique est essentiellement nécessaire dans ces blessures.

Plaies du nez. — Toutes les plaies du nez, et même celles qui sont fortement contuses, doivent être immédiatement réunies au moyen de bandelettes agglutinatives soutenues par un bandage; le même précepte est de rigueur, quand le nez, presque séparé et tombant sur la lèvre, tient encore par le plus mince lambeau, et, si les bandelettes ne peuvent le maintenir réappliqué, on pratique un ou plusieurs points de suture. Quoiqu'il paraisse difficile de croire, malgré les observations qui sont venues appuyer celle que l'on a tant contestée à Garengeot, qu'une portion de cet organe entièrement séparée, puisse se réunir à la portion restante, il faut toujours essayer de le faire; car, si cette réunion ne s'effectue pas, bien loin d'être nuisible, la tentative suffit pour arrêter l'hémorrhagie qui résulte de la division des vaisseaux. Lorsque la plaie est voisine des narines, il faut prévenir l'affaissement ou l'oblitération de ces ouvertures, en y plaçant une canule de gomme élastique, qui facilite encore l'entrée et la sortie de l'air nécessaire à la respiration. Lorsque le nez a été coupé en totalité, ou que l'on n'a pu obtenir la réunion de la partie séparée, on corrige la difformité au moyen d'un nez artificiel, que l'on assujétit au moyen d'un ressort fixé sur la tête, ou qui se déploie dans les fosses nasales, ce qui nous paraît bien préférable à la formation d'un nez fait aux dépens de la peau du front. *Voyez* RHINOPLASTIE.

Plaies de l'oreille. — Quand le pavillon de l'oreille a été lésé par un instrument tranchant, il faut réunir immédiatement la plaie avec des bandelettes, ou par quelques points de suture, lorsque l'irrégularité des bords de la division rend leur contact difficile à effectuer par des agglutinatifs. Le reste du pansement exige encore quelques précautions réclamées par la sensibilité de la partie lésée : le conduit auditif sera bouché avec de la charpie ou du coton, afin d'empêcher qu'il ne s'y introduise du sang ou tout autre corps, et avant d'appliquer le bandage, on garnira de charpie l'espace existant entre la tête et la face interne du pavillon.

Plaies des lèvres. — Lorsqu'elles sont superficielles et n'intéressent que les tégumens, ces plaies, de même que celles qui quoique plus profondes ont une direction parallèle aux fibres du muscle orbiculaire, se réunissent facilement par les agglutinatifs ; mais toute lésion perpendiculaire de la totalité des lèvres ou de leur commissure nécessite la suture simple ou entortillée, qui seule peut, en maintenant exactement rapprochés les bords de la division, procurer une cicatrice linéaire et exempte de difformité. Quand ces lésions sont abandonnées à elles-mêmes, leurs bords se cicatrisent isolément, et forment ainsi un bec-de-lièvre accidentel, qui donne lieu à la perte continuelle de la salive, lorsque la solution intéresse la lèvre inférieure. *Voyez* BEC-DE-LIÈVRE.

Des plaies des joues. — De même que les précédentes, lorsqu'elles ont peu d'étendue et de profondeur, elles se réunissent avec les agglutinatifs secondés au besoin du bandage unissant; si la lésion verticale, et sur le trajet du canal de Sténon, a intéressé ce conduit, il faut pour éviter la fistule salivaire qui pourrait en être la suite, achever la section, si elle ne pénètre pas dans la bouche, faire une légère perte de substance à l'épaisseur des bords internes de cette division, ou interposer entr'eux un corps capable d'en prévenir l'adhésion, et réunir exactement l'extérieur de sa plaie, par la suture simple ou entortillée, aidée ou non, suivant son étendue de bandelettes agglutinatives : on préviendra les mouvemens des joues qui nuiraient à la cicatrisation, en défendant au malade de parler, en le nourrissant de bouillons qu'il prendra dans un biberon, et en appliquant le bandage connu sous le nom de *mentonnière*.

Plaies de la langue. — Dans un accès d'épilepsie, dans une chute, ou par un coup violent porté sous le menton, la pression des dents incisives sur la langue avancée entre-elles peut donner lieu à la section transversale de cet organe. Les instrumens tranchans peuvent aussi, en l'intéressant dans tous les sens, y déterminer des simples incisions et des plaies avec perte de substance ou à lambeau : le repos et des lotions d'eau d'orge et de miel rosat suffisent pour guérir promptement la première et même la seconde de ces lésions. L'hémorrhagie, qui parfois les complique, pourra être réprimée avec la glace, les collutoires styptiques ou la compression exercée plus ou moins long-temps par le malade qui saisit les deux faces de la langue entre le pouce et l'indicateur; et si ces divers moyens échouent, on aura recours à la ligature ou au cautère actuel. Pour rapprocher les bords d'une plaie transversale ou à lambeau, Pibrac imagina d'enfermer la langue dans un petit sac de toile fine échancré vers le frein, et dont les côtés de la base sont poussés en bas et en arrière par les deux branches d'un gros fil métallique qui sort par-dessus les incisives et se replie sous le menton où il est fixé par un ruban noué à la nuque. J'ai vu employer cet appareil sans succès, le malade ne put le supporter. Purmann, pour réunir ces sortes de plaies, se servit avec succès, dit-il, d'une agrafe faite de fil d'argent; mais aujourd'hui l'emploi du sachet a été abandonné, et on obtient le même résultàt avec des moyens plus simples, c'est-à-dire en maintenant la bouche fermée, et en assujétissant la mâchoire inférieure avec une mentonnière. Lorsque les plaies de la langue, horizontales, verticales ou à lambeau, sont très-étendues, il faut tâcher, malgré la disposition incommode de la partie, de pratiquer un ou plusieurs points de suture dont on coupera les fils très-courts pour qu'ils ne s'engagent pas entre les dents. Lorsque la langue a été intéressée dans des plaies par arme à feu, elle devient quelquefois le siége d'un gonflement excessif qui menace les blessés de suffocation. Des saignées abondantes au cou, au bras, des lotions émollientes, des applications froides sur le cou deviennent alors nécessaires; et, si le gonflement de la langue résistait à ces moyens, il faudrait pratiquer deux longues et profondes incisions sur sa surface dorsale. (*Voyez* GLOSSITE.)

Plaies du cou. — Les piqûres simples et peu profondes n'exigent aucun traitement particulier; mais elles peuvent se compliquer de la présence de l'instrument qui les a causées, d'hémorrhagie, d'emphysème, de lésion des nerfs ou de la moelle de l'épine et d'inflammation. Quand l'instrument est resté ou s'est cassé dans la plaie, il faut en faire promptement l'extraction. Si cependant cet instrument paraissait pénétrer jusque dans la moelle épinière, et que l'on ne pût l'extraire sans être exposé à la blesser plus gravement, il serait plus prudent de ne pas procéder immédiatement à son extraction qui pourrait occasioner instantanément la mort, et il faudrait, dans ce cas, attendre que la suppuration ait rendu ce corps plus libre. L'hémorrhagie qui accompagne fréquemment les piqûres du cou peut être plus ou moins considérable, suivant la grosseur et la situation du vaisseau lésé; quand il est petit ou profondément situé, le gonflement des bords de la petite plaie, joint à la résistance qu'opposent les muscles qui le recouvrent, suffit presque toujours pour empêcher l'issue extérieure du sang qui s'épanche ou s'infiltre dans le tissu cellulaire voisin; on facilite la résorption de cette infiltration par des applications résolutives. La sortie ultérieure du sang sera prévenue par une légère compression exercée sur la plaie, au moyen de compresses graduées et d'un bandage appliqué de manière à ne point gêner l'action du larynx ou de la trachée artère; le blessé, mis à une diète sévère et à l'usage de boissons rafraîchissantes, sera encore affaibli par une ou plusieurs saignées; et, si ces divers moyens, qui suffisent ordinairement pour arrêter l'effusion sanguine produite par la lésion d'un petit vaisseau, sont sans effets, il faut alors le découvrir et le lier (*voyez* ANÉVRYSME). L'emphysème considérable produit par les plaies étroites des voies aériennes exige la dilatation de la plaie, jusqu'à l'ouverture du larynx ou de la trachée-artère, et des scarifications sur les parties emphysémateuses; quant à celui qui résulte de l'introduction de l'air extérieur, il disparaît souvent de lui-même, mais toujours plus promptement à l'aide d'applications résolutives. Les piqûres de la moelle épinière sont promptement et même subitement mortelles, quand cette substance a été lésée profondément, et au-dessus de l'origine des nerfs diaphragmatiques. Situées plus bas, elles donnent lieu à la perte du sentiment et du mouvement des parties situées au-dessous d'elles; presque toujours, elles sont suivies d'une inflammation de la moelle et de ses membranes, qui se propage de bas en haut, et se termine par la mort des blessés.

La piqûre des nerfs cervicaux cause, chez quelques sujets, des douleurs aiguës qui s'étendent aux parties où le nerf lésé se distribue, et quelquefois la paralysie de ces parties. Bosquillon rapporte avoir vu le tétanos occasioné par la piqûre d'un de ces nerfs avec la pointe d'une lancette, en pratiquant la saignée à la veine jugulaire; on combat ces accidens par la saignée, les antispasmodiques, les applications sédatives et narcotiques; et si ce traitement est infructueux, on détruit le nerf par le caustique, ou on pratique la dilatation de la plaie et la section du nerf, quand sa situation le permet. La paralysie qui résulte de la section d'un nerf est au-dessus des ressources de l'art. Quant à l'inflammation, elle sera combattue par la saignée et les autres moyens antiphlogistiques, et on ouvrira les abcès qui pourraient en être la suite.

Les plaies du cou faites par les instrumens tranchans diffèrent en raison de leur direction, de leur position et des parties lésées. Les plaies longitudinales doivent être réunies avec des bandelettes agglutinatives; le même moyen convient encore aux plaies transversales ou obliques des parties postérieures et latérales, en y associant toutefois un bandage capable de maintenir la tête dans l'extension, si la plaie transversale est à la nuque, ou inclinée sur l'épaule, si elle est située à la partie latérale du cou. La réunion des plaies qui pénètrent dans le canal vertébral devra toujours être différée, afin de prévenir les épanchemens ou les abcès qui pourraient survenir, et on facilitera l'issue des humeurs en maintenant leurs bords écartés avec de la charpie.

Les plaies transversales de la partie antérieure du cou sont presque toujours le résultat de tentatives de meurtre ou de suicide; et selon la situation et la profondeur de la blessure, l'instrument peut avoir lésé les muscles, le pharynx, le larynx ou la trachée-artère, l'œsophage, les gros vaisseaux et les nerfs. Simples et superficielles, ces plaies guérissent aisément par la réunion et l'application d'un bandage qui porte la tête en avant. Si l'instrument a été enfoncé profondément au-dessus de l'os hyoïde, il peut avoir pénétré jusqu'au pharynx en divisant les muscles qui s'attachent au bord inférieur de la mâchoire et à la langue, la base de cet organe, les nerfs de la neuvième paire et le rameau lingual de la cinquième, les vaisseaux linguaux, l'épiglotte, etc. La violence de l'hémorrhagie dépend alors de la grosseur des vaisseaux lésés; la parole et la déglutition deviennent impossibles; la salive et les boissons sortent par la plaie dont les bords sont fortement écartés, ou pénètrent dans le larynx si la tête est trop fléchie sur le cou, et causent une toux convulsive; le malade se plaint d'une soif inextinguible, la respiration est pénible, les extrémités se refroidissent, il survient de fréquentes lipothymies, et la mort arrive ordinairement vers le troisième jour. Ces plaies cependant guérissent quelquefois assez facilement, et même dans des cas où leurs bords sont irréguliers, contus, meurtris; chez quelques sujets elles restent long-temps fistuleuses, et elles sont entretenues dans cet état par le passage de la salive, ou par la perte de substance éprouvée par les parties molles, lorsque celles-ci ont été contuses au point d'en être désorganisées. La suture est quelquefois nécessaire pour rapprocher les bords irréguliers de ces plaies. Une partie de ces accidens est commune aux plaies qui ayant leur siége entre l'os hyoïde et le cartilage thyroïde, pénètrent dans le pharynx; mais l'écartement des bords y est moins considérable, et l'hémorrhagie les complique rarement. Le traitement de ces blessures consiste à arrêter l'hémorrhagie en liant les vaisseaux qui peuvent être saisis, et en cautérisant ou en comprimant les autres; la plaie réunie par des bandelettes agglutinatives ou par quelques points de suture sera recouverte d'un linge fin sur lequel on disposera de la charpie et des compresses; et le tout sera soutenu par quelques tours de bande médiocrement serrés, afin de rapprocher assez exactement les bords de la plaie pour que leur réunion puisse s'effectuer. On maintiendra la tête fléchie sur le cou par un bandage convenable, on empêchera la sortie des boissons par la plaie ou leur pénétration dans les voies aëriennes en introduisant par la bouche ou les fosses nazales une sonde qui, pénétrant jusque dans l'œsophage, servira à y injecter les liquides nutritifs ou médicamenteux; et, si sa présence ou sa fréquente introduction devient insupportable au malade, on lui donnera des lavemens nourrissans et des bains émolliens; ces bains ont le grand avantage de calmer la soif. Quand la plaie est située au dessous de l'os hyoïde, il est quelquefois possible au malade de boire, en le faisant lentement, et en inclinant en même temps la tête de côté. Quand le larynx ou la trachée-artère ont été divisés, l'air s'échappe bruyamment par la plaie, la voix se perd, il peut y avoir une hémorrhagie considérable, et si la plaie des tégumens n'est pas parallèle à celle du canal aërien, il se manifeste un emphysème qui peut devenir général. La première indication dans le traitement de ces plaies consiste à se rendre maître du sang, en liant les vaisseaux qui peuvent être saisis, et en comprimant les artérioles; la lésion des jugulaires internes peut n'être pas mortelle quand l'hémorrhagie est promptement suspendue par la compression exercée avec les précautions que nous avons indiquées, et même par la ligature dont Hogdson a rapporté quelques exemples; plusieurs observations heureuses justifient encore l'emploi de ce dernier moyen dans les lésions des carotides. Nous avons indiqué le procédé opératoire à l'article *anévrysme*. Le rapprochement des lèvres de la plaie rend au blessé la faculté d'articuler des sons; mais on doit le différer s'il s'est introduit du sang dans le canal aérien, et il faut par la situation et même la dilatation de la plaie faciliter la sortie de ce liquide dont la présence pourrait déterminer des accidens funestes. On réunit les parties lésées, dont l'écartement est plus ou moins grand suivant l'étendue de la division, par des emplâtres agglutinatifs, et surtout par la position de la tête qui sera maintenue fléchie sur le cou. Si la peau de cette partie lâche ou ridée ne peut être fixée par ces moyens, et s'il existe plusieurs plaies avec dilacération ou à lambeaux, il dévient nécessaire de pratiquer quelques points de suture; le reste du pansement sera semblable à celui des plaies du pharynx. Quand la trachée-artère a été totalement divisée, les deux bouts de ce canal s'écartent l'un de l'autre, et le mouvement de vacillation qui leur est imprimé par la sortie de l'air empêchant qu'il ne puissent se correspondre, la respiration se trouve interceptée, et le blessé peut périr de suffocation, si on ne les réunit par la suture. La bronchotomie peut devenir nécessaire lorsque des plaies profondes, nombreuses, voisines de la trachée-artère, du larynx, et pouvant même intéresser ces parties, occasionent un gonflement inflammatoire aigu et si considérable que le passage de l'air est sur le point d'être intercepté. Elle serait également indiquée si, à la suite d'une plaie faite par un projectile lancé par la poudre à canon, ou d'une blessure faite par un corps irrégulier poussé avec violence, un fragment du larynx ou de la trachée-artère renversé dans la cavité de l'un de ces organes s'opposait au passage de l'air; dans ces cas, il ne serait pas rationnel de mettre en usage une autre méthode que Desault a conseillée pour rétablir la respiration lorsqu'elle est empêchée par le gouflement de la membrane interne des voies aériennes. Cette méthode consiste à introduire par la bouche jusque dans le larynx et la trachée-artère, et à y laisser à demeure, une sonde de gomme élastique, dont on ramène ensuite l'extrémité supérieure par l'une des narines au moyen d'un fil fixé d'avance à cette extrémité, et que l'on retire de l'arrière-bouche dans le nez au moyen de la sonde de Belloc ou d'une petite tige flexible quelconque. Bichat assure, mais sans citer aucun fait à l'appui de son assertion, que le séjour de la sonde dans les voies aériennes ne produira de la toux, de la douleur que dans les premiers momens qui suivront son introduction, que la membrane interne du larynx et de la trachée-artère s'habitueront assez promptement au contact de ce corps étranger, et que sa présence ne produira pas une inflammation dangereuse. On sait que l'on a pratiqué sur des chevaux affectés de *cornage* une incision à la trachée-artère, et que l'on y a introduit par cette incision une canule en métal qui a pu rester à demeure pendant plusieurs mois sans produire d'accident. Mais les faits de ce genre ne prouvent pas que la présence d'une sonde doive être supportée sans de graves inconvéniens chez l'homme; car chez lui la membrane muqueuse des voies aériennes paraît jouir d'une sensibilité beaucoup plus vive. Remarquons, en outre, que la canule que l'on place sur les chevaux est introduite par une plaie faite à la trachée-artère, qu'elle doit être fixée aux parois de ce canal, qu'elle suit tous ses mouvemens sans occasioner de frottement, qu'elle n'est point en contact avec l'épiglotte ni avec les replis membraneux du larynx. Les conditions n'étant pas les mêmes dans les deux opérations, leurs résultats ne doivent pas être semblables.

Dans le cas d'une plaie qui diviserait transversalement la trachée-artère dans toute son épaisseur, et qui intéresserait en même temps l'œsophage, il faudrait, après avoir lié les vaisseaux, introduire une sonde flexible dans ce dernier canal, et réunir la plaie de la trachée au moyen de quelques points de suture; la tête serait maintenue fléchie par des oreillers et par un bandage convenable. Dans toutes ces blessures les malades doivent observer le silence, le repos, la diète, et on prescrira les boissons mucilagineuses, les fomentations émollientes, les bains tièdes si utiles pour calmer la soif, quand la déglutition est difficile ou impossible, les pédiluves, les saignées plus ou moins copieuses et répétées suivant l'exigence des cas.

Les plaies contuses du cou sont encore beaucoup plus dangereuses, toutes choses égales d'ailleurs sous le rapport des parties qu'elles intéressent, que les blessures dont nous venons de parler, et quelquefois même des contusions violentes du larynx, de la trachée, des grosses artères, ou de la région cervicale du rachis ont les suites les plus fâcheuses. Il convient de rapprocher les bords de celles de ces plaies qui paraissent encore susceptibles de se réunir, soit sans suppurer, soit en suppurant, pourvu que leur rapprochement ne rende pas la respiration trop difficile. Il faut surveiller attentivement les blessés lorsque des escarres sont sur le point de se détacher, de peur qu'elles ne tombent dans le larynx ou dans la trachée-artère, ou qu'il ne survienne quelque hémorrhagie dangereuse. Il est nécessaire d'ailleurs de chercher à prévenir et à combattre les accidens inflammatoires par l'emploi de la méthode antiphlogistique la plus active.

Des plaies de poitrine.—On distingue ces plaies en *non pénétrantes* et en *pénétrantes*, suivant qu'elles n'intéressent que les parois de cette cavité, ou qu'elles s'étendent jusqu'aux parties contenues dans le thorax.

Les plaies des parois de la poitrine faites par des instrumens tranchans sont faciles à réunir par la situation et par les agglutinatifs, lorsqu'elles sont superficielles. Leur réunion présente beaucoup plus de difficultés à surmonter, et ne peut jamais être exacte, lorsqu'elles intéressent, perpendiculairement à leur longueur, les fibres de quelque muscle épais. Cependant il faut, dans ce cas, s'abstenir de la suture, et se borner à l'emploi des deux moyens de réunion dont nous venons de parler, en y associant le bandage unissant. La suture entrecoupée ne conviendrait que dans quelques cas rares, indiqués par J. L. Petit, où un large lambeau, dont le sommet serait tourné en haut, ne pourrait être assujéti par des moyens plus simples. Les vaisseaux intéressés dans ces blessures devront être liés, si faire se peut, dans les deux lèvres de la plaie, pour éviter les hémorrhagies consécutives par anastomose.

Les plaies des parois de la poitrine, faites par des instrumens piquans, donnent lieu assez fréquemment, lorsqu'elles sont voisines de la clavicule ou de l'aisselle, à une douleur vive qui se propage, tantôt le long des régions antérieure ou latérale du thorax, tantôt le long du bras et de l'avant-bras. Cette douleur cède ordinairement aux applications narcotiques, ou à l'application de ventouses scarifiées; elle paraît dépendre de la piqûre ou de la section incomplète de quelque cordon nerveux.

Une complication plus fréquente et plus fâcheuse est celle

qui résulte de la blessure de l'une des branches ou du tronc de l'artère axillaire, ou de l'une des grosses veines qui accompagnent ces artères. Le sang ne pouvant s'échapper librement à l'extérieur, s'infiltre ou s'épanche derrière le grand pectoral, dans l'aisselle, entre les muscles grand dentelé et sous-scapulaire. Il peut être fort difficile, et même impossible, dans quelques cas, de connaître quel est le vaisseau blessé, qu'elle est la situation exacte et l'étendue de la blessure vasculaire. Lorsque la couleur du sang qui s'écoule indique qu'il provient d'une artère, que la tumeur résultant de l'extravasation de ce liquide ne s'accroît qu'avec lenteur, on peut présumer que l'artère blessée est d'un médiocre calibre, et il convient alors de se borner à exercer une compression assez forte sur l'artère axillaire derrière la clavicule, et sur le trajet présumé de la plaie, à y faire des applications de glace ou de liqueurs réfrigérantes, à saigner le blessé, et à lui prescrire le repos le plus absolu. Le sang infiltré ou épanché peut être résorbé au bout de quelque temps; si sa résorption n'a pas lieu, et que sa présence détermine, au bout de dix à douze jours, des accidens inflammatoires et la formation d'un abcès, on pourra alors lui donner issue par une incision, sans avoir à craindre que l'hémorrhagie se renouvelle. Mais, lorsque la tumeur formée par l'épanchement du sang s'accroît avec rapidité, que le bras, l'avant-bras et la main s'engourdissent, que le pouls s'y affaiblit, ou y devient presqu'insensible, il faut nécessairement faire comprimer l'artère axillaire derrière la clavicule, pratiquer une large incision pour mettre l'artère blessée à découvert, et en faire la ligature; il ne faudrait pas hésiter à couper en travers une portion du grand pectoral, si cette section du muscle paraissait nécessaire pour mettre à découvert plus aisément et plus sûrement le vaisseau ouvert. Si l'on ne pouvait parvenir à le trouver et à le lier, l'amputation du bras, dans l'article, deviendrait le seul moyen de sauver les jours du blessé. Le tamponement de la plaie dilatée ne pourrait convenir que dans le cas où l'artère blessée serait d'un médiocre calibre, et qu'il serait impossible d'en faire la ligature.

Un emphysème peu considérable complique quelquefois ces plaies étroites et profondes; il est produit par de l'air extérieur ou par des gaz développés dans le tissu cellulaire : cet emphysème cède facilement à des applications résolutives.

Les contusions des parois de la poitrine peuvent avoir les suites les plus graves : nous signalerons particulièrement les fractures des côtes et du sternum, l'inflammation consécutive des plèvres, des poumons, du péricarde, du tissu cellulaire du médiastin, l'hémoptysie, l'inflammation du périoste des côtes, la carie ou la nécrose de ces os, la carie du sternnm; on a même vu ces contusions occasioner les maladies organiques du cœur les plus fâcheuses (*Lancisi*). Nous avons eu occasion d'observer, sur un jeune homme, la rupture transversale du grand pectoral, au niveau de l'apophyse coracoïde, produite par la chute d'une pierre de taille, qui n'avait point entamé la peau. Un épanchement de sang très-considérable, qui compliquait cette rupture musculaire, se termina par résolution, et les deux bords de la division du grand pectoral restèrent très-écartés l'un de l'autre.

Ces contusions, pour peu qu'elles soient violentes, indiquent l'emploi des saignées, des sangsues, des ventouses scarifiées, des cataplasmes résolutifs; le repos, la diète, les boissons mucilagineuses ne sont pas moins nécessaires; et il convient aussi, de même que dans les autres blessures de la poitrine, de faire appliquer un bandage de corps assez fortement serré, pour empêcher les mouvemens des côtes et du sternum. Les plaies contuses des parois thoraciques présentent les mêmes indications, et lorsquelles ont mis à découvert les côtes ou le sternum, elles sont ordinairement suivies d'une suppuration prolongée et de l'exfoliation de la portion d'os dénudée. On doit cependant, à moins qu'elles ne soient excessivement contuses, rapprocher leurs bords, en ménageant une issue pour la suppuration, par l'interposition, dans la partie la plus déclive de la blessure, d'une bandelette de linge effilé.

Les plaies pénétrantes de poitrine peuvent, comme les précédentes, être faites par des instrumens piquans, tranchans, contondans. Les signes qui indiquent que ces plaies sont pénétrantes sont quelquefois très-nombreux et très-certains; dans d'autres circonstances le contraire a lieu. On a proposé, pour acquérir, dans les cas douteux, un diagnostic assuré, de sonder ces plaies, lorsqu'elles sont étroites, avec une sonde mousse, longue et flexible, ou d'y faire des injections avec de l'eau tiède, après avoir placé le malade dans l'attitude qu'il avait au moment où il aura été blessé. Ces moyens d'exploration peuvent induire en erreur toutes les fois que la plaie intéresse plusieurs couches de parties molles susceptibles de changer facilement de rapports entre elles ; ils ont en outre pour inconvéniens de produire de la douleur, et de pouvoir déplacer un caillot heureusement formé sur la plaie d'un vaisseau.

On a d'ailleurs distingué les signes propres à ces plaies pénétrantes en rationnels et en sensibles. Au nombre des premiers on range les inductions que l'on peut tirer de la violence du coup, de la direction suivant laquelle il a été porté, de la largeur de la plaie extérieure comparée à la largeur de l'instrument vulnérant dans les différens points de sa longueur; mais remarquons que lors même qu'un instrument piquant, ou piquant et tranchant en même temps, est poussé avec violence contre la poitrine, sa direction peut être changée par les vêtemens, par la résistance des côtes, par un mouvement brusque du blessé, et que, dans ces différens cas, il est possible qu'il glisse profondément entre les chairs sans pénétrer dans le thorax. On ne doit pas accorder plus de valeur aux accidens subits et purement nerveux, que l'on observe chez quelques individus, et qui sont l'effet de la frayeur violente dont ils ont été saisis au moment de leur blessure.

Les signes sensibles et véritablement certains d'une plaie pénétrante étroite de poitrine, sont l'issue, par cette plaie, de l'air qui s'échappe du poumon blessé, ou bien de l'air qui a pénétré entre la plèvre et le poumon en refoulant cet organe lorsqu'il n'est pas adhérent; la sortie d'un sang rouge, vermeil, écumeux, fourni par les vaissaux du poumon; la sortie par la même voie de liquides échappés de l'œsophage; le crachement de sang qui survient avant que l'inflammation ait eu le temps de se développer, et enfin les phénomènes qui indiquent plus ou moins long-temps après la blessure un épanchement de sang dans le thorax, ou l'inflammation traumatique des viscères qui y sont contenus. Tous ces phénomènes manquent quelquefois dans des plaies de poitrine pénétrantes très-étroites, lorsqu'elles n'intéressent que très-légèrement les poumons et même le cœur, et les expériences sur l'acupuncture prouvent en outre que des instrumens très-déliés, tels que sont les aiguilles, peuvent être enfoncés profondément dans les organes importans dont nous venons de parler, qu'ordinairement il n'en résulte pas d'accidens, et par conséquent, que parmi les plaies pénétrantes de poitrine, il en est dont le diagnostic ne peut être établi avec certitude, ni par leur inspection, ni par les phénomènes auxquels elles donnent lieu soit primitivement, soit consécutivement.

Il est moins important qu'on ne le pensait autrefois de pouvoir prononcer, de prime-abord, si une plaie de poitrine est pénétrante ou si elle ne l'est pas; mais la prudence exige dans tous les cas douteux de traiter alors ces blessures comme si elles étaient pénétrantes et simples, afin de prévenir les accidens qu'elles pourraient occasioner.

On doit considérer comme simples les plaies pénétrantes de poitrine qui ne donnent lieu à aucune hémorrhagie extérieure ou intérieure, et celles qui ne sont compliquées ni de la présence d'un corps étranger, ni d'accidens indiquant une lésion grave de l'un des viscères thorachiques. Le traitement qui convient pour ces plaies consiste à les couvrir exactement avec un emplâtre agglutinatif destiné à rapprocher leurs bords, et à empêcher la pénétration de l'air dans la plèvre; à appliquer ensuite des compresses imbibées d'une liqueur résolutive, et un bandage de corps assez fortement serré. On doit panser rarement ces blessures, prescrire la saignée, le repos, la diète, les boissons adoucissantes, et les lavemens laxatifs dans le cas de constipation. On voit de ces plaies parfaitement guéries au bout de huit à dix jours; mais il est cependant toujours convenable, à une époque aussi rapprochée de la blessure, d'insister encore sur les précautions propres à prévenir le développement des accidens consécutifs.

Les accidens que l'on observe dans les plaies de poitrine sont très-nombreux, et ils sont en rapport avec l'organisation et les fonctions différentes des organes blessés contenus dans cette cavité. La lésion des artères intercostales et mammaires internes, les plaies profondes du poumon, les plaies du cœur, les plaies des gros vaisseaux qui se rendent à cet organe ou qui en partent, exposent les blessés à des épanchemens de sang, tantôt rapides et nécessairement mortels, tantôt plus lents et susceptibles de curation. Les plaies des poumons, des bronches, de la trachée-artère peuvent occasioner l'épanchement d'air dans la poitrine et l'emphysème. Les blessures de l'œsophage sont suivies de l'épanchement des fluides ingérés par la bouche ou que les efforts du vomissement repoussent hors de l'estomac.

Toutes ces parties, et les membranes séreuses qui revêtent les parois du thorax, les poumons, le cœur sont, ainsi que le tissu cellulaire extérieur des plèvres, susceptibles de s'enflammer; les produits de l'inflammation de ces diverses parties peuvent donner lieu à des épanchemens de sérosité purulente ou de pus; enfin, les blessures du diaphragme, le passage dans la cavité thoracique de quelque portion de l'un des viscères abdominaux, l'issue d'une portion des poumons par la plaie des parois thoraciques, l'intromission dans la poitrine de quelque corps étranger ou de quelque fragment des côtes brisées, deviennent aussi la cause d'accidens plus ou moins fâcheux.

La situation des artères intercostales, dans une partie de leur trajet, les préserve souvent contre l'action des corps vulnérans qui pénètrent dans la poitrine, et leur blessure est assez rare pour que Louis ait cru pouvoir avancer que l'on a proposé peut-être plus de moyens pour arrêter l'hémorrhagie résultant de leur blessure, qu'il n'existe d'exemples bien avérés de cet accident. Lorsqu'une de ces artères est ouverte dans le trajet d'une plaie étroite, oblique ou tortueuse, le sang ne s'écoule pas au dehors, il se porte vers la poitrine, et s'y épanche. Mais, lorsque la plaie est large et directe, on reconnaît facilement l'origine de l'hémorrhagie à la couleur du sang, et à la facilité de suspendre son effusion en comprimant, avec le doigt porté dans la plaie, l'artère qui se trouve placée sous le bord inférieur de la côte située au-dessus de la blessure. On a encore conseillé d'introduire une carte à jouer, pliée en goutière, et placée de manière que la concavité regarde le bord inférieur de la côte supérieure, et que le bout extérieur en soit dirigé en bas. Si le sang coule dans cette gouttière, il provient de l'artère; s'il coule au-dessous, il s'échappe de la poitrine. Ce moyen d'exploration est moins sûr et d'un emploi moins facile que le précédent.

Pour arrêter l'hémorrhagie provenant de l'artère intercostale, Gérard a embrassé dans une anse de fil, conduite au moyen d'une aiguille, l'artère et la côte; Goulard a proposé une aiguille destinée à embrasser l'artère seule. Lottery et Quesnay ont conseillé de se servir, le premier d'une lame de métal coudée; le second d'une lame d'ivoire garnie d'agaric à une extrémité, et fixée extérieurement par des rubans. Ces instrumens, très-simples, agissent comme un lévier, et exercent la compression de dedans en dehors. Belloc a proposé une machine assez semblable à l'instrument dont les cordonniers se servent pour prendre mesure de souliers; cette machine compliquée peut être remplacée par une pince, dont les branches garnies d'agaric à leur extrémité seraient maintenues rapprochées avec une coulisse ou avec une bande. Desault recommandait d'enfoncer dans la plaie le milieu d'une compresse carrée, de bourrer de charpie l'espèce de sac qu'elle forme, et de tirer à soi les angles de cette compresse, de manière à former un tampon qui comprime l'artère blessée. Ce mode de compression nous paraît avoir plus d'inconvéniens que la plupart des autres procédés. Les blessures de l'artère mammaire interne doivent être traitées comme celles des intercostales.

Rarement une plaie pénètre dans la poitrine, sans que les poumons ne soient plus ou moins lésés; aussi cette lésion est-elle moins une complication qu'un effet ordinaire des plaies pénétrantes. La gravité de cette blessure est en raison de sa situation, de sa profondeur et de la largeur du corps vulnérant; ainsi toutes choses égales d'ailleurs, les plaies qui intéressent le lobe inférieur du poumon, et celles qui tombent sur un point où la surface de ce viscère a contracté, par quelqu'inflammation antérieure, des adhérences avec la plèvre costale, présentent moins de danger que celles du lobe supérieur qui contient les gros vaisseaux pulmonaires, et que celles des régions où cet organe est libre. Lorsqu'une plaie peu profonde a été faite aux poumons par un instrument piquant ou tranchant, elle est rarement suivie d'hémorrhagie. Les signes de cette lésion sont, la douleur qui se rapporte à l'endroit blessé, le crachement de sang, la toux, la difficulté de respirer; et au bout de peu de temps, on voit se développer tous les symptômes qui appartiennent, soit à une pneumonie simple, soit à une pleuro-pneumonie, plus ou moins intenses, accompagnées de fièvre, et qui réclament le traitement propre à l'inflammation, et surtout les saignées répétées et copieuses. Ces inflammations se terminent ordinairement par résolution. Quant au traitement particulier de la plaie extérieure, nous renverrons à celui que nous avons indiqué en parlant des plaies pénétrantes simples. Lorsque l'instrument qui a blessé le poumon est large, et qu'il a pénétré profondément dans la substance de cet organe, l'hémorrhagie est rendue considérable par le nombre ou la grosseur des vaisseaux ouverts, le sang sort par la plaie, et s'épanche en même temps dans la poitrine, à moins que le poumon ne soit vers ce point adhérent aux parois du thorax. Le malade tousse, et rejette du sang vermeil et écumeux par la bouche; l'oppression est extrême; l'air inspiré sort en sifflant de la cavité thorachique, et, si la plaie extérieure n'est pas parallèle à celle du poumon, il s'épanche dans la poitrine lors de l'inspiration, s'infiltre pendant l'expiration dans le tissu cellulaire, par la blessure de la plèvre, et donne ainsi lieu à un emphysème qui, de la surface de la poitrine, s'étend aux autres parties du corps, et peut devenir considérable. Si la plaie extérieure est assez large pour être en rapport avec la cavité de la plèvre, l'air atmosphérique peut encore s'épancher dans cette cavité, affaisser le poumon correspondant, et le comprimer au point de le rendre impropre à la respiration. (*Voyez* EMPHYSÈME.)

L'épanchement sanguin complique fréquemment les plaies pénétrantes de poitrine; il est primitif quand la plaie du poumon est large, profonde, et que de gros vaisseaux ont été ouverts; mais, quand la lésion faite à cet organe est petite, il peut n'avoir lieu qu'au bout de quelques jours, par la chute du caillot qui bouchait l'ouverture d'un vaisseau, et se fait alors lentement et par gradation. L'art peut espérer conserver le blessé qui se trouve dans cette dernière condition; mais il périt le plus ordinairement d'hémorrhagie ou de suffocation, quand de gros vaisseaux ont été lésés.

Malgré les signes nombreux indiqués pour reconnaître un épanchement dans la poitrine, le diagnostic en est souvent très-difficile; ces signes diffèrent entre eux, suivant que l'épanchement a lieu dans les deux plèvres, ou n'existe que dans l'une de ces cavités. Le premier de ces cas, qui est le plus rare, est très-grave; on le reconnaît à la dyspnée toujours croissante, et portée au plus haut degré; le malade est assis et incliné en devant, et toute autre position lui est impossible à garder; les cuisses sont fléchies et rapprochées du tronc; le diaphragme est refoulé vers l'abdomen par le poids du liquide; la poitrine percutée rend un son mat, obscur, et comme le dit Stoll, *sicut percussum femur*, les extrémités se refroidissent, le pouls devient de plus en plus imperceptible et irrégulier, et l'issue de la maladie, plus ou moins prochaine, est ordinairement funeste.

Lorsque l'épanchement n'a lieu que dans l'une des plèvres,

la difficulté de respirer existe, quoique moindre; la respiration est courte et suspirieuse, la position du corps est la même; mais le malade peut se coucher sur le dos ou sur le côté de l'épanchement; il ne le peut pas sur le côté sain, moins par la gêne que lui fait éprouver le liquide qui pèse alors sur le médiastin, que par l'empêchement qu'apporte le poids du corps à la dilatation de ce côté du thorax, dans le mouvement d'inspiration. Le côté malade est manifestement plus bombé que l'autre; les espaces intercostaux y sont plus larges, et la partie inférieure de l'hypocondre correspondant présente un peu plus d'élévation. Ce même côté percuté rend un son mat, tandis que le côté sain résonne; si on a recours à l'auscultation, on n'entend point la respiration au niveau de l'épanchement. A ces signes, il faut en joindre de généraux, tels que la pâleur de la face, la sueur froide et visqueuse qui la recouvre, le claquement des dents, etc. Quelques praticiens, et Valentin, entre autres, ont indiqué comme signe positif de l'épanchement une ecchymose qui paraît au bout de quelques jours à la région lombaire; mais ce signe n'existe pas chez tous les blessés, et son incertitude a été d'ailleurs démontrée par plusieurs observations.

On peut croire à la certitude d'un épanchement, quand les divers signes que nous venons d'énumérer existent à la fois; mais outre que cette réunion est des plus rares, souvent les symptômes les plus caractéristiques manquent, ou ne se développent qu'imparfaitement : ainsi, chez les blessés dont le poumon a contracté des adhérences avec la presque totalité des parois latérales de la poitrine, l'épanchement peut se loger sur le diaphragme ou entre la face interne du poumon et du péricarde; l'oppression est alors très-grande, et cependant la poitrine percutée résonne comme dans l'état sain; chez d'autres, la cavité de la plèvre peut contenir une assez grande quantité de sang, et les malades n'éprouver que peu ou point de difficulté à respirer, dans telle position qu'ils se mettent, etc. Le contraire peut encore exister, et des blessés qui présentaient les signes les plus caractéristiques d'un épanchement ont guéri par des soins ordinaires : ainsi, J. L. Petit, ayant été appelé pour assister à une opération d'empyème, qu'on devait faire à un blessé auquel il était survenu un emphysème monstrueux à la région de l'aisselle et des muscles grand pectoral et grand dorsal, chez lequel la respiration était difficile et douloureuse, et qui rendait du sang par la bouche, jugea, d'après la direction oblique qu'avait suivie le corps vulnérant, que la plaie située à trois doigts au-dessous de l'aisselle n'était pas pénétrante, et qu'il suffisait de l'agrandir pour donner issue à l'air infiltré; cet avis ayant prévalu, l'emphysème se dissipa, et le blessé fut guéri en peu de jours. De pareils faits, quoique rares, doivent rappeler au chirurgien qu'il ne doit se décider à opérer, qu'après avoir bien scrupuleusement examiné les signes propres à l'épanchement, et s'être assuré de leur valeur.

Divers traitemens ont été proposés pour les plaies pénétrantes compliquées d'épanchement de sang. Parmi les anciens auteurs : Henri de Hermondaville et Théodore, cités par Gui de Chauliac, enseignaient une méthode renouvelée et presque généralement suivie de nos jours, quoiqu'avec des vues différentes : ils voulaient « qu'on les ferme de tout, et qu'on n'y mette aucune tente, ains soyent cousues si besoin est ». Ambroise Paré, s'opposant à ce traitement, maintenait la plaie ouverte pendant deux à trois jours; et, si le blessé n'éprouvait plus de douleur, s'il respirait facilement, et n'avait plus le sentiment d'un poids sur le diaphragme, il rapprochait les lèvres de la division, et favorisait leur adhésion. Ce mode de traitement, prescrit et enseigné par nos meilleurs auteurs, permettait l'introduction des bourdonnets, tentes, bandelettes de linge effilé, etc., qu'on portait dans l'intérieur de la poitrine, pour faciliter la sortie des matières épanchées; on conseillait encore, pour parvenir au même but, la situation du malade, l'introduction d'une canule ou d'un syphon flexible, les injections d'eau tiède que Van-Svietten et Heister proposèrent même de rendre plus résolutives, en y faisant dissoudre du savon, enfin l'agrandissement de la plaie et l'empyème; mais la plupart de ces moyens, souvent rendus impraticables ou inutiles par la coagulation du sang épanché et par la situation, l'étroitesse ou la direction de la plaie, méritaient encore le grave reproche de faciliter le retour de l'hémorrhagie, en déplaçant le caillot qui pouvait l'avoir suspendue, et de permettre l'introduction toujours nuisible de l'air dans la poitrine; aussi ont-ils été rejetés de la saine pratique, et la dilatation de la plaie, quand elle est située à la partie la plus déclive du thorax, ainsi que l'empyème, ne sont plus employés dans les plaies pénétrantes compliquées d'épanchement, que pour les cas que nous déterminerons ci-dessous. Valentin pénétré des inconvéniens attachés à la méthode adoptée par la plupart des praticiens, fut, parmi les modernes, le premier qui fit un précepte de la réunion immédiate de toutes les plaies de poitrine (*Recherches crit. sur la chir. mod.*, pag. 57). Voici comment il explique les bons effets du moyen qu'il propose : « Dans le cas où la plaie est accompagnée de la lésion des parties contenues, il n'est pas moins avantageux d'en procurer la réunion. Si l'épanchement est peu considérable, il peut être résorbé, et la nature peut s'en débarrasser par différentes voies, ainsi qu'on l'a souvent observé. Si, au contraire, il y a de gros vaisseaux ouverts, et qu'il y ait beaucoup de sang épanché, il est également avantageux de réunir la plaie dans le premier instant; l'on doit même laisser séjourner dans la poitrine la totalité du sang épanché, pendant quelques heures, et jusqu'à ce qu'il soit survenu des accidens qui exigent qu'on évacue le fluide épanché par l'opération. Le sang, par sa présence, rallentit l'hémorrhagie; il contribue par son séjour à la formation du caillot (*Ouv. cit.*, pag. 58). » Les avantages de cette réforme, généralement suivie aujourd'hui, ont encore été constatés par les observations que M. le baron Larrey a consignées dans le tome II de ses *Mémoires de Chirurgie militaire.* Nous citerons, entr'autres, celle d'un militaire atteint d'une plaie qui pénétrait dans la poitrine, entre la cinquième et la sixième vraie côte; cette lésion, faite par un instrument tranchant, avait huit centimètres d'étendue; elle laissait sortir à chaque inspiration, accompagnée de sifflement, une grande quantité de sang vermeil et écumeux. Les extrémités étaient froides, le pouls à peine sensible, le visage décoloré, la respiration courte et laborieuse; enfin, une suffocation mortelle était imminente. N'ayant en vue que d'ôter au malade et à ses camarades l'aspect affligeant d'une hémorrhagie qui allait faire écouler la vie avec le sang de cet infortuné, et calculant d'ailleurs que l'épanchement de ce fluide dans la poitrine ne pouvait augmenter le danger, M. Larrey, après s'être assuré du parallellisme de la division des parties, réunit immédiatement la plaie; à peine fut-elle fermée, que le blessé respira plus librement, et se sentit soulagé; bientôt la chaleur se rétablit, le pouls se développa; en quelques heures le calme fut complet, et à sa grande surprise, le malade alla de mieux en mieux; la guérison eut lieu en peu de jours et sans obstacle. On trouvera encore un fait de ce genre, arrivé naturellement chez l'individu qui fait le sujet de l'observation que nous rapporterons en parlant de la hernie du poumon.

Malgré l'excellence de cette méthode, lorsque l'épanchement se fait avec rapidité, il devient quelquefois urgent, afin d'éviter une suffocation mortelle, d'écarter les lèvres de la plaie pour donner issue au sang épanché; on trouve trois observations qui le prouvent dans une thèse soutenue en 1822, à la Faculté de médecine de Paris; dans les deux premiers cas, on fut obligé de suspendre la réunion qu'on avait effectuée jusqu'à trois fois, de se borner à couvrir la plaie d'une compresse fenétrée garnie d'un gâteau de charpie, et la poitrine de linges mouillés dans l'eau froide; à l'aide d'un traitement antiphlogistique et d'un régime sévère, deux de ces malades guérirent, et le troisième ne dut sa mort qu'à des écarts de régime, qui, répétés deux fois, le firent succomber le cinquante-neuvième jour après son accident. On trouva un épanchement considérable de sérosité dans la poitrine; la plaie du poumon était si bien cicatrisée, quoique l'instrument vulnérant eût pénétré de six pouces, qu'on avait peine à en découvrir les traces.

On doit donc, dans toutes les plaies de poitrine, accompagnées de lésion du poumon ou d'épanchement sanguin, après s'être assuré que l'hémorrhagie n'est pas due à la lésion d'une artère intercostale, réunir immédiatement les lèvres de la division par des bandelettes agglutinatives, en se tenant toujours prêt à la rouvrir, si, par la rapidité de l'hémorrhagie, le blessé était menacé de suffocation, ou à pratiquer l'opération de l'empyème, si la position ou la direction de la plaie rendait impossible la sortie du sang épanché. On n'évacuerait pas de suite la totalité du liquide contenu, parce que, le poumon ayant souffert une compression, la soustraction subite et totale de cette compression aurait des inconvéniens. Le malade sera placé dans un lieu frais, la tête élevée, les cuisses fléchies sur le bassin; on lui recommandera le repos, le silence, et d'éviter de faire de grandes inspirations. Afin de prévenir l'inflammation, la saignée sera largement et fréquemment renouvelée, dans les premiers jours de l'accident; on y joindra, dans les mêmes momens, l'application continuée de l'eau froide sur la poitrine, et le blessé sera mis à une diète sévère et à l'usage des boissons mucilagineuses. Lorsque l'épanchement sanguin contenu dans la poitrine est considérable, il peut souvent n'être pas résorbé, il s'altère, et sa présence irrite et enflamme la plèvre et le poumon lui-même; il devient encore un obstacle à la dilatation de ce viscère; alors, si tous les signes d'une hémorrhagie intérieure ont disparu, on donne issue au sang épanché, soit en rouvrant et agrandissant la plaie qui avait été réunie, si elle se trouve placée à la partie la plus déclive de la poitrine, ou en faisant l'opération de l'empyème au lieu d'élection. *Voyez* EMPYÈME et ÉPANCHEMENT.

La lésion du cœur, une des plus graves complications des plaies pénétrantes, est essentiellement mortelle quand la blessure est large, profonde, et que l'instrument vulnérant s'est dirigé vers la base de cet organe; elle peut être suivie de guérison, quand il n'a intéressé que l'extérieur du tissu musculeux de ce viscère. Dans ce dernier cas, il survient quelquefois une inflammation plus ou moins intense; elle a lieu deux ou trois jours après la blessure, et c'est sans doute à l'altération qu'elle produit dans les fonctions du cœur qu'est due l'irrégularité de la circulation; le malade périt infailliblement, si cette inflammation est vive, et donne lieu à une exudation albumineuse qui s'épanche dans le péricarde; mais l'issue peut en être heureuse, si elle se termine par résolution. Les plaies du cœur ne sont pas toujours mortelles chez les animaux, et Senac rapporte, d'après divers auteurs, que des balles, pointes de flèches, grains de plomb, etc., ont été trouvés dans la substance de ce viscère chez des animaux blessés depuis fort long-temps. On sait aussi qu'elles ne le sont pas constamment chez l'homme; ainsi, Wolsius remarqua une cicatrice fort étendue vers la pointe du cœur, chez un individu qui avait autrefois reçu une blessure à la poitrine, et M. Richerand, en disséquant le cadavre d'un homme qui avait reçu un coup d'épée au-dessus de l'hypocondre gauche, trouva le péricarde adhérent au cœur par une cicatrice qui adhérait elle-même aux parois du ventricule gauche. L'observation rapportée par M. Latour (*Hist. phil. et méd. des causes essent. somméd. ou proch. des hémor.*, t. 1, p. 75) est encore plus concluante. « Un soldat, dit-il, ayant reçu un coup de feu à la poitrine fut relevé presque mort; une hémorragie abondante faisait désespérer de sa vie; à force de soins, le sang commença à couler moins considérablement vers le troisième jour; insensiblement l'état du malade s'améliora, la suppuration succéda à l'hémorrhagie, il sortit plusieurs esquilles d'une côte que la balle avait fracturée. Au bout de trois mois, la plaie se cicatrisa, et le malade rétabli n'éprouvait d'autre incommodité que de fréquentes palpitations de cœur qui le tourmentèrent pendant trois ans ; elles devinrent moins fortes pendant trois autres années. Il mourut d'une maladie étrangère aux palpitations, six ans après sa blessure. M. Maussion, chirurgien en chef de l'Hôtel-Dieu d'Orléans, fit l'ouverture du cadavre en présence de ses élèves. Il observa que la cicatrice qui résultait de la plaie d'arme à feu était profonde, et qu'il y avait perte de substance à la côte fracturée. Poussant plus loin ses recherches, il trouva la balle châtonnée dans le ventricule droit du cœur près de sa pointe, recouverte en partie par le péricarde, et appuyée sur le *septum medium* ». Dans les blessures du cœur, le ventricule droit est bien plus fréquemment lésé que le gauche, et celui-ci, que les oreillettes, ce qui dépend de la situation anatomique du cœur. Quand la lésion faite à l'une des cavités du cœur est large et profonde, le sang s'échappe par flots dans la poitrine, et la mort est alors presque instantanée; elle arrive aussi plus promptement quand, toutes choses égales d'ailleurs, le ventricule gauche est lésé, et la force d'action de ce ventricule explique cette différence qui n'avait point échappé à Galien. Le blessé peut survivre plus ou moins long-temps quand une plaie qui pénètre dans les cavités du cœur est oblique ou très-étroite, le sang ne s'échappant que goutte à goutte, et son effusion pouvant être momentanément arrêtée par la formation d'un caillot; ainsi, celui qui fait le sujet de la cent-treizième observation de Saviard survécut encore quatre à cinq jours à un coup d'épée qui avait pénétré du ventricule droit dans le gauche au travers de la cloison; on trouva les ouvertures faites aux ventricules bouchées par quelques grumeaux de sang; et Morgagni (*Epist.* 53, n. 27) cite, d'après divers auteurs, des observations de blessés qui survécurent six, dix-sept et même vingt-trois jours à des lésions des ventricules. Les blessures étroites du cœur sont quelquefois suivies d'une mort très-prompte, et sans que les blessés aient perdu beaucoup de sang. La mort presque subite qu'on observe dans ces cas est occasionée par le sang épanché dans le péricarde, et qui comprime le cœur assez fortement pour empêcher complétement ses mouvemens. Les lésions faites aux gros vaisseaux sont inévitablement mortelles, et le sont plus ou moins promptement suivant la largeur de l'instrument vulnérant. Saviard (*Ouv. cit.*) cite un fait des plus rares sur un homme qui survécut onze jours à un coup d'épée qui traversa de part en part l'aorte et l'oreillette droite; il mourut subitement de l'épanchement qui se fit dans le péricarde et la poitrine.

Les signes propres à faire reconnaître les plaies du cœur et des gros vaisseaux sont des plus incertains; et les syncôpes, les sueurs froides, l'irrégularité et la petitesse du pouls, la sortie du sang, le réfroidissement des extrémités, etc., sont des symptômes communs aux lésions des autres organes contenus dans la poitrine; aussi, n'est-ce guère que par l'autopsie qu'on peut acquérir la certitude de la blessure du cœur et des vaisseaux. Cependant, toutes les fois que l'on peut les soupçonner soit d'après la situation et la direction extérieure de la plaie, soit d'après les accidens déjà survenus, il convient de prescrire un traitement très-sévère, et d'insister particulièrement sur les saignées copieuses, souvent réitérées, secondées par tous les autres moyens propres à prévenir le développement de l'inflammation et de la fièvre, car c'est ordinairement au moment où ces accidens surviennent que l'on voit succomber les blessés qui n'ont pas éprouvé d'hémorrhagie primitive.

L'œsophage, profondément situé dans le médiastin postérieur entre les deux poumons, ne peut être atteint par un corps vulnérant, sans que les organes qui l'entourent ne le soient en même-temps; aussi, est-ce principalement cette complication qui rend mortelles les blessures de ce conduit. Les signes propres à cette lésion, sont : la sortie des boissons, quand la plaie extérieure n'est pas située à la partie supérieure du thorax, la gêne de la déglutition, les nausées, des efforts de vomissemens, et l'oppression, qui augmentent en raison de la quantité de boisson qui s'épanche en totalité ou en partie dans la poitrine, suivant le plus ou moins d'étendue de la plaie de l'œsophage. M. Boyer a rapporté, dans son *Traité des Maladies chirurgicales*, une observation très-intéressante d'une plaie de l'œsophage qui fut suivie de guérison. Ainsi que nous l'avons dit ci-dessus, les plaies de l'œsophage, s'accompagnant toujours de celles des parties qui l'environnent, réclament le traitement des plaies de poitrine compliquées; on y joindra l'abstinence absolue des boissons pendant les cinq ou six premiers jours de l'accident, car avant cette époque, le passage de ces substances empêcherait la réunion de la division de ce conduit, et il pourrait encore occasioner des accidens graves en donnant lieu à un épanchement dans la poitrine. On se bornera à tromper la soif qui tourmente le malade en lui faisant sucer quelques tranches d'orange ou en faisant garder pendant quelques instans de l'eau fraîche dans la bouche, et on soutiendra ses forces par des lavemens nourrissans, si la perte de sang avait produit une excessive faiblesse.

Une large plaie pénétrante peut s'accompagner de hernie du poumon : malgré la rareté de cette complication rendue difficile par l'étroitesse des espaces intercostaux, on en trouve des exemples rapportés dans les ouvrages de Schenkius, Ruysch, Tulpius, Fabrice de Hilden, etc. Dans ces diverses observations, la portion du poumon sortie fut retranchée ou liée, et les malades guérirent sans accidens. Un de mes élèves, M. Henry de Saint-Arnoult, m'a communiqué le fait suivant : « A l'affaire de Wilhemsbourg, en février 1813, un caporal russe reçut un large coup de sabre, entre la quatrième et cinquième vraie côte du côté gauche de la poitrine ; laissé pour mort sur le champ de bataille, ce ne fut que le lendemain qu'il fut ramené à Hambourg dans le service dont j'étais chargé. Il avait, dit-il, perdu considérablement de sang lors de sa blessure; mais environ une heure et demie après, à la suite d'un violent accès de toux, un corps charnu était venu boucher la plaie et arrêter l'hémorrhagie; depuis ce moment, la respiration était devenue plus facile, et il avait recouvré assez de forces pour s'asseoir sur son séant et appeler. Je remarquai sur ce blessé les principaux signes d'une lésion du poumon; une portion de ce viscère fesait, à travers les lèvres de la plaie, une saillie oblongue, grosse comme la moitié d'un œuf de poule; mais cette portion, qui paraissait flétrie, n'ayant pas cependant cette couleur livide qui appartient à la gangrène, je crus devoir en faire la réduction, et je ne pus y parvenir qu'en débridant la plaie au moyen d'un bistouri boutonné; je la réunis immédiatement autant pour m'opposer à la récidive de la hernie, que pour empêcher l'accès de l'air dans la poitrine; et la guérison qui arriva au bout de six semaines ne fut entravée que par des accidens produits par l'intempérance du blessé ». Quand une portion du poumon s'est échappée à travers les lèvres d'une plaie de poitrine, il faut, si elle paraît saine, essayer de la réduire avec les doigts ou avec un stylet mousse, ou bien dilater la plaie, si cette réduction offre beaucoup de difficultés. On la réunit ensuite, et afin d'empêcher le déplacement de récidiver, on appliquera une petite pelotte, soutenue par un bandage de corps; mais, si cette portion du poumon était gangrénée, il faudrait alors en faire la résection, après avoir préalablement placé une ligature à sa base, afin de prévenir l'hémorrhagie et l'épanchement qui pourraient arriver, si elle venait à rentrer dans le thorax.

Nous renverrons aux articles FRACTURE, CORPS ÉTRANGERS, EMPYÈME, pour les plaies de poitrine accompagnées de complications de ce genre. *Voyez* aussi DIAPHRAGME, relativement aux blessures de ce muscle.

Plaies de l'abdomen. — On les distingue, comme celles des autres cavités splanchiques, en pénétrantes et non pénétrantes.

Les plaies de l'abdomen non pénétrantes, faites par des instrumens piquans, occasionent une douleur très-vive, lorsqu'elles intéressent des cordons nerveux qui se distribuent, soit à la peau, soit aux muscles, et on les a vues produire des accidens sympathiques que l'on aurait pu facilement attribuer à la lésion de quelque viscère. Cette douleur, et les accidens qui en sont la suite, cèdent ordinairement avec assez de facilité à l'application des sangsues et des topiques narcotiques. Ces mêmes blessures, quand elles parcourent un trajet assez long dans l'épaisseur des muscles et dans le voisinage du péritoine, peuvent devenir la cause d'une inflammation dangereuse, et d'abcès profonds dont le pus s'écoule quelquefois par le trajet de la plaie, mais auquel il faut, dans d'autres cas, donner issue par une incision pratiquée dans la partie la plus déclive du foyer. On a vu aussi ces plaies non pénétrantes intéresser des branches ou le tronc de l'une des artères des parois abdominales, et des hémorrhagies ou une infiltration considérable de sang être la suite de cette lésion. On doit, dans ces cas, essayer l'emploi du tamponnement et des applications froides, et si ces moyens échouaient, il faudrait agrandir la plaie avec précaution, pour ne pas blesser le péritoine, afin de pouvoir ensuite lier le vaisseau, ou le comprimer immédiatement.

Les plaies non pénétrantes de l'abdomen, faites par des instrumens tranchans, doivent être réunies le plus exactement possible par les bandages unissans, les emplâtres agglutinatifs, et une situation convenable; à moins qu'elles ne soient très-grandes ou à lambeau, elles ne rendent pas nécessaire l'emploi de la suture.

Les plaies contuses ou par déchirure des parois abdominales présentent les mêmes indications; mais elles réclament, en outre, plus impérieusement les saignées locales et générales, les topiques d'abord résolutifs, et ensuite émolliens, les boissons adoucissantes, les lavemens laxatifs, la diète rigoureuse, le repos le plus absolu, pour prévenir et pour combattre l'inflammation qui en est souvent la suite.

Les contusions de l'abdomen, sans solution de continuité extérieure, méritent la plus grande attention, parce qu'il est souvent difficile, de prime abord, de reconnaître toute leur gravité, et de prévoir toutes leurs conséquences. Les tégumens étant intacts ou presque intacts, les muscles peuvent être déchirés, les aponévroses rompues ou éraillées; dans quelques cas, les muscles et les aponévroses cèdent, sans être déchirés, à la pression ou au choc du corps contondant, et ce sont alors les viscères qui sont principalement meurtris, et quelquefois largement déchirés. Ainsi, l'on a vu souvent, à la suite de contusion, sans qu'il y eût d'entamure à la peau, le foie, la rate, l'estomac, l'intestin, la vessie, la veine cave déchirés, et les blessés succomber très-promptement à des épanchemens de sang, ou à la suite d'épanchemens de fluides irritans dans la cavité du péritoine. Quelquefois les parties contenues dans l'abdomen n'éprouvent pas de rupture, mais leur contusion est suivie d'inflammations dangereuses et souvent mortelles; chez d'autres sujets, la contusion a pour résultat immédiat ou plus ou moins éloigné la production d'une ou de plusieurs hernies, l'étranglement de hernies déjà existantes, l'avortement chez les femmes enceintes. On ne peut prévenir les suites funestes de ces contusions profondes, quand elles ne sont pas nécessairement mortelles, qu'en employant avec promptitude et avec persévérance les moyens propres à empêcher le développement de l'inflammation, et à modérer sa violence quand elle est survenue.

Les plaies pénétrantes de l'abdomen, faites par des instrumens piquans peu volumineux, tels que des fleurets, des épées triangulaires, des stylets, etc., lorsqu'elles ne donnent lieu ni à l'issue d'une portion d'intestin ou d'épiploon, ou d'un fluide contenu dans l'un des viscères creux du bas ventre, ni à des vomissemens, au pissement ou à des déjections de sang, ni à aucun épanchement, sont très-difficiles à distinguer des blessures non pénétrantes produites par des instrumens semblables. Les signes rationnels qu'elles peuvent offrir, analogues à ceux que présentent les plaies étroites pénétrantes de poitrine, n'ont pas plus de valeur que ces derniers; mais ils suffisent pour mettre le chirurgien en garde contre les accidens qui pourraient survenir. Il serait d'ailleurs tout aussi inutile, et surtout tout aussi dangereux, de sonder ces blessures, ou d'y faire des injections, qu'il l'est de sonder ou d'injecter les plaies de poitrine, pour s'assurer de leur pénétration. Les plus simples d'entre elles, c'est-à-dire celles qui n'offrent aucun accident primitif, exigent cependant la plus grande surveillance, pour mettre les blessés à couvert des accidens consécutifs, et il faut encore, dans ce cas, comme dans les précédens, s'attacher à prévenir l'inflammation.

Ces plaies sont, dans quelques cas, suivies d'hémorrhagie extérieure ou d'épanchement de sang dans la cavité du péritoine. Le sang peut provenir d'une artère ou d'une veine des parois abdominales, ou bien d'un vaisseau du mésentère ou de l'un des viscères. Lorsque l'hémorrhagie est en grande partie extérieure, et que la plaie est située sur le trajet d'une artère assez volumineuse, il est très-probable que le vaisseau lésé est situé hors du péritoine, et nous avons indiqué précédemment la conduite à tenir dans ce cas : ajoutons cependant que, s'il devenait nécessaire d'agrandir la plaie, il y aurait moins d'inconvéniens à inciser le péritoine déjà intéressé dans la blessure. On a conseillé, pour arrêter ces hémorrhagies, et notamment celles qui ont lieu quelquefois à la suite de la paracentèse, et qui sont le plus ordinairement veineuses, d'introduire dans le trajet de la blessure une bougie de cire ou de corde à boyau. Ce procédé n'est applicable qu'autant que l'on fait pénétrer la bougie par la canule du trois-quarts; car dès qu'elle est retirée, le trajet de la piqûre devient sinueux, par la rétraction inégale, et en différentes directions, de la peau et des plans musculaires et aponévrotiques subjacens. Si, après avoir agrandi la plaie, on ne pouvait parvenir à saisir avec une pince à ligature ou avec un tenaculum l'artère blessée, et qu'il fût également impossible de passer autour d'elle une anse de fil conduite avec une aiguille, il faudrait encore tenter, comme Chopart en a donné le conseil, pour les blessures de l'épigastrique, de la comprimer avec une pince garnie d'agaric, dont l'une des branches serait introduite dans l'abdomen, tandis que l'autre appuierait sur la peau.

Dans les cas où l'hémorrhagie a lieu dans la cavité du péritoine, à la suite d'une blessure pénétrante du ventre faite par un instrument piquant, l'épanchement sanguin qui se produit s'opère d'autant plus promptement, et sa quantité est d'autant plus grande, que l'ouverture et le calibre du vaisseau lésé sont plus considérables, et que la résistance des parties voisines oppose moins d'obstacle à l'extravasation du sang. Aussi, les plaies, même d'une largeur assez petite, des vaisseaux tels que l'aorte, la veine cave, la veine porte, celles des grosses branches artérielles qui distribuent le sang aux viscères abdominaux et des veines correspondantes occasionent une hémorrhagie intérieure suivie souvent d'une mort prompte, précédée de l'appareil symptomatique des grandes hémorrhagies. La blessure des petits rameaux et des ramuscules artériels et veineux, la simple piqûre, par un instrument délié, d'un gros vaisseau, ne causent pas toujours un épanchement de sang dans le péritoine; et, quand il se fait, alors c'est avec lenteur; la marche de l'affection est graduée, l'épanchement ne devient manifeste qu'au bout de plusieurs jours; il peut être même méconnu. *Voyez* ÉPANCHEMENT.

L'épanchement étant produit, l'ensemble des symptômes annonçant évidemment que la collection de sang amassée avec quelque lenteur ne provient pas de la large plaie d'un gros vaisseau, la tuméfaction qu'occasione la présence du sang dans le péritoine n'augmentant plus sensiblement, mais de la pesanteur et une vive douleur se faisant sentir dans le foyer de l'épanchement, faut-il, pour prévenir les accidens inflammatoires prêts à apparaître, donner une issue au sang renfermé dans le péritoine? Cabrole et Vacher ont pratiqué, dans ce cas, avec succès une incision à la paroi abdominale correspondante, et J.-L. Petit vit périr le malade qu'il opéra; tandis qu'il observa la résorption de l'épanchement, dans des cas analogues où l'on s'était tenu dans l'inaction. Il ne faut, comme plusieurs chirurgiens modernes le conseillent, notamment S. Cooper et Hennen, inciser les parois de l'abdomen ou débrider la plaie de ses parois, extraire les caillots et le sérum qui composent l'épanchement, que quand la gravité des symptômes ne laisse pas d'autres moyens à mettre en usage. Bien entendu que la saignée, les applications froides, les boissons acidules, la diète et le repos composeront la base du traitement de tout épanchement de sang dans le péritoine. On sent facilement que la situation inconnue, la profondeur des vaisseaux lésés, leur volume, la masse de sang qui les recouvre, et la délicatesse des viscères de l'abdomen, ne permettent de pratiquer ni la ligature de ces vaisseaux, ni leur compression. Ces moyens peuvent être employés, au contraire, avec succès, dans les lésions vasculaires des parois abdominales, comme il a été dit plus haut.

Quand la plaie pénétrante a été faite par un instrument piquant, le corps vulnérant peut s'être brisé en partie, et son extrémité rester engagée plus ou moins profondément dans la cavité abdominale. Tantôt cette extrémité demeure dans la plaie des parois du ventre, alors il est facile de l'extraire; tantôt elle est située hors de la vue et du toucher, elle s'est fixée dans un viscère ou bien elle s'est glissée dans le sac péritonéal; ces circonstances rendent son extraction impossible ou dangereuse. Il est ordinairement difficile de présumer la présence du corps étranger, à moins que l'on ne soit assuré que l'instrument vulnérant a été retiré des chairs, ayant son extrémité brisée; il est commun de n'acquérir de certitude à cet égard qu'à l'autopsie du sujet, la mort devenant en beaucoup de cas la suite de cette complication; on rencontre assez souvent aux armées des faits de ce genre. La nature fait quelquefois les frais de la guérison de ces plaies pénétrantes compliquées d'un corps étranger piquant; celui-ci se logeant dans un viscère creux, se fraie un chemin au dehors par une voie naturelle, ou bien en occasionant un abcès.

Les instrumens piquans, en pénétrant dans la cavité abdominale, peuvent intéresser plus ou moins les viscères qui y sont contenus, et les lésions que ces derniers éprouvent peuvent devenir aussi redoutables que les hémorrhagies et la présence d'un corps étranger. Il est important de connaître les signes qui manifestent ces lésions, pour ne pas rester dans une trompeuse sécurité, et pour recourir assez tôt à un traitement actif proportionné au désordre, et dirigé sur le lieu affecté.

L'estomac, les intestins, le foie, les reins et la vessie sont plus fréquemment lésés par les instrumens piquans que tous les autres viscères de l'abdomen. Les plaies du foie donnent lieu à des douleurs qui, semblables à celles d'un rhumatisme, s'étendent à l'épaule et au larynx ; cela a lieu surtout quand la convexité de cet organe est entamée. La blessure de la face concave du foie occasione un sentiment douloureux très-vif sous les cartilages des fausses côtes droites et vers la région épigastrique. Dans les deux cas, il se déclare un ictère plus ou moins étendu, la fièvre s'allume, et il se développe successivement la plupart des symptômes de l'irritation gastro-hépatique. Si ces symptômes ne suffisaient pas pour éclairer le diagnostic, la situation et la direction de la plaie, dont l'orifice occupe le rebord des fausses côtes droites ou n'en est pas très-distant, donnent de fortes présomptions qui justifient le traitement antiphlogistique que l'on doit prescrire. L'ouverture de la vésicule du fiel et de ses dépendances est, à cause de leur petit volume, assez rare; quand elle a lieu, l'effusion de la bile produit bientôt l'inflammation du péritoine, inflammation qu'on ne peut prévenir, qu'il est difficile de modérer, et qu'il est presque impossible de guérir, si l'on se borne au traitement général. Il serait urgent, dans ce cas, de pratiquer une incision aux parois, s'il survenait une tumeur abdominale douloureuse formée par l'épanchement. La blessure du foie devant faire naître des accidens inflammatoires et une constipation opiniâtre, c'est à combattre ces symptômes par les moyens antiphlogistiques locaux et généraux, par les laxatifs doux, qu'il faut spécialement s'attacher.

Il est ordinairement facile de juger que l'estomac est perforé quand un corps piquant, une épée, par exemple, a pénétré assez profondément dans la région épigastrique, surtout si ce viscère était dans l'état de réplétion au moment de l'accident. A de la douleur sous xyphoïdienne, s'il se joint des vomissemens de matières souillées de sang ou de sang pur, des selles sanguinolentes, l'émission par la plaie de substances chymeuses, on acquiert une forte probabilité. Des frissons, des sueurs, de la soif vive, des défaillances, la petitesse du pouls, le hoquet viennent fortifier le jugement qu'on a porté. On a généralement moins de données sur les plaies par instrumens piquans des intestins. Des coliques, des selles teintes de sang en sont les signes les plus certains. Si la plaie a intéressé un vaisseau assez gros, ou que plusieurs circonvolutions intestinales soient atteintes, ou que l'une d'elle seule ait été largement perforée, alors les symptômes précédens prennent une intensité telle qu'on ne peut méconnaître la lésion. L'emploi des vomitifs et des purgatifs est contre-indiqué dans ces circonstances; on déterminerait bientôt un épanchement; ou s'il a lieu, on l'augmenterait. Heureusement que la petitesse de la plaie s'oppose ordinairement à l'issue, dans le péritoine, des substances contenues dans l'estomac et les intestins. Si, cependant, la situation de la blessure, la liquidité des matières stomacales ou intestinales, et des manœuvres mal entendues avaient déterminé un épanchement, les signes de péritonite ne tarderaient pas à le signaler, car alors cette inflammation marche rapidement, et même, elle va jusqu'à se terminer par gangrène. Quoiqu'il y ait très-peu de probabilité de sauver les jours du malade en incisant sur la tuméfaction que peut former la collection des matières épanchées, il est rationnel de leur fournir une issue artificielle. On a moins de chances, il est vrai, dans ce cas, que dans le cas d'épanchement de sang; mais, comme la mort est inévitable si l'on temporise, il vaut mieux tenter un moyen douteux, que d'abandonner le malade.

La blessure des reins peut être connue, lorsqu'ayant considéré le trajet du corps piquant, on remarque que la plaie est située dans la région qu'occupe l'un de ces organes, que les urines sont rougies par du sang, ou que le malade rend du sang pur par le canal de l'urètre; que la douleur, commençant à la région lombaire, s'est propagée aux voies urinaires, et qu'elle s'est accompagnée de la rétraction de l'un des testicules. Le péritoine peut être resté intact quand l'instrument vulnérant a pénétré dans les lombes ou dans les flancs, ce qui rend moins grave la lésion; mais on ne peut constater cette circonstance. Si les artères rénales et les veines émulgentes ont été respectées par l'instrument, que le tissu du rein ne soit pas largement perforé, et que le péritoine ait été épargné, le prognostic est favorable, autrement il est fâcheux. L'épanchement du fluide urinaire dans le ventre est une des complications à redouter le plus; il est moins grave quand il se fait au dehors par la plaie extérieure, alors il s'établit quelquefois une fistule. Au traitement antiphlogistique, dans la blessure des reins, il faut joindre, selon les cas, le débridement de la plaie, l'incision des parois abdominales, s'il y a épanchement, et la situation convenable.

La vessie contractée est, en grande partie, à l'abri de l'action des corps piquans; mais quand elle s'élève fortement au-dessus des pubis, dans son état de réplétion, la grande surface qu'elle offre alors est une circonstance qui rend sa lésion facile. Si le corps vulnérant n'a perforé ce viscère creux qu'à sa face antérieure, immédiatement au-dessus des pubis, là où la vessie n'est pas recouverte du péritoine pendant sa plénitude, et que la pointe de ce même corps vulnérant n'ait pas atteint la paroi opposée du réservoir de l'urine, le cas est peu grave. Il l'est bien autrement quand le péritoine est ouvert, l'urine s'y épanche aussitôt, quelle que soit l'étroitesse de l'ouverture, et cet épanchement, des plus redoutables, est presque toujours suivi de mort. La vessie peut être blessée de manière à ne permettre à l'urine de s'épancher que dans le tissu cellulaire du bassin, mais ce cas est aussi fort grave. Lorsque la vessie a été blessée, la région hypogastrique devient douloureuse, tendue, elle se gonfle, l'urètre est le siége d'un sentiment d'ardeur, et la verge entre souvent en érection; il arrive bientôt de la difficulté et même de l'impossibilité d'uriner, le peu d'urine qui s'écoule est teinte de sang, ou elle est mêlée de caillots. La réaction fébrile s'opère; s'il se fait un épanchement urineux, les affreux désordres qu'il détermine se déclarent. Il faut de prime abord passer une grosse sonde dans la vessie par le canal de l'urètre, et, du reste, employer le traitement antiphlogistique, en le modifiant selon les complications.

Les blessures du pancréas, de la rate, du mésentère et de l'épiploon n'ont aucuns caractères qui leur soient particuliers. Elles sont d'autant plus graves, que leurs vaisseaux sont plus largement ouverts. On a parlé des lésions du canal thorachique: mais ce que l'on en a dit n'est fondé sur aucun fait, et n'est qu'une suite de suppositions.

La forme, la situation, la petitesse et la densité de la matrice, dans l'état de vacuité, rendent ses lésions très-rares. Il n'en est pas de même lorsque, dilatée par le produit de la conception ou par des corps étrangers, elle est traversée dans une de ses parois ou dans toutes deux, par un corps vulnérant étroit. La situation et la direction de la blessure de la paroi abdominale, les douleurs hypogastriques, quelquefois l'écoulement de sang par la vulve, et toujours l'expulsion prématurée de l'enfant, ne laissent aucun doute sur la lésion. Il est difficile d'établir un diagnostic aussi sûr, quand la blessure a été faite par l'introduction d'un stylet au-dedans de la matrice même, dans le dessein de déterminer l'avortement, et que l'instrument a pris une fausse voie. L'autopsie peut éclairer à peine ce cas, car la déchirure spontanée de l'utérus n'offre pas de caractères distinctifs qui lui soient propres.

Les plaies pénétrantes de l'abdomen faites par des instrumens piquans sont très-graves, en général, parce qu'elles intéressent ordinairement, dans une plus ou moins grande étendue, des organes essentiels à la vie, et disposés à contracter des inflammations mortelles, parce qu'elles déterminent des épanchemens de sang, de bile, de chyme, d'excrémens et d'urine, qui sont redoutables par eux-mêmes et par l'inflammation qu'ils font naître; enfin, parce qu'il est presque impossible d'employer des moyens efficaces contre de tels désordres : si le malade échappe aux accidens primitifs, il a encore à lutter contre les consécutifs qui sont aussi formidables.

Il nous reste, afin de terminer ce qui est relatif aux plaies pénétrantes et étroites de l'abdomen, à décrire le mode opératoire convenable pour évacuer la matière des épanchemens, aussi communs dans ces sortes de plaies, qu'ils sont rares dans les plaies par instrumens tranchans.

Les signes d'un épanchement dans le péritoine étant bien caractérisés, le fluide qui le compose ayant cessé de s'accumuler, du moins le chirurgien, autant qu'il l'a pu, ayant modéré ou détourné, selon le cas, l'extravasation du fluide, l'invasion prochaine d'une péritonite mortelle menaçant les jours du malade, on incise la paroi abdominale dans la région hypogastrique, le plus ordinairement, parce que c'est là que la collection a son foyer dans la plupart des cas. On choisit le lieu de l'incision de manière à éviter les vaisseaux, et à affaiblir le moins possible le point que l'on veut ouvrir, afin de n'avoir pas d'hémorrhagie considérable, et de prévenir les hernies volumineuses qui tendront à se former dans la suite. On dirige, pour cela, l'incision parallèlement au muscle droit, à un demi-pouce de son bord externe, jusqu'à près d'un pouce de la partie supérieure de l'anneau inguinal, ayant commencé à inciser au-dessus du niveau de l'épine antérieure et supérieure de l'os des îles. On dissèque chaque plan successivement, avec précaution; et, avant d'entamer le péritoine, on explore encore l'épanchement en y déterminant la fluctuation; puis, on ouvre le péritoine dans un espace d'un pouce. Le fluide étant écoulé, on laisse entre les lèvres de la plaie une bandelette de linge, et l'on panse simplement. Le repos absolu, la situation sur le côté opéré, et le renouvellement des pièces de l'appareil, quand elles sont baignées du pus qui ne tarde pas à se former, sont essentiels au succès de l'opération.

Les plaies pénétrantes de l'abdomen faites par des instrumens tranchans, tels que des sabres, des couteaux, etc., offrent des caractères assez tranchés pour qu'il devienne nécessaire de les examiner à part. Ces plaies ayant beaucoup plus de largeur que les précédentes, on juge facilement qu'elles pénètrent; on s'assure aisément de la nature des fluides qui s'extravasent entre leurs lèvres ou à leur fond; on a plus de certitude aussi sur l'organe qu'elles atteignent. Elles se compliquent ordinairement de la sortie de quelque portion des viscères abdominaux, et même alors de leur étranglement. La lésion de ces viscères est marquée par les phénomènes qui accompagnent les plaies par instrumens piquans; mais ces phénomènes sont beaucoup plus graves. Les hémorrhagies, suite de ces plaies, sont plus abondantes; l'étendue de la plaie extérieure rend les épanchemens moins fréquens; l'inflammation y est, en général, plus étendue et plus vive.

L'intestin grêle et l'épiploon s'engagent, le plus ordinairement, dans les plaies larges que causent les instrumens tranchans aux parois abdominales. L'arc du colon et l'estomac y ont été vus rarement, et les autres viscères plus rarement encore. Un, deux, et même trois organes, ont été vus se précipiter cependant, à la fois, à travers la vaste ouverture de certaines plaies fort étendues.

Réduire les intestins, s'ils n'ont pas subi d'altérations profondes, est la première indication; les maintenir réduits, est la seconde à remplir. Quand il sont blessés, étranglés, enflammés, contus ou gangrénés, la conduite à tenir est différente.

On place le malade sur un lit, on met les muscles abdominaux dans le relâchement, ayant soin d'élever la partie blessée; alors, si les intestins sont entièrement sains, si, quoique noirâtres, brunâtres, froids, ils sont élastiques et fermes, ou si, les ayant lavés pour les débarrasser de la poussière ou d'autres substances qui pourraient les souiller, ils paraissent en bon état, on les fait rentrer dans l'abdomen. On replace les premières les parties qui doivent s'être échappées les dernières. En employant les deux doigts indicateurs, et agissant successivement avec l'un et avec l'autre, on pousse graduellement les intestins herniés jusqu'à ce qu'ils soient totalement rentrés. On s'assure, en explorant toute la profondeur de la plaie avec le doigt, qu'aucune portion d'intestin n'est pincée, et l'on s'occupe immédiatement à maintenir les lèvres de la plaie rapprochées, pour s'opposer à une nouvelle hernie, par la situation, le bandage unissant, les emplâtres agglutinatifs et même par la suture empennée ou entrecoupée, lorsque les autres moyens de réunion sont insuffisans.

Il arrive quelquefois que les parties sorties sont étranglées, et que toute tentative de réduction devient, sinon dangereuse, du moins inutile. Il se passe, dans ce cas, ce qui a lieu dans toute hernie étranglée. Le mode opératoire, convenable à mettre alors à exécution pour débrider la plaie, étant à peu près le même, qu'il y ait étranglement d'une anse intestinale dans un anneau naturel, ou dans une plaie, il devient inutile de rapporter ici ce qui est dit à l'article HERNIE, sur l'étranglement et l'opération qu'il nécessite. Des règles relatives aux vaisseaux ne peuvent être posées ici, comme les auteurs en ont établi pour l'incision de l'arcade crurale ou des piliers de l'anneau inguinal; cependant, il faut éviter de porter l'instrument sur le trajet de ceux dont la disposition anatomique est connue, et agrandir la plaie vers le point que l'on sait dépourvu de branches artérielles. Quant à la réduction ou à la résection d'une partie d'épiploon, à la rentrée ou au retranchement d'une anse intestinale, qui n'a que l'apparence de la gangrène ou qui en est atteinte, il faut se comporter comme si l'on avait affaire à une hernie étranglée par un anneau. Après la cicatrisation complète des larges plaies du ventre, la cicatrice s'étend lentement, elle prête peu à peu, s'élève en tumeur, et une anse intestinale se loge dans la poche qui se forme. On doit prévenir cette hernie consécutive, par l'application d'un bandage approprié à la situation et à l'étendue de la cicatrice; et, si la hernie est déjà développée, la réduire, et faire porter le bandage.

Les plaies des viscères abdominaux faites par des instrumens tranchans sont très-importantes à bien connaître, soit comme donnant lieu à des épanchemens, soit comme nécessitant des opérations chirurgicales. L'estomac est-il ouvert largement, et même dans une petite étendue, le prognostic est fâcheux. Si l'on parvient à fermer cette ouverture, comme ce n'est qu'en la faisant adhérer à la paroi abdominale, il en résulte, pour le reste de la vie, un malaise pendant les digestions; et, si l'on ne peut obtenir la cicatrisation, que la mort n'en soit pas la suite, elle reste fistuleuse : dans cet état, l'individu peut vivre fort long-temps, on en possède plusieurs exemples. Lorsque c'est un intestin qui est blessé, et que la portion lésée fait hernie ou est visible au fond de la plaie, il est possible d'y remédier, comme dans le cas des blessures de l'estomac; la solution de continuité de l'intestin peut s'agglutiner à la paroi correspondante de l'abdomen, ou rester fistuleuse, et former ce qu'on nomme une *fistule intestinale* ou bien un *anus contre nature*. Dans les cas où les plaies de l'estomac ou des intestins ne sont pas visibles, on ne tente aucun moyen pour tirer ces viscères au dehors; il résulterait, de cette manœuvre, une vive irritation et un épanchement plus graves encore que les suites présumables de l'abandon de la plaie viscérale; car, dans ce dernier cas, on a vu une guérison complète amenée par les moyens généraux. Quand la plaie intestinale est visible, on peut la fermer par une suture; mais, si la lésion est peu étendue, on l'abandonne à la nature, ayant soin de l'empêcher de s'éloigner de la plaie extérieure, et, pour cela, de fixer l'intestin par une anse de fil qui l'embrasse, et s'attache à l'une des pièces du pansement. On impose aux malades une diète rigoureuse; on les prive même, autant que possible, des boissons, en leur donnant seulement des lavemens de bouillon quand le gros intestin est sain. Il ne faut pas négliger les saignées locales et générales pour faire avorter l'inflammation, ou la combattre si elle s'est déjà montrée. Les sutures qui ont été employées pour les plaies longitudinales de l'estomac et des intestins sont la suture du pelletier ou à surget, la suture à anse, proposée par Le Dran, la suture à points passés, mise en usage par Bertrandi (*voyez* SUTURE). Si la plaie est très-large, transversale, qu'elle soit avec perte de substance, il vaut mieux établir un anus artificiel, que de tenter la suture, surtout lorsque la blessure a son siége loin de l'estomac : pour cela, on place dans la plaie extérieure, et parallèlement l'un à l'autre, les deux bouts de l'intestin, et on les y assujétit par un fil passé dans le mésentère. L'anus artificiel est une infirmité tellement gênante et désagréable, qu'on a de tous temps cherché à l'éviter, ou à le détruire quand il a été établi. Pour cela, on a inventé successivement plusieurs procédés ingénieux (*voyez* ANUS ARTIFICIEL). Rhamdor, dans un cas où une anse intestinale assez étendue était gangrénée, en fit l'ablation, puis, ayant introduit le bout supérieur de l'intestin dans le bout inférieur, il les fixa l'un à l'autre par un seul point de suture. Il réduisit les parties dans cet état, laissant les bouts du fil hors de la plaie, au fond de laquelle l'intestin reprit sa continuité, et contracta des adhérences avec le péritoine voisin. On a conseillé, depuis Rhamdor, de soutenir les bouts de l'intestin par divers corps cylindriques, creux, assez consistans pour remplir l'office auquel on les emploie, mais pas tellement durs qu'ils refusent de se laisser traverser par une aiguille, tels qu'une trachée-artère de mouton, ou un carte roulée; ces substances doivent être comprises dans le point de suture, et lorsque l'adhésion des parties est complète, l'action des mucosités environnantes et la chute du fil permettent qu'elles soient entraînées au dehors, en cheminant dans le canal intestinal vers l'anus. Un procédé plus convenable que celui ci a été conseillé par Chopart et Desault. On forme avec une carte, en la roulant sur elle-même, et en collant l'un à l'autre ses deux bords rapprochés, un tuyau que l'on enduit d'huile d'olive, après l'avoir imbibé d'essence de térébenthine; alors, on fait embrasser, par un fil long d'un pied, et armé à ses extrémités d'aiguilles droites, la demi-circonférence de la carte à sa partie moyenne; on y fixe le fil en y faisant des points de distance en distance, de manière à l'assujétir très-solidement, sans traverser la cavité du cylindre. Cela étant fait, on introduit la carte dans le bout supérieur de l'intestin, après avoir percé de dedans en dehors les extrémités du diamètre de cet intestin, évitant l'attache mésentérique, et à une distance de trois lignes de l'orifice intestinal, on tire alors légèrement les fils, jusqu'à ce qu'ils soient tout-à-fait en dehors, et que la carte tienne solidement. On procède de suite à la double piqûre du bout inférieur de la même manière que pour l'autre bout, et l'on introduit le bout supérieur de l'intestin, fixé sur la carte, dans le bout inférieur; on tire encore ces fils en sens contraire, et on réduit les parties en maintenant ces fils, dont on noue les extrémités aux pièces de l'appareil, hors de la plaie, pour que l'intestin contracte des adhérences, et qu'on puisse retirer le fil lorsqu'elles sont formées. M. Jobert, élève interne très-distingué des hôpitaux de Paris, a fait dans les années précédentes une foule d'expériences sur les animaux, pour reconnaître le mécanisme de la réunion des plaies intestinales, et pour en tirer des inductions relatives à un procédé plus rationnel que ceux que l'on possède. Il remarqua que la circonstance de l'application d'une membrane séreuse sur une membrane muqueuse, ce qui a lieu dans les procédés qui viennent d'être décrits, était suffisante pour empêcher une union qui ne peut se faire facilement entre des membranes de structure et de fonction si différentes. Il mit en contact, afin d'éviter ce qu'il reproche avec raison aux auteurs qui ont écrit sur la réunion des plaies des intestins, la membrane séreuse avec elle-même, en renversant en dedans le bout inférieur et y introduisant ensuite le bout supérieur; quelques points de suture doivent les assujétir. La plupart des essais de ce procédé, mis à exécution sur des chiens, ont parfaitement réussi. *Voyez* SUTURE.

Après avoir satisfait à toutes les indications offertes par les viscères lésés, il reste à réunir la plaie des parois abdominales, et à combattre les accidens s'ils sont déjà survenus, ou à les prévenir s'ils ne se sont pas encore montrés.

La situation qui met les muscles dans le relâchement, et qui dispose les lèvres de la plaie au rapprochement, secondée par l'emploi des bandelettes agglutinatives, le bandage et le repos, suffit quand la plaie est d'une médiocre étendue. Il n'en est plus de même quand elle a des dimensions considérables, il faut alors de toute nécessité recourir à la suture, pour obtenir le contact des lèvres de la plaie, et s'opposer à la sortie des viscères; l'opération s'appelle alors *gastroraphie*. Il ne convient pas de la pratiquer si l'individu est agité par des mouvemens convulsifs, par de la toux, ou s'il est soumis à toute cause qui peut rendre inutile et même dangereuse cette opération. On pratiquait autrefois la suture entrecoupée, aujourd'hui on choisit généralement l'enchevillée (*voyez* SUTURE). Quand les fils de la suture sont retirés, on continue les pansemens avec les bandelettes agglutinatives et le bandage convenable; plus tard, on fait porter au sujet un bandage herniaire.

Les lésions de l'abdomen faites par des instrumens contondans sont ou des contusions, ou des plaies contuses. Une forte contusion de l'abdomen, même le contre-coup d'une chute sur les pieds ressenti par l'abdomen, peuvent dilacérer les viscères de cette cavité, sans pour cela entamer ses parois. On a vu des ruptures de la vésicule du fiel et des déchirures du foie être produites par ces causes. La veine cave s'est rompue dans un cas de ce genre. L'attrition des parois du ventre meurtrit plus ou moins fortement les intestins, l'estomac ou les autres viscères abdominaux; à l'effet physique qui résulte de cette attrition, se joint bientôt une inflammation vive qui peut même se terminer par la gangrène; la mortification peut s'étendre de dedans en dehors, et comprendre l'intestin ou l'estomac, les muscles des parois du ventre et la peau correspondante; il s'en suit une plaie qui, si le sujet ne succombe pas, devient fistuleuse, et donne passage aux matières habituellement contenues dans l'organe creux intéressé. C'est ordinairement à la suite d'un abcès, au milieu du point contus, que s'opère la fistule; il convient de respecter cet abcès, et d'en abandonner l'ouverture à la nature, parce que, ouvert prématurément, l'organe creux n'ayant pas encore eu le temps de contracter des adhérences, les matières s'épancheraient dans la cavité du péritoine. La simple pression long-temps continuée d'un point de l'épigastre a déterminé l'inflammation de l'estomac, son adhérence à la paroi correspondante du ventre, la destruction de sa partie antérieure, la formation d'un abcès qui, s'étant ouvert, a fait communiquer la cavité stomacale avec l'air extérieur. Dans tous ces cas, on doit se borner à un traitement général dirigé contre l'inflammation actuelle ou à venir, et recourir à d'abondantes saignées, à la diète, aux fomentations et lavemens émolliens, aux boissons adoucissantes, aux bains, au repos.

Les plaies contuses des parois de l'abdomen, lorsque les viscères ne sont pas intéressés, et que le péritoine n'est pas compris dans la lésion, doivent être traitées comme les plaies par instrumens tranchans non pénétrantes. Ces plaies sont rarement compliquées d'hémorrhagies, par l'effet même de l'action contondante sur les vaisseaux. La complication la plus ordinaire est l'inflammation suivie d'une abondante suppuration; on la combat comme il a été dit plus haut. Quand les plaies contuses sont pénétrantes, et qu'un ou plusieurs viscères ont été déchirés, le cas est très-grave, ordinairement mortel; on a recours alors aux moyens indiqués contre les complications des plaies par instrumens tranchans.

Les plaies de l'abdomen faites par des armes à feu offrent quelques particularités importantes à connaître pour le diagnostic et le prognostic que l'on doit établir à leur égard, et pour le traitement qu'elles réclament. Le corps vulnérant consiste tantôt en une ou plusieurs balles qui ont entamé ou traversé l'abdomen, qui s'y sont perdues ou que l'on peut sentir; tantôt en un éclat de bombe, un boulet, de la mitraille, qui ont atteint plus ou moins obliquement l'abdomen, y ont fait des blessures, soit pénétrantes, soit non pénétrantes.

Les plaies non pénétrantes, non compliquées de corps étrangers, et dans lesquelles aucun gros vaisseau ni la colonne vertébrale n'ont été atteints, sont les moins graves. Il faut en débrider l'orifice, et, si les aponévroses sont intéressées, c'est surtout sur elles qu'il faut porter l'instrument, car elles deviendraient une cause d'étranglement, ou elles feraient fuser le pus au loin. Si la balle ou plusieurs corps étrangers sont restés, on fait quelques tentatives pour les reconnaître; mais, comme on est le plus souvent dans le doute sur la pénétration ou la non pénétration de la plaie, il faut faire les recherches avec beaucoup d'attention, et les abandonner si elles paraissent infructueuses : le danger de la présence d'une balle étant moindre encore que celui de léser le péritoine. Quand les vertèbres ont souffert, la gravité est plus ou moins grande, selon que le corps d'un de ces os, ou seulement les apophyses, ont été blessés. La commotion qu'éprouve la moelle, sa compression, son inflammation consécutive, etc., sont des complications à redouter. Il faut dans ces cas débrider très-profondément, si la blessure est en arrière, enlever les fragmens d'os, extraire la balle et ce qui peut l'accompagner. On panse mollement, et l'on emploie la méthode antiphlogistique appropriée à la circonstance.

Les plaies d'armes à feu qui pénètrent dans l'abdomen sont en général suivies d'accidens formidables, et, chose extraordinaire, on en observe quelquefois qui sont à peine accompagnées de légers symptômes inquiétans, et qui, même compliquées de la présence du projectile, ne nuisent pas, pour le reste de la vie, à l'intégrité des fonctions. Dans les premiers jours, si la plaie, par son étendue et par la lésion de viscères importans, n'a pas donné la mort immédiatement ou peu d'heures après qu'elle a été faite, il se développe de la fièvre; des nausées et des vomissemens surviennent; de la soif, de la constipation, une douleur assez vive dans le trajet du projectile, et souvent dans d'autres parties du ventre, se manifestent. Après quelques jours, les escarrhes se détachent, et alors on a à redouter une hémorrhagie, une violente inflammation, un épanchement de matière stomacale ou intestinale. Si l'on s'apercevait qu'il se fît une hémorrhagie, on agrandirait la plaie, et on lierait ou on comprimerait le vaisseau lorsqu'il est dans la paroi abdominale; on agirait de même s'il se manifestait des signes d'épanchement, ou si des matières se faisaient difficilement jour au dehors. Quand l'épiploon ou l'intestin font saillie par la plaie, s'ils sont fortement meurtris et même déchirés, il faut bien se garder de les réduire; on les couvre de fomentations et l'on attend l'événement : si l'on agissait de la manière contraire, on s'exposerait à un épanchement certain. Le désordre que les balles causent dans le bassin est ordinairement très-grand; la vessie, le rectum, etc., éprouvent des blessures plus ou moins larges, il se fait des épanchemens ou des infiltrations. On traite ces plaies comme celles faites par des instrumens piquans. Dans toutes ces plaies par arme à feu, on a à craindre la complication de la présence de corps étrangers; si le projectile est peu profond, il faut l'extraire; si, au contraire, il est perdu dans l'abdomen, il convient de le laisser sans s'exposer à léser les intestins par des recherches qui seraient ordinairement inutiles et souvent dangereuses. On a vu des balles se loger dans l'estomac ou dans les intestins, être ensuite rendues par l'anus; il est aussi arrivé que, tombées dans la vessie, elles y sont devenues le noyau d'un calcul.

Plaies des parties génitales. — Les contusions et les plaies par instrumens piquans des parties génitales de l'homme ne présentent pas d'indications spéciales : nous ferons seulement observer qu'elles sont souvent suivies d'hématocèle par infiltration, quelquefois d'hématocèle par épanchement dans la tunique vaginale, et j'ai eu occasion d'observer une fois une de ces tumeurs sanguines parfaitement circonscrite, développée dans la gaine du cordon testiculaire, et occasionée par un coup de pied de cheval. Cette tumeur, de la grosseur d'un œuf, offrait une fluctuation fort obscure; elle s'était presqu'entièrement terminée par résolution lorsque le blessé sortit de l'hôpital. *Voyez* HÉMATOCÈLE.

Les plaies par instrumens tranchans du *pénis* intéressent la peau seulement, ou bien la peau et un des corps caverneux, quelquefois l'urètre, et dans quelques cas la section du pénis est complète ou presque complète. Lorsque les tégumens ont été seuls divisés, il faut, après avoir lié les artères superficielles, si elles donnent du sang, réunir immédiatement la plaie avec des bandelettes agglutinatives. Lorsqu'un des corps caverneux a été profondément entamé, il faut également réunir la plaie immédiatement, et pour que les surfaces saignantes restent plus exactement en contact, il convient d'introduire une sonde de gomme élastique dans l'urètre. Après la guérison, il arrive souvent que l'érection est incomplète du côté qui a été blessé, de sorte que le pénis prend une direction plus ou moins irrégulière. Lorsque l'urètre a été compris dans la blessure, l'introduction de la sonde est encore plus nécessaire que dans le cas précédent. Quand ce canal a éprouvé une perte de substance, sa plaie peut se fermer par le moyen des bourgeons charnus nés des surfaces voisines, et l'on pourrait, dans quelques cas, remplacer la partie détruite avec une portion de peau que l'on détacherait en partie du scrotum, ainsi que cela a été pratiqué par A. Cooper.

Les blessures des *testicules* sont presque toujours suivies d'une violente inflammation, et quelquefois de la suppuration ou de l'engorgement squirreux de ces organes. Les saignées générales et locales, le repos, les bains, les topiques émolliens, sont les moyens qu'il convient de mettre en usage pour prévenir et combattre ces accidens.

Les blessures des *organes génitaux extérieurs de la femme* ont rarement des suites graves; elles sont souvent suivies d'ecchymose considérable, et quelquefois d'épanchement de sang dans les grandes et les petites lèvres de la vulve. Lorsque les parois du vagin ont été blessées, il convient de prendre des précautions pour qu'elles ne contractent pas entre-elles d'adhérences; l'introduction d'une sonde dans la vessie est nécessaire quand la cloison vésico-vaginale a été perforée. Cette blessure peut être suivie d'une fistule plus ou moins difficile à guérir.

Plaies des articulations. — Les plaies des articulations faites par des instrumens piquans très-déliés guérissent souvent sans occasioner d'accidens. Lorsqu'elles sont produites par des instrumens plus volumineux, quoique piquans, qu'elles sont accompagnées d'épanchement de sang dans la membrane synoviale, et surtout quand elles sont compliquées de la présence d'un fragment du corps vulnérant, elles peuvent avoir les suites les plus graves. Lorsque ces plaies sont simples, les moyens les plus efficaces pour prévenir les accidens, sont le repos absolu, les applications réfrigérantes, la compression circulaire exercée sur toute la longueur du membre, la saignée et la diète. Si elles sont compliquées d'un épanchement de sang dans la membrane synoviale, il faut tâcher de faire sortir ce fluide par la blessure, en comprimant avec les mains le pourtour de l'articulation, en appliquant successivement sur la plaie plusieurs ventouses. Si l'étroitesse de la plaie s'oppose à la sortie du sang, il faut, l'articulation étant superficielle, agrandir avec précaution cette plaie, extraire promptement le sang, et réunir ensuite le plus immédiatement possible les bords de la blessure, puis employer les moyens curatifs dont nous venons de parler.

La présence d'un fragment du corps vulnérant dans l'articulation est encore une complication plus fâcheuse : l'extraction doit en être faite, toutes les fois qu'il fait encore saillie à l'extérieur, ou qu'on peut le sentir à travers les parties molles qui entourent la jointure. Dans les cas où on ne peut ni le voir, ni le sentir à travers la peau, ni le toucher avec une sonde mousse introduite avec beaucoup de précautions, il faut se borner à chercher à modérer, par un traitement antiphlogistique très-actif, les accidens inflammatoires qui ne tarderont pas à se développer.

On voit souvent, soit à la suite des plaies pénétrantes des articulations, soit après qu'elles ont été contuses sans être ouvertes, des épanchemens considérables de synovie pure ou sanguinolente se former dans la membrane synoviale, le lendemain ou quelques jours plus tard après l'accident, surtout quand on n'a pas eu recours de très-bonne heure aux moyens conseillés précédemment. Ces épanchemens sont quelquefois très-douloureux, ils exigent alors de nouvelles saignées générales et locales, d'autres fois ils sont presqu'indolens, et ils se terminent fréquemment par résorption. Dans ce dernier cas, une solution d'une once de sel ammoniac dans une pinte d'eau, employée en fomentation, m'a paru un des résolutifs les plus puissans. Les vésicatoires volans, les moxa peuvent être employés plus tard si ce topique ou d'autres analogues ne procurent pas la guérison.

Les épanchemens considérables et très-douloureux qui continuent à faire des progrès malgré les saignées locales et générales et l'emploi des topiques émolliens simples ou associés aux narcotiques, deviennent très-dangereux. On réussit quelquefois à calmer les accidens, en appliquant de larges vésicatoires volans au-dessus et au-dessous de la jointure, et en administrant les préparations opiacées à l'intérieur; si ces moyens échouent aussi bien que les précédens, il vaut mieux donner issue au fluide épanché, que d'attendre la rupture de la capsule. On pratique l'opération, soit avec un trois-quarts, soit avec un bistouri étroit que l'on plonge obliquement dans l'articulation, en évitant de blesser les cartilages, et immédiatement après l'issue du fluide épanché, on couvre avec un emplâtre agglutinatif la plaie extérieure, pour empêcher l'air de pénétrer dans la jointure. L'ankylose étant presque toujours la suite de cette complication, il faut, dès qu'on la prévoit, donner au membre blessé la direction la plus convenable, pour qu'il puisse être encore utile après qu'il se sera ankylosé.

Les plaies des articulations faites par des instrumens tranchans doivent être réunies très-promptement, et le plus exactement possible, après avoir été débarassées du sang ou des autres corps étrangers dont la présence peut les compliquer. Quelques-unes guérissent facilement quand les cartilages n'ont pas été blessés, d'autres sont suivies d'accidens inflammatoires graves, d'abcès, d'érosion des cartilages. L'ankylose peut en être la suite, et quelquefois les accidens qui surviennent sont assez graves pour occasioner la mort des blessés ou pour forcer à pratiquer l'amputation.

De toutes les plaies des jointures, les plus graves sont celle qui sont produites par des corps contondans, et surtout par des projectiles lancés par la poudre à canon. Ces dernières, particulièrement, peuvent facilement induire en erreur les jeunes praticiens, par l'apparence de simplicité qu'elles offrent souvent quand elles sont encore très-récentes : la plaie extérieure a peu d'étendue, le gonflement est peu considérable, la douleur est très-modérée, les mouvemens s'exécutent encore avec assez de facilité, mais au bout de quelques jours, les accidens inflammatoires les plus violens se déclarent, le tétanos peut survenir; et souvent il est trop tard pour secourir utilement les blessés. Il importe donc beaucoup de prendre à temps un parti convenable, et de pratiquer immédiatement l'amputation, lorsque la blessure est assez grave pour qu'on ne puisse pas conserver l'espoir rationnel de sauver le membre. Si la blessure est moins dangereuse, il faut, avant que les accidens ne se soient déclarés, extraire les corps étrangers, le sang épanché, les esquilles, en pratiquant les débridemens nécessaires. Ces premières indications remplies, les moyens qu'il faut ensuite employer doivent avoir pour but de prévenir et de combattre l'inflammation. (MARJOLIN.)

PLANCHER, s. m. On nomme ainsi quelquefois, en anatomie la paroi inférieure d'une cavité : *plancher* des fosses nasales, *plancher* de l'orbite.

PLANTAGINÉES, s. f. pl. Petite famille de plantes Dicotyledones monopétales, à étamines hypogynes, ayant pour type et pour genre principal le plantain (*plantago*), dont elle a tiré son nom. Ses caractères consistent en un calice persistant, à quatre divisions en forme d'écailles; en une corolle monopétale tubuleuse, à quatre lobes; les étamines, au nombre de quatre, insérées a la base de la corolle, sont dressées et plus longues qu'elle. Le fruit est une petite capsule ordinairement à deux loges, s'ouvrant au moyen d'un petit opercule.

Les plantaginées sont des plantes herbacées, annuelles ou vivaces, dont les fleurs très-petites sont généralement disposées en longs épis denses et cylindriques. Les plantes de cette famille sont peu remarquables par leurs propriétés médicales. Les graines, dans le *plantago psylium* et plusieurs autres espèces voisines, contiennent une très-grande quantité de mucilage. Les feuilles et les racines, dans la plupart des espèces de ce genre, ont une saveur astringente. Leur eau distillée, médicament fort peu actif, est employée dans la composition des collyres résolutifs. Cette propriété astringente des racines de plantain serait même assez puissante pour que cette racine devînt fébrifuge. M. le docteur Perret a présenté récemment à la Société des Sciences de Lausanne des observations sur les propriétés fébrifuges des racines de *plantago major*, *plantago minor* et *plantago lanceolata*. Selon ce médecin, ce remède indigène lui a réussi plusieurs fois dans des cas de fièvres intermittentes simples.

(A. RICHARD.)

PLANTAIN, s. m., *plantago*; genre de plantes de la tétandrie monogynie, de la famille des plantaginées, caractérisé par des fleurs hermaphrodites, un calice à quatre divisions profondes, une corolle hypocratériforme, un ovaire surmonté d'un style et d'un stygmate tubulé, et dont le fruit est une pyxide biloculaire dans chaque loge de laquelle sont renfermées une ou plusieurs graines.

Sous le nom de plantain, on emploie indistinctement en médecine plusieurs espèces. Le *plantago arenaria* et le *plantago psyllium*, qui sont annuels, fournissent des graines contenant une très-grande quantité de mucilage qu'elles cèdent facilement à l'eau chaude. La décoction de graines de plantain était très-employée autrefois dans la composition des collyres émolliens. Elle n'a aucun avantage sur les décoctions de guimauve ou de graine de lin.—Le grand plantain (*plantago major*), qui est vivace, et dont la racine et les feuilles sont légèrement astringentes, est employé comme résolutif. C'est à ce titre qu'on emploie, dans les collyres astringens, l'eau distillée de plantain, qui n'a pas beaucoup plus de propriétés que l'eau distillée pure, et qui dans ces cas ne sert que d'excipient pour des substances plus actives.

PLANTAIRE, adj., pris quelquefois subst., *plantaris*, qui appartient à la plante du pied.

PLANTAIRE (l'aponévrose) est dense, fort épaisse et résistante, située à la plante du PIED, s'étendant de la partie postérieure et inférieure du calcanéum, à l'extrémité antérieure des os du métatarse, et transversalement du bord interne au bord externe du pied. En se portant d'arrière en avant, elle se divise en trois portions séparées par deux rainures assez profondes. Les deux portions latérales s'amincissent de plus en plus en avant, se fixent aux bords latéraux du pied, et en dedans elles s'unissent aux fibres de la portion moyenne. La portion latérale externe, dont presque toutes les fibres s'attachent au dernier os métacarpien, recouvre le muscle abducteur du petit orteil, tandis que la portion latérale interne revêt l'adducteur du gros orteil. Les fibres qui composent la portion moyenne de l'aponévrose plantaire se divisent antérieurement, et forment vers l'extrémité du métatarse cinq languettes divergentes qui se subdivisent chacune en deux autres, lesquelles s'enfoncent de bas en haut, en embrassant l'extrémité de chaque os métacarpien, et en se fixant sur ses côtés. Ces languettes offrent des écartemens par lesquels passent les tendons des muscles fléchisseurs, les muscles lombricaux, les vaisseaux et les nerfs plantaires.

Cette aponévrose est recouverte par le tissu fibro-celluleux qui double la peau de la plante du pied, et qui forme des aréoles nombreuses, remplies de vésicules adipeuses, et est en partie adhérente à ce tissu. La face supérieure de l'aponévrose correspond aux muscles adducteur du gros orteil court fléchisseur commun des orteils, et abducteur du petit orteil, dont les fibres lui adhèrent intimement en arrière; au muscle court fléchisseur du gros orteil, court fléchisseur du petit orteil, aux lombricaux, aux vaisseaux et aux nerfs qui se rendent aux orteils. Les fibres qui composent cette aponévrose forment en arrière un faisceau dense et fort épais, et présentent en avant une plus large surface; l'épaisseur de cette partie antérieure de l'aponévrose est bien moindre. Elle protège les parties molles de la plante du pied, et fournit des points d'attaches à plusieurs muscles de cette région.

PLANTAIRE (arcade). *Voyez* artères PLANTAIRES.

PLANTAIRES (artères). Branches de terminaison de la TIBIALE postérieure, qu'on distingue en interne et externe.

L'artère *plantaire interne*, plus petite que l'externe, recouverte d'abord par le ligament annulaire interne, se dirige horizontalement en avant sous l'adducteur du gros orteil en se portant un peu en dedans, passe au-dessous du court fléchisseur du même orteil, et se termine par plusieurs rameaux qui s'anastomosent avec les premiers rameaux collatéraux. Dans son trajet, cette artère donne quelques ramuscules à l'articulation tibio-tarsienne, aux muscles superficiels de la région plantaire, et même aux ligamens plantaires; elle fournit des rameaux plus gros et plus nombreux dans le muscle adducteur du gros orteil, quelques-uns se dirigent en dehors, pénètrent dans le court fléchisseur commun, et se terminent dans la couche fibro-celluleuse et adipeuse et dans l'épaisseur de la peau de la plante du pied, après avoir traversé l'aponévrose plantaire.

L'artère *plantaire externe* semble être la continuation du tronc de la tibiale postérieure, et prend le nom de plantaire, là où commence la plantaire interne. Elle se dirige obliquement en bas, en dehors, le long de la face interne du calcanéum, entre le court fléchisseur commun et l'accessoire du long fléchisseur jusqu'à l'extrémité antérieure du tarse; se portant ensuite horizontalement en avant, et au niveau de l'origine du court fléchisseur du petit orteil, elle se replie en haut et en dedans, pénètre entre le long fléchisseur commun et les interosseux, se rapproche de l'extrémité postérieure du premier os métatarsien, et s'anastomose avec l'artère pédieuse en formant une courbe, nommée *arcade plantaire*, dirigée obliquement en haut et en avant, de sorte que sa convexité répond au métatarse, et sa concavité au tarse.

Cette artère donne d'abord une branche qui se distribue aux muscles adducteurs du gros orteil et court fléchisseur commun des orteils, et des ramuscules plus petits qui se rendent aux muscles fléchisseur commun, accessoire, abducteur du petit orteil, et à la peau. Enfin, ceux qui naissent de l'arcade plantaire, sont distingués en supérieurs, inférieurs, postérieurs et antérieurs.

Les premiers, nommés *perforans*, sont au nombre de trois; ils se portent verticalement à travers les espaces interosseux, donnent quelques ramifications aux muscles qu'ils traversent, et s'anastomosent sur le dos du pied avec les rameaux de la branche métatarsienne de l'artère pédieuse. Les rameaux inférieurs et postérieurs sont peu remarquables, et se distribuent aux muscles superficielles de la région plantaire, à l'accessoire du long fléchisseur et aux ligamens plantaires. Quant aux rameaux antérieurs de l'arcade plantaire, ils sont très-gros, et au nombre de quatre : le premier se porte en dehors, sous le court fléchisseur du petit orteil qui en reçoit quelques ramuscules, et se termine le long du bord externe de cet orteil; les trois autres correspondent aux intervalles interosseux dans la direction desquels ils se portent, fournissent quelques ramifications aux muscles interosseux et aux lombricaux, passent au-dessus du transversal des orteils, et donnent chacun naissance à deux petits rameaux, nommés *perforans antérieurs*, qui traversent verticalement les espaces interosseux, et s'anastomosent aussi avec la branche métatarsienne de l'artère pédieuse. Chaque rameau antérieur de l'arcade plantaire se termine enfin en se divisant en deux rameaux collatéraux qui se portent le long des bords correspondans des orteils, qui s'anastomosent entre eux par arcade, et qui distribuent aussi des ramuscules à la peau et aux gaînes des tendons.

PLANTAIRES (ligamens). Ce sont ceux qui réunissent inférieurement les os du tarse à ceux du métatarse. *Voyez* PIED.

PLANTAIRE (le muscle) ou *plantaire grêle*, s'étend supérieurement de la partie postérieure du condyle externe du fémur, à la partie interne supérieure de la face postérieure du calcanéum.

Ce muscle est long, tendineux dans presque toute son étendue, à l'exception de sa partie supérieure qui est formée par un petit faisceau charnu, arrondi, conique, fixé derrière le condyle externe du fémur par un tendon commun au muscle jumeau externe, adhérent en avant à la capsule articulaire; les fibres charnues se terminent inférieurement à un tendon très-grêle, aplati, qui descend le long et au côté interne du tendon d'Achille avec lequel il se termine au calcanéum.

Le muscle plantaire grêle est recouvert supérieurement par les jumeaux, et inférieurement par la peau. Il est appliqué sur la membrane capsulaire du genou, sur le ligament postérieur de cette articulation, sur les vaisseaux poplités, les muscles poplité et soleaire.

Ce muscle n'existe pas chez quelques sujets. Son action est peu marquée, il est accessoire des jumeaux et soleaire, et contribue à l'extension du pied sur la jambe et de la jambe sur le pied : il peut aussi concourir à la flexion de la jambe sur la cuisse.

PLANTAIRES (les nerfs) sont les branches qui terminent le nerf TIBIAL postérieur; on les distingue en plantaire interne et plantaire externe; leur division a lieu sous la voûte du calcanéum au-dessus de l'origine de l'adducteur du gros orteil.

Le nerf *plantaire interne*, plus gros que l'externe, se porte directement en devant au-dessus du muscle adducteur du gros orteil, près le tendon de son long fléchisseur jusqu'à l'extrémité postérieure du premier os métartasien, donnant d'abord quelques filets aux muscles adducteur du gros orteil, court fléchisseur commun des orteils et à son accessoire. Il se divise ensuite en quatre branches : la première, plus petite que les autres, se dirige un peu obliquement en dedans et en avant au-dessous du muscle court fléchisseur du gros orteil qui en reçoit des filets, et se termine à la partie interne et à la face inférieure de cet orteil. Le seconde branche se porte également en avant entre le premier et le second os métatarsiens, donne quelques filets au court flechisseur du gros orteil et au premier lombrical, et se partage ensuite en deux rameaux dont l'un va au côté externe du premier orteil, et l'autre au côté interne du second. La troisième branche suit une marche analogue après avoir donné un filet au second lombrical, et se rend aux côtés correspondans des second et troisième orteils. La quatrième suit le même trajet, en se terminant le long des côtés des troisième et quatrième orteils, le rameau qui se porte au côté interne du quatrième orteil s'anastomose avec un filet de la branche superficielle du nerf plantaire externe.

Le nerf *plantaire externe* se dirige obliquement en avant et en dehors entre le court fléchisseur commun des orteils et l'accessoire du long fléchisseur, qui en reçoivent des filets, et parvenu à l'extrémité postérieure du cinquième os métatarsien, il se divise en deux branches, l'une profonde et l'autre superficielle. La première donne d'abord un filet au court fléchisseur du petit orteil, se dirige en avant, en dedans et un peu en haut entre le muscle abducteur du gros orteil et les interosseux, et se termine par plusieurs filets qui se répandent dans ces muscles et dans le transversal des orteils. La seconde branche ou superficielle se porte aussi en avant, et se divise en deux rameaux dont l'externe se distribue au court fléchisseur du petit orteil et au côté externe de ce doigt, tandis que l'interne donne un filet au quatrième lombrical, communique avec le nerf plantaire interne, et se divise en deux filets qui se portent le long du côté externe du quatrième orteil et au côté interne du cinquième.

PLANTAIRES (régions). Nom donné aux diverses parties de la plante du PIED, qu'on distingue ordinairement en externe, moyenne et interne.

PLANTAIRES (veines). Elles suivent le même trajet que les artères.

PLANTE (du pied), région inférieure du PIED.

(MARJOLIN.)

PLASTIQUE, adj., *plasticus*, de πλάσσω, former, qui forme. On a désigné ainsi l'une des variétés de la force vitale (force plastique, force de formation) qui est supposée présider aux phénomènes de génération, de nutrition, de reproduction et de réparation des tissus, dans les corps organisés. *Voyez* FORCE.

PLATINE, s. m., métal rangé dans la sixième classe (*Voyez* MÉTAL). Il existe combiné avec plusieurs autres substances, principalement aux Indes occidentales, à Choco, à Barbacoas, au Brésil : on en trouve aussi dans la mine d'argent de Guadalcanal en Espagne. Il est presque aussi blanc et aussi brillant que l'argent, très-ductile et très-malléable; il a beaucoup de ténacité et assez de dureté; sa pesanteur spécifique est de 20, 98 quand il n'a pas été forgé. On ne peut le fondre qu'à une température très-élevée, celle que l'on obtient, par exemple, en faisant arriver un courant de gaz oxigène sur le charbon, ou à l'aide du chalumeau de Brook. Il n'éprouve aucune altération de la part de l'*oxygène*, ni de l'*air* atmosphérique, quelle que soit la température; cependant il existe deux oxydes de platine que l'on obtient par des moyens indirects. Le *phosphore* et le *soufre* se combinent directement avec lui. La plupart des métaux peuvent s'allier au platine. Parmi les acides, l'*eau régale* seule jouit de la propriété de l'attaquer et de le dissoudre. La potasse, la soude ou le nitrate de potasse fondus dans un creuset de ce métal, agissent sur lui et il se produit une poudre noire que l'acide hydrochlorique transforme en hydrochlorate de platine et de potasse. On emploie le platine pour préparer des cornues, des creusets, des capsules, etc.

PLATINE (oxydes de). MM. Chenevix et Berzélius admettent deux oxydes de platine : le protoxyde est noir et le deutoxyde orangé. Ils sont inusités.

PLATINE (sels de). Le sulfate et le nitrate de platine sont trop peu importans pour que nous nous en occupions. Il n'en est pas de même de l'*hydrochlorate* dont on se sert journellement comme réactif pour reconnaître les préparations de potasse et de soude. Ce sel est en cristaux bruns ou sous la forme d'un liquide jaune ou rougeâtre, d'une saveur styptique désagréable. Il attire l'humidité de l'air et se dissout très-bien dans l'eau : cette dissolution est précipitée en jaune serin par l'hydrocyanate ferruré de potasse. Le sulfate de protoxyde de fer ne la trouble point. L'acide hydrosulfurique n'agit point sur elle. Les hydrosulfates la précipitent en noir. La *soude* et les *sels de soude* forment avec elle un *hydrochlorate double soluble;* la *potasse*, les *sels de potasse*, l'*ammoniaque* et les *sels ammoniacaux* la précipitent en jaune serin, pourvu que les dissolutions ne soient pas très-affaiblies. On obtient ce sel, en dissolvant dans l'eau régale, à l'aide de la chaleur, le platine purifié.

(ORFILA.)

PLEIN, adj., *plenus;* on désigne ainsi le pouls, lorsque l'artère paraît distendu par un large flot de sang. *Voyez* POULS.

PLÉNITUDE, s. f., *plenitudo.* Ce mot, presque abandonné aujourd'hui au langage vulgaire, était jadis synonyme de *pléthore. Voyez* ce mot.

PLÉTHORE, s. f., *plethora;* de πληθώρα, réplétion. Il y a *pléthore*, lorsque le système circulatoire se trouve contenir une quantité de sang plus considérable que ne l'exigent les besoins de l'organisme.

Certains médecins prétendent que le sang n'existe jamais en trop grande quantité dans l'économie, parce que les forces dont elle est animée tendent à la débarrasser de toute espèce de surcharge, au moyen d'excrétions proportionnellement plus abondantes. Bien qu'en général ces efforts de l'organisme, pour maintenir une sorte d'équilibre, soient très-réels, il n'en est pas moins vrai que l'on voit souvent des sujets avoir plus de sang, et d'autres moins qu'il ne leur en faudrait; d'où résultent deux états opposés, la pléthore et l'anémie. Tous les deux sont compatibles avec la santé, tant qu'ils restent dans certaines limites; mais il vient un moment où des accidens plus ou moins prononcés sont produits par le défaut, aussi bien que par l'excès de sang, qui doit seul m'occuper ici.

A l'exemple de Galien (*de plenitudine*), Baillou, Fernel, Rivière, etc., admirent deux espèces de réplétion sanguine. Plus tard, on crut en avoir découvert deux autres, et on en eût ainsi quatre espèces, savoir: 1° la pléthore vraie ou absolue (*plethora ad vasa*), 2° la pléthore apparente ou fausse (*plethora ad volumen*), 3° la pléthore relative à l'espace (*plethora ad spatium*), 4° la pléthore relative aux forces (*plethora ad vires*).

Dans la première espèce ou pléthore vraie, la surabondance du sang se maintient d'une façon permanente; dans la seconde espèce, elle n'a lieu que passagèrement, comme lors de la turgescence générale que produit une grande et brusque élévation de la température; dans la troisième espèce, quoique la quantité absolue du sang n'ait pas augmenté, sa quantité relative se trouve néanmoins trop forte, comme il arrive quelquefois après les grandes amputations; enfin, dans la quatrième espèce de pléthore, on suppose qu'un individu, sans avoir absolument trop de sang, par rapport à la masse totale de son corps, se trouve toutefois en être surchargé relativement à l'état actuel de ses forces et à la somme des pertes qu'il doit réparer. Mais si, au lieu de s'arrêter à considérer uniquement en elles-mêmes les conditions sur lesquelles repose la distinction de la pléthore en quatre espèces, on cherche à les apprécier dans leur résultat, on les verra toutes en amener un absolument identique, savoir : plus de sang que n'en comporte l'état de parfait équilibre auquel tend l'économie. Par conséquent je me crois fondé à ne reconnaître, avec Graanen, qu'une seule et même espèce de pléthore. Je me garderai bien également d'admettre, à l'exemple de quelques médecins, une pléthore bilieuse, lymphatique, spermatique, etc. En effet, les phénomènes caractéristiques de ces différens états, que l'on a cherché à rapprocher en leur donnant le même nom générique, ont vraiment trop peu de rapports entre eux, et surtout diffèrent trop des accidens produits par la pléthore telle que nous l'entendons, pour pouvoir en aucune manière leur être assimilés.

Deux causes différentes, tantôt isolées, tantôt réunies, contribuent à produire la pléthore, savoir : 1° l'introduction dans le sang d'une quantité plus grande de matériaux que n'exige l'entretien du corps; 2° la retention, dans ce liquide, de substances qui auraient dû en sortir par les excrétions. Au premier cas, appartient la pléthore produite par excès de nourriture; au second, celle qui survient par le défaut d'exercice, par la suppression d'une évacuation habituelle telle qu'une saignée, un exutoire, etc. Il est bien vrai que certains sujets sont, par des causes purement individuelles, spécialement disposés à la pléthore. Ainsi elle est plus fréquente chez les femmes que chez les hommes, plus fréquente encore chez ces derniers que chez les enfans dont les excrétions abondantes et rapides éliminent facilement la portion de principes nutritifs surabondante aux besoins de l'accroissement. Cependant on ne la voit jamais survenir sans l'influence manifeste des causes précédemment indiquées, si ce n'est peut-être au printems, époque durant laquelle une douce chaleur succédant au froid et d'autres conditions météorologiques non moins actives semblent rendre la sanguification plus abondante à quantité égale d'alimens. Il est encore vrai qu'on pourrait attribuer à un travail particulier de l'organisme la réplétion sanguine à laquelle les femmes enceintes sont si exposées (*voyez* GROSSESSE), si on n'aimait pas mieux la voir produite par ses deux causes ordinaires : l'excès d'alimentation et le défaut d'exercice, qu'il est très-fréquent de trouver réunis chez les femmes grosses.

En général on observe la pléthore sur des sujets gras. Néanmoins les sujets maigres n'en sont pas entièrement à l'abri, et il est facile de s'en rendre raison, puisque ceux d'entre eux qui sont destinés à prendre un grand embonpoint doivent d'abord commencer par faire beaucoup de sang. Toutefois il lui est d'autant plus facile de naître, une fois l'obésité survenue, qu'alors l'excédant de l'assimilation ne peut plus être employé comme il l'était avant. Bornée à son premier degré, qu'à l'exemple de M. Chomel j'appellerai physiologique, elle ne produit pas d'incommodité assez forte pour attirer l'attention de ceux qu'elle affecte; seulement on croit avoir remarqué qu'ils sont lourds, disposés au sommeil, moins aptes que les autres à supporter les travaux de l'esprit et du corps, et surtout plus exposés à tomber malades après un exercice violent.

Quand la pléthore est arrivée à ce point qui la constitue état pathologique, on voit survenir des accidens plus ou moins prononcés, très-exactement décrits par M. Calemard Lafayette, tels que dégoût, anorexie, lassitudes vagues, pesanteurs et douleurs de tête, tintemens d'oreilles, somnolence, sommeil lourd, interrompu par des rêves fatigans ; bouffées passagères de chaleur, rougeur et sorte de turgescence de la face; quelquefois apparence des objets colorés en rouge, etc. Tantôt quelques jours de diète, ou seulement une légère diminution dans la quantité des alimens suffisent pour dissiper ces symptômes, et l'on dit alors que la pléthore s'est guérie d'elle-même : d'autrefois ils persistent, s'aggravent, et finissent par donner lieu à une fièvre inflammatoire ; à une congestion sur un organe quelconque, à une hémorrhagie, à une phlegmasie, etc.

Bien qu'une fois déclarée, chacune de ces maladies exige un traitement approprié à sa nature, il est cependant toujours très-important d'avoir égard à l'état général qui l'a précédée. Je dis état général, car il ne me semble pas que l'on doive admettre, comme le font presque tous les auteurs, une *pléthore générale* et une *pléthore locale*, puisque l'affection qui pourrait recevoir ce dernier titre est une congestion pure et simple, lorsqu'elle existe seule ; et une complication de la pléthore, quand elle se montre à sa suite. En effet, il y a toujours dans ce dernier cas, comme dans le premier, un mouvement, un travail local, dans la partie vers laquelle afflue le sang (*voyez* IRRITATION), ce qui n'empêche pourtant pas ce mouvement fluxionnaire d'être souvent sollicité, et sans doute aussi puissamment activé par l'existence de la réplétion générale. Il ne faut donc pas attendre pour la combattre, qu'elle ait déterminé quelques-uns des accidens qui peuvent en être le résultat; seulement, la conduite du médecin devra être différente, suivant qu'il sera appelé avant ou après leur apparition.

Dans ce dernier cas, et lorsque par exemple un organe important est le siége d'une congestion plus ou moins grave, il faut chercher à la dissiper par les secours les plus prompts et les plus efficaces, tels que les saignées générales et locales, la diète absolue, les boissons délayantes données abondamment, etc. Quand au contraire les malades n'éprouvent que les phénomènes généraux de la pléthore, ceux qui précèdent ordinairement la *localisation*, on fait une médecine moins active. Souvent alors un peu de diète et de repos, quelques bains, l'usage des légers laxatifs et des boissons délayantes, suffisent pour dissiper l'orage. En pareilles circontances, on doit s'abstenir des saignées générales, non qu'elles ne soient très-capables de remédier promptement aux symptômes existans, mais parce qu'elles accoutument l'économie à une déplétion factice qui, si elle est omise, devient elle-même une cause de pléthore. C'est assez dire qu'on devra principalement employer la médecine prophylactique contre cette affection : et comme son développement n'a jamais lieu que sous l'influence de causes faciles à apprécier, on sera toujours à peu près sûr de le prévenir, si à l'habitude d'un régime sobre et délayant, d'un exercice convenable, on joint l'attention de fuir les lieux chauds et renfermés; si l'on habite un appartement frais et bien aéré, ayant soin de coucher sur un lit un peu dur, la tête élevée; en un mot, d'observer toutes les précautions qui ont été indiquées, comme propres à prévenir le coup de sang. (*Voyez* ce mot.) Ajoutons qu'elles deviennent surtout nécessaires pour ceux que leur idiosyncrasie dispose d'une manière spéciale à la pléthore. (ROCHOUX.)

PLÉTHORIQUE, adj., *plethoricus;* qui est affecté de pléthore, qui a rapport à la pléthore. Quelques auteurs ont désigné sous le nom de *fièvre pléthorique*, la fièvre inflammatoire ou angioténique.

PLEURÉSIE, s. f., *pleuritis*. Ce mot est depuis long-temps en usage dans le langage médical; mais il n'a pas toujours eu l'acception qu'on lui donne aujourd'hui. Dans les écrits d'Hippocrate, le mot πλευριτις exprime toute espèce de douleur de côté, et spécialement celle qui est aiguë et accompagnée de fièvre. Depuis cette époque et jusque dans le dernier siècle, de fréquentes discussions ont eu lieu sur le siége de cette douleur, que les uns plaçaient dans la plèvre, les autres dans les poumons. Les travaux de M. Pinel, sur les inflammations des membranes séreuses, ont mis fin à ces controverses qui paraissaient interminables, et le mot pleurésie n'est plus employé aujourd'hui que pour désigner l'inflammation de la plèvre.

La pleurésie se montre sous des formes si variées, qu'on ne saurait les réunir dans une même description. Elle peut être aiguë ou chronique, occuper une seule plèvre ou ces deux membranes à la fois, être bornée à une portion de l'une d'elles; se montrer escortée de phénomènes généraux variés, ou compliquée avec d'autres affections, dont elle est quelquefois la conséquence; elle peut être latente.

PLEURÉSIE AIGUE. Comme la pneumonie, avec laquelle elle règne presque toujours, elle est plus commune dans l'hiver et au printemps que dans les autres saisons; la fréquence de ces deux maladies, à cette époque, devient souvent telle qu'elles peuvent être regardées comme épidémiques; il n'est pas très-rare de voir alors les pleuro-pneumonies être pour un tiers, quelquefois même pour moitié, dans le nombre des maladies aiguës. Les conditions qui rendent ces phlegmasies plus communes en hiver et au printemps, et celles qui les rendent, à ces époques, plus fréquentes encore dans quelques années que dans les autres, ne sont pas connues; mais le fait en lui-même n'est contesté par personne.

Parmi les causes assignées par les auteurs à la pleurésie, les unes appartiennent à toutes les inflammations (*voy.* ce mot), les autres sont particulières à celle de la plèvre. Parmi ces dernières, on a surtout signalé le tempérament sanguin, l'âge adulte, le sexe masculin, un genre de vie actif; et en réunissant un nombre convenable d'observations, on reconnaît qu'en effet ces conditions ne sont pas sans influence dans la production de la pleurésie. (*Voyez* PNEUMONIE.) Quelques auteurs ont aussi prétendu que l'action du froid était la cause déterminante de cette maladie; ainsi, le passage d'un endroit chaud dans un endroit froid, le repos ou le sommeil dans un lieu frais ou dans un courant d'air, l'usage de vêtemens trop légers ou ne recouvrant pas la poitrine, le frisson qui marque le premier stade d'une fièvre intermittente, leur ont paru être les causes les plus ordinaires de la pleurésie; et leur opinion est aujourd'hui appuyée sur l'opinion populaire à laquelle vraisemblablement elle a autrefois donné naissance; car la plupart des préjugés en médecine ont passé des médecins au peuple, plutôt que du peuple aux médecins. Si l'on interroge avec soin un certain nombre de malades atteints de pleurésie, il est facile de se convaincre d'abord que beaucoup d'entr'eux n'ont pas été exposés à l'action du froid, et que le petit nombre de ceux sur lesquels cette cause a agi s'étaient exposés cent fois, mille fois à un froid aussi vif sans avoir été atteints de pleurésie ou de tout autre maladie. N'en résulte-t-il pas clairement que l'impression du froid n'est ici qu'une cause occasionelle d'un ordre très-secondaire, et qui exige le concours d'une autre cause qui nous échappe et qui est cependant la cause principale, au moins dans la très-grande majorité des cas; je dirais dans tous, si dans quelques-uns la pleurésie n'était pas produite par des causes extérieures manifestes, telles que des contusions de la poitrine, des plaies pénétrantes, par instrumens piquans, tranchans, ou par armes à feu, un corps étranger resté dans la cavité de la plèvre. Ici la cause extérieure est vraiment déterminante : elle agit indépendamment de toute disposition interne.

La pleurésie est souvent précédée de plusieurs jours de malaise, d'inaptitude aux actions ordinaires, de sensibilité au froid extérieur, de lassitudes générales, de douleurs vagues dans les membres. Quelquefois aussi son invasion est brusque, elle surprend en quelque sorte dans la plénitude de la santé. Enfin, dans quelques cas plus rares, elle est précédée, pendant quelques jours, d'un état inaccoutumé de force dont l'individu s'étonne et se félicite.

La pleurésie aiguë débute communément par un frisson plus ou moins intense suivi de chaleur. Une douleur aiguë dans un des côtés de la poitrine succède ordinairement au frisson et quelquefois le précède. A cette douleur qui augmente dans les efforts respiratoires, se joignent la gêne de la respiration, une toux sèche, un appareil fébrile plus ou moins intense, et plus tard, l'obscurcissement du son du côté affecté, l'égophonie, la respiration bronchique, puis l'absence totale du bruit respiratoire, et dans quelques cas enfin, une dilatation remarquable du côté affecté.

La douleur est un des symptômes les plus constans de la pleurésie; c'est celui dont le malade se plaint davantage et celui qui appelle spécialement l'attention du médecin et le dirige dans l'examen ultérieur. Cette douleur est pongitive, elle augmente par la toux, par l'inspiration, par la pression la plus légère surtout entre deux côtes, par le décubitus sur le côté affecté; elle diminue dans les conditions opposées et cesse momentanément de se faire sentir quand la respiration est suspendue; elle est comparée par quelques malades à un trait qui s'enfonce d'autant plus que la poitrine se dilate davantage; elle devient déchirante dans la toux et l'éternuement. Elle occupe presque toujours le voisinage du mammelon et ne s'y fait sentir que dans un point très-borné, même dans les cas où l'inflammation a envahi toute l'étendue de la plèvre. Morgagni cherchait à expliquer cette particularité par la plus grande mobilité que présente ce point de la poitrine, également éloigné du sommet et de la base du thorax, du rachis et du sternum, où les mouvemens des côtes sont ou nuls ou moins sensibles. Pour que cette explication fût plausible, il faudrait que la douleur fût partout proportionnée à la mobilité, et, dans ce cas, elle devrait se prolonger en diminuant depuis le mammelon jusqu'aux points les moins mobiles. Mais il n'en est pas ainsi, au moins dans la très-grande majorité des cas : la douleur est bornée à un seul point; elle y est très-aiguë; elle est nulle à quelques lignes de ce point : aussi le phénomène qui nous occupe est-il encore du nombre de ceux qu'on n'a point expliqués. Du reste, la douleur pleurétique n'est pas toujours bornée au mammelon; quelquefois elle est diffuse et s'étend à toute une région, et dans quelques cas même à tout un côté de la poitrine; c'est alors une sorte d'endolorissement général, que la pression et surtout la percussion exaspèrent, plutôt qu'une douleur aiguë. Quels que soient le siége et l'intensité de la douleur, elle n'est pas continue chez tous les sujets : chez quelques-uns elle cesse pendant le jour et ne se reproduit que le soir pendant le paroxysme; chez d'autres, elle ne se fait sentir que pendant la toux, ou même elle est si faible qu'il faut appeler l'attention des malades sur ce qui se passe en eux dans les grands efforts respiratoires, pour qu'ils la remarquent; chez quelques-uns enfin, elle manque complétement. Une sensation de chaleur accompagne quelquefois la douleur, et s'étend à tout le côté affecté; mais ce symptôme est beaucoup moins constant et surtout bien moins remarquable que le premier.

A ces deux phénomènes, se joint toujours une gêne plus ou moins grande de la respiration, qui est courte, fréquente, interrompue par la douleur qui s'accroît à mesure que le thorax se dilate. On a dit que cette dilatation avait lieu principalement par le diaphragme quand l'inflammation occupe la plèvre-costale, et par les côtes quand elle occupe le diaphragme; mais les cas où l'inflammation est ainsi circonscrite sont rares, et chez la plupart des malades atteints de pleurésie, la dilatation de la poitrine a lieu à la fois, bien que très-incomplétement, par le diaphragme et par les côtes. La gêne de la respiration n'est pas toujours sensible pour les malades, et si on les interroge sur ce point, quelques-uns répondent négativement; mais si on les observe avec attention, on se convainc facilement que la respiration est accélérée, et cette accélération devient bien plus marquée encore si on les fait parler, ou si on leur fait exécuter quelque mouvement. Outre la gêne de la respiration, les pleurétiques ont presque toujours une toux dont le rhythme a quelque chose de spécial et presque de caractéristique : elle a lieu malgré les efforts que fait, pour la comprimer, le malade, qui ne cède que malgré lui au besoin de tousser; elle est accompagnée souvent de contractions des muscles du visage et des membres qui expriment à la fois la douleur qu'elle produit et la résistance qui lui est opposée. Elle est ordinairement sèche : toutefois, à la suite de la toux, quelques malades rejètent avec effort une matière blanchâtre, spumeuse, analogue à la salive mêlée avec de l'air; d'autres, un peu de mucus offrant quelquefois des stries de sang, quand les secousses de la toux ont été très-fortes. La parole est ordinairement faible, entrecoupée, le malade ne prononce que quelques syllabes de suite, souvent même il s'arrête au milieu des mots pour respirer.

Si l'on découvre la poitrine du malade, si l'on examine attentivement et si l'on compare les mouvemens du thorax du côté sain et du côté malade, pendant l'inspiration et l'expiration, on observe quelquefois une différence sensible entre les mouvemens respiratoires à droite et à gauche : ces mouvemens sont moins étendus du côté affecté; mais dans la plupart des cas, cette différence est ou nulle, ou tout au moins difficile à saisir.

A ces phénomènes locaux se joint un appareil fébrile dont l'intensité est communément subordonnée à celle de l'inflammation de la plèvre. Le malade est obligé de prendre et de garder le lit; il s'y tient ordinairement couché sur le dos, la tête un peu élevée; quelquefois il s'incline sur le côté sain; la face est rouge, la soif vive, l'appétit nul, la langue blanche ou rougeâtre; le pouls est fréquent; il est petit et concentré quand la douleur est aiguë, dur et quelquefois développé quand la douleur est médiocre; la chaleur est augmentée, la peau tantôt sèche, tantôt humide; l'urine est le plus souvent rouge et peu abondante; le sommeil nul ou interrompu et inquiet; les facultés intellectuelles sont rarement dérangées; quelquefois néanmoins, les malades ont du délire, soit momentanément, soit même pendant plusieurs jours.

Tels sont les premiers symptômes que présente la pleurésie; dans quelques cas, après avoir persisté pendant deux à trois jours, ces symptômes diminuent peu à peu ou rapidement, et le malade entre en convalescence. Le son rendu par la percussion de la poitrine est resté clair, et l'auscultation n'a rien fait distinguer autre chose qu'une diminution notable dans la force du bruit respiratoire; c'est à ces pleurésies que M. Andral a donné le nom de *pleurésies sèches*, parce que, selon lui, aucune exhalation morbide n'a eu lieu à la surface de la plèvre. M. Laennec nie l'existence de cette espèce de pleurésie, et pense qu'il n'y a pas d'inflammation de la plèvre sans exhalation morbide. Je partage, sous un point de vue, cette dernière opinion ; et j'estime qu'en anatomie pathologique on ne doit reconnaître de pleurésie que lorsqu'il existe dans la plèvre un liquide trouble ou des fausses membranes. Mais je crois aussi que, dans quelques cas où l'exhalation est très-peu considérable, et presque solide, le phénomène de l'égophonie peut n'avoir pas lieu, et le son reste clair. J'admettrai donc ainsi, non une pleurésie sèche, mais une pleurésie sans épanchement, très-distincte de la pleurésie avec épanchement, dont il nous reste à parler.

Dans les cas où les symptômes de la pleurésie continuent à augmenter après le troisième et le quatrième jour, il est très-rare que de nouveaux phénomènes, fournis par la percussion et l'auscultation de la poitrine, ne s'ajoutent pas aux premiers, et ne fassent pas reconnaître l'existence d'un liquide qui, quelquefois, est évidente beaucoup plus tôt.

Si l'on pratique avec soin la percussion de la poitrine, on reconnaît souvent, dès le premier jour, et quelquefois même, dès les premières heures de la maladie, une différence très-remarquable dans la sonoréité des deux côtés. Du côté sain, le son est clair; il est obscur ou mat du côté affecté. Si l'épanchement est très-peu considérable, le liquide, plus lourd que le poumon, s'amasse à la partie la plus déclive, et c'est seulement à la partie postérieure et inférieure de la poitrine, que le son est mat; mais si la quantité du liquide épanché augmente, le son devient obscur dans tout le côté malade. La poitrine, comme l'a fait remarquer M. Laennec, est une cavité pleine, dans laquelle les liquides ne peuvent pas obéir à la pesanteur, comme ils le font dans un vase : le poumon offrant dans tous les sens une élasticité et par conséquent une résistance égale, le liquide, pour peu qu'il soit abondant, se trouve répandu partout entre le poumon et les parois thoraciques, sauf le cas où d'anciennes adhérences y mettent obstacle.

L'auscultation médiate ou immédiate de la poitrine fournit des phénomènes plus importans encore que ceux qu'on obtient par la percussion; ces derniers sont à peu près les mêmes dans la pleurésie et dans la pneumonie; ceux qu'on obtient par l'auscultation, au contraire, sont différens dans ces deux maladies. Si l'on ausculte comparativement avec l'oreille nue ou armée du stéthoscope les deux côtés de la poitrine, au début de la pleurésie, on trouve communément une différence notable dans l'intensité du bruit respiratoire : il est plus faible du côté affecté que du côté sain, où il n'a pas non plus la même force que dans l'état naturel. L'augmentation de la douleur dans l'inspiration, et la nécessité où est le malade de respirer le moins possible, surtout du côté affecté, expliquent ce double phénomène, le seul que fournisse l'auscultation, jusqu'à ce qu'un liquide soit épanché dans la plèvre. Si l'on fait alors parler le malade, sa voix, qui n'offre aux assistans aucun changement remarquable, présente à l'oreille de celui qui ausculte la poitrine du côté affecté une altération très-remarquable : elle est aigre, tremblottante, saccadée, comme celle d'une chèvre, et semble être l'écho de la voix du malade, plutôt que cette voix elle-même; si ce phénomène, auquel on a donné le nom d'*égophonie*, a lieu dans un point voisin d'un gros tronc bronchique, vers la racine du poumon, par exemple, il s'y joint un retentissement remarquable, et sous l'influence de ces deux conditions réunies, la voix du malade offre des modifications qui la rapprochent, soit de celle que détermine un jeton placé entre les dents et les lèvres d'un homme qui parle, soit de cette espèce de bredouillement qui constitue le langage de *polichinelle*. L'égophonie est surtout apparente, quand l'épanchement est médiocre; elle se fait particulièrement entendre entre le rachis et l'omoplate, au pourtour de ce dernier os; et dans une zone de deux à trois pouces de large, étendue entre l'omoplate et la mamelle. Elle est quelquefois sensible dès le premier jour; elle devient en général plus tranchée les jours suivans, et disparaît ensuite, soit parce que l'épanchement est résorbé, soit parce qu'il est devenu très-considérable : dans ces deux conditions opposées, l'égophonie cesse également de se produire.

Tous les malades chez lesquels il existe de l'égophonie offrent un autre phénomène aussi constant, et d'une importance égale. L'oreille appliquée sur la poitrine, pendant les mouvemens alternatifs de la respiration, distingue, au lieu du bruit respiratoire naturel, un bruit semblable à celui que produit l'air en traversant un conduit d'une certaine largeur, et auquel M. Laennec a donné le nom de *respiration bronchique*. Ce médecin pense qu'il est dû à ce que l'air inspiré s'arrête dans les bronches comprimées et aplaties par l'épanchement pleurétique; mais alors comment ce même bruit s'entendrait-il dans l'expiration? n'est-il pas plus vraisemblable qu'il est produit par le passage de l'air dans le larynx et l'arrière-bouche, pendant l'inspiration et l'expiration, et qu'il est transmis à l'oreille appliquée sur la poitrine de la même manière que la voix, qui est produite et articulée dans les mêmes organes. Quoi qu'il en soit, sur la production et la transmission de ce bruit particulier, il constitue un des phénomènes les plus remarquables, un des signes les plus certains de l'épanchement pleurétique. Il se fait entendre surtout là où l'égophonie est manifeste; il en est en quelque sorte la contre-preuve : du reste, il est d'autant plus marqué que le malade respire plus vite.

Ainsi lorsque la pleurésie a donné lieu à l'épanchement d'un liquide dont la quantité est médiocre, l'obscurité du son, l'égophonie et la respiration bronchique font connaître le degré auquel la maladie est parvenue. Elle peut alors se terminer heureusement et promptement par la résorption du liquide; mais la quantité du liquide épanché peut aussi devenir plus considérable et la maladie beaucoup plus grave. Ordinairement alors, et c'est le plus souvent, du septième au quatorzième jour que cette exaspération a lieu, la douleur de côté cesse de se faire sentir, quelquefois même le malade éprouve moins d'oppression; mais la fréquence du pouls augmente, la physionomie s'altère, le malaise persiste, et des signes non équivoques font connaître que la quantité de liquide devient de jour en jour plus considérable : le son rendu par le côté affecté est mat dans une plus grande étendue et à un plus haut degré; le bruit respiratoire est plus faible encore qu'il ne l'avait été; il devient même absolument nul dans une grande partie ou dans la totalité de la poitrine. Si après avoir fait déshabiller le malade, on examine comparativement les deux côtés de la poitrine, celui qui est le siége de la maladie paraît agrandi. Cette dilatation d'un côté de la poitrine n'est pas seulement apparente, elle est réelle, et si l'on mesure soigneusement avec un cordon, à la même hauteur, le côté sain et le côté malade, la différence est souvent d'un pouce et quelquefois plus.

La pleurésie qui a donné lieu à un épanchement aussi considérable est toujours accompagnée d'un grand danger et se termine souvent par la mort. Toutefois la guérison n'est pas impossible; on peut même estimer sans exagération qu'elle a lieu dans la moitié des cas. Une diminution graduelle dans l'intensité des symptômes locaux et généraux doit faire présumer que la résorption s'opère : on en a la certitude si en même temps la respiration devient plus pleine et moins fréquente, si le son est moins mat, si le bruit respiratoire se fait entendre d'abord faible et lointain, puis plus rapproché et plus fort. Ce bruit reparaît d'abord dans les points où il avait disparu plus tard : ainsi on l'entend successivement le long du rachis, puis au sommet de la poitrine, sous l'omoplate et enfin vers la partie inférieure de la poitrine. Dans les cas où l'égophonie, après s'être fait entendre pendant quelques jours ou seulement quelques heures, n'a plus existé, elle devient de nouveau très-distincte, puis disparaît pour ne plus se reproduire : en même temps le pouls se ralentit, les forces reviennent, le malade retrouve de l'appétit et du sommeil. En général, quand une pleurésie de ce genre s'est terminée heureusement, le malade conserve de l'oppression, le bruit respiratoire reste faible long-temps, plusieurs mois, souvent davantage, dans le côté de la poitrine qui a été le siége de l'épanchement; la sonoréité ne se rétablit de même que très-lentement; et chez quelques sujets il existe pendant toute la vie une différence notable entre les deux côtés de la poitrine, sous le double rapport de l'auscultation et de la percussion.

Dans d'autres cas, la résorption du liquide épanché n'a pas lieu; et soit que sa quantité augmente, soit que restant la même, le sujet s'affaiblisse peu à peu par la seule prolongation du mal, soit enfin que le liquide acquière des qualités plus nuisibles, le malade s'épuise, et finit par succomber, tantôt par les seuls progrès de la pleurésie, tantôt par le concours d'une affection secondaire, d'une diarrhée intense, par exemple, qui en précipite le terme.

Dans quelques cas enfin le liquide contenu dans la plèvre se fait jour au travers, soit des parois thoraciques, soit du parenchyme des poumons; mais comme ce mode de terminaison est beaucoup moins rare dans la pleurésie chronique que dans la pleurésie aiguë, nous y reviendrons en faisant l'histoire de celle-là. *Voyez* PLEURÉSIE CHRONIQUE.

Tels sont les phénomènes particuliers que présente la pleurésie aiguë dans ses trois principaux degrés d'intensité, c'est-à-dire selon qu'elle est sans épanchement, avec un épanchement médiocre, avec un épanchement considérable. Quelle que soit celle de ces trois formes qu'elle affecte, elle présente pendant son cours des redoublemens qui ont spécialement lieu le soir et qui sont marqués par l'exaspération ou le retour de la douleur et de la toux, par une gêne plus grande de la respiration, par la rougeur de la face, l'accélération du pouls, l'élévation de la chaleur et une augmentation dans le malaise général : une sueur abondante en marque quelquefois le déclin.

La pleurésie la plus légère, comme la plus grave, présente quelquefois vers sa terminaison des phénomènes critiques. Ceux qu'on a observés le plus souvent sont des urines sédimenteuses, des sueurs abondantes, des selles copieuses et liées, diverses hémorrhagies, l'éruption de pustules croûteuses sur les lèvres, de vésicules miliaires sur toute la peau, de phlegmons dans le tissu cellulaire sous-cutané, le développement d'une douleur rhumatismale dans une des épaules ou dans quelque autre point des parois thoraciques, et plus souvent une sécrétion abondante de matières muqueuses dans les bronches. Mais dans le plus grand nombre des cas, peut-être à raison du traitement actif qu'on lui oppose communément, la pleurésie aiguë n'offre à son déclin aucun phénomène critique remarquable.

On voit, d'après ce que nous avons dit, que la pleurésie, comme les autres inflammations séreuses, diffère dans sa marche, comme dans ses modes de terminaison, des autres phlegmasies, et particulièrement de celles du tissu lamineux, qu'on présente toujours comme le type de toute inflammation. Ici il n'y a ni résolution à espérer, ni gangrène, ni induration à redouter; le danger est proportionné à l'étendue de la phlegmasie, à l'abondance et sans doute à la nature du liquide épanché.

Lorsqu'une pleurésie s'est terminée heureusement, il reste quelquefois de la gêne dans la respiration, de la douleur, surtout dans les grands efforts respiratoires, et une toux sèche. Ces phénomènes étaient autrefois attribués aux adhérences qui s'établissent, au déclin de l'inflammation, entre les surfaces contiguës de la plèvre. Peut-être aussi sont-ils liés à quelqu'autre lésion, comme à une altération du parenchyme pulmonaire, qui, par suite de la compression plus ou moins longue à laquelle il a été soumis, peut être resté moins perméable à l'air, moins apte à opérer sur le sang veineux les changemens qu'il doit subir en traversant les poumons.

Nous avons décrit d'abord la pleurésie aiguë la plus commune, celle qui occupe une des plèvres dans toute son étendue. Nous allons indiquer maintenant les modifications qu'elle présente dans les cas où elle affecte les deux plèvres à la fois, et dans ceux où elle est bornée à une portion de l'une d'elles.

Pleurésie double.—C'est le nom qu'on donne à l'inflammation qui attaque à la fois les deux plèvres : elle diffère principalement de celle qui est bornée à un des côtés de la poitrine par une dyspnée plus considérable et par des symptômes généraux plus intenses. Quelques malades accusent deux points pleurétiques, l'un à droite, l'autre à gauche; d'autres, un seul; d'autres n'en éprouvent aucun : peut-être même l'absence de douleur est-elle plus fréquente dans l'inflammation qui s'étend aux deux plèvres, que dans celle qui est bornée à une seule. Dans la plupart des cas, un épanchement se forme, et alors l'égophonie et l'obscurité du son ne laissent aucune incertitude sur la nature de la maladie. Toutefois il faut avoir présent à l'esprit que les signes fournis par la percussion, dans la pleurésie double, sont moins sûrs que dans l'espèce précédente, parce que les deux côtés rendent à la fois un son également obscur, et qu'on manque de point de comparaison. Cependant il est rare que cette pleurésie ne se montre pas avec des signes assez évidens pour être reconnue. L'inflammation des deux plèvres est une maladie beaucoup plus grave que celle qui est bornée à une seule : il n'est pas très-rare qu'elle détermine la mort avant qu'un épanchement soit formé, et lorsqu'il n'y a encore qu'une simple exsudation membraniforme sur les surfaces affectées.

Pleurésies partielles.—L'inflammation n'occupe pas toujours toute l'étendue de la plèvre : elle reste quelquefois bornée, soit à une des grandes portions de cette membrane, soit à un espace beaucoup plus limité. Parmi les pleurésies partielles, quelques-unes ne sont telles, que parce qu'elles ne peuvent pas devenir générales; d'anciennes adhérences posent des limites à leur extension : d'autres restent bornées à une portion de la plèvre, bien que rien ne mette obstacle à leur progrès. Du reste, elles se présentent, comme la pleurésie *générale* (nous emploîrons ce mot par opposition à la dénomination de pleurésie *partielle*), sous deux formes très-tranchées, *avec* ou *sans* épanchement. Dans le premier cas elles constituent une maladie grave, dans l'autre elles sont exemptes de danger; elles peuvent même, quand elles sont bornées à un très-petit espace, n'entraîner presque aucun dérangement dans l'économie. C'est particulièrement chez les sujets atteints de phthisie pulmonaire qu'on observe cette dernière forme de la pleurésie partielle. Une douleur plus ou moins aiguë, fixe, bornée à un point peu étendu, est souvent le seul symptôme qui la signale; quelquefois il se joint à cette douleur une augmentation dans l'intensité de quelques-uns des symptômes de la phthisie, et particulièrement de la dyspnée habituelle et de la fièvre. Ces pleurésies se répètent souvent un grand nombre de fois dans le cours de la phthisie; elles paraissent se former successivement, du sommet vers la base des poumons, dans l'ordre suivant lequel les tubercules se sont développés : elles donnent lieu à ces adhérences de la plèvre qui existent presque constamment chez les phthisiques, qui chez plusieurs deviennent générales, et qui rendent, après la mort, l'enlèvement des poumons très-difficile. Ces pleurésies ne sont pas toujours accompagnées, dans leur cours, des douleurs dont nous avons parlé; l'ouverture des cadavres montre quelquefois des adhérences chez des individus qui n'ont offert, pendant leur vie, aucun des signes propres à faire seulement soupçonner l'inflammation de la plèvre, et dont les poumons ne présentent même aucune lésion qui en explique la formation.

Les pleurésies partielles avec épanchement sont des maladies beaucoup plus sérieuses : elles se montrent avec des symptômes variés selon la région de la plèvre dans laquelle elles ont leur siége : elles ont été distinguées par les noms de *costo-pulmonaire*, *diaphragmatique*, *médiastine* et *interlobaire*. On avait autrefois admis une pleurésie costale et une pleurésie pulmonaire, selon que l'inflammation occupait la portion de la plèvre qui recouvre le poumon ou celle qui revêt intérieurement les côtes et les muscles intercostaux; mais l'ouverture des cadavres a montré que l'inflammation de la plèvre et des autres membranes séreuses ne se comporte pas ainsi : leurs portions contiguës sont toujours simultanément enflammées.

Pleurésie costo-pulmonaire.—Il n'est pas rare que l'inflammation soit bornée à la portion de la plèvre qui revêt d'une part la surface extérieure ou convexe d'un des poumons, et de l'autre, la portion contiguë de la plèvre costale. Une douleur vive et superficielle, facilement exaspérée par la pression, l'impossibilité de se coucher sur le côté affecté, l'immobilité presque complète des côtes dans les mouvemens de la respiration qui n'a lieu que par le diaphragme, sont les symptômes particuliers à cette espèce de pleurésie, dans laquelle l'obscurité du son et l'égophonie, le son tout-à-fait mat et l'absence de tout bruit respiratoire, dans une petite ou dans une grande étendue, fournissent des signes assez sûrs pour qu'on puisse, dans beaucoup de cas, déterminer approximativement, pendant la vie, l'étendue des surfaces phlogosées, et l'abondance de l'épanchement.

Il en est autrement dans les espèces de pleurésies partielles où l'inflammation occupe les portions de la plèvre situées plus profondément, les régions diaphragmatiques, médiastine et les scissures des poumons; ici l'auscultation et la percussion ne fournissent que des signes négatifs, et le diagnostic est souvent très-obscur.

La *pleurésie diaphragmatique* est une des variétés les plus remarquables, c'est la paraphrénésie de quelques médecins. Les principaux symptômes notés par les auteurs sont une douleur aiguë augmentant par l'inspiration et par tous les efforts inspirateurs, par les vomissemens, par les simples régurgitations de gaz ou de liquides, ayant spécialement son siége vers la base du thorax, dans les points où le diaphragme s'attache aux côtes, quelquefois dans un des hypochondres; une grande gêne dans la respiration, qui a surtout lieu par les côtes, et qui oblige quelquefois les malades à se tenir assis, le tronc incliné en avant; une vive anxiété, marquée spécialement par une altération considérable des traits; des mouvemens convulsifs, du délire. Toutefois, quand on considère que ces derniers phénomènes, ainsi que le *rire sardonique*, qui fut autrefois le signe pathognomonique de la paraphrénésie, n'ont pas ordinairement lieu dans l'inflammation de toute l'étendue de la plèvre, il est difficile d'admettre, d'après trois ou quatre observations, qu'ils appartiennent à la pleurésie diaphragmatique. Il est permis de soupçonner que dans le petit nombre de cas où ils ont été observés, ils n'ont eu lieu qu'accidentellement et probablement sous l'influence de quelqu'autre maladie. On peut en dire autant du hoquet, des nausées, des vomissemens et de l'ictère qui accompagnent quelquefois l'inflammation de la plèvre, mais qu'on ne peut pas cependant considérer comme symptômes de la pleurésie.

Pleurésie médiastine.—L'inflammation est quelquefois bornée aux replis de la plèvre qui forme les médiastins et à la portion contiguë de la plèvre pulmonaire; ce cas est fort rare. Les auteurs ont indiqué, comme signes propres à le faire reconnaître, une douleur profonde derrière le sternum, augmentant dans les efforts respiratoires et dans la simple inspiration. Dans un cas rapporté par M. Andral, l'expectoration subite d'une grande quantité de matière purulente, homogène, dut faire présumer l'existence d'un épanchement pleurétique ouvert dans les bronches; mais dans presque tous les cas observés, cette affection n'a pu même être soupçonnée pendant la vie; c'est seulement par l'ouverture des cadavres qu'on a reconnu sa présence.

Une autre variété de la pleurésie partielle, est celle qu'on a nommée *interlobaire*, parce qu'elle occupe la portion de la plèvre qui pénètre entre les lobes des poumons. On a trouvé quelquefois, à l'ouverture des cadavres, des collections purulentes qui paraissaient avoir leur siége dans le parenchyme des poumons, mais qui, examinées attentivement, occupaient une des scissures, transformée par l'agglutination de ses bords, en une poche ou cavité, remplie par un liquide purulent, dont la quantité variait depuis quelques onces jusqu'à une livre. L'expectoration subite et imprévue d'une certaine quantité de pus est le seul phénomène qui pourrait, dans cette variété, comme dans les deux précédentes, faire soupçonner une inflammation partielle dans un des points de la plèvre que la percussion et l'auscultation n'atteignent pas.

M. Laennec a considéré et décrit, comme une variété très-distincte de la pleurésie, celle qui produit un épanchement de sang ou de sérosité sanguinolente dans la plèvre; il pense que c'est exclusivement dans cette variété que se forment ces fausses membranes épaisses qui ont la consistance des fibro-cartilages, et qui, selon lui, seraient composées d'un mélange d'albumine et de fibrine, ce qui ne pourrait pas avoir lieu dans les cas où l'épanchement est d'une autre nature. Mais cette opinion ne paraît d'accord, ni avec les ouvertures de cadavres qui montrent souvent un liquide purement séreux, entouré de fausses membranes fibro-cartilagineuses, ni avec les dernières recherches des chimistes qui ont reconnu de la fibrine dans les fausses membranes ordinaires, que leurs prédécesseurs avaient long-temps déclaré être seulement albumineuses. Enfin, la rapidité plus grande dans la formation de l'épanchement indiquée par M. Laennec, et les douleurs plus intenses annoncées par M. Broussais, n'ont pas constamment lieu dans la pleurésie hémorrhagique. En conséquence, elle paraît ne constituer qu'une variété anatomique, qu'aucun signe particulier ne peut faire reconnaître pendant la vie.

La pleurésie offre encore de nombreuses variétés, à raison des phénomènes généraux qui l'accompagnent, et particulièrement des maladies qui peuvent la compliquer ou la produire.

Les phénomènes généraux peuvent offrir les mêmes différences dans la pleurésie que dans les autres inflammations. (*Voyez* ce mot.) Une des variétés les plus remarquables, autant par la célébrité du médecin qui l'a signalée, que par sa fréquence et par le traitement spécial qu'elle réclame, est la pleurésie bilieuse, caractérisée par la réunion des symptômes de la pleurésie avec ceux de la fièvre bilieuse; nous y reviendrons à l'article du traitement.

Enfin, on a distingué la pleurésie en vraie et en fausse, en sèche et en humide. Dans l'état actuel de la science, la première distinction ne peut pas être raisonnablement admise. Quant à la seconde, elle indique une complication qui n'est pas rare; mais la pleurésie qu'on a appelée humide serait mieux dénommée *pleurésie avec catarrhe pulmonaire.*

Il n'est presqu'aucune maladie aiguë ou chronique qui ne puisse compliquer la pleurésie, exercer sur elle, ou en recevoir une influence plus ou moins remarquable; mais il serait trop long de les décrire, et trop fastidieux de les énumérer; nous nous bornerons à présenter quelques considérations sur les principales maladies des poumons, telles que la pneumonie et les tubercules qui ont, dans quelques cas, avec la pleurésie, des connexions intimes.

L'inflammation aiguë du parenchyme des poumons est si fréquemment accompagnée d'inflammation de la plèvre, qu'on pourrait regarder comme des exceptions les cas où les maladies se montrent isolément. Il n'est pas très-rare de trouver, à l'ouverture des cadavres, des indices évidens de pleurésie sans pneumonie; mais il l'est beaucoup plus de rencontrer une pneumonie aiguë sans inflammation de la plèvre, dans la partie correspondante. Il est impossible, dans l'état actuel de la science, de déterminer si la phlegmasie du parenchyme précède ou suit celle de la membrane séreuse, ou si leur production est simultanée. Cette affection présente une circonstance très-remarquable sur laquelle je reviendrai plus loin; je veux parler de la rareté extrême des épanchemens pleurétiques dans la pleuro-pneumonie : l'augmentation de volume et de densité des poumons semble rendre raison de ce phénomène. *Voyez* PNEUMONIE.

La pleurésie qui survient dans le cours de la phthisie tuberculeuse offre également des circonstances remarquables; 1° le plus souvent, le voisinage des tubercules concourt à sa production dans un point d'où elle se propage, sans doute, au reste de son étendue. Elle est plus grave que la pleurésie simple, cependant elle peut se terminer heureusement; mais dans ce cas, d'une part, elle peut accélérer la marche des tubercules, et d'autre part, elle reçoit de ceux-ci ou plutôt de la disposition de l'économie qui les a produits, une influence spéciale en vertu de laquelle il se forme souvent, au milieu des fausses membranes, qui sont communes à toutes les phlegmasies séreuses, des concrétions tuberculeuses qu'on n'a jamais rencontrées, peut-être, chez les sujets qui n'ont pas de tubercules dans les poumons. 2° Les inflammations partielles dont les plèvres sont le siége chez les phthisiques, et qui les rendent adhérentes dans presque tous les points où les tubercules sont développés en certain nombre, doivent être considérées comme une circonstance très-favorable pour prévenir chez eux une espèce de pleurésie beaucoup plus grave, dont il nous reste à parler. 3° Les tubercules pulmonaires qui se ramollissent rentrent dans les conditions communes à toutes les collections purulentes, qui tendent à se faire jour du côté où la résistance est moindre, et généralement par la voie la plus courte pour être transmises au dehors. Les tubercules situés profondément dans le parenchyme du poumon s'ouvrent constamment dans les bronches; les tubercules superficiels s'ouvrent, tantôt dans les bronches, tantôt dans la cavité de la plèvre. Si cette membrane a contracté des adhérences, la perforation ne donne lieu à aucun accident remarquable; mais si la plèvre est libre d'adhérences, le passage du pus dans la cavité de la poitrine donne immédiatement lieu à une pleurésie très-intense. Une douleur très-vive dans un des côtés de la poitrine, une gêne considérable et incessamment croissante de la respiration, une anxiété extrême, survenues tout à coup, sans frissons préalables, chez un sujet atteint de phthisie pulmonaire, marquent l'invasion de cette espèce de pleurésie, dont la marche est presque toujours très-rapide, et la terminaison constamment funeste. Dans tous les cas observés jusqu'ici, un phénomène, qui manquera sans doute quelquefois, s'est joint aux symptômes précités.

Le côté de la poitrine où le tubercule s'est ouvert a rendu par la percussion un son beaucoup plus clair que le côté sain, et l'ouverture des cadavres a fait reconnaître, dans la cavité de la plèvre, la présence d'une certaine quantité d'air et d'un liquide séro-purulent. Chez tous les sujets, la succussion de la poitrine a produit, ou aurait produit si elle eût été pratiquée, un bruit analogue à celui qu'on détermine en agitant un vase à moitié rempli d'un liquide. Ce bruit, qu'Hippocrate avait signalé comme propre à faire reconnaître l'empyème, et que la plupart des médecins avaient négligé comme un signe fort infidèle, est d'une grande valeur dans le diagnostic de l'espèce de pleurésie qui nous occupe. L'auscultation a présenté aussi, dans ces cas, des phénomènes remarquables, mais qui n'ont pas été les mêmes chez tous les individus. Chez les uns, il y a eu absence du bruit respiratoire dans les points où l'extrême sonoréité de la poitrine indiquait la présence de gaz; chez les autres, l'oreille appliquée sur la poitrine a distinctement reconnu le tintement métallique, et cette modification particulière de la respiration désignée par l'épithète d'*amphorique*, parce que le bruit que fait l'air en pénétrant dans la poitrine est semblable à celui qu'on produit en soufflant dans une bouteille vide. La différence des phénomènes observés pendant la vie, chez ces divers individus, se lie à une différence analogue dans les lésions observées après la mort. Chez tous les sujets qui ont offert le tintement métallique et la respiration amphorique, la cavité tuberculeuse qui s'était ouverte dans la plèvre offrait une communication très-évidente avec un ou plusieurs rameaux bronchiques : les sujets, au contraire, chez lesquels il y avait eu simplement absence du bruit respiratoire, n'ont présenté, après la mort, aucune communication appréciable entre les bronches et le tubercule ramolli qui, en s'ouvrant dans la plèvre, avait produit l'inflammation de cette membrane. La présence d'une certaine quantité de gaz et de gaz inodores, chez tous les sujets qui ont succombé à cette espèce de pleurésie; l'absence presque constante de ces gaz, chez tous ceux qui succombent à une pleurésie ordinaire, doivent porter à croire que, dans les cas où la communication du tubercule avec les bronches n'a pas été évidente, elle a pu néanmoins exister; les médecins accoutumés aux recherches d'anatomie pathologique savent combien elles offrent quelquefois, et particulièrement dans des cas de ce genre, je ne dirai pas seulement de difficulté, mais d'obscurité et d'incertitude. S'il en est ainsi, la pleurésie produite par l'ouverture d'une cavité tuberculeuse dans la plèvre pourrait se présenter sous trois formes : une première dans laquelle cette cavité communique évidemment avec les bronches, et qui est caractérisée, pendant la vie, par le tintement métallique; une seconde variété, dans laquelle la communication est très-étroite, et qui offre, pour signes pathognomoniques, l'absence de bruit respiratoire avec augmentation, comme dans la première, de la sonoréité de la poitrine; enfin une troisième, dans laquelle le tubercule ulcéré n'aurait aucune communication avec les bronches, et qui, n'étant pas accompagnée d'accumulation de gaz dans la poitrine, ne différerait de la pleurésie ordinaire que par une invasion subite, une marche plus rapide et une terminaison constamment funeste.

On doit rapprocher de la pleurésie produite par l'ouverture d'un tubercule dans la plèvre, celle, beaucoup plus rare, qui est produite par la gangrène partielle du poumon dans un point de sa superficie. J'ai eu occasion d'observer deux ou trois pleurésies de ce genre, et l'on en trouve aussi quelques exemples dans les auteurs. L'inflammation de la plèvre se développe dans ces cas avec une grande rapidité. Des observations ultérieures montreront vraisemblablement quelquefois dans cette variété, comme dans la précédente, les signes du pneumo-thorax joints à ceux de la pleurésie. Celle qu'a rapportée M. Laennec, dans son *Traité de l'Auscultation*, ne me paraît pas concluante, parce qu'il existait dans le poumon des tubercules crus, des cavités semblables à celles qui succèdent à la fonte des tubercules, et dont une paraissait s'ouvrir dans la plèvre, et que les phénomènes du pneumo-thorax et surtout le tintement métallique, qui ont été observés pendant la vie, dépendaient probablement de l'affection tuberculeuse bien plus que de la gangrène de quelques fausses membranes et d'une très petite portion de la plèvre. Le diagnostic de l'espèce de pleurésie dont nous parlons est fort obscur. Peut-être, dans quelques circonstances, parviendra-t-on à soupçonner la lésion qui produit la pleurésie, d'après l'invasion soudaine de celle-ci dans le cours d'une maladie aiguë, chez un sujet qui n'aura présenté aucun signe propre à faire soupçonner l'existence de tubercules dans les poumons. Mais dans les divers cas observés jusqu'ici, ce n'a été qu'à l'ouverture du cadavre qu'on a reconnu la véritable cause des accidens qui avaient déterminé la mort.

Le diagnostic de la pleurésie a long-temps été fort difficile : dans le siècle dernier Stoll recommandait, dans le but de découvrir les pleurésies *latentes*, de faire coucher alternativement les malades sur l'un et sur l'autre côté, de les engager à faire une grande inspiration, de les faire tousser, de leur demander si pendant l'inspiration ou la toux, ils éprouvaient une douleur, une simple pesanteur dans la poitrine : toute douleur qui se faisait sentir constamment dans un point pendant ces grands efforts respiratoires, le portait à soupçonner l'existence d'une pleurésie. Ces signes sont aujourd'hui presque sans valeur : la science en possède d'autres à l'aide desquels, dans la très-grande majorité des cas, le médecin peut établir son jugement avec une entière certitude. Cette certitude, on la doit surtout aux signes fournis par l'auscultation : leur importance est telle qu'il n'est pas un médecin instruit qui ne reconnaisse que dans un grand nombre de cas où, sans leur secours, il y aurait incertitude ou même erreur dans le diagnostic de la maladie, le diagnostic peut être, à l'aide de l'auscultation, rigoureusement établi. Mais autant il est juste de signaler l'utilité de ce mode d'exploration dans le diagnostic de la pleurésie et des autres maladies de poitrine, autant il est convenable de ne pas en exagérer l'importance, et de rappeler ce principe trop souvent oublié, que c'est sur la connaissance et la comparaison de tous les signes et non sur quelques signes isolés que le médecin doit asseoir son jugement.

Quelque lumière qu'ait répandue sur l'histoire de la pleurésie la découverte de l'auscultation, il est encore un certain nombre de cas dans lesquels le diagnostic est fort obscur. Les pleurésies partielles, désignées sous les noms de diaphragmatique, de médiastine, d'interlobaire, ne sont et ne peuvent être le plus souvent reconnues, comme nous l'avons dit, qu'après la mort. Il est aussi quelques pleurésies générales qui, n'étant accompagnées, dans leur principe, et quelquefois aussi pendant tout leur cours, d'aucun épanchement notable dans la plèvre, peuvent être confondues avec la pleurodynie fébrile. Dans celle-ci, comme dans la pleurésie, la douleur est exaspérée par la toux, par l'inspiration, par le décubitus sur le côté malade, et jointe à une gêne plus ou moins marquée de la respiration : c'est la fausse pleurésie de quelques auteurs. Dans ces cas obscurs, mais du reste fort rares, le médecin doit agir comme s'il existait une pleurésie; il y aurait du danger à n'opposer à cette affection que les topiques et autres moyens auxquels on se borne souvent dans la pleurodynie; il n'y a jamais d'inconvénient grave, et il y a même avantage à combattre la pleurodynie fébrile par les moyens usités dans la pleurésie.

Il est encore quelques pleurésies qui, survenant dans la dernière période de certaines maladies aiguës ou chroniques, sont facilement méconnues par le médecin. Toutefois cette erreur pourra être évitée, si, lorsqu'il voit s'opérer d'un jour à l'autre dans l'état du malade une exaspération fâcheuse, le médecin se rappelle que cette exaspération peut tenir à une complication qui survient, aussi bien qu'à la maladie primitive qui s'accroît, et si, dans le doute, il fait un examen complet du malade soumis à son observation. Mais, nous ferons remarquer aussi que, dans les cas où le sujet est réduit au dernier degré de la faiblesse, il y a moins d'inconvénient à rester dans l'incertitude sur ce point, qu'à le tourmenter par une exploration qui n'a plus d'utilité pour lui.

Avant de terminer ce qui concerne le diagnostic, nous rappellerons que dans quelques cas la pleurésie n'est accompagnée ni de douleur, ni de gêne bien prononcée dans la respiration; qu'on devra par conséquent ne jamais négliger l'exploration de la poitrine, surtout dans les maladies qui offrent quelque gravité.

Sous le rapport du pronostic, la pleurésie est une maladie grave : dans la très-grande majorité des cas, elle se termine heureusement; mais dans quelques-uns elle est mortelle, quels que soient les moyens qu'on lui oppose. Le danger est proportionné, 1° à la cause qui a produit la pleurésie; celle qui est due à l'ulcération d'un tubercule, à la gangrène superficielle d'un des poumons, a toujours une issue funeste; 2° à l'étendue de l'inflammation : la pleurésie double est plus grave que celle qui est bornée à l'une des plèvres, et celle-ci l'est davantage que la pleurésie partielle; 3° à la quantité et à la nature du liquide épanché; 4° au temps depuis lequel l'épanchement existe; 5° aux maladies qui compliquent l'inflammation de la plèvre ou qui existent avec elle, etc. Ces propositions n'ont pas besoin d'être développées.

Parmi les lésions observées à l'ouverture des cadavres les unes sont les mêmes que celles qu'on rencontre dans les autres membranes séreuses enflammées. (*Voyez* INFLAMMATION); les autres sont propres à la plèvre. Il ne sera question ici que de ces dernières.

La plèvre enflammée n'offre presque jamais, du moins après la mort, d'altération bien évidente dans sa couleur, dans son épaisseur ou dans sa consistance; l'apparence rougeâtre qu'elle présente quelquefois, soit uniformément dans la totalité ou dans une partie seulement de son étendue, soit inégalement et sous l'aspect de points ou de taches plus ou moins larges, a communément son siége dans le tissu cellulaire qui l'unit aux parties contiguës, et non dans cette membrane elle-même. L'augmentation d'épaisseur n'est également qu'apparente; elle est due à l'apposition de fausses membranes plus ou moins adhérentes.

Dans les cas où le malade a succombé en deux ou trois jours, on ne trouve ordinairement d'autres traces de l'inflammation qu'une exsudation albumineuse très-mince, qui n'est guère apparente que le long des bords et aux environs des scissures des poumons, et qui ne devient sensible sur les autres points de la surface que quand on la détache avec le dos du scalpel. Si la mort n'a eu lieu qu'après cinq à six jours de maladie, et à plus forte raison qu'après une ou plusieurs semaines, on trouve à la fois dans la cavité de la poitrine un liquide et des fausses membranes.

Le liquide contenu dans la plèvre offre de grandes variétés sous le rapport de sa couleur, de sa consistance, de sa quantité, de son odeur. C'est le plus souvent une sérosité louche ou purulente, quelquefois du pus, ailleurs une sérosité sanguinolente, dans laquelle on distingue même de véritables caillots de sang. Son odeur est quelquefois aigre ou comme vineuse; sa quantité peut s'élever à plusieurs pintes, même dans les cas où la mort a eu lieu après un petit nombre de jours. Lorsque la pleurésie a été produite par l'ulcération d'un tubercule, on trouve presque toujours dans la poitrine des liquides et des gaz; les uns et les autres sont quelquefois inodores, quelquefois très-fétides. Les gaz s'échappent en partie en produisant un sifflement remarquable au moment où l'on ouvre la cavité qui les renferme; dans les cas où l'on présume qu'il en existe, il convient d'ouvrir la poitrine sous l'eau; car le sifflement dont nous avons parlé peut aussi bien dépendre de la pénétration de l'air extérieur dans la poitrine, que de la sortie des gaz qui y sont contenus. Il faut aussi, après avoir mis le poumon à découvert, insuffler de l'air dans les bronches du côté affecté et observer s'il s'en échappe de quelque point de sa surface. Dans les cas où la pleurésie est consécutive à une gangrène superficielle du poumon, les liquides contenus dans la plèvre exhalent une odeur gangréneuse qui existe aussi dans les fausses membranes. On distingue facilement l'endroit du poumon que la gangrène a frappé : tantôt le parenchyme pulmonaire se détache par lambeaux; tantôt il est comme transformé en une bouillie grisâtre; dans les deux cas il exhale une odeur horriblement fétide.

Les fausses membranes sont, en général, d'autant plus nombreuses, plus épaisses, plus fermes, que la durée de la pleurésie a été plus longue; elles se présentent spécialement sous la forme de filamens, de lames, de brides, de granulations, de réseaux, quelquefois de mammelons.

L'épanchement dont la plèvre est le siége apporte dans la position, dans la forme, dans le volume, dans la texture même des parties voisines, des changemens remarquables. Le poumon est généralement refoulé dans la gouttière vertébrale, à moins que d'anciennes adhérences ne s'y soient opposées; son volume est d'autant plus diminué, que l'épanchement est plus considérable et plus ancien; sa forme est changée, ses bords sont arrondis, sa texture elle-même est modifiée, il contient moins d'air, et si on l'insuffle, on ne parvient pas à lui rendre son volume primitif; le médiastin, le cœur et le diaphragme sont refoulés, les premiers vers le côté sain de la poitrine, le dernier vers l'abdomen. Les côtes sont elles-mêmes portées plus en dehors, plus écartées les unes des autres; on a prétendu même qu'elles étaient plus fragiles, surtout dans les pleurésies chroniques. La plèvre participe aux changemens survenus dans la disposition des parties voisines; son étendue diminue sur le poumon, où elle est souvent chagrinée et comme plissée; elle augmente sous la paroi costale de la poitrine qui est aggrandie. Enfin, les viscères abdominaux eux-mêmes offrent quelques changemens analogues; ceux d'entre eux qui sont ordinairement cachés sous le rebord des côtes, comme le foie et la rate, les dépassent quelquefois de plusieurs pouces, par suite du refoulement exercé sur eux par le liquide épanché dans la plèvre.

Dans les cas où la pleurésie est partielle, le liquide est en général renfermé dans une espèce de poche formée par des fausses membranes; il a souvent l'épaisseur du pus phlegmoneux. Chez la plupart des sujets, le reste de la plèvre est adhérent.

Lorsque la pleurésie s'est terminée heureusement, et que les sujets qui en ont été atteints succombent quelques mois après à une autre maladie, on trouve la plèvre adhérente à elle-même, par le moyen de fausses membranes plus ou moins épaisses. Enfin, dans les cas où la mort n'a eu lieu que plusieurs années après la guérison de la pleurésie, les fausses membranes ont souvent disparu; elles sont remplacées par un tissu cellulaire très-fin, qui unit ensemble les parties contiguës des plèvres. Quelles que soient leurs formes, ces adhérences sont, après la mort, un indice certain d'une pleurésie antérieure, comme elles sont, pendant la vie, un préservatif assuré contre une pleurésie nouvelle.

Le traitement de la pleurésie repose sur les mêmes bases que celui des autres inflammations.

Les saignées générales et locales, une abstinence complète de toute espèce d'alimens, l'usage des boissons rafraîchissantes et gommeuses, le repos du corps, et spécialement celui des organes respiratoires, sont les principaux et presque les seuls moyens qu'on oppose à la pleurésie, dans le but de prévenir, d'arrêter ou de modérer dans ses progrès l'inflammation, et de prévenir l'épanchement qui en est l'effet le plus ordinaire et le plus à craindre. Quand cet épanchement existe, on cherche à en favoriser la résorption par l'application de divers exutoires, par l'usage des boissons diurétiques et laxatives, des préparations antimoniées, des frictions mercurielles. L'opération de l'empyème offre enfin une dernière ressource dans les cas où l'impuissance des remèdes ordinaires est démontrée.

Les saignées générales doivent être employées dès le début de la pleurésie, et répétées deux et même trois fois en vingt-quatre heures, jusqu'à ce que les symptômes aient disparu, ou tout au moins diminué, ou que l'état des forces ne permette plus d'insister sur ce moyen. Le sang tiré des veines présente plus constamment, peut être que dans aucune autre inflammation, la couenne dont il a été question ailleurs (*Voyez* INFLAM-

MATION), et qu'on a appelée, non sans quelque raison, *couenne pleurétique*. Les saignées locales doivent, en général, être employées concurremment avec l'ouverture de la veine : on couvre le point douloureux d'un bon nombre de sangsues, de quinze à trente, par exemple, et l'on entretient l'écoulement du sang pendant un certain nombre d'heures ; on applique, au besoin, des ventouses sur les piqûres ; et l'on revient à cette évacuation locale si la persistance ou la réapparition de la douleur l'exige.

Il n'est pas possible de fixer, d'une manière rigoureuse, le nombre de jours pendant lesquels on doit insister sur les saignées, non plus que le nombre des saignées qui doivent être faites, et la quantité de sang qu'on doit tirer chaque fois. Quelques médecins ont avancé qu'on ne devait plus saigner dans la pleurésie après le cinquième ou le septième jour : cette règle est à peu près juste pour les sujets chez lesquels la saignée a été pratiquée une ou plusieurs fois chaque jour jusqu'à cette époque. En effet, de deux choses l'une : ou bien les saignées ont produit l'effet qu'on devait en espérer, et il n'est plus nécessaire d'y insister ; ou bien elles ne l'ont pas produit, et l'on ne doit pas supposer que, répétées encore, elles puissent produire un résultat avantageux, après avoir été employées, sans succès, à une époque plus rapprochée de l'invasion, et par conséquent plus favorable. Toutefois si les saignées pratiquées dès les premiers jours avaient modéré le mal sans en triompher complétement, et si l'état des forces ne mettait pas obstacle à ce qu'on les répétât encore ; on pourrait, on devrait même, après le cinquième, après le septième jour, et plus tard encore, recourir aux évacuations sanguines, dans la mesure convenable. A plus forte raison, pourrait-on mettre ce moyen en usage chez un sujet qui serait parvenu, sans avoir perdu de sang, à cette époque de la maladie où communément on n'a plus recours aux saignées ; c'est d'après l'état des forces et non d'après le jour de la maladie qu'il faut juger si la saignée doit être pratiquée.

En même temps qu'on emploie les saignées générales et locales, on recommande au malade de rester constamment au lit, la poitrine élevée au moyen d'un ou de plusieurs oreillers de crin, de ne point parler, de résister le plus possible au besoin de tousser ; on prescrit pour boisson l'infusion de fleurs de violettes, de mauves ou de bouillon blanc, une décoction légère de dattes, de jujubes ou d'orge, l'eau gommée ou quelqu'autre boisson analogue, édulcorée avec le miel ou avec un sirop agréable. La température de la chambre doit être douce, et le malade assez couvert pour n'être pas exposé à l'impression du froid. Quant aux épithèmes émolliens dont quelques médecins conseillent de couvrir le côté malade, ils ne sont pas à négliger chez les enfans, chez lesquels il est plus facile de les maintenir dans une température convenable; mais chez les adultes, qui pour la plupart supportent difficilement la sensation désagréable qu'ils produisent, on doit généralement s'en abstenir.

La pleurésie offre quelquefois dans sa première période des circonstances particulières qui nécessitent certaines modifications dans le traitement. Si dans le début de la maladie la douleur prédomine sur tous les autres symptômes, il est utile, comme l'a observé Sarcone, de recourir, après une ou deux saignées, à l'usage de l'opium, dans le but de combattre un phénomène non-seulement très-fatigant pour le malade, mais propre peut-être à augmenter la violence de l'inflammation dont il est un des effets.

Les symptômes de fièvre bilieuse et d'embarras gastrique qui accompagnent quelquefois la pleurésie, surtout dans sa première période, étaient naguères généralement attaqués par l'émétique, moyen proscrit aujourd'hui par la plupart des médecins comme très-dangereux. L'administration de l'émétique n'a ni les avantages que les premiers supposaient, ni les inconvéniens que les seconds redoutent. Voici ce que l'observation m'a appris à cet égard : les symptômes bilieux qui se montrent au début de la pleurésie se dissipent, chez le plus grand nombre des malades, dans l'espace de quelques jours, pendant l'emploi des moyens antiphlogistiques, des boissons délayantes et de la diète. Si, au lieu de se borner à ces moyens, on administre un vomitif dès le début, les malades, à la fatigue près, qui accompagne et suit les efforts de vomissement, n'en éprouvent, pour la plupart, aucun changement notable. Ils en obtiennent, au contraire, un soulagement très-marqué lorsque les signes d'embarras gastrique ont persisté pendant plusieurs jours malgré la diète et les saignées.

Dans beaucoup de cas, avec ou même sans le secours des moyens qui viennent d'être indiqués, les symptômes de la pleurésie se dissipent complètement ou offrent un décroissement si marqué, que tout remède énergique devient désormais superflu, et qu'il suffit, pour conduire la maladie à une heureuse fin, d'éloigner ce qui pourrait en déranger la marche.

Mais chez quelques sujets il en est autrement : soit que les moyens antiphlogistiques aient été convenablement mis en usage, soit qu'ils aient été employés trop timidement ou tout-à-fait négligés, la maladie s'aggrave de jour en jour, et le malade est arrivé à un état de faiblesse qui ne permet plus de recourir aux émissions sanguines. Ce n'est d'ailleurs plus l'inflammation de la plèvre qu'il s'agit de combattre, c'est l'épanchement qui en est la conséquence.

De tous les moyens propres à en favoriser la résorption, un vésicatoire appliqué sur le côté affecté me paraît être le plus efficace ; il doit être d'une largeur proportionnée à l'abondance du liquide épanché ; il suffit qu'il ait quatre à cinq pouces de diamètre dans un épanchement partiel ; il doit en avoir six ou huit quand l'épanchement occupe toute la poitrine. Il faut entretenir le même vésicatoire ou en appliquer successivement plusieurs, selon l'effet qui suit immédiatement son application. Si ce premier effet est évidemment favorable, et qu'après quelques jours, le mal redevienne stationnaire, ce dont on jugera par l'exploration de la poitrine, bien plus que par le rapport du malade, on donnera la préférence aux vésicatoires volans ; si, au contraire, ce n'est qu'après quatre à cinq jours de suppuration qu'on observe une amélioration sensible dans l'état de la poitrine, on devra entretenir le même vésicatoire jusqu'à la guérison du malade ou jusqu'à ce que de nouvelles circonstances fournissent de nouvelles indications. Lorsque, par exemple, un vésicatoire aura été entretenu pendant quelques semaines, ou que pendant le même temps, cinq ou six vésicatoires volans auront été successivement appliqués, si le mal devient stationnaire, si à plus forte raison il s'aggrave, on aura recours à des moyens qui, sans doute, ne sont pas en eux-mêmes et d'une manière absolue plus puissans que le vésicatoire, mais qui doivent dans ce cas particulier lui être préférés, parce qu'il vaut mieux tenter un moyen nouveau que d'insister sur un moyen qui n'a point eu de résultat utile. L'expérience est, au reste, d'accord avec le raisonnement, et l'on a vu quelquefois l'application d'un ou de plusieurs cautères ou moxas, et surtout l'établissement d'un séton sur la poitrine, produire un changement qu'on avait en vain espéré d'un vésicatoire long-temps entretenu ou souvent renouvelé. Dans quelques cas on a combiné avec avantage ces moyens de dérivation; on a appliqué à deux ou trois pouces de distance deux cautères ou deux moxas, et l'on a établi un séton en traversant les deux escarres.

Quelle que soit l'espèce d'exutoire qu'on applique sur la poitrine, on doit chercher, par l'usage des remèdes évacuans, à favoriser la résorption du liquide épanché dans la plèvre. A cet effet, on prescrit les durétiques, et particulièrement le sel de nitre, qu'on peut porter progressivement, comme je l'ai fait souvent, jusqu'à une et même deux onces en vingt-quatre heures, ou l'acétate de potasse que M. Laennec a employé à la même dose; la poudre de scille, l'oxymel scillitique, l'infusion de poudre digitale doivent aussi être essayés à dose croissante; on peut encore, quand rien n'y met obstacle, administrer, de deux en deux jours, un purgatif doux. Dans les cas où ces divers moyens ont été employés sans succès, on a proposé de recourir soit aux frictions mercurielles, soit à l'usage intérieur des antimoniaux et spécialement du tartrate antimonié de potasse à haute dose. Les frictions mercurielles ont paru quelquefois réussir; toutefois, les expériences sur l'action de ce moyen thérapeutique n'ont été ni assez nombreuses ni assez exactement recueillies pour que sa valeur puisse être jugée avec précision. Quant au tartrate antimonié de potasse à haute dose, celle, par exemple, de 8 à 10 grains et plus dans une livre de boisson aromatique, on a avancé qu'il avait la propriété spéciale d'exciter l'action des vaisseaux aborbans, et que, par conséquent, il était très-propre à favoriser la résorption de l'épanchement pleurétique. Toutefois, comme d'après les observations de M. Laennec lui-même, ce remède paraît n'avoir d'action que dans la période aiguë de la pleurésie, c'est-à-dire dans le temps où chez la plupart des malades la résorption a lieu sans le secours de ce moyen, la propriété qu'il lui a attribuée devient au moins fort douteuse.

Le régime des malades chez lesquels il existe un épanchement pleurétique doit être scrupuleusement réglé : une abstinence absolue serait nuisible dans une affection qui tend à devenir chronique; des alimens trop abondans augmenteraient le mouvement fébrile, et pourraient accroître ou tout au moins prolonger le mal. Il faut donc tenir un juste milieu : accorder d'abord quelques bouillons et plus tard un peu de fécule, du lait ou quelques fruits légers. L'exercice appelle aussi l'attention du médecin : la plupart des malades éprouvent une oppression plus forte toutes les fois qu'ils exécutent quelque mouvement; il convient alors de leur recommander un repos absolu, qui semble devoir favoriser la formation des adhérences en prévenant les ondulations du liquide qui nécessairement les retardent ou les rompent. Toutefois, comme un exercice doux est favorable à l'entretien comme au rétablissement de la santé, on doit, quand la maladie passe à l'état chronique, le permettre aux malades chez lesquels il n'augmente pas l'oppression.

Enfin, dans les cas où l'on a essayé inutilement les diverses méthodes de traitement propres à favoriser la résorption du liquide, et où la difficulté croissante de la respiration oblige le médecin à hasarder un moyen dangereux plutôt que de laisser périr le malade de suffocation, on peut et l'on doit tenter l'opération de l'empyème, malgré le peu de succès dont elle a généralement été suivie. *Voy.* EMPYÈME.

PLEURÉSIE CHRONIQUE. Elle est quelquefois primitive et presque toujours alors elle débute sourdement sans douleur de côté, par un dérangement assez peu considérable de la santé, pour que les malades ne consultent point et qu'ils puissent encore, pendant plusieurs semaines, vaquer à peu près à leurs occupations. Mais le plus souvent elle succède à la pleurésie aiguë dont elle n'est que la prolongation.

La pleurésie chronique peut affecter tout un côté de la poitrine, ou être bornée à une portion d'une des plèvres; il est très-rare qu'elle les occupe toutes deux à la fois. Elle se montre avec des phénomènes variés selon qu'elle est générale ou partielle.

Dans le premier cas, les symptômes sont à peu près les mêmes que dans la deuxième période de la pleurésie aiguë : seulement l'épanchement étant communément plus considérable, les phénomènes qui s'y rattachent sont plus tranchés : le son rendu par la percussion est entièrement mat dans tout le côté affecté; l'oreille, appliquée sur les mêmes points, n'y distingue ordinairement ni bruit respiratoire, ni respiration trachéale, ni chevrottement de la voix. Aucune douleur ne se fait sentir dans le côté affecté ; quelquefois seulement il y existe une sensation de pesanteur. Si, après avoir fait ôter les vêtemens du malade, on compare, sous le rapport de leur forme et de leur grandeur, les deux côtés de la poitrine, celui qui est le siége de l'épanchement est évidemment plus bombé et plus large que le côté sain ; les espaces intercostaux sont plus larges ; quelquefois même ils font évidemment saillie. Quelques médecins ont cru distinguer la fluctuation du liquide contenu dans la plèvre, en appliquant une main sur un point de la poitrine et en frappant avec l'autre sur le point opposé et du même côté ; j'ai souvent cherché cette fluctuation sans jamais la rencontrer. Chez quelques sujets, le rachis offre une courbure dont la convexité est tournée vers le côté sain ; l'omoplate du côté affecté est plus basse que l'autre ; les mouvemens respiratoires ne sont apparens que du côté sain ; de l'autre, les côtes sont immobiles. Enfin, chez quelques sujets, il se joint à ces phénomènes un gonflement œdémateux des tégumens de la poitrine du côté malade, du bras et quelquefois de la cuisse ; la mammelle paraît plus volumineuse que l'autre, et dans quelques cas fort rares, on a vu se former des marbrures ou des ecchymoses à la partie externe inférieure de la poitrine. La plupart des malades se plaignent d'oppression ; ce phénomène est particulièrement prononcé quand ils exécutent quelque mouvement, ou après qu'ils ont toussé ou parlé pendant longtemps ; la pression exercée sur le ventre, du côté où existe l'épanchement, produit un effet analogue, mais moins marqué. Chez quelques-uns, il existe une toux moins fréquente, mais plus grasse que dans la pleurésie aiguë et suivie de l'expectoration d'un mucus épais. Les malades se couchent le plus ordinairement soit sur le dos, soit sur le côté malade, soit dans une position intermédiaire ; quelques-uns, indifféremment sur l'un et l'autre côté ; d'autres enfin, mais en très-petit nombre, et Morgagni en a rapporté un exemple d'après Valsalva ; d'autres, dis-je, se tiennent constamment couchés pendant tout le cours de la maladie sur le côté sain.

Les symptômes généraux qui accompagnent l'inflammation chronique de la plèvre offrent beaucoup de variétés. Tantôt, comme dans quelques pleurésies primitivement chroniques, il n'y a point du tout d'appareil fébrile : la pâleur du visage, un malaise général, une diminution notable des forces, de l'embonpoint et de l'appétit, un peu d'essoufflement et de toux sont les seuls phénomènes qu'on observe pendant un temps assez long, plusieurs semaines, par exemple. Tantôt, au contraire, comme dans les pleurésies aiguës qui passent à l'état chronique, il existe un mouvement fébrile très-intense avec redoublemens nocturnes, sueurs partielles, dévoiement et dépérissement rapide. Tantôt enfin, la fièvre est presque nulle dans le jour; elle ne devient sensible que dans la nuit, ou même qu'après le repas, pendant le travail de la digestion. Ces variétés peuvent tenir à la nature du liquide épanché, autant qu'à l'irritabilité du sujet; quand le liquide est séreux, ce qui a souvent lieu dans les pleurésies primitivement chroniques, la fièvre manque complétement : elle est presque toujours intense quand le liquide est purulent.

La durée de la pleurésie chronique est presque toujours longue, de deux à quatre mois, par exemple, quand elle se termine mal; de six mois à un an, à deux ans, même quand elle se termine bien. Dans l'un et dans l'autre cas, mais surtout dans le second, on voit presque toujours les symptômes s'amender et s'exaspérer plusieurs fois, avant que la maladie marche définitivement vers une bonne ou mauvaise terminaison. C'est surtout d'après les changemens qui surviennent dans l'état général du malade, qu'on peut prévoir quelle sera l'issue de la maladie : chez le plus grand nombre des individus les changemens qui ont lieu dans les symptômes locaux sont à la fois, et moins sensibles, et plus tardifs.

Quand la terminaison doit être fâcheuse, la physionomie s'altère de plus en plus, la maigreur et la faiblesse font des progrès lents, mais journaliers, la fréquence du pouls augmente; quelquefois il survient une anasarque ou une diarrhée, et le malade offre tous les symptômes de la fièvre hectique. La mort survient souvent sans que la gêne de la respiration soit devenue plus considérable, sans que la dilatation de la poitrine ait de nouveau augmenté. Quand la terminaison est favorable, on voit les forces revenir, l'appétit renaître, la maigreur et l'appareil fébrile diminuer, avant que la percussion et l'auscultation de la poitrine aient fait reconnaître une diminution dans l'épanchement. Il est aussi à remarquer que l'égophonie, qui reparaît ordinairement dans la pleurésie aiguë lorsque le liquide est résorbé en partie, ne se reproduit point dans les cas de pleurésie chronique, où la résorption a lieu. Mais à mesure que ce dernier phénomène s'opère, la poitrine présente un changement très-remarquable, imparfaitement aperçu autrefois, et sur lequel M. Laennec a appelé l'attention des médecins; je veux parler du rétrécissement du côté affecté. Ce phénomène appartient exclusivement à la pleurésie chronique, on ne l'observe pas à la suite de la pleurésie aiguë. Dans celle-ci, la dilatation du côté affecté est sensible, mais en général peu marquée; et quand la résorption a lieu, le poumon, qui n'a été comprimé que peu de temps, revient à peu près à son volume primitif. Mais il en est autrement, quand la compression a été beaucoup plus longue : l'anatomie pathologique apprend qu'alors le poumon peut être réduit à la huitième partie de son volume, tandis que dans la pleurésie aiguë, il en perd à peine un quart. L'air insufflé comparativement dans la trachée artère, chez deux sujets dont l'un a succombé à une pleurésie aiguë, et l'autre à une pleurésie chronique, pénètre assez facilement dans le poumon du premier pour lui rendre ses dimensions premières, tandis qu'il soulève à peine celui du second, soit parce que des fausses membranes épaisses lui forment une enveloppe étroite, soit parce qu'il s'est opéré un changement dans sa propre texture. La connaissance de ces faits est nécessaire pour rendre compte des changemens qui ont lieu dans la conformation de la poitrine, lorsque le liquide épanché dans une des plèvres est résorbé. A mesure que la résorption s'opère, il faut, ou que le poumon se rapproche des côtes, ou que les côtes se rapprochent des poumons : ce double effet a lieu dans la pleurésie chronique. Le poumon n'est pas apte à reprendre, même lentement, ses premières dimensions, et la poitrine se rétrécit de tout ce dont le poumon ne peut se dilater. Ce rétrécissement est très-apparent à l'œil chez les sujets qui ont survécu à une pleurésie chronique; et si l'on mesure les deux côtés de la poitrine, on trouve dans le côté affecté une différence en moins à peu près semblable à celle qui existait en plus, avant la résorption du liquide, un pouce environ, et quelques lignes de plus, dans les cas où le rétrécissement est le plus considérale. Les espaces intercostaux qui étaient agrandis sont diminués, les côtes sont rentrées en dedans, et la colonne vertébrale offre une inflexion dont la concavité est tournée du côté malade. Chez presque tous ces sujets, le son rendu par ce côté est long-temps mat, et reste toujours obscur; le bruit respiratoire ne s'y entend pas, ou reste très-faible et comme lointain. Lorsque la pleurésie chronique s'est terminée de cette manière, l'individu qui en a été atteint ne revient presque jamais à son état primitif de santé; il ne reprend, ni son embonpoint, ni la plénitude de ses forces; il conserve presque toujours une gêne notable dans la respiration; il a de l'essoufflement lorsqu'il marche avec rapidité, qu'il court ou qu'il monte.

La résorption n'est pas la seule voie qu'emploie la nature pour débarraser la poitrine du liquide qui y est accumulé. Dans quelques cas, mais seulement dans ceux où il est purulent, ce liquide se fraie une voie, soit au travers du tissu pulmonaire jusque dans les bronches, d'où il est rejeté par expectoration, soit au travers des parois de la poitrine, d'où il s'écoule immédiatement au dehors. Dans le premier cas, on voit subitement succéder à la toux sèche ou presque sèche, que présentait depuis plusieurs mois, ou tout au moins depuis quelques semaines, un individu atteint d'un épanchement pleurétique, une expectoration plus ou moins abondante, quelquefois une sorte de vomissement de pus, qui se prolonge pendant un certain nombre de jours, et quelquefois pendant plusieurs mois. Dans le second cas, on voit, dans des conditions semblables, se former sur quelque point de la poitrine, un ou plusieurs abcès qui, lorsqu'ils s'ouvrent, fournissent un pus dont l'abondance est disproportionnée avec leur volume, et dont l'écoulement a lieu principalement ou même exclusivement pendant l'expiration, la toux et les autres efforts expirateurs; du reste, l'introduction d'un stylet mousse fait reconnaître que ce pus vient de la cavité de la poitrine. Dans d'autres cas enfin, le pus se fait jour simultanément par ces deux voies. J'ai vu, à l'hôpital de la Charité, un homme chez lequel il se fit deux ouvertures spontanées au côté droit de la poitrine, et chez lequel il survint, presque en même temps, une expectoration de matières évidemment purulentes. Un cas analogue est rapporté dans la Clinique de M. Lerminier. De ces trois modes d'évacuation du pus, ou par les bronches, ou au travers des parois thorachiques, ou par ces deux voies simultanément, le premier est le moins rare. On pourrait même le regarder comme assez fréquent, si l'on ajoutait au rapport des malades qui disent avoir subitement craché ou vomi abondamment du pus, au déclin d'une fluxion de poitrine, un degré de confiance qu'il ne mérite pas. Quoi qu'il en soit sur ce point, lorsque le pus s'est fait ainsi jour au dehors, le sort des malades n'est pas jugé pour cela. Les uns guérissent après un temps presque toujours long, les autres meurent quelquefois très-vite; on doit même croire que quelques uns pourraient périr suffoqués, au moment où le pus est versé en abondance dans les bronches. Il est très-difficile, au moment où le pus se fait ainsi jour dans ces conduits, de déterminer quelle sera l'issue de la maladie. Il est vraisemblable que la guérison a particulièrement lieu dans les cas où l'épanchement est partiel; sous ce rapport, l'abondance du pus expectoré diminue les chances de guérison. Il est encore d'observation que, dans les cas où le pus acquiert par sa communication avec l'air une fétidité très-grande, la terminaison de la maladie est constamment et promptement fâcheuse. La présence de l'air et du pus dans la poitrine est, au reste, facile à reconnaître dans la plupart des cas, à l'aide des signes qui ont été précédemment exposés. *Voyez* PLEURÉSIE AIGUE *consécutive à l'ouverture d'un tubercule dans la plèvre.*

La pleurésie chronique est quelquefois, comme la pleurésie aiguë, bornée à une portion de la membrane qui revêt l'intérieur de la poitrine. Cette pleurésie chronique partielle est presque toujours d'un diagnostic difficile. Dans les cas où elle occupe la portion costo-pulmonaire, le son mat rendu par la percussion fournit un signe précieux. A la vérité, il n'y a presque jamais, dans ce cas, ni égophonie, ni respiration bronchique, à raison, sans doute, de la forme presque toujours sphéroïde qu'affecte la cavité pleurétique; par suite de cette forme le liquide n'offre, dans aucun point, cette disposition en *couche mince*, qui a lieu dans la pleurésie aiguë, et qui paraît être une condition nécessaire à la production de l'égophonie. La poitrine n'est ordinairement ni dilatée ni bombée, comme dans les cas où l'épanchement est général. Mais le son mat, joint à la toux, à la dyspnée et autres phénomènes locaux et généraux des phlegmasies chroniques de la poitrine, est une signe presque certain d'une pleurésie partielle; car ce phénomène ne peut guère dépendre que d'une pneumonie ou d'une pleurésie chronique; et comme la première de ces deux affections est aussi rare que la seconde l'est peu, il est naturel de supposer celle-là, préférablement à celle-ci. A la vérité, il se forme quelquefois autour des tubercules un endurcissement gris du parenchyme pulmonaire, qui peut rendre le son obscur, mais ces tubercules affectent une siége particulier, le sommet du poumon, tandis que la pleurésie partielle occupe tous les points, et qu'elle occupe même plus rarement le sommet que les autres. Il est d'ailleurs d'observation que, dans la phthisie pulmonaire avec induration des poumons, si la percussion donne les mêmes résultats que dans la pleurésie chronique, l'auscultation en fournit de très-différens. Dans le premier cas, celui de tubercules avec induration partielle, on entend une respiration faible, un râle muqueux, presque toujours des craquemens, souvent du gargouillement dans la toux, ou une pectoriloquie évidente. Dans le cas de pleurésie chronique, au contraire, on n'entend absolument aucun bruit dans l'endroit affecté. Les circonstances commémoratives, et particulièrement la manière dont la maladie a débuté, l'ordre dans lequel les symptômes se sont développés, l'apparition de quelques accidents presque caractéristiques, comme une ou plusieurs *hémoptysies* abondantes (*voyez* ce mot), confirment souvent les signes fournis par l'auscultation quand ils existent, et suffisent quelquefois, quand ils manquent, si non pour fixer d'une manière asolue, au moins pour asseoir, avec une grande masse de probabilités, l'opinion du médecin. Quant aux autres variétés de la pleurésie chronique partielle, elles peuvent tout au plus être soupçonnées pendant la vie : aucun signe ne peut faire reconnaître leur présence avec certitude, à moins qu'il ne survienne une expectoration subite ou rapide d'une certaine quantité de pus. Je dis subite ou rapide, car il n'est pas rare de voir, s'établir peu à peu, chez les sujets dont les bronches sont dilatées, une expectoration de matière purulente et fétide, qui pourrait faire croire à une pleurésie circonscrite avec perforation du parenchyme des poumons.

Enfin, dans les cas où il apparaît sur quelque point de la poitrine, et particulièrement dans les espaces intercostaux, un ou plusieurs abcès, il n'est pas toujours facile de juger s'ils ont leur siége dans la plèvre, ou hors de cette membrane; s'ils sont ou s'ils ne sont pas liés à une pleurésie chronique. L'incertitude cesse communément, après que ces abcès sont ouverts : si le pus s'échappe par flots dans les efforts respiratoires, si une sonde introduite dans leur ouverture s'enfonce profondément, il est évident que le pus vient de la plèvre, surtout si les signes que nous venons d'indiquer ne sont pas en opposition avec ceux qui sont fournis par l'examen de la poitrine. Dans le cas, au contraire, où la quantité du pus est peu abondante, où le stylet ne pénètre qu'à peu de profondeur, et rencontre, comme cela arrive souvent, une côte dénudée et cariée, on reconnaît que l'abcès est extérieur à la poitrine.

Le prognostic de la pleurésie chronique est beaucoup plus grave, en général, que celui de la pleurésie aiguë. Sur onze cas qui se sont présentés dans mon service à l'hôpital de la Charité, pendant l'espace de trois ans environ, la maladie s'est terminée cinq fois par la mort, tandis que sur vingt-deux individus atteints de pleurésie aiguë, quatre seulement ont succombé, bien que chez le plus grand nombre le traitement n'ait été commencé que plusieurs jours après l'invasion de la maladie. Du reste, le prognostic dans la pleurésie chronique est d'autant plus grave, que l'épanchement est plus considérable, la respiration plus gênée, les symptômes généraux plus intenses, la maladie déjà plus ancienne, et qu'un plus grand nombre de moyens actifs de traitement ont été mis en usage sans succès. Peut-être aussi le prognostic est-il plus fâcheux dans la pleurésie chronique qui a eu primitivement la forme aiguë que dans celle qui a été chronique dès son principe. Dans la première, en effet, l'épanchement est presque toujours purulent, et les fausses membranes très-épaisses; dans l'autre, au contraire, le liquide est quelquefois séreux, et les fausses membranes minces et faciles à détacher. Or, un épanchement de sérosité donne lieu à des phénomènes généraux moins graves qu'une accumulation de pus; peut-être la résorption en est-elle plus facile; des fausses membranes peu consistantes mettent moins d'obstacle à ce que le poumon qu'elles enveloppent revienne à son volume primitif : on sait combien ces diverses conditions ont d'importance pour la curabilité de la pleurésie.

L'ouverture des cadavres présente des lésions variées, selon que la pleurésie chronique est consécutive à une pleurésie aiguë ou primitive, générale ou partielle.

Lorsque la pleurésie a débuté sous forme aiguë, les lésions qu'elle offre après la mort diffèrent peu de celles qui existent dans les pleurésies aiguës qui se sont prolongées plusieurs semaines. Seulement les fausses membranes sont communément plus épaisses, plus fermes, quelquefois superposées en plus grand nombre; le liquide est en général plus abondant, sa nature se rapproche davantage de celle du pus.

La pleurésie qui a été primitivement chronique est celle où la dilatation de la poitrine est portée à un degré plus grand, où l'épanchement est plus considérable, et où le poumon est réduit à un plus petit volume; dans quelques cas, il offre à peine l'épaisseur de la main; M. Laennec assure l'avoir trouvé réduit à six, et même à quatre lignes d'épaisseur, même dans sa partie moyenne. Les fausses membranes qui le recouvrent, et qui se continuent avec celles des parties voisines de la plèvre, le dérobent souvent aux yeux, et ce n'est qu'après avoir enlevé ces fausses membranes, qu'on le retrouve : de là l'erreur commise par quelques observateurs, qui ont cru qu'il était complétement détruit par la suppuration. Le tissu du poumon, ainsi atrophié, est mou, grisâtre, non crépitant; il ne contient pas de sang, même dans les gros vaisseaux; on a comparé la sensation qu'il cause entre les doigts à celle que donne un morceau de peau.

Le *liquide* contenu dans la poitrine est le plus souvent une sérosité citrine, dans laquelle nagent quelquefois des flocons disposés soit en petites membranes, soit en une sorte de farine grossière : il a, plus souvent que dans la pleurésie aiguë, une odeur plus ou moins forte.—Quant aux *fausses membranes*, elles sont le plus souvent molles, friables; elles semblent quelquefois n'être qu'une sorte de dépôt de la partie la plus épaisse du liquide contenu dans la plèvre. Quelquefois elles ont de la densité, et sont réunies par des brides qui s'étendent des poumons aux côtes, et partagent la cavité de la poitrine en plusieurs loges ou même en un grand nombre de cellules, dans lesquelles on trouve quelquefois un liquide très-consistant, analogue, par exemple, à de la gelée ou à du miel. Quant à la *plèvre* elle-même, M. Laennec a cru remarquer qu'elle était plus manifestement injectée que dans l'inflammation aiguë; mais cette injection est le plus souvent obscure, incertaine, même, et plus apparente que réelle. (*Voyez* PLEURÉSIE AIGUE.) La plupart des médecins qui se livrent aux recherches d'anatomie pathologique reconnaissent que son épaisseur n'est pas augmentée.—Dans les pleurésies chroniques partielles, le liquide est presque toujours purulent; quelquefois on l'a trouvé semblable à du mucus verdâtre; du reste, la forme de la cavité est ordinairement arrondie comme dans les pleurésies aiguës partielles, les fausses membranes sont épaisses comme dans les inflammations chroniques de toute l'étendue de la plèvre.

On a quelquefois occasion d'ouvrir des individus chez lesquels la résorption du liquide épanché dans la plèvre est incomplète : à l'instant où le scalpel pénètre dans la poitrine, on entend alors un sifflement produit par l'air extérieur qui entre dans cette cavité. Celle-ci est presque vide, il existe un espace considérable entre ses parois et le poumon refoulé vers le rachis : le liquide n'en occupe qu'une petite partie. Dans d'autres cas où la résorption du liquide est achevée, on trouve les fausses membranes qui recouvrent les poumons en contact avec celles qui revêtent les parois de la poitrine; et cette réunion, qui est plus ou moins intime, a ordinairement lieu au moyen d'une troisième fausse membrane dont la texture diffère de celle des deux premières dont elle est nécessairement un produit. Dans quelques cas, observés par M. Laennec, cette couche intermédiaire offrait dans la texture une ressemblance remarquable avec les parties centrales et demi-transparentes des cartilages intervertébraux. Ces fausses membranes très-épaisses qu'on rencontre à la suite des pleurésies chroniques sont-elles susceptibles de se transformer, comme celles qui sont minces, en tissu cellulaire? Il est peu vraisemblable que cette transformation soit jamais complète, et il est plus probable que ces fausses membranes épaisses forment les fibro-cartilages accidentels qui, disposés en plaques ou en capuchons, enveloppent une portion plus ou moins considérable de la plèvre, et que M. Laennec considérait comme appartenant exclusivement aux pleurésies hémorrhagiques.

Les fausses membranes plus ou moins épaisses qui sont le produit et la terminaison de la pleurésie, offrent des vaisseaux sanguins, acquièrent une organisation particulière, et deviennent comme toutes les parties organisées sujettes à diverses maladies. 1° Une exhalation de sérosité a quelquefois lieu dans de fausses membranes anciennes, qui sont presque toujours les organes exclusifs de la résorption; car là où la sérosité est partout enveloppée de fausses membranes plus ou moins épaisses, l'absorption ne peut avoir lieu, ainsi que l'exhalation, par d'autres voies. 2° De nouvelles fausses membranes se forment quelquefois sur les premières, comme on ne peut pas en douter en comparant la consistance progressivement moins ferme des diverses couches membraniformes, depuis celle qui adhère à la plèvre, jusqu'à celle qui en est le plus éloignée. 3° Des hémorrhagies peuvent y avoir lieu, comme le prouve la présence de caillots récens dans des fausses membranes anciennes. 4° M. Laennec a rapporté un cas dans lequel elles paraissent avoir été partiellement frappées de gangrène, ainsi que la portion de plèvre correspondante. 5° J'ai rencontré l'été dernier et fait voir dans une de mes leçons cliniques des fausses membranes pleurétiques dans lesquelles s'étaient formées un nombre très-grand de petits abcès qui avaient de deux à quatre lignes de diamètre. 6° Il n'est personne qui n'ait plusieurs fois observé leur dégénérescence tuberculeuse, particulièrement chez les sujets atteints de phthisie pulmonaire. 7° Enfin elles paraissent être quelquefois le siége de ces productions fibro-cartilagineuses et de ces ossifications qui ne sont pas très-rares et qui forment au poumon une sorte de plastron, de grandeur variable. Parmi ces diverses lésions qui surviennent dans les fausses membranes pleurétiques, les unes, comme la dégénérescence tuberculeuse, les petits abcès, ne donnent lieu à aucun phénomène qui puisse faire soupçonner leur présence; les autres, comme l'hydropisie, les hémorrhagies, la gangrène, entraînent avec elles un trouble à peu près semblable à celui que produit l'inflammation de la plèvre, et doivent faire croire à la récrudescence d'une ancienne pleurésie.

Le traitement de la pleurésie chronique diffère peu de celui de la pleurésie aiguë qui se prolonge (*Voyez* PLEURÉSIE AIGUE). Les évacuations sanguines sont très-rarement utiles; le seul cas où elles puissent être employées est celui d'une pleurésie primitivement chronique, survenue chez un sujet robuste ou pléthorique, ou accompagnée dès son principe d'un mouvement fébrile. Encore doit-on n'user alors de la saignée qu'avec une extrême circonspection, la faire peu abondante, n'y revenir que très-rarement et employer généralement, de préférence à l'ouverture de la veine, l'application de sangsues sur la poitrine.

Les principaux moyens de traitement sont les exutoires appliqués sur la poitrine, et particulièrement les larges vésicatoires et les sétons. On y joint l'usage des diurétiques, des laxatifs, etc. (*Voyez* PLEURÉSIE AIGUE.) On accorde au malade un peu plus d'alimens; on lui conseille l'habitation à la campagne, dans un lieu sec, exposé au sud ou à l'est; on lui permet un exercice doux, soit à pied soit en voiture. Si, malgré l'emploi de ces moyens, la dyspnée faisait des progrès, on pourrait tenter l'opération de l'empyème, surtout lorsque la pleurésie a été primitivement chronique. Dans ces cas, en effet, où l'ouverture des cadavres apprend que les fausses membranes ont moins de consistance, il n'est pas impossible au poumon de reprendre peu à peu une grande partie de ses premières dimensions. Mais on ne doit pas oublier que, dans presque tous les cas où elle a été pratiquée, cette opération n'a pas empêché la maladie de se terminer d'une manière fâcheuse. (CHOMEL.)

PLEURÉTIQUE, adj., *pleureticus*, qui est affecté de pleurésie, qui a rapport à la pleurésie. On a nommé couenne pleurétique ou inflammatoire la couche fibrineuse qui surmonte ordinairement le caillot, lorsque le sang, tiré de la veine dans le cas de phlegmasie, et surtout de pleurésie ou de pneumonie, a été conservé pendant quelque temps dans un vase. *Voyez* SANG.

PLEUROCÈLE, s. f., *pleurocele*, de πλευρά, plèvre, et de κήλη, tumeur. Sous ce nom, Sagar a indiqué une prétendue hernie de la plèvre, comme si cette membrane pouvait à elle seule constituer des hernies qui se manifestent aux parois du thorax. Elle ne fait qu'envelopper la portion du poumon déplacée. *Voyez* PNEUMOCÈLE.

PLEURODYNIE, s. f., *pleurodynia*, de πλευρά, côté, et de ὀδύνη, douleur; douleur de côté. Affection rhumatismale qui a probablement son siége dans les muscles intercostaux ou dans ceux qui recouvrent les côtes, ainsi que dans les parties fibreuses qui se trouvent dans cette région. Cette maladie peut simuler jusqu'à un certain point la pleurésie, et c'est à cause de cela que quelques auteurs l'ont appelée *fausse pleurésie*. *Voyez* RHUMATISME.

PLEURO-PNEUMONIE ou PLEURO-PÉRIPNEUMONIE, s. f. On a donné ce nom à l'inflammation simultanée de la plèvre et du parenchyme pulmonaire. L'inflammation de ce dernier tissu étant presque constamment accompagnée de celle de la plèvre, quelques médecins ont proposé de désigner sous le nom de *pleuro-pneumonie* la maladie généralement connue sous le nom de *péripneumonie*; toutefois, comme dans presque tous les cas aussi, l'inflammation du poumon est la maladie principale, tandis que celle de la plèvre n'est qu'accessoire, nous pensons qu'on peut continuer à donner le nom de péripneumonie, ou mieux, de pneumonie, à l'affection dont il s'agit. *Voyez* PNEUMONIE. (CHOMEL.)

PLEUROTOTONOS, s. m., *pleurototonos*, de πλευρὸν, côté, et de τείνω, tendre. Variété du tétanos dans laquelle le corps est infléchi de côté, par la contraction convulsive des muscles qui servent à opérer ce mouvement d'inflexion. *Voy.* TÉTANOS.

PLÈVRE, s. f., *pleura*, le côté. Tel est le nom des deux membranes minces, demi-transparentes, formant deux sacs sans ouverture qui ne communiquent pas entre eux, tapissant intérieurement la cavité thoracique, qu'elles divisent en deux cavités latérales, en s'adossant médiatement l'une à l'autre pour former le MÉDIASTIN, et se déployant sur les poumons qu'elles recouvrent presque entièrement, sans toutefois les contenir. Elles appartiennent aux membranes séreuses.

En admettant que les plèvres commencent vis-à-vis le sommet des apophyses transverses des vertèbres dorsales, on les voit se comporter de la manière suivante : d'abord elles s'étendent en avant, revêtent les côtes, leurs cartilages, les muscles, les vaisseaux et les nerfs intercostaux, se prolongent inférieurement sur la partie charnue du diaphragme, et forment supérieurement un cul-de-sac au niveau de la première côte. Parvenues près des parties latérales du sternum, elles se trouvent en rapport avec plusieurs glandes lymphatiques et les vaisseaux mammaires internes, puis elles se réfléchissent d'avant en arrière, en laissant entre elles un espace oblique de haut en bas, et de droite à gauche, qui constitue la cavité du MÉDIASTIN. Les plèvres, parvenues sur le péricarde, s'étendent sur ses parties latérales, contractent avec lui une adhérence assez intime, se réfléchissent au devant des vaisseaux pulmonaires pour aller revêtir la partie antérieure de la face interne des poumons, le bord mince, la face externe, le bord obtus, la base, le sommet, les scissures de ces organes, et revenir ensuite sur leur face interne jusque derrière leurs vaisseaux ; de là, elles regagnent la partie postérieure du péricarde, en se rapprochant l'une de l'autre, après quoi elles s'écartent de nouveau, se dirigent vers les parties latérales antérieures du corps des vertèbres, et parviennent enfin de chaque côté à la ligne où nous avons supposé leur origine, après avoir couvert les ganglions dorsaux des nerfs trisplanchniques.

Le tissu cellulaire sous-pleural n'existe qu'en très-petite quantité au niveau des côtes et du diaphragme; il forme une couche plus épaisse vis-à-vis les muscles intercostaux, surtout près des parties latérales du rachis. Il est très-abondant dans le médiastin, et communique supérieurement avec celui du cou, et inférieurement avec celui de l'abdomen. Sur les poumons, il consiste simplement en filamens très-ténus et très-courts, qui pénètrent dans le tissu pulmonaire, sans former entre lui et la plèvre une couche distincte.

Les plèvres paraissent plus minces sur les poumons que dans le reste de leur étendue. Dans l'état naturel, leur surface interne est lisse, polie, sans adhérences, et lubréfiée par une vapeur ténue qui, en se condensant, constitue la sérosité. L'organisation de ces membranes est celle du tissu SÉREUX; les vaisseaux qui se distribuent dans le tissu cellulaire sous-jacent sont très-multipliés et capillaires : ils naissent des artères intercostales, thymiques, péricardiennes, phréniques supérieures, œsophagiennes, bronchiques. Les ramuscules veineux suivent le même trajet que les artères. (MARJOLIN.)

PLEXUS, s. m., *plexus*. Nom sous lequel on désigne un réseau ou un entrelacement de vaisseaux ou de nerfs.

PLEXUS (brachial). *Voyez* BRACHIAL.

PLEXUS (cardiaque). *Voyez* CARDIAQUE et SYMPATHIQUE.

PLEXUS (cervical). *Voyez* CERVICAL.

PLEXUS (choroïde). *Voyez* PIE-MÈRE.

PLEXUS (cœliaque). *Voyez* SYMPATHIQUE.

PLEXUS (coronaire), ou CARDIAQUE.

PLEXUS (coronaire stomachique), division du plexus COELIAQUE.

PLEXUS (diaphragmatique). *Voyez* DIAPHRAGMATIQUE.

PLEXUS (émulgent), ou RÉNAL. *Voyez* SYMPATHIQUE.

PLEXUS (hépatique). *Voyez* SYMPATHIQUE.

PLEXUS (hypogastrique). *Voyez* SACRÉ et SYMPATHIQUE.

PLEXUS (lombaire). *Voyez* LOMBAIRE.

PLEXUS (mésentérique). *Voyez* SYMPATHIQUE.

PLEXUS (pampiniforme) ou CORPS PAMPINIFORME : entrelacement d'artères, et surtout des veines spermatiques, au devant du muscle psoas.

PLEXUS (pharyngien). *Voyez* PNEUMO-GASTRIQUE.

PLEXUS (pulmonaire). *Voyez* PNEUMO-GASTRIQUE.

PLEXUS (rénal). *Voyez* SYMPATHIQUE.

PLEXUS (sacré). *Voyez* SACRÉ.

PLEXUS (solaire). *Voyez* SYMPATHIQUE.

PLEXUS (spermatique). *Voyez* SPERMATIQUE.

PLEXUS (splénique). *Voyez* SYMPATHIQUE.

PLIQUE, s. f., *plica*, de πλίκειν, mêler, entortiller. On est convenu d'appeler du nom de *plique* ou de *trichoma*, l'agglutination ordinairement accompagnée d'une sorte de feutrage, que diverses portions du système pileux, notamment les cheveux, sont quelquefois susceptibles de présenter, et par suite de laquelle on les voit prendre un accroissement souvent fort considérable, former des masses, des touffes, des queues, des lanières, etc., d'aspects plus ou moins bizarres, presque toujours imbibées par un suintement fétide du cuir chevelu.

Aucune affection n'a donné lieu à plus d'assertions différentes et même opposées, que la plique. Regardée pendant long-temps comme une maladie, ou plutôt comme le symptôme critique d'une maladie générale, de nature particulière; considérée par quelques médecins comme contagieuse, et due à l'action du virus *trichomatique* ou *coltonique*, elle s'est vue, plus tard, rayée du cadre nosologique, par des hommes d'un vrai mérite. Pour eux, elle n'est qu'un feutrage des poils occasioné par la négligence des soins de toilette, et l'extrême malpropreté des sujets chez qui on l'observe. De quel côté est la vérité? Avant de chercher à la découvrir dans la discussion de ces diverses opinions, il convient, je pense, de jeter un coup d'œil sur l'histoire de l'affection qui les a fait naître.

Après avoir mis de côté les quinze ou vingt noms différens, tels que *helotis, hexenzopf, tricæ incumbocum, etc.*, basés, pour la plupart, sur les croyances superstitieuses qui attribuaient la plique à l'action des vampires ou des démons, ou bien empruntés à des théories médicales non moins absurdes; la première question qui se présente est de savoir si cette affection a été connue des anciens.

Si l'on ne veut pas, à l'exemple d'Hercule de Saxonia, croire que les Gorgones et les Furies, avec leurs cheveux entortillés de serpens, représentent des têtes pliquées, dont les poëtes auront cherché, par cette fiction, à rendre l'aspect aussi effrayant qu'il est naturellement hideux, il sera difficile de découvrir dans l'antiquité rien qui ressemble à la plique. Au reste, en admettant que, dans les temps anciens, elle a pu quelquefois se montrer d'une manière sporadique, il faut avouer qu'elle n'a vraiment attiré l'attention des observateurs que vers la fin du treizième siècle, précisément à l'époque où les Mogols portèrent la dévastation et l'épouvante en Pologne. Ses ravages s'accrurent comme les malheurs du pays qui lui donna naissance, et au-delà duquel elle ne s'étendit presque pas. Cependant, on a pu en observer, à diverses époques, quelques exemples rares et isolés, toujours il est vrai, sur des sujets d'origine polonaise; en Allemagne (G. W. Wendel), en Hongrie (D. Fischer), en Italie (R. de Fonseca, W. F. Plempe), et en France (Alibert). De plus, suivant M. Virey, elle se rencontrerait assez fréquemment chez les fakirs Ramanandis et Pandarons, et chez diverses peuplades de l'Afrique (*Arch. gén. de Méd.*). Mais ces faits n'empêchent pas qu'on ne doive considérer la plique comme à peu près entièrement confinée dans la Pologne. Auxiliaire et compagne redoutable des calamités sans nombre qui ont pesé sur ce malheureux pays, elle l'épargne dans les mêmes proportions que sa position sociale s'améliore. Ainsi, du temps de La Fontaine, où elle avait déjà perdu de sa fréquence, il y avait dans la Galicie, la Wolhynie et l'Ukraine, un pliqué sur sept habitans. Un peu plus tard, Schlegel en a compté seulement un sur quatorze habitans. Enfin, maintenant, on n'y en trouve presque plus, suivant la remarque de M. Gasc, reconnue vraie par M. Jourdan lui-même.

Si de ces faits généraux, avoués à peu près par tout le monde, nous passons à l'étude de la plique, considérée sous un rapport purement médical, nous sommes loin de voir régner la même uniformité dans les opinions. En effet, les médecins ne sont rien moins que d'accord sur le nombre et la nature des accidens propres à faire reconnaître le développement et la marche d'une affection, qu'à l'exemple de G. Frider, de Stabel, d'E. Mack, etc., MM. Alibert, Kuster et J. Frank, placent au nombre des maladies les plus funestes au genre humain après la peste et la syphilis; et que Davidson, Roussille-Chamseru, MM. Boyer, Richerand, Larrey et Gasc, regardent comme le résultat de la seule malpropreté. Au dire des uns, son apparition est précédée de symptômes si graves et si nombreux, qu'ils offrent les prodrômes de presque toutes les maladies aiguës et chroniques dont l'homme peut être affecté. Ils s'aggravent ensuite graduellement à mesure que le mal fait des progrès, et après avoir traîné une vie des plus pénibles, les malheureux pliqués succombent avec tous les symptômes de la phthisie pulmonaire, d'une affection abdominale ou encéphalique, suivant que le mal s'est porté sur la poitrine, les viscères de l'abdomen ou le cerveau. Chez d'autres les os se ramollissent, les articulations s'engorgent et se nouent, de vastes et profonds ulcères, semblables à ceux de la syphilis, rongent le cuir chevelu.

S'il faut en croire beaucoup d'autres médecins, ce sont au contraire des accidens assez légers, quoique communs à l'invasion de plusieurs maladies, tels que : lassitudes vagues, douleurs dans les articulations, douleur de tête, enchifrenement, etc., mais surtout un sentiment de refroidissement du cuir chevelu, qui annoncent la sécrétion prochaine de l'humeur trichomatique. Dès que, par son écoulement abondant, elle a produit l'agglutination des cheveux, les symptômes généraux cessent, et tout se réduit à une affection locale absolument sans inconvéniens pour la santé. Je n'ai pas besoin de dire que ceux qui refusent le titre de maladie à la plique n'admettent la réalité d'aucun de ces divers symptômes, ou bien les attribuent à la coexistence d'une foule d'affections dont elle ne saurait mettre à l'abri, et qui peuvent bien plutôt avoir pour effet de la développer elle-même.

Sans admettre entièrement les opinions de ces derniers, on convient généralement avec eux, que dans le trichoma les cheveux ne sont pas sensibles, qu'ils ne versent pas non plus de sang quand on les coupe; enfin, que cette maladie est entièrement dépourvue de la propriété contagieuse que La Fontaine, et, à son exemple, beaucoup de médecins lui ont attribuée. On a également cessé de dire que tantôt elle est *mâle* ou *femelle*; tantôt, *mère* ou *fille*. Néanmoins, après avoir élagué toutes ces erreurs, il reste encore d'assez grandes probabilités en faveur de l'existence de la plique considérée comme maladie.

G. Davidson, comme on sait, s'éleva le premier, en 1668, contre son caractère pathologique, se fondant sur ce qu'il avait guéri plus de dix mille pliqués seulement en leur coupant les cheveux. Depuis, F. A. Kreuzer a guéri aussi plusieurs centaines de recrues par le même procédé. Ce sont ces cures promptes et faciles qui, plus tard, ont fait dire à M. Desgenettes que le traitement de la plique était l'affaire des perruquiers.

Pourtant peu après sa publication, l'ouvrage de Davidson fut attaqué avec chaleur par Schulze, Pistor et Manget. Ensuite vint La Fontaine, qui avait ramené la majorité des médecins à croire à l'existence de la plique, lorsque MM. Roussille-Chamseru, Boyer, Larrey, Richerand, Gasc et Virey se déclarèrent de nouveau pour l'opinion de Davidson, déjà reproduite, mais avec peu de succès, dans les *Annales de Breslau*, pour l'année 1724. D'un autre côté, elle est encore à présent fortement combattue par M. Jourdan, et l'on nous annonce, de plus, qu'un médecin français, récemment établi en Wolhynie, M. Sauvageot, se convainc par l'observation de tous les jours de la nature réellement pathologique du trichoma. Dans ce conflit d'opinion, il me semble indispensable de soumettre à un nouvel examen les faits d'après lesquels M. Jourdan s'est décidé à soutenir les idées des anciens médecins.

Stabel et La Fontaine ont, dit-il, observé la plique sur des fœtus. Mais aucun des deux cas cités par ces médecins n'est rapporté avec cette précision dans les détails qui seule peut satisfaire les esprits rigoureux.

Les animaux domestiques, et même quelquefois les animaux sauvages, ajoute encore M. Jourdan, sont aussi, de temps à autre, affectés de la plique. Ceux qui expliquent son développement chez l'homme par le défaut de propreté, ne manquent pas d'en dire autant pour les animaux. D'ailleurs elle a été encore moins bien observée chez eux que sur l'homme, et loin que sous ce rapport la médecine vétérinaire puisse éclairer la pathologie humaine, elle en attend au contraire des lumières. Je me crois donc autorisé à considérer comme non avenus les deux genres de faits qui viennent d'être indiqués. Mais il y en a d'autres qui ne doivent pas être rejetés aussi légèrement, principalement ceux qui, aux yeux de M. Jourdan, forment le signe pathognomonique de la plique, savoir : 1° l'existence d'une douleur plus ou moins forte dans la portion de peau dont les poils sont pliqués; 2° l'alongement souvent excessif de ces poils; 3° leur friabilité; 4° leur intrication à partir de la racine.

La douleur d'une partie recouverte par une touffe de poils dure, épaisse, inflexible, et où fourmille la vermine, est un phénomène facile à expliquer, et qui doit peut-être encore plutôt suivre que précéder l'affection qu'on le suppose toujours accompagner, après en avoir été le précurseur obligé. Au reste, cette douleur manque dans l'immense majorité des cas : nouveau motif pour ne pas lui accorder une grande importance, quand elle se fait sentir.

L'alongement excessif des poils mérite plus d'attention ; on en cite des exemples extraordinaires. Ainsi, Conor parle d'une plique tellement vaste, qu'elle couvrait le dos en manière de manteau, comme chez les Hottentots cités par M. Virey. Rzaczynsky fait mention d'une femme qui portait une plique de cinq aunes de long. Stark en a observé une de sept aunes. Corona a vu un hermite polonais dont la barbe pliquée touchait de son lit à terre; Kaltschmidt conserve dans son cabinet les poils pliqués du penil d'une femme, longs de près de deux pieds. On a observé des pliques de la tête, du poids de quatre, cinq, six livres, et même plus. Il faut avouer que de pareils faits, dont les analogues ne sont pas très-rares, paraissent être l'indice d'un accroissement considérable dans la force végétative des poils. Mais outre qu'ils font vraiment exception aux cas à beaucoup près les plus fréquens, on conçoit sans peine que des poils agglutinés, rassemblés en masse et constamment abrités contre le frottement qui, sans cela, les userait à mesure qu'ils s'alongent, peuvent grandir d'une manière en apparence démesurée, sans qu'un pareil phénomène tienne à un état pathologique spécial. Enfin, l'excitation nécessairement produite par l'épaisse tignace, le matelas en contact immédiat et constant avec la peau, est encore très susceptible d'activer la végétation des poils, qui serait alors plutôt l'effet de l'agglutination factice, qu'une de ses causes déterminantes.

Quant à la friabilité des cheveux, beaucoup de médecins, notamment M. Gasc, en nient la réalité; mais fût-elle bien vraie, il n'y aurait assurément rien d'étonnant à voir des poils sans cesse imbibés d'une humeur soumise à un mouvement de fermentation putride non interrompu, finir par perdre la force de cohésion qui les caractérise à l'état sain. Pour être admis à présenter le fait dont il s'agit comme le résultat incontestable d'une maladie particulière, il faudrait donc l'observer conjointement avec une altération pathologique évidente, soit du cuir chevelu, soit du bulbe des cheveux. Or, M. Gasc assure positivement que rien de pareil n'existe chez les pliqués, et c'est aussi, ce me semble, la conséquence à tirer des préparations anatomiques faites avec beaucoup de soin par Meckel.

Voyons maintenant si l'intrication des cheveux, dès la racine, a toute l'importance symptomatologique que lui attribue M. Jourdan. Suivant cet auteur, le feutrage, commençant toujours dans les pliques factices par l'extrémité des poils, n'atteint jamais leur racine, qui dans les vraies pliques est le point de départ de l'affection trichomatique. Outre qu'à mon avis rien n'empêche une agglutination factice de gagner jusqu'à la racine des poils, je dois faire remarquer que M. Jourdan lui-même détruit toute la valeur de son prétendu signe diagnostique, en disant que, dans le véritable trichoma parvenu à son entière maturité, l'intrication n'ayant pas lieu pour la portion de cheveux qui pousse chaque jour, il ne tarde pas à s'établir un intervalle plus ou moins marqué entre la masse de feutrage et l'origine des poils. Ainsi, le même indice pourra nous faire prendre une vraie plique pour une fausse, *et vice versâ*. Joignons à cela un autre aveu de M. Jourdan, qui reconnaît que sur douze pliques il y en a au moins onze de factices, et nous pourrons facilement nous expliquer comment, pour beaucoup de médecins, elles sont toutes dans ce cas. On sent que, par la même raison, ceux-là ne doivent guère attacher d'importance aux divisions nosologiques établies d'après l'aspect extérieur de la maladie, en tant qu'elle se montre sous forme de *masses*, de *queues*, de *lanières*, *etc.* : ils n'y voient que des circonstances purement accidentelles et sans intérêt sous le rapport de la thérapeutique.

Il n'en est pas de même des causes de la plique ; on ne saurait attacher trop d'importance à les bien connaître. Il faut compter, parmi celles dont l'action ne peut être niée par personne, la malpropreté insigne des pauvres Polonais, l'habitude qu'ils ont de se tenir la tête constamment couverte d'un épais bonnet fourré, de ne pas se peigner, et surtout de bien se garder de le faire, quand, venant à éprouver un malaise tant soit peu prononcé, ils croient y reconnaître les symptômes précurseurs de la plique. Persuadés généralement que son éruption les débarrassera de tous les accidens auxquels ils sont en proie, ils se couvrent davantage la tête, se tiennent, s'il est possible, encore plus sales, et bien souvent se donnent par cela seul le mal qu'ils croient déjà avoir. C'est ainsi qu'ils n'est pas très-rare de voir, en France, des sujets atteints d'une maladie aiguë grave, comme le typhus ou la variole; des femmes en couches, qui, par préjugé, craignent de se peigner avant un temps déterminé, être atteints d'un feutrage des cheveux bien peu différent de la plique polonaise, si vraiment il en diffère.

A ces causes, qui agissent en quelque sorte sous nos yeux, plusieurs médecins croient devoir ajouter l'existence d'une disposition rhumatismale, syphilitique, scrofuleuse ou scorbutique; une constitution délabrée par un régime de vie misérable, mal sain; par l'abus des spiritueux, l'habitation dans des lieux humides, sales et étroits. Que ces dernières causes réunies aux premières soient très-capables d'en beaucoup augmenter l'activité, c'est un fait que tout homme non prévenu s'empressera de reconnaître; mais prétendre qu'elles sont susceptibles à elles seules de faire naître une affection spéciale du cuir chevelu, caractérisée par l'exsudation d'une matière visqueuse, gluante, produisant inévitablement le feutrage trichomatique, c'est avancer une opinion qui ne paraît pas avoir pour elle l'appui d'observations rigoureusement constatées.

Quoi qu'il en soit, au reste, de cette manière de voir, il est indispensable, quand on a à traiter la plique, de prendre en grande considération sa coexistence avec les maladies susceptibles de la compliquer, puisqu'il en est quelques-unes, par exemple, la maladie vénérienne portée sur la tête, et produisant des ulcérations sanieuses, qui, avant tout, exigent un traitement approprié; j'en dis autant de la diathèse scorbutique scrofuleuse, etc. Ce n'est qu'après les avoir combattues par les moyens les plus propres à en triompher qu'il convient de s'occuper de la plique.

Dégagé de ce qui peut avoir trait aux complications, le traitement de cette maladie se compose encore de l'emploi d'un assez grand nombre de médicamens. Le bon sens, il est vrai, a proscrit sans retour l'usage insensé d'une foule de moyens prétendus curatifs; par exemple, l'administration intérieure de l'alcohol où l'on a fait infuser une vieille plique bien sale; cependant il y en a sans doute encore beaucoup qui devraient être également abandonnés. On peut, je crois, raisonnablement ne pas beaucoup compter sur l'efficacité du lycopode, si fortement recommandé par tous les anciens médecins. Peut-être doit-on en dire autant de l'extrait d'aconit et de l'antimoine, que La Fontaine et Schlegel ont cru devoir lui substituer, et dont Wolff n'a nullement reconnu les propriétés curatives. Est-on bien plus fondé à conseiller, avec d'autres médecins, les préparations mercurielles et les fleurs de zinc, ou à préconiser les vertus curatives de la pervenche, etc.? En somme, si l'on veut aller droit au but, et connaître par quels moyens il est possible d'obtenir la guérison des pliques simples, on trouve d'abord l'obligation de les couper, et cela, sans qu'il soit nécessaire, comme le veulent certains médecins, d'attendre l'époque de leur prétendue maturité; ensuite, l'habitude de la propreté, l'usage des bains de vapeur, des frictions sèches, d'un régime alimentaire sagement ordonné, d'un vêtement convenable, et peut-être encore, comme moyen d'empêcher les rechutes, l'application du cautère ou du moxa.

Faite sans aucune de ces précautions, la tonte du trichoma peut donner lieu à des accidens plus ou moins graves, que beaucoup de médecins ont attribués à la rétropulsion de l'humeur morbide. C'est ainsi que la suppression brusque d'un vieil exutoire produit quelquefois des effets très-fâcheux, bien que ce soit la disparition d'une affection évidemment factice. Cependant il ne faut pas s'exagérer les dangers attachés à la coupe des poils feutrés, puisque, sans autres soins, elle a, comme nous l'avons vu, suffi à Davidson pour guérir radicalement plus de dix mille pliqués. Maintenant, si nous rapprochons de ce fait, d'une part, l'apparition de la plique, à l'époque où la Pologne éprouva tous les fléaux d'une invasion, calamiteuse au delà de toute expression; de l'autre, sa diminution très-rapide, depuis qu'une sorte d'aisance, jointe aux bienfaits d'une administration éclairée, a introduit parmi le peuple Polonais l'usage des bains de vapeur et quelque peu de propreté, nous serons peut-être portés à partager l'avis de ceux qui espèrent voir entièrement disparaître le mal avant que les médecins aient adopté une manière unanime d'envisager sa nature.

(ROCHOUX.)

PLOMB, s. m., *plumbum*, métal rangé dans la quatrième classe (*Voy.* MÉTAL). Il existe dans la nature à l'état d'oxyde, combiné avec le soufre, le chlore ou avec quelques métaux, enfin, uni à l'oxygène et à un acide formant des sels. Il est solide, d'un blanc bleuâtre, brillant, assez mou pour être rayé par l'ongle et plié en tous sens : il est ductile et encore plus malléable; il jouit à peine de quelque ténacité et de sonoréité; sa pesanteur spécifique est de 11,352. Il suffit de le chauffer à 260° th. centigr. pour le faire fondre; à une température plus élevée, il se volatilise lentement, tandis qu'il peut cristalliser en pyramides quadrangulaires si on le laisse refroidir.

Le gaz *oxygène* le ternit à la température ordinaire, tandis que l'*air atmosphérique* le fait passer d'abord à l'état de protoxyde, puis à l'état de sous-carbonate blanc. A chaud, le plomb mis en contact avec l'un ou l'autre de ces agens se transforme en protoxyde jaune, et même en deutoxyde rouge, si l'on prolonge l'opération. L'*hydrogène*, le *bore*, le *carbone* et l'*azote* sont sans action sur le plomb. Le *phosphore* et le *soufre* se combinent directement avec lui à l'aide de la chaleur : le sulfure se trouve très-abondamment dans la nature; il constitue la galène. Le plomb peut également s'unir à l'*iode* et au *chlore*, et fournir un iodure et deux chlorures. L'eau privée d'air n'agit point sur ce métal; si elle est aérée, ou que le mélange soit en contact avec l'atmosphère, il se forme du protoxyde qui se dissout en partie dans l'eau et qui ne tarde pas à absorber l'acide carbonique; le sous-carbonate de plomb résultant se dissout dans l'eau à la faveur d'un excès d'acide carbonique.

L'acide *sulfurique* concentré n'agit point sur le plomb à froid; si on élève la température, il se décompose en partie, l'oxyde, et il se dégage du gaz acide sulfureux; le protoxyde formé se combine avec l'acide non décomposé. L'acide *nitrique* dissout le plomb après l'avoir fait passer à l'état de protoxyde; il se dégage du gaz deutoxyde d'azote (gaz nitreux); d'où il suit qu'une portion d'acide a été décomposée pour oxyder le métal. L'acide *hydrochlorique* agit à peine sur lui. L'acide *hydrosulfurique* est décomposé par lui, il se forme du sulfure de plomb noir et il se dégage du gaz hydrogène. — Parmi les *alliages* que le plomb est susceptible de fournir avec d'autres métaux, nous citerons la *soudure des plombiers*, composée de deux parties de plomb et d'une partie d'étain; les caractères d'imprimerie, formés de quatre-vingts parties de plomb et de vingt parties d'antimoine, et l'alliage de Darcet, préparé avec huit parties de bismuth, cinq parties de plomb et trois parties d'étain; ce dernier fond au-dessous de 100° th. centigr.

Le plomb a des usages nombreux dans les arts et dans l'économie domestique; il sert à la confection des balles, de la grenaille, des chaudières, des réservoirs, à la préparation des oxydes, des sels de plomb et des émaux; il est également employé par les essayeurs pour déterminer le titre des pièces d'argent et d'or. — On obtient le plomb en grand, en grillant la mine de sulfure et en traitant ce produit par de la grenaille de fer et du charbon; le *plomb d'œuvre* préparé par ce moyen est chauffé avec le contact de l'air pour le priver d'une certaine quantité de zinc, d'antimoine et de cuivre qu'il renferme.

PLOMB (oxydes de). Il existe trois oxydes de plomb, le protoxyde (massicot, litharge), le deutoxyde (*minium*) et le peroxyde puce. Traités par le charbon, à une température élevée, ces oxydes sont décomposés et fournissent du plomb métallique. *Protoxyde*, il est composé, d'après M. Berzélius, de cent parties de plomb et de 7,7 d'oxygène. Il n'existe dans la nature que combiné avec les acides. Il est solide, jaune, fusible, indécomposable par la chaleur; si après l'avoir fondu, on le laisse refroidir lentement, il cristallise en lames brillantes jaunes ou d'un jaune rougeâtre qui constituent la *litharge :* chauffé avec le contact de l'air, le protoxyde de plomb absorbe l'oxygène et passe à l'état de deutoxyde; à la température ordinaire, il attire l'acide carbonique de l'atmosphère. Il est légèrement soluble dans l'eau. Les oxydes métalliques alcalins le dissolvent à merveille. Il est le seul oxyde de plomb susceptible de se combiner avec les acides; il se dissout aisément dans les acides acétique et nitrique. On l'obtient en chauffant le plomb avec le contact de l'air. On emploie le massicot à la préparation du blanc de plomb (sous-carbonate de plomb); il entre dans la composition du jaune de Naples. La litharge sert à préparer le sel et l'extrait de Saturne, l'onguent de la mère et l'emplâtre diapalme. — *Deutoxyde* (*minium*). Il est composé de 100 parties de métal et de 11,08 d'oxygène. Il est le produit de l'art. Il est solide, rouge, fusible, décomposable par la chaleur en oxygène et en protoxyde, inaltérable à l'air, moins soluble dans l'eau et dans les oxydes alcalins que le précédent, et susceptible, lorsqu'on le traite à froid par l'acide nitrique, de se décomposer en peroxyde puce insoluble et en protoxyde qui se dissout dans l'acide. L'acide hydrochlorique le décompose en se décomposant, et il se forme de l'eau et du chlorure de plomb blanc jaunâtre; il se dégage aussi une portion de chlore. On l'obtient comme le précédent, excepté qu'on fait agir l'air sur le métal pendant plus long-temps. On l'emploie à la préparation du cristal, des vernis sur les poteries, etc. — *Peroxyde puce.* Il est composé de 100 parties de métal et de 15,384 d'oxygène. Il n'existe pas dans la nature. Il est solide, de couleur puce, décomposable par le feu en oxygène et en protoxyde de plomb, inattaquable par l'acide nitrique et par le chlore liquide et sans usages. On l'obtient en chauffant le deutoxyde avec de l'acide nitrique étendu de son poids d'eau; il se forme du protonitrate de plomb et du peroxyde puce qui reste au fond du matras.

PLOMB (sels de). Tous les sels de plomb sont formés par le protoxyde et par un acide. Ceux qui sont solubles offrent une saveur plus ou moins douceâtre et styptique; ils sont précipités en noir, par l'acide hydrosulfurique et les hydrosulfates; le précipité est du sulfure de plomb; l'acide sulfurique et les sulfates solubles y déterminent la formation d'un précipité blanc de sulfate de plomb; l'acide chromique et les chromates solubles en précipitent du chromate de plomb jaune; l'acide hydriodique et les hydriodates agissent de la même manière, mais le précipité est de l'iodure de plomb : la potasse, la soude et l'ammoniaque en séparent l'oxyde hydraté blanc, qui se dissout à merveille dans un excès de potasse et de soude; les sous-carbonates de ces bases y font naître un précipité de sous-carbonate de plomb insoluble blanc. Parmi les sels de plomb employés en médecine et dans les arts, nous remarquerons les suivans :

Acétate de plomb (sel de saturne, sucre de saturne).—Sel solide, cristallisant en tétraèdres terminés par des sommets dièdres, semblables à des aiguilles blanches; il est inaltérable à l'air, et très-soluble dans l'eau. Chauffé sur une plaque de fer, il se décompose, dégage des vapeurs d'acide acétique reconnaissable à son odeur, et laisse de l'oxyde de plomb jaune ou rouge. L'acide nitrique versé sur de l'acétate de plomb solide, le décompose, et en sépare de l'acide acétique, sous forme de vapeurs. La dissolution aqueuse de ce sel rougit l'eau de tournesol, et verdit le sirop de violettes; elle ne précipite point, par l'acide carbonique, à moins qu'elle ne soit très-étendue; elle peut dissoudre par l'ébullition un poids presque égal au sien de litharge, et passer à l'état de *sous-acétate de plomb au maximum d'oxyde.* On obtient l'acétate de plomb, en chauffant dans des chaudières de plomb ou de cuivre étamé, de la litharge, avec un excès de vinaigre distillé : on concentre la dissolution et on la fait cristalliser. Ce sel est rangé parmi les médicamens astringens, dessicatifs et répercussifs. On l'administre avec succès pour diminuer les sueurs colliquatives des phthisiques, diverses sécrétions muqueuses trop abondantes, certaines diarrhées, des écoulemens vénériens anciens, des flueurs blanches, etc. La dose est de 1 à 2 grains par jour, dans une potion de 4 à 6 onces, faite avec de l'eau distillée; on augmente successivement la proportion du sel, jusqu'à en faire prendre 8, 10 à 12 grains dans les vingt-quatre heures. On emploie souvent à l'extérieur, dans la première période des brûlures, un mélange d'acétate de plomb dissous, et d'eau de chaux. Les effets vénéneux de l'acétate de plomb seront décrits au mot POISON.

Sous-acétate de plomb soluble.—Sel obtenu en faisant bouillir pendant une demi-heure une partie de litharge finement pulvérisée, avec trois parties d'acétate de plomb neutre, dissous dans une grande quantité d'eau distillée. Il est sous forme de lames opaques et blanches, et plus souvent encore, de masses d'une forme confuse, inaltérables à l'air, solubles dans l'eau, et d'une saveur douce, astringente. La dissolution aqueuse verdit le sirop de violettes, et précipite abondamment en blanc, par l'acide carbonique, qui forme, avec l'excès d'oxyde, du sous-carbonate de plomb insoluble, et le sous-acétate se trouve ramené à l'état d'acétate. Indépendamment des réactifs dont nous avons fait mention en parlant des sels de plomb, et qui le précipitent, il est décomposé par la gomme, le tannin, et par la plupart des matières animales qui forment avec l'oxyde des produits, tantôt solubles, tantôt insolubles. Evaporée jusqu'à ce qu'elle marque 28 degrés à l'aréomètre de Baumé, la dissolution du sous-acétate de plomb constitue l'*extrait de saturne* liquide, qu'il suffit de verser dans l'eau pour obtenir l'*eau blanche*, l'*eau végéto-minérale*, ou l'*eau de Goulard* : si l'acétate a été préparé avec du vinaigre contenant de l'acide tartarique, comme cela arrive le plus souvent, l'extrait de saturne qu'il fournit précipitera, par l'eau distillée, du tartrate de plomb. Le sous-acétate de plomb soluble sert dans les arts pour préparer le blanc de plomb : les chimistes en font souvent usage dans l'analyse des matières organiques, et pour reconnaître si l'eau distillée contient ou non de l'acide carbonique. L'eau *végéto-minérale* est employée à l'extérieur, dans les brûlures, les inflammations érysipélateuses produites par des piqûres d'insectes ou par l'application d'un caustique, à la fin de celles qui sont aiguës, et dans lesquelles on craint l'apparition de vésicules noirâtres; mais il serait dangereux de l'employer dans les érysipèles chroniques. On s'en sert encore pour faire disparaître les tumeurs inflammatoires des glandes du sein, des testicules, etc. — Il existe un autre *sous-acétate de plomb contenant plus d'oxyde ;* il est pulvérulent, insoluble et inusité.

Sous-carbonate de plomb (céruse).—Sel blanc, insipide, insoluble dans l'eau, à moins que celle-ci ne contienne de l'acide carbonique qui le transforme en carbonate acide, décomposable par l'acide nitrique avec effervescence; le nitrate de plomb qui en résulte est soluble, et précipite par les divers réactifs, comme les autres sels de plomb. On obtient le sous-carbonate de plomb en faisant arriver un courant de gaz acide carbonique dans une dissolution de sous-acétate de plomb soluble; il se précipite du sous-carbonate de plomb, et le sel se trouve ramené à l'état d'acétate neutre; en faisant bouillir celui-ci avec de la litharge, on le fait passer à l'état de sous-acétate, que l'on décompose de nouveau par l'acide carbonique, pour former encore de la céruse, et ainsi de suite. Le sous-carbonate de plomb est employé pour étendre les couleurs, pour dessécher les huiles, et pour peindre les boiseries des appartemens. — Le carbonate acide de plomb peut être obtenu cristallisé : il se forme particulièrement lorsque le plomb est en contact avec l'eau et l'air. MM. Barruel et Mérat en ont retiré 2 onces, de six voies d'eau, qu'ils avaient laissées pendant deux mois dans une cuve doublée en plomb qui avait été exposée à l'air. On trouve en France, en Bretagne, au Hartz, en Bohème, en Ecosse, etc., du carbonate de plomb cristallisé en prismes à six pans, en octaèdres réguliers ou en petites paillettes brillantes.

Chromate de plomb. — Sel insoluble, inaltérable à l'air, d'un beau jaune serin quand il est neutre, jaune orangé s'il est à l'état de sous-chromate. On l'emploie pour peindre sur la toile et sur la porcelaine; il fait la base des couleurs jaunes que l'on applique sur les caisses des vernis. On l'obtient en précipitant un sel de plomb soluble par le chromate de potasse.

Nitrate de plomb. — Il est le produit de l'art; il cristallise en tétraèdres à sommets tronqués; il est inaltérable à l'air, et soluble dans 7 à 8 parties d'eau, à 15°. Il est décomposé par la chaleur en oxygène, en *acide nitreux anhydre*, et en protoxyde de plomb. On l'obtient en traitant la litharge par l'acide nitrique, étendu de trois ou quatre fois son poids d'eau. Il n'est employé qu'à la préparation de l'acide *nitreux anhydre*.

Sulfate de plomb. — Sel obtenu dans les laboratoires, en versant un sulfate soluble dans une dissolution de plomb. Il est solide, blanc, insipide, insoluble dans l'eau, soluble dans l'acide sulfurique, fusible, et décomposable par les charbons ardens; il n'a point d'usages. On le trouve en France, en Ecosse, etc.; il est en masses ou sous forme d'octaèdres réguliers, de pyramides tétraèdres ou de tables transparentes. (ORFILA.)

PLUMACEAU, s. m., *plumaceolus*. Ce mot vient de *pluma*, plume. Les anciens, qui ne connaissaient pas la charpie, se servaient de plumes cousues entre deux linges, pour absorber la suppuration fournie par les plaies, les ulcères, etc.

On donne le nom de plumaceau à un gâteau de charpie qu'on prépare en étendant parallèlement les uns à côté des autres plusieurs filamens, en les disposant par couches plus ou moins épaisses et en les aplatissant entre la paume des mains. Les plumaceaux présentent des dimensions et des formes variables: en effet, il y en a de grands, de moyens et de petits; ils sont tantôt alongés, tantôt arrondis, le plus souvent ovales, quelquefois carrés. Ils ne doivent être ni trop épais, ni trop minces. Dans le premier cas, ils chargeraient trop la région sur laquelle on les applique; dans le second cas, ils ne s'impreigneraient pas d'une assez grande quantité de pus ou des autres liquides qui peuvent s'écouler de la partie malade; enfin, on ne pourrait pas les recouvrir d'une dose suffisante des matières médicamenteuses qui sont quelquefois nécessaires. On doit éviter, en faisant les plumaceaux, de nouer ou bien de replier leurs extrémités, dans la crainte de contondre ou de blesser les parties sur lesquelles on les applique. On emploie les plumaceaux dans le pansement des plaies qui fournissent une suppuration peu abondante, ou lorsqu'on veut couvrir les solutions de continuité d'une substance médicamenteuse molle: en effet, la charpie brute absorbe mieux le pus que les plumaceaux; mais ceux-ci sont plus aptes qu'elle à recevoir sur leurs faces les médicamens diffluens dont on se sert quelquefois dans le traitement de plaies, des ulcères, etc. (MURAT.)

PLUMBAGINÉES, s. f. pl. Ce nom, tiré du genre dentelaire (*plumbago*), est celui d'une famille de plantes dicotylédones monopétales, à étamines hypogynes, et qu'on reconnaît aux caractères suivans : calice tubuleux et persistant; corolle monopétale, à cinq lobes quelquefois très-profonds; cinq étamines insérées à un disque hypogyne. Ovaire libre, monospermes, surmonté de cinq styles, et pour fruit une capsule recouverte par le calice, indéhiscente ou s'ouvrant en cinq valves, et contenant une seule graine renversée.

Les plantes de cette famille sont des herbes vivaces ou même des arbustes à feuilles alternes ou toutes radicales, et à fleurs généralement bleues. Si l'on en excepte la dentelaire (*plumbago europœa*, L.), dont toutes les parties sont extrêmement âcres, toutes les autres plantes de cette famille, et surtout les espèces du genre *statice*, sont plus ou moins astringentes et toniques; néanmoins aucune d'elles n'est aujourd'hui usitée. (A. RICHARD.)

PNEUMA, s. m., *pneuma*, πνεῦμα, souffle, esprit; nom donné par certains médecins anciens, de la secte dite *pneumatique*, à un principe hypothétique dont les rapports avec les autres principes élémentaires déterminaient la santé et la maladie. *Voyez* PNEUMATIQUE.

PNEUMATIQUE, adj. Nom d'une secte de médecins qu'on appelait aussi la *secte spirituelle*, et dont Athénée, d'Attalie en Cilicie, fut le fondateur peu de temps après la mort de Thémison, chef des méthodistes. Au lieu d'admettre, à l'imitation de ces derniers, la réunion des atomes primitifs comme unique base des corps terrestres, de l'organisation et de la vie, les médecins de l'école Pneumatique ajoutaient aux quatre élémens anciennement connus un cinquième élément qu'ils appelaient *pneuma* ou esprit, principe essentiellement actif qui pénètre et conserve tous les corps, comme l'avaient pensé les Stoïciens, et qui était la cause première de la santé et des maladies. Ils prétendaient même que le feu, l'air, la terre et l'eau ne sont pas de véritables élémens, et que ce titre appartient seulement aux qualités dont ces corps sont revêtus, c'est-à-dire au chaud, au froid, au sec et à l'humide.

Déjà Platon avait admis l'existence de cette substance aérienne appelée *pneuma*, dont Aristote donna plus tard une idée plus précise en décrivant le mécanisme au moyen duquel elle s'introduit dans le système sanguin, en passant au travers des voies pulmonaires. Erasistrate et ses disciples avaient également accordé au pneuma un rôle important dans le jeu de l'économie animale. La doctrine des pneumatistes ne pouvait donc pas être regardée comme nouvelle, quoiqu'elle eût perdu beaucoup de son crédit depuis la fondation de l'école Méthodique. Mais Athénée, qui exerçait la médecine à Rome et y joussait d'une grande célébrité, reproduisit et préconisa cette doctrine, à laquelle se réunirent alors la plupart des médecins dogmatiques et ceux qui, ne voulant pas embrasser la secte des méthodistes leur opposaient par là un principe qui paraissait solidement établi et dont ils s'attachaient à développer toutes les conséquences.

Athénée supposait que la plupart des maladies surviennent quand l'*esprit souffre* ou *reçoit quelque atteinte;* mais comme les écrits de ce chef de secte ne sont point parvenus jusqu'à nous, il serait difficile de dire avec certitude ce qu'il entendait par *esprit,* et comment il concevait que cet esprit pût souffrir. On peut seulement inférer de sa définition du pouls, recueillie par Galien, que l'esprit est une substance aérienne et susceptible d'être plus ou moins *resserrée.* Le *pouls,* disait-il, *n'est autre chose qu'un mouvement produit par la dilatation naturelle et involontaire de l'esprit; cet esprit se mouvant de lui-même et en lui-même* meut en même temps le cœur et les artères. Les maladies étaient aussi attribuées par ce médecin et ses disciples à un état particulier ou une action quelconque de l'esprit; mais leur doctrine n'était pas tellement rigoureuse qu'ils n'aient fait aussi attention au mélange des élémens, et cherché dans les nombreuses variétés de ce mélange la théorie de divers états morbides : c'est par là qu'ils se rapprochaient souvent des autres sectes.

Malgré leur goût pour les vaines hypothèses et les subtilités, qui se fait particulièrement remarquer dans la multiplication des espèces de fièvres et dans leur doctrine du pouls, les médecins pneumatiques paraissent avoir rendu des services à la pathologie par quelques observations nouvelles et par une meilleure description de plusieurs maladies, alors peu connues. Cet éloge ne paraîtra point déplacé si, d'après les remarques fines et judicieuses de Daniel Leclerc, nous nous trouvons suffisamment autorisés à ranger dans cette secte le sévère Arétée, auquel la plupart des autres historiens de la médecine avaient fait l'honneur de croire qu'il n'était d'aucune.

(COUTANCEAU.)

PNEUMATOCÈLE, s. m., *pneumatocele*, de πνεῦμα, air, et de κήλη, tumeur, *ramea venti*, hernie venteuse, hernie fausse des anciens. Ces diverses dénominations ont été données à une tumeur du scrotum formée par des gaz. Les auteurs se sont peu occupés de cette maladie, qui est assez rare à la vérité. Toutefois son existence ne peut pas être révoquée en doute. Monro rapporte qu'un homme, à Edimbourg, fut blessé par la pointe d'une épée qui passa vers le milieu de l'espace qui sépare le cartilage xyphoïde du nombril; une partie de l'épiploon sortit, on le réduisit aussitôt, le malade survécut douze heures à sa blessure. Dans cet espace de temps son scrotum devint aussi gros que la tête; à l'ouverture du corps on trouva beaucoup de sang extravasé qui provenait de la veine-porte divisée par l'instrument vulnérant. La plupart des veines du bas-ventre, le tissu cellulaire de cette cavité, ainsi que le scrotum, étaient distendus par une substance gazeuse.

Le pneumatocèle est une maladie qu'on peut feindre par cupidité ou par tout autre motif. Dionis dit avoir vu de petits mendians qui s'insufflaient de l'air dans le scrotum avec un chalumeau de paille; lorsque cette enveloppe avait acquis de grandes dimensions, ils se couchaient à la porte d'une église, le scrotum découvert, pour exciter la commisération des passans. Des jeunes gens frappés par la conscription ont cru trouver dans un semblable moyen une cause suffisante de réforme.

La distension gazeuse du scrotum n'est presque jamais une maladie essentielle; elle est le plus souvent le résultat d'une autre lésion. Une blessure, une commotion violente, la déchirure de la peau du scrotum, l'inflammation du tissu cellulaire de cette enveloppe ou de la tunique vaginale, un épanchement séreux, sanguin ou purulent dans ces parties, une escarre gangréneuse, peuvent donner naissance au pneumatocèle. On a occasion d'observer aussi cette maladie lorsque des gaz s'accumulent dans les intestins herniés. Le scrotum devient fréquemment emphysémateux dans les hernies étranglées qui se terminent par gangrène et dans les ruptures accidentelles des intestins. Un voiturier reçut un coup de pied de cheval sur une hernie inguinale ancienne; cette tumeur prit bientôt un volume énorme. A l'ouverture du corps on s'assura que des gaz remplissaient le scrotum; l'intestin grêle contenu dans la hernie était divisé en totalité. Enfin, on a vu quelquefois une certaine quantité d'air se développer dans les bourses sans cause connue.

L'accumulation des fluides élastiques peut se faire dans le tissu cellulaire du scrotum, dans la tunique vaginale, dans les portions d'intestin qui forment la hernie scrotale, dans le sac herniaire. La tumeur présente dans le premier cas un volume plus ou moins considérable et une légèreté qui ne répond en aucune manière à son volume; la peau est fortement distendue; on ne distingue point de fluctuation; en percutant la tumeur on obtient un son très-manifeste. La pneumatose de la tunique vaginale est encore fort peu connue; la tumeur doit être circonscrite et avoir la même forme que celle de l'hydrocèle. On ne confondra pas ces deux maladies si on a bien présent à la pensée les symptômes qui les caractérisent. Lorsque la tunique vaginale est distendue par des fluides élastiques, on ne doit pas sentir de fluctuation; la tumeur doit être légère et ne pas rendre un son mat par la percussion. Lorsqu'une anse d'intestin, après avoir franchi l'anneau et être descendue jusque dans le scrotum, est frappée d'engouement ou d'étranglement, il arrive fréquemment que des gaz se développent dans la portion du viscère déplacé. On peut reconnaître cette sorte de pneumatocèle en ayant égard à la manière dont la maladie s'est développée, aux borborygmes qui se font entendre dans la tumeur, aux symptômes de l'engouement et de l'étranglement. (*Voyez* HERNIE). J'ai dit plus haut que des gaz pouvaient s'accumuler dans le sac herniaire. Cette maladie doit ressembler beaucoup au pneumatocèle de la tunique vaginale. Il me semble cependant qu'on ne les confondra pas si on a égard à ce qui a précédé, et si on fait attention que, lorsque le sac herniaire devient le siége d'une distension gazeuse, le testicule ne doit pas être compris dans la tumeur, et qu'il doit faire saillie sur quelque point de celle-ci.

Le pronostic du pneumatocèle est aussi variable que les maladies dont il est la suite ou l'effet. On peut en dire autant de son traitement, qui doit être différent suivant les causes qui le déterminent. Lorsque de l'air atmosphérique a été introduit dans le tissu cellulaire du scrotum, des mouchetures légères suffisent pour provoquer l'évacuation de ce corps devenu étranger; souvent même on peut abandonner ce soin à la nature : en effet, l'absorption de l'air infiltré dans le tissu cellulaire s'opère avec assez de facilité. On devrait pratiquer la ponction avec une aiguille ou avec un trois-quarts, si la pneumatose avait son siége dans la tunique vaginale. Lorsque l'accumulation des gaz est le résultat de l'inflammation de la tunique vaginale ou du tissu cellulaire du scrotum, on recommande d'avoir recours à des saignées locales, à des fomentations émollientes, etc. Lorsqu'une escarre gangréneuse donne lieu au dégagement des fluides élastiques, il faut se conduire comme si la gangrène existait indépendamment du pneumatocèle. Je renvoie aux articles *hernie* et *sac herniaire*, pour ce qui est relatif au traitement du pneumatocèle produit par une accumulation de gaz, soit dans les intestins, soit dans le sac herniaire. (MURAT.)

PNEUMATOSES, s. f. pl., *pneumatoses*, de πνευμα, air. On comprend sous ce nom, un ordre de maladies qui, tantôt consistent en une accumulation excessive de gaz dans des parties qui en renferment naturellement une quantité déterminée, et tantôt sont caractérisées par la présence de ces gaz dans des parties qui, dans l'état de santé, n'en contiennent pas. Ces affections étaient autrefois désignées sous le nom de *maladies venteuses;* mais bien long-temps avant que Frank leur imposât le nom de pneumatoses, sous lequel elles sont aujourd'hui connues, Combalusier avait publié sous le titre de *pneumatologie*, le traité dans lequel il les a décrites.

Les pneumatoses sont rarement des affections idiopathiques, et le plus souvent, comme nous le verrons, elles ne sont qu'un des symptômes d'une autre maladie. Voilà sans doute pourquoi la plupart des nosologistes n'en ont pas traité d'une manière spéciale, et pourquoi quelques-uns n'en ont rien ou presque rien dit : quelqu'idée qu'on se fasse des pneumatoses, qu'on les regarde, avec quelques anciens médecins, comme étant souvent idiopathiques, ou avec la plupart des contemporains, comme étant toujours symptomatiques, on ne peut nier la nécessité d'étudier un phénomène aussi remarquable et aussi fréquent que celui de la présence des gaz dans l'économie; phénomène qui, lui-même, en produit souvent un grand nombre d'autres, dont on méconnaîtrait la cause, si l'on ne tenait pas compte du premier. Nous verrons d'ailleurs qu'il est quelques cas dans lesquels les gaz paraissent être le produit d'une sécrétion morbide qu'aucune lésion appréciable ne peut expliquer. Or, dans le cas où l'accumulation de gaz est le seul phénomène apparent, il doit, dans l'état actuel de la science, constituer la maladie. Il en est des pneumatoses comme des hydropisies, qui sont le plus souvent symptomatiques, mais qui, n'étant liées quelquefois à aucune lésion appréciable des organes, doivent être regardées dans ces cas comme idiopathiques.

Cinq espèces de causes peuvent donner lieu aux pneumatoses : 1° elles sont quelquefois produites par l'air atmosphérique, qui s'introduit dans l'intérieur du corps humain, soit par les ouvertures naturelles, soit par une voie accidentelle, une plaie, par exemple; quelques auteurs leur ont donné, dans ce cas, le nom de *traumatiques*; 2° la décomposition, à l'intérieur ou à la surface du corps, de certaines substances solides ou liquides, d'une escarre, par exemple, d'un fœtus, d'une portion de placenta, d'un amas de sang, et peut-être de pus, peut donner lieu à un dégagement de gaz, qui se répandent particulièrement dans le tissu cellulaire; 3° un obstacle mécanique au libre passage des gaz, dans les parties qui en contiennent naturellement, donne souvent lieu à une accumulation excessive de ces fluides au-dessus de l'obstacle : c'est ce qu'on voit dans le rétrécissement squirreux et dans l'étranglement des intestins; 4° la perforation d'un des organes, qui contiennent naturellement des gaz, comme l'estomac, les intestins, les poumons, donne lieu au passage de ces gaz, dans des parties qui n'en contiennent point, dans le péritoine et la plèvre, par exemple; 5° enfin, on ne peut point douter que, dans quelques cas, les gaz ne soient le produit d'une exhalation morbide. Les ingénieuses expériences faites par MM. Gérardin et Magendie, sur le développement des gaz dans le conduit digestif, démontrent évidemment que ces fluides, dans l'état de santé, ne sont pas seulement introduits par la déglutition et dégagés par la chaleur ou par un mode quelconque de fermentation des substances alimentaires; mais qu'ils sont principalement dus à une exhalation gazeuse, aussi nécessaire pour donner aux intestins leurs formes et leurs dimensions, que le font l'exhalation muqueuse pour les lubréfier et l'exhalation séreuse de leur membrane péritonéale pour prévenir leurs adhérences et favoriser leurs mouvemens. Or, cette exhalation de gaz peut et doit offrir des variations en plus ou en moins, et donner lieu quelquefois à l'espèce de pneumatose qui nous occupe. La production subite ou rapide de gaz dans le tissu cellulaire, ou *emphysème spontané*, offre, s'il est possible, une preuve plus grande encore d'une exhalation accidentelle de gaz; car ici il n'y a pas, comme dans le conduit digestif, de substance d'où ces gaz puissent se dégager. Les causes particulières qui augmentent l'exhalation naturelle des gaz nous sont en grande partie inconnues; et nous ignorons entièrement celles qui déterminent l'exhalation de ces gaz, dans les parties qui naturellement n'en contiennent pas. Dans quelques cas fort rares où l'on a vu se développer simultanément des congestions gazeuses dans le tissu cellulaire, dans le conduit digestif, dans quelques membranes séreuses, on a pensé que cette production de gaz se rattachait à une disposition générale de l'économie qu'on a désignée sous le nom de *diathesis flatulenta*. On ne peut nier que, dans quelques familles, la plupart des individus ne soient tourmentés presque dès leur enfance par une abondante sécrétion de gaz dans l'estomac ou les intestins, et qu'il n'y ait ainsi, chez eux, une disposition héréditaire à une espèce particulière de pneumatose. Mais en quoi consistent cette diathèse, cette disposition héréditaire? nous l'ignorons entièrement.

Quelles que soient les causes qui les produisent, les pneumatoses se montrent sous deux formes principales, selon qu'il y a rétention ou excrétion des gaz. Dans le premier cas, la partie qui les contient offre une tuméfaction élastique, sonore, le plus souvent indolente, et des effets de compression qui varient selon le siége du mal, la quantité des gaz, et la rapidité plus ou moins grande avec laquelle ils se sont accumulés. Dans le second cas, des mouvemens plus ou moins bruyans, des émissions sonores de gaz se joignent aux phénomènes qui ont lieu dans la simple congestion gazeuse.

Les pneumatoses ne présentent rien de constant dans leur marche; la plupart n'offrent de remarquable qu'une extrême irrégularité dans l'intensité de leurs symptômes, et des alternatives fréquentes de rémission et d'exacerbation. Dans quelques cas, elles ont offert une marche exactement intermittente, comme la fièvre, dont elles étaient un des symptômes. Chez quelques sujets, on a vu plusieurs pneumatoses se remplacer réciproquement; l'emphysème du tissu cellulaire sous-cutané, par exemple, succéder à l'accumulation de gaz dans l'estomac ou dans les intestins, et celle-ci reparaître quand l'autre se dissipait.

La durée des pneumatoses n'a rien de fixe; les unes ont une marche aiguë et une durée fort courte, les autres une marche chronique, et une durée illimitée. Il est fort rare qu'elles aient assez de gravité pour compromettre par elles-mêmes l'existence des malades.

Il est communément facile de reconnaître l'accumulation des gaz dans les parties qui naturellement en contiennent, ou leur présence dans celles qui ne doivent pas en renfermer. Mais il est fort difficile, dans beaucoup de circonstances, de juger si elle est idiopathique ou symptomatique, et, dans ce dernier cas, de distinguer quelle est la maladie dont elle est le symptôme. Quelquefois même, à la suite d'une contusion, d'un effort, on ne peut pas déterminer si l'emphysème qui survient est dû à une déchirure intérieure du poumon, ou s'il en est indépendant, s'il est ou s'il n'est pas traumatique. On a proposé de désigner, par le nom d'*ambigue* cette espèce de pneumatose.

Le traitement de ces affections varie comme les causes nombreuses qui peuvent les produire. Toutefois les indications peuvent se réduire à trois principales : 1° donner issue aux gaz, soit par les ouvertures naturelles des parties qui les contiennent, soit par des ouvertures accidentelles qui existent, soit enfin par des ouvertures artificielles; 2° en diminuer le volume par le froid ou par la compression, ou leur quantité en introduisant dans les parties qui les renferment des substances avec lesquelles ils se combinent; 3° favoriser leur résorption.

Les pneumatoses peuvent être divisées en trois séries : 1° celles qui ont leur siége dans les parties qui contiennent naturellement des gaz, dans les voies digestives et aériennes; 2° celles qui ont lieu dans les organes urinaires et génitaux, qui communiquent directement avec l'air extérieur, mais qui ordinairement n'en admettent pas; 3° celles des membranes séreuses et du tissu cellulaire qui n'ont aucune communication naturelle avec l'air extérieur. On a trouvé quelquefois aussi des gaz dans divers kystes; mais cette espèce de pneumatose, à laquelle Frank a donné le nom de *saccata*, rentre dans l'histoire des kystes. *Voyez* ce mot.

Pneumatoses du conduit digestif. — Elles se présentent sous trois formes principales : 1° excrétion incommode de gaz, par la bouche ou par l'anus, ou par ces deux orifices à la fois; 2° distension gazeuse du tube digestif, sans excrétion de gaz; 3° distension et excrétion simultanées.

Première variété. — L'excrétion de gaz par la bouche ou par l'anus ne constitue pas une maladie lorsqu'elle n'a lieu qu'à des intervalles éloignés. Mais lorsqu'elle devient très-fréquente, lorsqu'elle se reproduit constamment et se répète d'une manière presque indéfinie, sous l'influence de certaines causes physiques ou morales, elle constitue une incommodité extrêmement pénible, contre laquelle les secours de l'art sont souvent réclamés : cette affection se rencontre assez fréquemment, pour qu'on doive être surpris que la plupart des auteurs n'en aient fait aucune mention.

C'est particulièrement chez les sujets doués d'un tempérament nerveux, chez ceux qui mènent une vie sédentaire, chez les hypochondriaques que se montre cette excrétion morbide de gaz. Chez le plus grand nombre, elle a lieu indistinctement avant et après le repas. L'habitude de rendre sans nécessité les vents contenus dans l'estomac peut chez quelques individus devenir la principale cause de cette affection. Chez quelques-uns elle est précédée de douleurs dans diverses parties du corps, et provoquée immédiatement par les frictions exercées sur ces parties pour faire cesser les douleurs, qui se dissipent en effet à mesure que les gaz sont excrétés : de là l'opinion où sont ces malades, que leurs douleurs sont produites par des vents égarés dans diverses parties, et que les frictions les repoussent dans le canal digestif. Il est des sujets chez lesquels, toute espèce de frottement, l'action du peigne sur le cuir chevelu, le tiraillement des poils, une légère contusion sur un point quelconque du corps, certains mouvemens, comme le saut, la danse, provoquent une semblable émission de gaz.

Cette émission est presque toujours accompagnée de borborygmes, de mouvemens dans le ventre, et souvent d'irrégularités passagères dans sa forme, dont la surface présente des saillies dans quelques points, et des enfoncemens dans d'autres. A la suite de cette émission, les malades éprouvent ou croient éprouver du soulagement. Le plus souvent les gaz ne s'échappent que par en haut; ils sont inodores; dans quelques cas, les émissions deviennent si rapprochées pendant quelques minutes, que la voix peut à peine être articulée, et que la déglutition est impossible. Enfin, lorsque cette affection se prolonge avec beaucoup d'intensité, pendant un temps considérable, on voit quelquefois s'établir une régurgitation des alimens eux-mêmes, une sorte de rumination. Il est très-rare que ces émissions aient lieu par en bas : il en existe seulement quelques exemples. Frank fut consulté par un homme qui, en comprimant avec force deux petites tumeurs qu'il avait à la tête, éprouvait des émissions sonores de gaz par l'anus qui se répétaient plusieurs centaines de fois de suite.

Deuxième variété. — La distension gazeuse du tube digestif est souvent due à un obstacle passager ou permanent, au cours des matières contenues dans ce conduit; si cet obstacle existe au pylore, l'estomac seul est distendu; s'il occupe le rectum, la distension peut porter sur tout le canal digestif. D'autres causes peuvent concourir à la production de ces pneumatoses, dans lesquelles il paraît y avoir souvent augmentation dans l'exhalation gazeuse, en même temps que rétention. Le dégagement considérable de gaz, produit chez quelques personnes par des alimens irritans, celui qui accompagne l'ulcération des glandes de Peyer dans les fièvres graves, existent sans qu'aucun obstacle s'oppose à la sortie des vents.

La distension gazeuse du conduit digestif donne lieu à des phénomènes variés, selon qu'elle est plus ou moins considérable, et selon qu'elle occupe l'estomac ou les intestins, en partie ou en totalité. Quelques médecins pensent qu'il peut aussi se faire un amas de gaz dans l'œsophage, qui serait considérablement distendu dans un point et spasmodiquement contracté au-dessus et au-dessous. Suivant eux, le phénomène connu sous le nom de globe hystérique serait dû à cette cause : la compression exercée par l'œsophage sur la trachée-artère expliquerait la suffocation et les mouvemens automatiques des mains vers le cou; la compression exercée sur les vaisseaux expliquerait les vertiges; et les éructations venteuses qu'on observe quelquefois au déclin des attaques d'hystérie confirmeraient cette opinion; mais ce n'est là qu'une pure supposition.

La distension de l'estomac et des intestins par des gaz est une affection qui n'est pas très-rare. Ses causes sont en partie les mêmes que celles de la première variété; il faut y ajouter l'usage d'alimens et de boissons fermentescibles, de graines enveloppées d'un épiderme coriace, les affections morales vives, l'impression du froid sur le corps échauffé, la suppression d'un exanthème, d'une hémorrhagie.

Quand l'estomac est seul distendu par des gaz, la région qu'il occupe présente une tuméfaction élastique, sonore à la percussion, avec douleur plus ou moins vive, pulsations incommodes dans l'épigastre, efforts inutiles pour rendre des vents, et bruits intérieurs, surtout dans les efforts pour vomir. Dans les cas où la distension est portée à un degré extrême, les boissons, parvenués assez librement juqu'au cardia, ne peuvent pas le franchir, ou ne le font qu'après de grands efforts; le volume de l'estomac gêne l'abaissement du diaphragme, dérange les contractions du cœur, et produit la dyspnée, les palpitations, l'irrégularité du pouls, et quelquefois des défaillances et des sueurs froides. Cette affection peut-elle entraîner la mort avec ou sans rupture de l'estomac, comme l'ont avancé quelques auteurs? Il est à peu près certain que, dans les cas où une semblable terminaison a eu lieu, il y avait autre chose qu'une accumulation de gaz dans l'estomac.

Quand les gaz sont contenus dans les intestins, *tympanite intestinale*, le ventre offre un volume considérable, une tension quelquefois très-grande, dans laquelle on distingue, par une exploration attentive, plusieurs circonvolutions intestinales; des bruits divers, depuis le simple borborygme jusqu'au croassement, se font entendre; si l'accumulation des gaz est extrême, les lavemens ne pénètrent plus dans le rectum; la compression exercée par les intestins distendus sur la vessie et les conduits biliaires peut produire la dysurie, la suppression d'urine, et, ce qui est plus rare, l'ictère. Portée à ce degré d'intensité, cette pneumatose a toujours une marche aiguë; elle a été décrite par quelques auteurs sous les noms de *colique venteuse* et de *passio flatulenta*.

Enfin, lorsqu'il y a simultanément distension gazeuse de l'estomac et des intestins, on voit réunis les symptômes qui ont été isolément énumérés dans les deux paragraphes précédens. Dans ces trois formes de la maladie, l'émission de quelques gaz apporte du soulagement; une excrétion abondante est souvent suivie de la cessation complète des accidens.

Dans quelques cas, une petite portion des intestins est seule affectée de pneumatose. Une tumeur circonscrite, arrondie, tendue, sonore, élastique, souvent bosselée, quelquefois mobile, plus ou moins douloureuse, se fait remarquer dans un point du ventre; des borborygmes s'y font entendre par intervalles. Ces tumeurs apparaissent quelquefois soudainement, et se dissipent avec la même rapidité. Frank parle d'un vieillard qui, depuis sa jeunesse, avait nombre de fois présenté, dans la région du cœcum, une tumeur de cette nature, dont l'apparition coïncidait toujours avec la rétrocession d'une dartre; cette distension partielle d'un point du conduit intestinal se rencontre quelquefois à l'ouverture des cadavres, particulièrement dans les gros intestins.

La *troisième variété* de pneumatose intestinale est celle dans laquelle il y a à la fois distension et excrétion gazeuses. Peut-être la maladie décrite succinctement par Sydenham sous le nom de *cholera sicca* doit-elle être rapportée à cette affection; elle était caractérisée par une émission de gaz par haut et par bas, accompagnée des douleurs et des phénomènes généraux du *cholera morbus* qui régnait dans le même temps. Les douleurs brûlantes qui, dans cette affection, marquent quelquefois le trajet des gaz dans l'œsophage et dans les derniers intestins, ont fait penser à quelques médecins que ces gaz avaient acquis des qualités irritantes; la chimie fournira peut-être un jour à la médecine des résultats propres à éclairer cette question.

L'empirisme le plus aveugle a long-temps opposé aux affections venteuses du conduit digestif les remèdes les plus ridicules peut-être qui aient figuré dans les annales de la matière médicale : il suffira, pour en donner une idée, de citer les excrémens de divers animaux, de loup, de chien, de vache, de poule, le pied de cochon, le cordon ombilical d'un enfant nouveau-né, la verge de taureau, etc. A une époque plus rapprochée de nous, les infusions aromatiques de camomille, d'anis, de coriandre, de menthe, d'angélique, de sauge ont été indistinctement préconisés contre ces affections, quelle que fût la cause qui les eût produites. Il n'est personne aujourd'hui qui ne reconnaisse l'insuffisance et le danger même des spécifiques dans des affections presque toujours symptomatiques, et la nécessité de varier le traitement selon la forme de la maladie principale et les conditions dans lesquelles elle se développe.

Dans la première variété, les principaux moyens de traitement sont la sobriété, l'exercice, la distraction. Le malade doit s'abstenir de provoquer volontairement les émissions gazeuses, parce que plus elles ont été fréquentes, plus il est difficile d'en suspendre la production et d'en prévenir le retour.

Dans la seconde variété, on doit, avant tout, chercher à connaître les causes d'un phénomène qui en a de nombreuses et de variées. Si une constipation habituelle favorisait l'accumulation des gaz dans les intestins, il faudrait la combattre par les remèdes laxatifs administrés en boissons, en pilules, en bols ou en lavemens. Si le dégagement de gaz paraissait dû à un état d'inflammation aiguë ou chronique de la membrane interne de l'estomac ou des intestins, à une ulcération des glandes de Peyer, ce serait contre ces affections que les moyens thérapeutiques seraient dirigés. S'il existait un rétrécissement squirrheux de quelque point des intestins, la pneumatose serait vraisemblablement incurable comme la maladie dont elle serait un symptôme : je dis vraisemblablement, parce qu'il n'est pas très-rare que les changemens qui s'opèrent dans la forme et le volume de la tumeur squirrheuse cessent de mettre obstacle au passage des gaz, et que ce symptôme diminue et disparaisse même complétement pendant que le mal principal continue à faire des progrès. Dans les cas où la suppression d'une dartre a donné lieu à une pneumatose, et où celle-ci est plus incommode pour le malade que ne l'était l'affection cutanée, on doit chercher à rappeler cette dernière par l'application d'un vésicatoire sur le point qu'elle occupait. On attaquerait par le quinquina une pneumatose qui se reproduirait périodiquement sous un des types propres aux fièvres intermittentes, et à plus forte raison, celle qui surviendrait dans un accès manifeste de fièvre. C'est seulement dans les cas où la cause qui produit la pneumatose n'est pas connue, qu'on doit ou qu'on peut recourir à divers moyens rationnels ou empiriques, qui sont, en quelque sorte, consacrés par l'usage dans le traitement des maladies venteuses : tels sont les frictions sèches ou aromatiques sur le ventre, les boissons et les lavemens *carminatifs*, l'abstinence des alimens flatulens, des boissons incomplétement fermentées; telles sont les boissons très-froides ou glacées, les lavemens semblables, l'application de glace ou d'eau très-froide sur le ventre, les préparations opiacées dans les cas où les douleurs ont une très-grande intensité ; telles sont enfin les poudres absorbantes et particulièrement les terres et les alcalis qu'on a supposé pouvoir se combiner avec les gaz contenus dans les intestins. Mais l'acide carbonique, qui seul pourrait se combiner avec ces substances, n'entre en général que pour une faible proportion dans la composition des gaz intestinaux.

Quand la maladie se présente sous la forme de *cholera sicca*, on doit, lorsque les boissons et les lavemens émolliens ont été employés sans succès, recourir aux préparations opiacées comme on le fait dans le cholera morbus lui-même.

Pneumatoses des voies urinaires et génitales.—Elles se présentent sous deux formes distinctes, selon qu'il y a émission de gaz, c'est l'*œdopsophie* de quelques auteurs (*voyez* ce mot) ou distension gazeuse : cette dernière ne peut avoir lieu que dans l'utérus. Bien que les organes urinaires et génitaux communiquent par des orifices assez larges avec l'air extérieur, il est fort rare que ce fluide pénètre profondément dans ces organes, particulièrement chez l'homme, à raison de la disposition de l'urètre, qui offre plus de longueur et beaucoup moins de largeur que le méat urinaire de la femme et le vagin. Toutefois il peut arriver qu'une sonde creuse, placée dans l'urètre, ouvre une voie à l'air extérieur pour pénétrer dans la vessie, d'où il sort ensuite mêlé à l'urine. Mais dans la plupart des cas, la pneumatose vésicale est due à une perforation de la paroi vésico-rectale qui permet aux gaz contenus dans le rectum de passer dans la vessie, seuls ou mêlés à des matières fécales, à des vers même qui peuvent sortir par le canal de l'urètre. La présence d'une sonde dans la vessie, une communication morbide établie entre ce viscère et un des intestins contigus peuvent, chez la femme, donner lieu, comme chez l'homme, à l'*œdopsophie;* mais chez elle les gaz qui s'échappent par la vulve viennent ordinairement du vagin ou de la cavité de l'utérus.

La largeur du vagin, la disposition béante de ses parois chez quelques femmes à la suite de l'accouchement, surtout quand il a été laborieux, la présence d'un pessaire, peuvent permettre à l'air extérieur de s'introduire dans ce conduit; raréfié par la chaleur à laquelle il est soumis, ou pressé par le rapprochement des parois du vagin quand la femme vient à prendre une attitude différente, cet air s'échappe avec plus ou moins de bruit. Le même phénomène a lieu lorsqu'une ulcération de la paroi recto-vaginale permet aux gaz contenus dans le rectum de passer dans le vagin.

Les gaz qui s'échappent par la vulve proviennent quelquefois de la matrice. On a pensé que, dans le coït et la masturbation, l'air pouvait être poussé au travers de l'orifice utérin dans la cavité de ce viscère, et en sortir ensuite avec bruit. Mais l'introduction de l'air atmosphérique dans la matrice n'a guère lieu qu'immédiatement après l'accouchement quand le col est largement dilaté, et le retour des parois utérines sur elles-mêmes suffit pour produire l'expulsion facile de ces gaz, dont la présence momentanée n'entraîne aucun accident. On a donné, à cette affection, le nom de *fausse tympanite utérine*.

Dans d'autres cas, des gaz se développent dans la cavité de l'utérus, dont le col est fermé, et donnent lieu à des accidens remarquables. Cette affection a reçu les noms de *tympanite utérine vraie* ou de *physomètre*. Elle est le plus souvent due à la décomposition soit de quelques caillots de sang ou d'une portion du placenta à la suite de l'accouchement, soit du fœtus lui-même, quand il est frappé de mort dans l'utérus. Baudelocque a observé un fait de ce dernier genre; une émission abondante de gaz très-fétides eut lieu au moment où il introduisait la première branche du forceps pour terminer l'accouchement. Un autre fait plus remarquable encore a été observé par Leduc, chirurgien de Paris; à peine eut-il entraîné avec le crochet le corps gangréné d'un fœtus, qu'il s'échappa avec impétuosité de la vulve un gaz d'odeur de soufre, qui brûla en produisant une flamme de couleur violette. Mais c'est particulièrement à la suite de l'accouchement, lorsque quelques portions du placenta ou des membranes sont restées dans l'utérus, et que le col est bouché par un caillot, qu'on voit survenir une véritable tympanite utérine : cette affection est alors d'autant plus remarquable, que l'utérus récemment dilaté par le produit de la conception est facilement distendu par les gaz, et peut acquérir en quelques jours un volume égal à celui qu'il offrait avant l'accouchement. Deux faits de ce genre se sont présentés à M. le prof. Déneux, qui a bien voulu me les communiquer. Appelé, cinq jours après l'accouchement, auprès d'une femme dont les lochies étaient devenues très-fétides le troisième jour, et avaient été supprimées le quatrième, il la trouva dans un état comateux, accompagné de turgescence de la face, et de difficulté extrême de la respiration. Le ventre était tendu et résonnait comme dans la tympanite intestinale. Le toucher lui fit reconnaître qu'un caillot fibrineux occupait l'orifice de l'utérus ; à peine ce caillot fut-il déplacé, qu'un gaz infect fit explosion par la vulve : le ventre diminua aussitôt de volume ; il s'affaissa complétement, lorsque, par une nouvelle tentative, le caillot eut été entraîné, et avec lui de nouveaux gaz et une certaine quantité de sang très-fétide. Au bout de vingt-quatre heures, la malade reprit connaissance, et, en peu de jours, elle fut hors de danger. Dans le second cas, une portion des membranes bouchait l'orifice utérin, et l'utérus offrait le volume qu'il présente ordinairement vers le quatrième mois : l'extraction du corps étranger fut suivie de l'expulsion d'une assez grande quantité de gaz.

Enfin, dans quelques cas, sans le concours d'aucune des causes dont il vient d'être question, il se fait peu à peu dans l'utérus une accumulation de gaz qui en augmente le volume au même degré et quelquefois suivant la même progression que le ferait le produit de la conception (*graviditas imaginaria*). Delamotte en a rapporté un exemple; tout le monde supposait une grossesse véritable; mais, quand la femme fut parvenue à son terme, une émission abondante de gaz par la vulve fit disparaître tous les phénomènes de cette fausse grossesse.

La distension de l'utérus par des gaz donne lieu à des phénomènes particuliers : la malade accuse une gêne plus ou moins grande à l'hypogastre, des douleurs qui se propagent dans les lombes, les aines et les cuisses. L'examen du ventre fait reconnaître dans sa partie inférieure une tumeur qui, de l'excavation du bassin, remonte vers l'ombilic et peut le dépasser. Cette tumeur est élastique, très-sonore à la percussion ; on peut facilement s'assurer, à l'aide d'un doigt porté sur le museau de tanche, pendant que l'autre main appuie sur le ventre, que cette tumeur est formée par l'utérus : plusieurs auteurs affirment même que, par ce mode d'exploration, on peut reconnaître qu'elle est légère. Les mouvemens qu'on lui imprime ne font sentir aucun ballottement intérieur dans sa cavité. Dans ces conditions, la conception ne peut avoir lieu; mais quelquefois les règles continuent à couler. Lorsque la distension de l'utérus est très-considérable, les parties voisines sont soumises à une pression qui peut en déranger les fonctions. Les selles deviennent rares et laborieuses, le besoin d'uriner est fréquent, la respiration gênée. La sortie de quelques gaz, par la vulve, apporte du soulagement; une émission abondante dissipe tous les symptômes de la maladie.

Cette affection est généralement plus opiniâtre que grave; elle n'est dangereuse qu'à raison de certaines conditions dans lesquelles elle survient, et dont elle n'est qu'un phénomène secondaire, telle que la putréfaction d'un fœtus ou de quelqu'une de ses parties annexes.

Quant au traitement, il consiste à éloigner l'obstacle mécanique, s'il en existe un, qui retient les gaz dans l'utérus. Le doigt, introduit dans le vagin, fait reconnaître cet obstacle, et est en même temps l'instrument le plus propre à le déplacer. Si aucun agent physique ne s'oppose à la sortie des gaz, on a recours aux bains de siége, aux injections, aux émissions sanguines; on a proposé aussi de légères pressions sur l'utérus et la dilatation de son orifice, qui n'est peut-être jamais sans quelque danger, et à laquelle on ne devrait recourir que quand on aurait la certitude absolue qu'il ne peut pas y avoir grossesse.

Nous ne terminerons pas cet article, sans rapprocher de la tympanite utérine un fait d'anatomie pathologique qui offre avec elle beaucoup d'analogie; je veux parler de l'expulsion du fœtus, vingt-quatre ou quarante-huit heures après la mort de sa mère, par des gaz développés dans la cavité de l'utérus. Un fait de ce genre s'est présenté à Baudelocque : à l'instant où il allait procéder à l'ouverture du corps d'une femme morte dans le travail, une explosion de gaz eut lieu par la vulve, et le fœtus fut poussé au dehors. Tout le monde connaît plusieurs autres observations semblables. Dans celle qui est rapportée par Torally, la matrice elle-même fut renversée et poussée en dehors, ce qui a dû être l'effet d'un dégagement considérable de gaz dans les intestins.

Pneumatoses des membranes séreuses et des capsules articulaires.—Il n'est pas très-rare de rencontrer, à l'autopsie des cadavres, dans les cavités sans ouverture que forment les membranes séreuses, des gaz mêlés à une certaine quantité de liquide. Le plus souvent, on découvre une perforation qui a permis aux gaz contenus dans les divisions bronchiques de passer dans la plèvre, ou, plus rarement, à ceux qui sont renfermés dans les intestins, de pénétrer dans le péritoine. Quelquefois aussi, les gaz existent seuls, et la membrane qui les contient n'offre ni perforation, ni aucune autre lésion apparente. L'arachnoïde, les plèvres, le péricarde, le péritoine, la tunique vaginale, et les capsules articulaires ont quelquefois présenté ces espèces de pneumatoses.

La présence de gaz dans l'arachnoïde est un phénomène qu'on n'a que très-rarement rencontré à l'ouverture des cadavres, et qu'aucun signe particulier ne peut faire reconnaître ou même soupçonner pendant la vie.

La présence de gaz dans les plèvres constitue le *pneumothorax* de quelques auteurs. Cette affection n'a presque jamais été observée jusqu'ici que chez des sujets atteints de phthisie pulmonaire; et bien qu'on n'ait point, dans tous les cas, constaté l'existence d'une cavité tuberculeuse ouverte à la fois dans les bronches et dans la plèvre, et permettant à l'air contenu dans celles-là de passer dans celle-ci, cependant, la production presque exclusive du pneumo-thorax, chez les phthisiques, porte à croire que le plus souvent il a été le résultat de cette lésion, ainsi que la pleurésie qui, dans presque tous les cas connus, l'a accompagné. La gangrène superficielle d'un point du poumon, celle de la plèvre, la décomposition de quelques caillots de sang épanché dans cette membrane, la déchirure d'un point de la surface pulmonaire par une contusion, une plaie, ou par les secousses de la toux dans l'emphysème du poumon, peuvent encore donner lieu au pneumo-thorax. On a pensé aussi que l'absorption rapide d'une portion du pus épanché dans la plèvre pouvait produire une sorte de vide, dans lequel une partie du liquide contenu devait s'évaporer; mais ce phénomène n'est pas démontré, et l'on doit reconnaître que la première des causes indiquées est incontestablement celle qui donne le plus souvent lieu à l'épanchement d'air dans la plèvre.

Nous avons exposé précédemment, au mot pleurésie, les signes d'une des variétés du pneumo-thorax, celle dans laquelle la poitrine contient à la fois des gaz et des liquides; il ne sera question ici que du pneumo-thorax proprement dit, dans lequel la poitrine ne contient que des gaz.

La gêne de la respiration est le plus souvent le seul symptôme que le malade accuse; ce signe équivoque appelle l'attention du médecin vers la poitrine, mais est tout-à-fait insuffisant pour fixer le diagnostic. L'exploration de la poitrine, par la percussion et l'auscultation, fournit deux signes qui, par leur réunion deviennent pathognomoniques ; ces signes sont d'une part l'absence du bruit respiratoire, et de l'autre, la sonoréité plus grande du même côté de la poitrine; quand la quantité d'air est considérable, il y a en même temps dilatation de ce côté. Il faut, toutefois, remarquer que, si le poumon était adhérent dans quelques points, la respiration s'y ferait encore entendre, et que le son n'y serait pas plus clair que dans l'état naturel. Les signes du pneumo-thorax offrent de la ressemblance avec ceux de l'emphysème du poumon, qui accompagne quelquefois le catarrhe pulmonaire. Dans l'un et dans l'autre, il y a dyspnée, augmentation dans la sonoréité de la poitrine, cessation du bruit respiratoire; mais dans l'emphysème du poumon, ce bruit ne s'entend nulle part, au lieu que dans le pneumo-thorax, il est encore sensible à la racine des poumons; dans les autres points, l'absence du bruit respiratoire est complète, au lieu qu'elle ne l'est jamais au même degré dans l'emphysème.

La présence d'une certaine quantité de gaz, dans la poitrine, est toujours une circonstance grave, surtout quand il s'y trouve en même temps un liquide. Quelques malades ont survécu à à cette affection, mais le plus grand nombre a succombé. A l'ouverture des cadavres, on entend, à l'instant où le scalpel pénètre dans la plèvre, un sifflement remarquable, produit tantôt par la sortie des gaz inodores ou fétides contenus dans la poitrine, tantôt par la pénétration de l'air extérieur dans cette cavité. De ces deux phénomènes, le premier a lieu quand la poitrine est agrandie, le second, quand elle est rétrécie, et particulièrement lorsque le pneumo-thorax s'est développé en même temps que s'est opérée la résorption d'un liquide épanché dans la poitrine. Dans l'un des cas ; les gaz condensés dans un espace insuffisant pour les contenir, s'échappent par l'ouverture qui leur est offerte ; dans l'autre, les gaz se sont raréfiés pour remplir un espace trop grand pour eux, et l'air atmosphérique se précipite dans la cavité qui les contient. Dans les deux cas, la cavité de la poitrine paraît vide; le poumon est réduit à un très-petit volume, à une sorte de moignon, suivant l'expression de M. Itard.

Le traitement du pneumo-thorax varie à raison des causes qui y ont donné lieu, et des affections auxquelles il est lié. On ne lui oppose en général que des moyens indirects; il est néanmoins prouvé par l'expérience que la ponction de la poitrine, pratiquée dans ces circonstances, peut être favorable aux malades : Combalusier en cite un exemple qui appartient à Barbeyrac, et Laennec en rappelle d'autres qui ont été rapportés par Riolan et Pouteau. Dans ces divers cas, on avait cru à l'épanchement d'un liquide dans la poitrine; l'ouverture pratiquée à cette cavité ne donna issue qu'à de l'air : les malades guérirent.

La présence de gaz, dans le péricarde (*pneumo-péricarde*), est un phénomène beaucoup plus rare encore que le pneumothorax; Houlier, Baillou, Bartholin, Winslou, en ont rapporté des exemples. Le malade dont parle Houlier avait eu des palpitations. Une augmentation très-notable dans la sonoréité de la région du cœur pourrait seule faire soupçonner, pendant la vie, l'existence de gaz dans le péricarde. Dans tous les cas observés jusqu'ici, cette affection n'a été reconnue qu'à l'ouverture des cadavres : on a trouvé le péricarde distendu comme un balon. Les auteurs qui rapportent ces faits ne disent pas qu'il y eut quelqu'autre lésion de l'enveloppe du cœur.

Le péritoine contient très-rarement des gaz; il est même à remarquer que, dans les cas de perforation du conduit digestif, on ne trouve pas ordinairement de gaz mêlés aux liquides que contient le péritoine. Parmi les observations très-peu nombreuses d'accumulation d'air dans le péritoine rapportées par divers auteurs, celle de Baldinger est la seule, à ma connaissance, dans laquelle il n'existait ni épanchement ni lésion quelconque des viscères abdominaux. Cette espèce de pneumatose, qui semble être le résultat d'une exhalation de gaz, peut devenir assez considérable pour que le ventre soit distendu et résonne comme un tambour; de là le nom de tympanite péritonéale qu'on lui a donné pour la distinguer de celle qui a son siége dans les intestins.

Les causes de cette pneumatose sont fort obscures : ses signes ont beaucoup d'analogie avec ceux de la tympanite intestinale. Seulement, au rapport des auteurs, la sonoréité du ventre serait plus augmentée encore; sa tuméfaction plus égale; le malade rendrait moins de flatuosités et avec moins de soulagement; la déglutition des boissons et l'introduction des lavemens offriraient moins de difficulté. Mais ces signes sont presque toujours insuffisans pour déterminer pendant la vie, si les gaz sont contenus dans le péritoine ou dans les intestins. La différence extrême de fréquence entre la tympanite intestinale et la tympanite péritonéale, est la circonstance la plus propre à diriger le médecin dans son jugement : la première est fréquente; la seconde, au contraire, est tellement rare, que plusieurs médecins ont mis en doute qu'elle se fût jamais présentée pendant la vie; je dis pendant la vie, car elle se produit quelquefois dans le dégagement général de gaz qui a lieu après la mort. J'en ai rencontré un exemple remarquable : le cadavre offrait un emphysème considérable de tout le tissu cellulaire extérieur : le ventre était d'une dureté semblable, sans exagération, à celle d'une planche. A l'instant où le scalpel pénétra dans le péritoine, une sorte de détonation aussi forte que celle d'un fusil à vent se fit entendre, à la grande surprise des assistans; on s'assura facilement que les gaz qui s'étaient échappés venaient du péritoine; les intestins n'avaient pas été intéressés dans cette incision.

L'expérience n'a rien appris sur le traitement qu'on pourrait opposer à la tympanite péritonéale. L'analogie porterait à essayer ici des moyens propres à favoriser l'absorption des gaz : ces moyens seraient à peu près les mêmes que dans l'épanchement de sérosité. *Voyez* ASCITE.

Pneumatose de la tunique vaginale. Voyez PNEUMATOCÈLE.

Pneumatose des capsules articulaires. — Cette affection n'est connue que par quelques ouvertures de cadavres où elle a été constatée. On ne sait rien sur les symptômes qui l'annoncent pendant la vie, et sur les moyens de traitement qu'elle réclame.

Pneumatose du tissu cellulaire ou *emphysème. Voyez* ce dernier mot.

Emphysème du poumon. Voyez EMPHYSÈME. (CHOMEL.)

PNEUMOCÈLE, s. f., *pneumocele*, de πνεύμων, poumon, et de κήλη, tumeur; nom donné à la hernie du poumon. L'issue d'une portion de poumon hors de la poitrine ne peut avoir lieu que dans le cas où les parois de cette cavité ont été ouvertes; c'est une complication que l'on observe quelquefois, quoique rarement, dans le cas de plaies pénetrantes de poitrine. *Voyez* PLAIES de poitrine.

PNEUMO-GASTRIQUE, adj. employé souvent comme substantif, *pneumo-gastricus ;* ce nom a été donné par M. Chaussier, au nerf de la huitième paire qu'on appelle encore *paire vague*.

Ce nerf communique avec l'axe cérébro-spinal par une série de filets dont le nombre varie de dix à seize, au milieu desquels passent quelquefois une ou deux veinules; ils sont implantés sur la bandelette blanche, décrite par M. Ch. Bell, et qui est située entre le corps olivaire et le corps restiforme, précisément ainsi sur les parties latérales de la MOELLE ALLONGÉE. Chaque filet est le plus souvent composé de plusieurs filamens secondaires, distincts à leur insertion à la moelle. Suivant MM. Ch. Bell et Bellingeri, ce nerf communique exclusivement avec cette lame médullaire, qui constitue, d'après ces anatomistes, une colonne moyenne et latérale dans toute la longueur du cordon rachidien. Quelques uns de ces filets paraissent réunis quelquefois avec les stries médullaires transversales qu'on voit sur le plancher du quatrième ventricule, et assez souvent plusieurs des inférieurs communiquent aussi, suivant Vicq-d'Azyr et M. Meckel, avec l'extrémité inférieure de l'éminence olivaire; ce dernier anatomiste ajoute que c'est à tort que Bichat et M. Gall nient cette communication. De la réunion de ces filets, résulte un un tronc unique, large, aplati, placé en arrière du glosso-pharyngien avec lequel il se confond en partie, et que plusieurs anatomistes considèrent même comme la partie antérieure du pneumo-gastrique.

Le nerf pneumo-gastrique, ainsi formé, se porte en dehors et en arrière, pénètre dans un petit canal de la dure-mère, et sort du crâne par la partie antérieure du trou déchiré postérieur, au-devant de la veine jugulaire interne dont il est séparé par une saillie osseuse : un prolongement de la dure-mère le sépare aussi du glosso-pharyngien et de l'accessoire de Willis. Il reçoit d'abord quelques filets du renflement gangliforme que présente assez souvent le nerf glosso-pharyngien. Ce renflement oblong, arrondi, se remarque à l'entrée du canal dans lequel pénètre ce nerf, et s'y prolonge un peu : il se détache supérieurement de ce ganglion du glosso-pharyngien, un filet qui pénètre dans la caisse du tympan, où il se partage en deux filets secondaires dont l'un monte le long du promontoire, fournit un petit filet à la membrane du trou rond, et traverse le rocher pour s'anastomoser avec le nerf pétreux superficiel; l'autre filet secondaire passe au-dessous de la portion osseuse de la trompe d'Eustachi, pénètre dans le canal carotidien, et s'y anastomose avec le nerf grand sympathique. D'autres filets du renflement du nerf glosso-pharyngien se joignent au nerf acccessoire.

En sortant du crâne, le nerf pneumo-gastrique est placé d'abord au devant du nerf de la neuvième paire auquel il adhère intimement, et ensuite il se trouve derrière lui. Il est également uni au ganglion cervical supérieur du grand sympathique, et à l'anse nerveuse formée par les branches antérieures des première et seconde paires cervicales, au-devant de l'apophyse transverse de la première vertèbre. Ce tronc nerveux descend ensuite le long de la partie antérieure et latérale du cou, devant les muscles droit antérieur de la tête et long du cou, derrière le côté externe de l'artère carotide à laquelle il est uni ainsi qu'au grand sympathique et à la veine jugulaire interne, par un tissu cellulaire filamenteux. Le nerf pneumo-gastrique donne d'abord un filet anastomotique qui l'unit au glosso-pharyngien, s'approche du pharynx, augmente de volume, et au niveau de la partie supérieure du constricteur moyen, il se divise en plusieurs filets qui constituent le *plexus pharyngien*. Immédiatement après, il se détache du pneumo-gastrique un rameau plus gros, nommé *laryngé*, qui passe derrière l'artère carotide interne en se portant en bas et en avant, et se divise près du larynx en deux filets dont l'un est externe, petit, et se distribue aux muscles constricteurs inférieurs du pharynx, crico-thyroïdien et à la glande thyroïde. L'autre filet est plus gros, interne, pénètre dans le larynx en passant derrière le muscle hyo-thyroïdien, et entre le cartilage thyroïde et l'os hyoïde; il se distribue à l'épiglotte, à la membrane muqueuse du larynx, du pharynx, aux muscles thyro-arythénoïdien, crico-arythénoïdien latéral, arythénoidien, et crico-arythénoïdien postérieur, s'anastomose avec le nerf *récurrent*, et envoie assez ordinairement un filet qui concourt à la formation des nerfs cardiaques. Le nerf pneumo-gastrique fournit encore le long du cou quelques filets qui n'existent pas constamment, et qui s'anastomosent l'un avec la branche descendante de l'hypo-glosse, d'autres qui se rendent aux plexus cardiaques, en descendant au-devant de l'artère carotide.

Arrivé à la partie inférieure du cou, ce nerf fournit encore quelques filets cardiaques, et pénètre ensuite dans la poitrine, en passant du côté droit au-devant de l'artère et de la veine sous-clavières, et du côté gauche, au-devant de la courbure aortique et derrière la veine sous-clavière. Au niveau du bord inférieur de l'artère sous-clavière d'un côté et de la courbure de l'aorte de l'autre, chaque nerf pneumo-gastrique se divise en deux branches, l'une externe ou descendante, qui n'est que la continuation du tronc nerveux, l'autre interne ou postérieure, qui constitue le nerf *récurrent*.

Le *nerf récurrent* se sépare beaucoup plus haut du tronc principal dans le nerf droit que dans le nerf gauche, se réfléchit de devant en arrière et de bas en haut, en formant une anse qui embrasse, à droite, l'artère sous-clavière, à gauche l'aorte, et remonte ainsi jusqu'à la partie inférieure du larynx, derrière les artères thyroïdienne inférieure, carotide primitive, et la trachée-artère; dans ce trajet, le nerf récurrent donne d'abord quelques filets anastomotiques qui se réunissent au grand sympathique, puis successivement des filets cardiaques, pulmonaires, trachéens, œsophagiens et thyroïdiens. Il s'enfonce ensuite sous le muscle constricteur inférieur du pharynx, après s'être divisé en deux branches de terminaison qui s'engagent ensuite entre le cartilage thyroïde et le cricoïde, se distribuent aux muscles aryténoïdien, crico-aryténoïdiens postérieur et latéral, et s'anastomosent avec les filets du nerf laryngé.

Au-dessous du nerf récurrent, le muscle pneumo-gastrique fournit quelques filets aux plexus cardiaques, au poumon, et s'enfonce ensuite derrière les bronches droite ou gauche, suivant qu'on étudie le nerf droit ou gauche, et il se détache dans cette partie de sa longueur, un grand nombre de filets qui s'anastomosent avec d'autres filets du trisplanchnique, constituent le *plexus pulmonaire* dont les ramifications multipliées pénètrent dans le tissu pulmonaire, en entourant toutes les divisions des vaisseaux pulmonaires et les ramifications bronchiques. Le nerf pneumo-gastrique descend ensuite le long de l'œsophage, fournit quelques filets à ce conduit musculeux, se rapproche insensiblement du nerf du côté opposé, et les deux troncs nerveux contournent ce canal de telle sorte, que le gauche se porte à droite et en avant, et celui du côté droit se porte un peu à gauche et en arrière : de nombreux filets anastomotiques les réunissent fréquemment dans leur trajet le long de l'œsophage, et forment un plexus plus marqué à la partie postérieure de ce conduit qu'à sa partie antérieure. La distribution des nerfs pneumo-gastriques dans cette partie de leur trajet, présente d'ailleurs de très-grandes variétés suivant les individus. Plus inférieurement, les deux nerfs pneumo-gastriques, dont le volume est diminué d'une manière sensible, constituent les nerfs stomachiques antérieur et postérieur : le premier est plus gros, et dépend du pneumo-gastrique gauche; l'autre, plus petit, vient de celui du côté droit; l'un et l'autre pénètrent dans l'abdomen avec l'œsophage, et se distribuent à l'estomac. Le nerf stomachique antérieur se distribue à la face supérieure et au bord antérieur de ce viscère, en se prolongeant dans ses fibres charnues jusqu'au pylore : quelques-uns de ses filets accompagnent l'artère hépatique, et contribuent à la formation du *plexus hépatique*. Le nerf stomachique postérieur fournit d'abord des filets qui forment un plexus considérable autour de l'œsophage à sa terminaison dans l'estomac; il donne aussi d'autres filets qui se répandent dans les fibres charnues de la face inférieure de cet organe, et plusieurs suivent l'artère coronaire stomachique jusqu'au tronc cœliaque, et concourent à former les *plexus hépatique et splénique*. Ce nerf communique en outre avec les autres plexus que le trisplanchnique forme dans l'abdomen, par un filet assez volumineux et court qui se réunit directement au plexus soléaire.

Les ramifications nerveuses du pneumo-gastrique s'étendent, comme on voit, à un grand nombre de parties qu'elles concourent à animer, et sur les mouvemens desquelles elles exerçent une grande influence, soit en les coordonnant entr'eux, soit en contribuant spécialement à leur manifestation. Ainsi, la section des deux branches récurrentes anéantit la voix, comme Morgagni, Arnemann, Sœmmering, l'avaient déjà reconnu; Legallois a vu qu'en coupant les branches laryngées du même nerf, les mouvemens des muscles de la glotte cessaient d'être en harmonie avec ceux des muscles du thorax. Des faits également nombreux prouvent que la lésion du tronc du pneumo-gastrique rend la respiration difficile : la section complète de ces nerfs des deux côtés cause la mort, comme les expériences de Haigton, Béclard, etc., l'ont prouvé. L'influence de ces nerfs n'est pas bornée aux actes vocaux et respiratoires, elle s'étend également aux fonctions digestives : ainsi, leur section avec perte de substance ralentit aussi beaucoup le travail de la digestion stomacale, sans l'arrêter complétement, fait constaté par les expériences de MM. Breschet, Edwards (Milne) et Vavasseur; ce ralentissement dans la chymification paraît dépendre de la paralysie des fibres musculaires de l'estomac. D'un autre part, les vomissemens qu'on observe chez les animaux soumis à cette expérience résultent, à ce qu'il paraît, de la paralysie des fibres musculaires de l'œsophage. Enfin, suivant ces derniers expérimentateurs, la fonction principale des nerfs pneumo-gastriques, relativement à l'appareil digestif, est de présider aux mouvemens de l'estomac, mouvemens qui accélèrent la digestion en facilitant le contact des sucs versés dans cet organe avec les diverses parties de la masse alimentaire.

(C. P. OLLIVIER.)

PNEUMONIE, s. f., *pneumonia*, de πνευμων, poumon. Nom sous lequel la plupart des nosologistes désignent aujourd'hui l'inflammation du parenchyme des poumons, connue plus généralement parmi les médecins sous la dénomination moins exacte de *péripneumonie*, et parmi les personnes étrangères à l'art, sous celle de *fluxion de poitrine*.

L'inflammation du parenchyme des poumons est presque toujours accompagnée de celle de la plèvre; quelques auteurs ont proposé, par ce motif, de désigner cette affection sous le nom de *pleuro-pneumonie*; mais comme, dans la plupart des cas, l'inflammation de la plèvre qui accompagne la pneumonie ne peut, à raison de la densité plus grande du poumon enflammé, donner lieu à un épanchement de quelque importance, elle n'est dès lors, comme la bronchite, qui accompagne quelquefois aussi la pneumonie, qu'une affection d'un ordre secondaire qui a la même marche, les mêmes limites que la pneumonie, et ne forme avec elle qu'une seule et même maladie. Il en est autrement lorsque la pleurésie ou le catarrhe s'étend à une portion des membranes séreuse ou muqueuse beaucoup plus considérable que celle qu'occupe la pneumonie; elles constituent alors une véritable complication, comme nous le verrons plus loin.

La pneumonie peut, comme les autres phlegmasies, se montrer sous forme aiguë et chronique : la pneumonie aiguë est l'une des maladies les plus fréquentes et les mieux étudiées; la pneumonie chronique est au contraire l'une des plus rares et des moins connues.

PNEUMONIE AIGUE. Elle affecte rarement les deux poumons

à la fois : communément elle est bornée à un seul, dont elle n'occupe le plus souvent qu'une partie, et spécialement un des lobes; car il est d'observation que dans beaucoup de maladies, mais surtout dans la pneumonie, les scissures qui divisent les poumons forment en quelque sorte des limites naturelles auxquelles s'arrêtent les altérations de tissu, et que, dans les cas où ces altérations s'étendent au delà, elles ne s'y montrent point ordinairement au même degré; en sorte qu'à l'ouverture des cadavres, l'aspect du poumon change brusquement dans la ligne marquée par la scissure.

Plusieurs des auteurs qui ont écrit sur la pneumonie ont avancé que les deux poumons n'y étaient pas également sujets, que le droit en était plus souvent atteint que le gauche. Cette opinion était généralement admise à l'époque où parut l'ouvrage de Morgagni. Ce médecin ayant réuni environ cinquante observations, dont les unes lui étaient propres, et les autres avaient été recueillies par Valsalva, et trouvé un nombre à peu près égal de pneumonies à droite et à gauche, on fut généralement porté à conclure que les deux poumons étaient également exposés à cette affection. Toutefois, le nombre de faits rapportés par Morgagni n'était pas suffisant pour servir de base à une opinion bien établie. Dans l'hiver de 1812 à 1813, j'eus occasion d'observer un très-grand nombre de pneumonies, parmi lesquelles vingt-sept se terminèrent par la mort : sur ce nombre, onze occupaient exclusivement le poumon droit, sept le gauche, neuf autres les deux poumons, avec cette particularité que sur cinq sujets, le poumon droit était beaucoup plus enflammé que le gauche; et que sur un seul, le gauche l'était plus que le droit. Les mêmes recherches répétées sur trente-deux individus qui ont succombé dans les salles Saint-Jean et Saint-Joseph, depuis cinq ans, ont donné des résultats analogues : la pneumonie a occupé le poumon droit dix-sept fois, le gauche huit fois, l'un et l'autre sept fois. Parmi les sujets qui ont guéri, le nombre des pneumonies droites a été également plus considérable que celui des pneumonies gauches; je n'en donne pas la proportion, parce que, dans les cas de guérison, il n'est pas bien certain, malgré le secours de l'auscultation, que la pneumonie qui paraît bornée à un côté ne s'étende pas aux deux : par le même motif, je ne reproduis pas ici le résultat des observations de M. Andral, qui a réuni ensemble tous les cas de pneumonie qu'il a rencontrés, quelle qu'en ait été la terminaison; je me borne à dire qu'il a trouvé le nombre des pneumonies droites plus que double de celui des pneumonies gauches. La réunion de ces faits me paraît établir clairement que le poumon droit est plus fréquemment atteint d'inflammation que le gauche.—Un autre point relatif au siége de la pneumonie, est de déterminer si elle frappe indistinctement les lobes supérieur et inférieur, ou si, comme le pensent aujourd'hui la plupart des médecins, les derniers en sont plus fréquemment atteints. Cette question, plus encore que la précédente, semble ne pouvoir être jugée d'une manière sûre, que d'après les cas dans lesquels l'ouverture des cadavres a permis de connaître exactement le siége et les limites de l'inflammation. Or, en comparant les cinquante-neuf observations dont j'ai parlé, je trouve que l'inflammation a occupé le sommet du poumon treize fois, la base onze fois, le poumon entier trente-une fois, le bord postérieur des deux lobes trois fois, la partie moyenne une fois. D'après ces résultats, le sommet serait un peu plus souvent le siége de la pneumonie que la base. Mais d'abord on remarquera que ces faits ne sont pas assez nombreux pour juger la question; et ensuite je dirai, par anticipation, que, si la pneumonie qui occupe le sommet est plus souvent mortelle que celle qui occupe la base, on ne peut pas juger de la fréquence relative de la pneumonie dans ces deux points, seulement d'après les ouvertures de cadavres. Sur quatre-vingt-huit faits observés par M. Andral, et dans lesquels la terminaison a été quelquefois funeste et le plus souvent heureuse, la pneumonie a paru occuper la base quarante-sept fois, le sommet trente fois, et onze fois la totalité du poumon.

Les causes de la pneumonie sont à peu près les mêmes que celles des autres phlegmasies. Comme celles-ci, l'inflammation des poumons est quelquefois produite par des causes directes, telles que des plaies pénétrantes ou de violentes contusions de la poitrine; mais la proportion des pneumonies produites par ce genre de causes est si faible, qu'en rapprochant les observations recueillies depuis cinq ans à l'hôpital de la Charité, dans mes salles et dans celles de M. Lerminier, on trouve à peine un exemple sur cent. On a dit, et un auteur très-estimable a répété, que la morsure du serpent à sonnettes était une cause en quelque sorte spécifique de la pneumonie; mais cette assertion n'est pas établie sur des observations assez précises et assez nombreuses pour inspirer une pleine confiance. Dans l'immense majorité des cas, la pneumonie se développe sous l'influence de causes qui échappent à nos moyens d'investigation; et nous ne connaissons encore que quelques-unes des conditions qui paraissent favoriser son développement.

La pneumonie ne se montre pas également dans tous les temps de l'année; elle règne particulièrement à la fin de l'hiver, au printemps et dans le commencement de l'été; elle est fort rare dans la seconde moitié de cette saison et pendant l'automne. Cette observation, qui a été faite par les plus anciens médecins et confirmée d'âge en âge, serait, au besoin, démontrée par le rapprochement des faits qui se sont offerts dans mes salles à l'Hôpital de la Charité, dans l'espace de cinq ans, et qui ont été recueillis avec le plus grand soin par M. Louis : sur quatre-vingt-dix-sept pneumonies, il s'en est montré quatre-vingt-une de février en août, et seize seulement dans les cinq autres mois de l'année. Il est encore d'observation que la pneumonie est plus commune dans les pays froids et dans les lieux secs et élevés. Relativement à ce dernier point, Huxham avait remarqué, dans le cours d'une même épidémie, que *la maladie* se présentait sous forme catarrhale dans les lieux bas et humides, tandis qu'à très-peu de distance, mais dans les points élevés et par conséquent plus froids, elle se montrait sous la forme de pleuro-pneumonie très-intense. Toutefois cette influence de l'élévation du sol sur la production de la pneumonie n'est pas aussi bien démontrée que celle des saisons et des climats; une sorte d'analogie la rend assez probable. Indépendamment de ces trois conditions, la saison, le climat, l'élévation du sol, il est certainement d'autres circonstances générales qui, à des intervalles plus ou moins grands, rendent les pneumonies beaucoup plus fréquentes : cette fréquence est quelquefois telle, que les pneumonies peuvent former pendant plusieurs mois, le quart, le tiers, et même la moitié des maladies aiguës traitées dans les hôpitaux.

Quant aux conditions individuelles qui paraissent favoriser le développement de la pneumonie, la plupart des auteurs ont indiqué l'âge adulte, le tempérament sanguin, une constitution forte, une vie exercée, certaines professions, comme celles de chanteur, de crieur, d'avocat, qui obligent à faire de grands efforts de voix; celle de tailleur, qui, à raison de l'attitude qu'elle exige, favorise la stagnation du sang dans les poumons. Voici ce que l'expérience apprend sur ces divers points, et sur quelques autres. Relativement à l'âge, il n'en est aucun qui soit à l'abri de la pneumonie; si elle a paru beaucoup moins fréquente dans l'enfance et dans la vieillesse, il faut remarquer qu'à ces deux époques de la vie, elle est souvent latente et facilement méconnue. Toutefois, elle paraît être un peu plus commune depuis vingt jusqu'à trente ans, qu'à tout autre âge. Sur quatre-vingt-dix-sept individus atteints de pneumonie, il s'en est trouvé vingt-huit âgés de vingt à trente ans, tandis qu'il n'y en a eu que neuf de trente à quarante ans, onze de quarante à cinquante, et huit de cinquante à soixante. Dans l'épidémie de 1812 à 1813, la pneumonie a été aussi plus fréquente dans la même période de la vie, mais à un degré fort différent. Sur cent trente-quatre individus, trente-huit étaient âgés de quinze à trente; trente-quatre, de trente à quarante-cinq; trente-quatre également, de quarante-cinq à soixante; vingt-huit avaient plus de soixante ans. Les enfans n'étant point admis à l'hôpital de la Charité, je n'ai pu comprendre dans cette comparaison numérique les individus âgés de moins de quinze ans. Je ne puis que répéter, d'après le témoignage des médecins de l'hôpital des Enfans, et de M. Guersent en particulier, que la pneumonie est très-commune parmi les enfans, et qu'elle en fait périr un très-grand nombre.

De toutes les professions, celles qui exposent le plus aux intempéries de l'air, telles que celles de charpentier, de domestique, et surtout de maçon, sont celles qui, sur le nombre d'environ deux cent trente individus, ont fourni le plus de pneumoniques. Les professions sédentaires, et celle de tailleur en particulier, signalée par Stoll et par Avenbrugger, comme plus exposées à cette affection, n'en ont fourni que très-peu d'exemples. Cette observation est d'ailleurs en concordance parfaite avec l'influence bien remarquable du sexe sur la disposition à contracter cette maladie : sur les quatre-vingt-dix-sept cas de pneumonie observés dans les salles Saint-Jean et Saint-Joseph, depuis 1822 jusqu'à ce jour, il s'en est présenté soixante-treize parmi les hommes, et vingt-quatre seulement parmi les femmes, bien que le nombre des lits soit presque le même pour les deux sexes. Or, dans la classe ouvrière, qui presque seule remplit les hôpitaux, la grande majorité des femmes exerce des professions sédentaires, et la grande majorité des hommes des professions très-actives.—Quant aux tempéramens et à la constitution, ils n'ont qu'une influence douteuse sur l'aptitude à contracter la pneumonie. Dans l'épidémie de 1812 à 1813, sur quatre-vingt-un individus, il s'en est trouvé soixante qui offraient les attributs du tempérament sanguin, pur ou mixte; mais bien que je n'aie pas de relevés numériques en opposition avec celui que je viens de présenter, cependant il m'a paru depuis plusieurs années que la pneumonie frappait indistinctement tous les tempéramens; et j'ai dû regarder comme une particularité propre à l'épidémie de 1812 à 1813, le développement de la maladie chez une aussi grande proportion d'individus doués du tempérament sanguin.—Les recherches que j'ai faites sur la stature, sur la force de la constitution, ne m'ont fourni aucun résultat intéressant; seulement dans l'épidémie précitée, entre quatre-vingt-un individus dont la constitution avait été notée, il s'en est trouvé sept d'un embonpoint remarquable. Je ne cite cette circonstance que parce qu'elle est en opposition avec l'assertion de Triller, qui considérait une constitution très-grasse comme une sauve-garde contre la pneumonie, assertion qui était en quelque sorte sanctionnée par le suffrage et les observations de Morgagni.

La pneumonie survient quelquefois dans le cours d'une autre maladie, qui peut n'être pas étrangère à sa production. Celle, par exemple, qui se développe dans les premiers jours d'une pleurésie ou d'un catarrhe bronchique très-aigu, semble n'être que l'extension d'une phlegmasie de la membrane muqueuse ou séreuse au parenchyme des poumons : l'inflammation secondaire se lie si intimement à l'affection primitive, qu'elle peut en être considérée comme un degré plus avancé, plutôt que comme un effet. Il est encore d'observation qu'il survient quelquefois dans le cours de la phthisie une pneumonie aiguë, souvent bornée à la portion du parenchyme pulmonaire qui entoure une ou plusieurs masses tuberculeuses : ici, l'influence des tubercules dans la production de la pneumonie paraît manifeste. Il n'en est pas de même de l'engorgement de la rate, indiqué par Fanton comme une condition propre à favoriser le développement de la pneumonie. Nul rapport manifeste ne lie ensemble ces deux affections, et bien que Valsalva ait observé trois fois cette coïncidence, et que M. Broussais ait vu plusieurs pneumonies apparaître dans le cours de fièvres intermittentes, il est loin d'être démontré que la première de ces affections ait eu quelque influence dans la production de la seconde.

Enfin, on voit assez fréquemment les pneumonies se développer au début ou dans le cours des fièvres exanthématiques, pour qu'on doive croire qu'il n'y a pas là simple coïncidence. L'opinion la plus vraisemblable est que le virus de la variole, de la rougeole, de la scarlatine, produit l'inflammation des poumons comme il détermine plus communément celle de la membrane muqueuse des intestins dans la première, celle des fosses nasales et des bronches dans la seconde, celle des amygdales dans la troisième : dans cette supposition, une même cause produirait l'inflammation des poumons et celle de la peau.

Quant aux causes occasionelles de cette affection, les auteurs en indiquent un grand nombre; les principales sont l'exposition au froid sec ou humide, particulièrement quand le corps est échauffé ou en sueur, l'usage de boissons très-froides, un écart de régime, une émotion vive, des exercices violens et inaccoutumés, soit de tout le corps, soit spécialement des organes respiratoires, comme les chants, les cris, la déclamation; une course rapide, à pied ou à cheval, dans une direction opposée au vent; l'inspiration de vapeurs irritantes, la suppression des menstrues chez les femmes, de la transpiration, des hémorrhoïdes ou de quelqu'autre hémorrhagie habituelle dans les deux sexes, une métastase dartreuse ou rhumatismale, etc. Il faut y joindre les grandes opérations chirurgicales, à la suite desquelles il survient assez fréquemment des inflammations internes, et particulièrement des pneumonies, pour qu'on soit fondé à croire que la violente secousse qu'elles déterminent n'est pas étrangère au développement de ces phlegmasies. Mais en général les causes occasionelles n'ont qu'une influence très-secondaire, et souvent même très-douteuse dans la production de la pneumonie. Il suffit, pour s'en convaincre, d'interroger avec soin un certain nombre d'individus atteints de cette affection, et de diriger ses questions sur les causes qui ont pu la produire. Voici quel a été le résultat des recherches de ce genre faites avec le plus grand soin sur soixante-dix-neuf malades atteints de pneumonie. Sur ce nombre, quatorze avaient éprouvé un refroidissement quelconque, cinq avaient fait un excès de vin; deux, un excès de travail; un autre avait éprouvé une émotion vive, un autre avait respiré long-temps la vapeur de charbon; cinquante-six ne soupçonnaient aucune cause à la maladie dont ils étaient atteints. Ainsi, la pneumonie s'est développée chez les trois quarts des sujets sans le concours d'aucune cause appréciable, et il reste fort douteux que les causes occasionelles qui, chez les autres, en ont précédé l'apparition, aient activement concouru à la produire; car on ne peut pas douter que la plupart d'entre eux, je devrais dire tous, ne se fussent exposés impunément, un très-grand nombre de fois, à l'action de ces mêmes causes qui ont paru occasioner chez eux le développement de la pneumonie. Que conclure de ces faits? que dans presque tous les cas, la pneumonie, comme la plupart des autres maladies, se développe sous l'influence d'une disposition intérieure dont l'essence nous échappe, mais dont l'existence ne peut point être mise en doute. Cette disposition se reproduit chez quelques sujets un grand nombre de fois dans le cours de leur vie. Il n'est aucun médecin qui n'ait eu occasion d'observer des pneumonies qui se montraient chez les mêmes personnes pour la quatrième, la cinquième, la sixième fois. J'ai vu, à l'hôpital de la Charité, un individu atteint d'une dixième péripneumonie, et qui donnait sur les neuf précédentes des détails tels qu'ils étaient de nature à inspirer toute confiance. Rush parle d'un Allemand habitant Philadelphie qui en aurait été repris vingt-huit fois.

La pneumonie est quelquefois précédée de plusieurs jours de malaise, d'inappétence, de lassitudes générales; mais le plus souvent elle a une invasion subite. Elle débute alors tantôt pendant le jour, ou vers le soir, par un frisson général ou partiel qui survient au milieu de la santé parfaite, et oblige ordinairement à prendre le lit; tantôt pendant la nuit, dans le sommeil, presque toujours alors sans frisson, par une chaleur brûlante accompagnée de gêne dans la respiration, de toux, de douleur dans un des côtés de la poitrine. Chez quelques sujets la pneumonie ne se montre qu'après plusieurs jours d'un appareil fébrile, dont la forme n'a rien de constant; plus fréquemment elle apparaît dans les premiers jours d'une affection qui a commencé comme un catarrhe pulmonaire aigu. Je l'ai vu débuter ainsi chez un sixième des sujets qui ont été admis dans mes salles depuis quatre ans : ailleurs enfin elle survient en quelque sorte sourdement dans le cours d'une autre maladie aiguë ou chronique.

Quelle que soit la manière dont elle débute, la pneumonie se montre communément avec les symptômes suivans : Douleur dans un des côtés de la poitrine, gêne et fréquence de la respiration, toux, crachats visqueux, sanguinolens, râle crépitant dans une étendue plus ou moins grande, appareil fébrile plus ou moins intense. A un degré plus avancé, diminution, puis disparition de la sonoréité de la poitrine et du bruit respiratoire, respiration bronchique, persistance ou augmentation de la dyspnée et de la fièvre.

La douleur qui accompagne la pneumonie est souvent obscure, à peu près égale dans l'inspiration et l'expiration, ou bien passagère, et ne se faisant sentir que dans les grands efforts respiratoires : c'est une gêne, une pesanteur incommode, plutôt qu'une douleur proprement dite; quelquefois même elle manque entièrement. D'autres fois elle est aiguë, elle augmente par la toux, l'inspiration, la pression; c'est une vraie douleur pleurétique, à laquelle se joint quelquefois une sensation de chaleur dans le point affecté; dans ce cas elle occupe le voisinage de la mamelle; dans les autres elle peut se faire sentir dans un point quelconque du thorax. La respiration est petite, toujours accélérée, bien que, dans quelques cas, les malades n'en aient pas la conscience. Cette accélération de la respiration est toujours relativement plus grande que celle du pouls. Dans l'état de santé et dans les maladies qui ont leur siége ailleurs que dans les organes respiratoires, la fréquence de la respiration est à celle du pouls comme un à quatre, ou même à cinq. — Dans la pneumonie, elle est souvent dans le rapport de un à trois, et même de un à deux. Le nombre des mouvemens respiratoires, qui est de dix-huit à vingt par minute chez les adultes, peut s'élever à trente, à quarante, à soixante même. A la gêne de la respiration se joint ordinairement une toux d'abord sèche, et bientôt suivie de l'expectoration facile ou laborieuse de crachats, souvent muqueux dans le principe, mais qui bientôt offrent des qualités tout-à-fait caractéristiques : ils sont, chez la plupart des malades, transparens, mêlés intimement à de petites bulles d'air; leur couleur est uniformément rougeâtre, tirant sur le jaune, et quelquefois sur le vert, de manière à imiter la couleur de la rouille, de l'abricot, ou du sucre d'orge : ils sont en même temps visqueux, adhèrent assez intimement au vase, quand ils sont en quantité médiocre, pour qu'on puisse le renverser sans qu'ils s'en détachent; d'autres fois ils sont agglutinés entre eux, de manière à former une masse tremblante et gélatiniforme. Les crachats expectorés dans un court espace de temps ne sont pas toujours semblables entre eux; souvent ils varient pour la couleur et la consistance : les uns sont blanchâtres, muqueux ou spumeux, comme dans le catarrhe bronchique, tandis que d'autres offrent la consistance visqueuse et la teinte rougeâtre de la pneumonie. Dans d'autres cas on observe une homogénéité parfaite dans les matières expectorées; cela a particulièrement lieu lorsque la maladie existe au même degré dans toute la portion du poumon qu'elle affecte. Les crachats qui présentent cette homogénéité sont quelquefois visqueux et sanguinolens, mais le plus souvent ils offrent l'aspect, soit d'une dissolution très-forte de gomme arabique, légèrement colorée en rouge, soit d'une sérosité également rougeâtre ou brunâtre (jus de pruneaux), recouverte d'une écume blanche. J'ai vu récemment un cas dans lequel cette écume, qui fut alternativement blanche et rosée, était exactement semblable à du blanc d'œuf bien battu, et recouvrait un liquide transparent, rougeâtre, assez consistant; l'analyse chimique y a fait reconnaître une forte proportion d'albumine.

Dans les premiers jours de la pneumonie, la percussion de la poitrine ne fournit aucun phénomène remarquable; il n'en est pas de même de l'auscultation, qui, souvent, dès le début, et avant même que les crachats puissent faire reconnaître la maladie, fournit des signes très-importans. L'oreille nue, ou armée du stéthoscope, appliquée sur la poitrine, distingue dans une étendue plus ou moins grande un bruit particulier, qui semble produit par une succession de bulles d'air, très-petites, très-rapprochées, presque sèches, égales entre elles, et qu'on a comparé au bruit que fait le sel marin qui décrépite sur le feu, mais qui ressemble davantage encore à celui qu'on produit en pressant entre les doigts le poumon d'un cadavre; M. Laennec l'appelle *râle crépitant* ou *crépitation*. Chez quelques sujets cette crépitation est le seul phénomène que distingue l'oreille; chez d'autres on entend dans le même endroit, mais faiblement, le bruit de la respiration. Dans les points où la crépitation ne se fait pas entendre, le bruit respiratoire conserve sa force naturelle, et quelquefois même en offre une plus grande : il est semblable à celui qu'on entend chez les enfans; de là le nom de *respiration puérile*, donné par M. Laennec au bruit respiratoire dont la force est augmentée. Le rapprochement des phénomènes observés pendant la vie et des lésions qui existent après la mort a fait connaître que le râle crépitant a lieu dans l'endroit occupé par l'inflammation, et que la respiration puérile s'entend dans les parties restées saines. L'étendue dans laquelle la crépitation existe montre celle de l'inflammation; et l'on peut, dans quelques cas, suivre la marche croissante ou décroissante de la pneumonie, selon que le râle crépitant se montre dans des points qu'il n'avait pas encore envahis, ou qu'il en abandonne d'autres où il avait été observé.

A ces phénomènes locaux se joignent les symptômes généraux de la plupart des phlegmasies aiguës; la face est ordinairement rouge, le malade se tient au lit, couché sur le dos, la tête et la poitrine un peu élevées; la soif est augmentée, l'appétit nul, la langue communément blanche et humide, le pouls est fréquent, ordinairement large et souple, la chaleur est élevée, l'urine rouge; le sang tiré par l'ouverture de la veine est presque toujours couvert d'une couenne plus ou moins épaisse; quelques individus se plaignent, soit au début, soit pendant tout le cours de la pneumonie, de mal de tête et d'insomnie; la plupart sont immédiatement obligés de prendre et de garder le lit. Néanmoins quelques-uns conservent assez de force pendant deux à trois jours pour ne pas renoncer tout-à-fait à leurs occupations. Parmi les malades traités dans les hôpitaux, plusieurs vont encore à pied du lieu qu'ils habitent au Bureau central d'admission, et de ce bureau à l'hôpital pour lequel ils sont désignés. La rougeur des pommettes, signalée par la plupart des auteurs comme un des symptômes de cette affection, n'appartient guère plus à la pneumonie qu'aux autres maladies aiguës; elle ne se montre que passagèrement, soit aux deux joues dans les paroxysmes, soit à l'une d'elles lorsque le malade est resté couché quelque temps sur le côté correspondant.

La pneumonie parvenue au second, troisième ou quatrième jour, avec les symptômes qui viennent d'être énumérés, peut ou se terminer favorablement, ou faire de nouveaux progrès.

Dans le premier cas, la douleur de côté diminue, la respiration devient plus libre, les crachats moins rouges, moins visqueux et plus abondans; le bruit respiratoire plus fort dans les points affectés, le râle crépitant plus faible et plus lointain. En même temps la fréquence du pouls diminue, souvent la peau s'humecte, et l'urine dépose un sédiment, ou bien il survient quelqu'un des phénomènes critiques qui seront énumérés. La durée de cette forme de la pneumonie est ordinairement courte, elle est souvent de quatre à sept jours, par exemple; néanmoins elle se prolonge quelquefois pendant deux et même trois semaines. Enfin, dans quelques cas, et particulièrement dans ceux où l'inflammation se développe dans une grande portion, ou, ce qui est extrêmement rare, dans la totalité des deux poumons, elle peut entraîner la mort sans avoir atteint le second degré qui va être décrit.

Une crépitation à bulles plus grosses, plus rares, plus humides et moins égales, la diminution progressive du bruit respiratoire, du râle crépitant et de la sonoréité de la poitrine, forment la transition du premier au second degré de la pneumonie. Souvent cette transition échappe, sans doute à raison de la rapidité avec laquelle elle s'opère; les phénomènes du second dégré se montrent à l'observateur le lendemain du jour où il avait reconnu ceux du premier degré.

Dans cette seconde période de la pneumonie, les crachats cessent ordinairement d'être sanguinolens et deviennent seulement muqueux; la dyspnée et la fièvre persistent ou augmentent; la faiblesse fait des progrès, les traits offrent une altération plus marquée; la poitrine percutée rend un son mat dans une étendue plus ou moins grande, et l'auscultation n'y fait entendre ni crépitation ni bruit respiratoire; celui-ci est remplacé par un bruit différent, désigné sous le nom de *respiration bronchique*, et qui paraît être produit par l'entrée et la sortie de l'air dans la trachée artère et les premières bronches, et être transmis à l'oreille du médecin par le parenchyme pulmonaire devenu imperméable à l'air et plus dense. Si le malade parle, sa voix retentit avec force dans l'oreille appliquée sur la poitrine, mais sans offrir l'espèce d'écho qui a lieu dans l'épanchement pleurétique; ce phénomène est semblable à celui qui a lieu, chez beaucoup d'individus, dans l'état naturel vers la racine des poumons; c'est une bronchophonie *morbide*, à laquelle se joint quelquefois une sensation de souffle, dans les cas, peut-être, où la portion du poumon enflammée au second degré est peu éloignée d'une des grandes ramifications bronchiques.

La pneumonie parvenue à ce degré est, toutes choses égales d'ailleurs, beaucoup plus grave; elle se termine, dans une proportion de cas à peu près égale, par la guérison et par la mort.

Quand la terminaison en est favorable, le râle crépitant, qui avait disparu complétement, se fait entendre de nouveau (*rhoncus crepitans redux.* Laennec), non pas avec les caractères qu'il a offerts dans le début de la pneumonie, mais avec ceux qu'il a présentés lors du passage du premier au second degré, c'est-à-dire sous forme de bulles humides, grosses et inégales, auquel succède un râle muqueux, quand il reste à la suite de l'inflammation un catarrhe ou un œdème du poumon. A la suite du râle reparaît peu à peu le bruit respiratoire lui-même. Le son, qui était mat, s'éclaircit par degrés, la respiration est moins gênée, l'expectoration moins laborieuse, les matières expectorées plus homogènes, la toux moins fréquente, la physionomie prend une expression meilleure, la fièvre tombe, et la convalescence commence.

Dans les cas où la maladie, parvenue au second degré, continue à faire des progrès, la mort en est la terminaison presque constante. On voit alors s'aggraver simultanément les symptômes locaux et généraux. La gêne et la fréquence de la respiration augmentent de jour en jour, l'expectoration devient plus difficile, les crachats sont petits, grisâtres, quelquefois striés de lignes blanches et opaques; le son est mat et le bruit respiratoire nul dans une plus grande étendue; la physionomie s'altère de plus en plus, les yeux sont largement ouverts et comme hagards, le pouls devient plus fréquent et plus faible; le malade a le besoin d'avoir la poitrine élevée, il n'a plus la force d'expectorer, les mucosités s'amassent dans la trachée-artère et les bronches, et y produisent le bruit connu vulgairement sous le nom de *râle;* ce bruit, joint à l'expression des traits et à l'attitude que nous avons signalées, à la difficulté croissante de la respiration, tandis que les facultés intellectuelles restent libres jusqu'au dernier moment, donne à l'agonie des pneumoniques quelque chose de particulier, et qu'on a désigné sous le nom de *mors peripneumonicorum.* L'irrégularité du pouls, l'extrême faiblesse, la décomposition des traits, le refroidissement progressif des extrémités précèdent immédiatement la mort.

Les deux degrés de la pneumonie, dont les symptômes viennent d'être exposés, se montrent souvent réunis chez le même individu, et dans un même poumon. On trouve dans un point, son mat, absence complète du bruit respiratoire; près de là, râle crépitant, son clair ou à peine obscur. Le vase qui contient les matières expectorées offre à la fois des crachats visqueux et sanguinolens, et d'autres muqueux et opaques. Lorsqu'on suit attentivement la marche de la maladie, et qu'on explore soigneusement et fréquemment la poitrine, on voit souvent, en peu de jours, en vingt-quatre heures même, les signes propres au deuxième degré succéder à ceux du premier, et ceux-ci chaque jour se montrer dans de nouveaux points : le râle crépitant, comme l'a dit M. Laennec, marche en quelque sorte devant les signes propres au second degré, qui ordinairement sont très-manifestes le lendemain, dans les points où ce râle existait la veille.

Quel que soit son degré d'intensité, la pneumonie présente dans son cours les périodes d'accroissement, d'état et de déclin, et les paroxysmes journaliers des autres phlegmasies aiguës. Dans chacun de ses paroxysmes, qui ont ordinairement lieu le soir, elle offre, indépendamment de l'exaspération fébrile qui lui est commune avec les autres affections, une augmentation dans la douleur de côté, une toux plus fréquente, une gêne plus grande de la respiration, et vers le déclin du redoublement une expectoration de crachats plus abondans et plus rouges qu'ils ne le sont pendant le jour. Quant aux périodes considérées en particulier, l'accroissement a lieu en général pendant trois ou quatre jours, quelquefois pendant un temps plus long, quels que soient les moyens de traitement qu'on emploie. Dans quelques cas, l'état stationnaire et même la rémission apparente qui semblent marquer le terme de l'accroissement sont trompeurs ou passagers; sans cause extérieure qui explique la recrudescence de l'inflammation, celle-ci reprend une nouvelle intensité, et compromet une seconde fois le sort du malade.

La durée de la pneumonie est ordinairement de sept à vingt jours : il est rare qu'elle n'atteigne pas le premier terme ou qu'elle dépasse le second.

La pneumonie aiguë se termine, comme nous l'avons vu, le plus souvent par le retour à la santé, et quelquefois par la mort. Dans le premier cas, il y a constamment résolution; dans le second, le poumon peut être le siége de lésions variables par leur nature comme par leur étendue.

Les signes généraux et locaux qui annoncent la résolution de la pneumonie diffèrent à raison du degré auquel l'inflammation est parvenue : ils ont été exposés. Nous ferons seulement remarquer que, plus souvent peut-être qu'aucune autre phlegmasie, la pneumonie offre à son déclin des phénomènes critiques variés; les plus communs sont des sueurs abondantes ou une urine sédimenteuse; mais beaucoup d'autres ont été observés, tels qu'une diarrhée modérée, une épistaxis, une hématurie, le retour des menstrues, des douleurs rhumatismales, l'apparition de boutons aux lèvres, de furoncles sur diverses parties, de dartres, d'une parotide, d'un gonflement inflammatoire du tissu cellulaire, avec ou sans formation d'abcès. On a vu quelquefois un même phénomène critique juger constamment une pneumonie qui se reproduisait périodiquement. M. Serres a rapporté dans sa thèse l'observation d'un homme chez lequel une pneumonie fut ainsi plusieurs fois jugée par l'apparition d'un érysipèle aux deux jambes.

M. Andral a cherché à déterminer, d'après les faits qu'il a observés, l'importance des jours critiques dans la terminaison de la pneumonie. Sur cent douze pneumonies, quarante-trois, c'est-à-dire un peu plus du tiers, ont été jugées les septième, onzième, quatorzième ou vingtième jours. Ce résultat intéressant le serait davantage encore si, dans le plus grand nombre des cas, il n'était très-difficile et souvent impossible de connaître avec exactitude, chez les malades admis dans les hôpitaux, l'époque précise à laquelle a débuté l'affection dont ils sont atteints.

Lorsque la pneumonie se termine d'une manière funeste, divers symptômes peuvent faire connaître au médecin, pendant la vie, la nature et l'étendue de la lésion qui détermine la mort. Ces lésions sont : 1° l'engouement inflammatoire du poumon, ou la pneumonie au premier degré; 2° l'endurcissement rouge ou l'hépatisation; 3° la suppuration disséminée dans le parenchyme pulmonaire; 4° la formation de collections purulentes dans le poumon; 5° la gangrène.

L'engouement inflammatoire n'entraîne ordinairement la

mort que dans les cas où il occupe une grande étendue, une portion considérable des deux poumons, par exemple, ou la totalité d'un de ces viscères. Dans ces cas, jusqu'au moment où la mort a lieu, la poitrine conserve sa sonoréité, le râle crépitant continue à se faire entendre, souvent mêlé au râle muqueux de l'agonie. Le son mat, la respiration bronchique, la broncho-phonie, font connaître que l'inflammation a dépassé le premier degré, mais ces signes sont communs aux cas dans lesquels il y a hépatisation, et à ceux dans lesquels il existe une suppuration disséminée dans le parenchyme pulmonaire. Les médecins des siècles précédens croyaient pouvoir, à l'aide de divers signes, reconnaître que la suppuration allait avoir lieu, qu'elle se formait, qu'elle était formée. Une intensité médiocre de la maladie, l'absence des signes de résolution, la persistance des symptômes, malgré l'emploi des remèdes convenables, au delà du terme ordinaire de la maladie, les portait à croire que la suppuration aurait lieu. Des horripilations légères, souvent répétées, des sueurs passagères, marquaient, selon eux, le travail suppuratoire. Une toux sèche, une dyspnée plus grande, un changement dans la forme de l'appareil fébrile, qui se rapprochait des fièvres hectiques, leur indiquait que la suppuration était formée. Enfin, l'expectoration de crachats purulens était pour eux un indice que le pus s'était fait jour dans les bronches. Ils admettaient que le pus, transmis en abondance dans ces conduits, pouvait aussi déterminer immédiatement la suffocation; qu'il pouvait même la produire, sans que l'abcès fût rompu, par la pression qu'il exerçait sur les parties du poumon restées saines; ils supposaient enfin qu'il pouvait produire la mort en s'épanchant dans la cavité de la poitrine ou dans le médiastin. Des faits plus nombreux, mieux observés et mieux analysés, ont prouvé, d'une part, que tout ce qui a trait, dans cette théorie, aux abcès du poumon, appartient aux épanchemens pleurétiques. (*Voyez* PLEURÉSIE); et que, quant aux signes propres à faire connaître que la suppuration se prépare, qu'elle se fait, qu'elle existe déjà dans les poumons, ils sont loin d'avoir la valeur qu'on leur avait supposée. M. Andral a cru pouvoir conclure de ses observations, que des crachats clairs, brunâtres, semblables à du jus de pruneaux, indiquent la suppuration du poumon; mais, d'abord, l'une des six observations qu'il a citées est contraire à la proposition qu'il a émise, et d'autre part je puis affirmer avoir observé plusieurs fois des crachats semblables dès le second jour de la maladie, et à une époque par conséquent où l'on ne peut pas supposer que la suppuration existât déjà. On doit reconnaître que, dans l'état actuel de la science, on ne possède aucun signe propre à faire distinguer, pendant la vie, si le poumon est seulement hépatisé ou s'il est le siége d'une infiltration purulente.

Il est rare, mais il n'est pas sans exemple que le pus formé dans le parenchyme des poumons se réunisse en un ou plusieurs foyers. Suivant M. Laennec, ces abcès seraient beaucoup moins rares qu'on ne pourrait le penser d'après les recherches anatomiques : il en aurait rencontré plus de *vingt* exemples dans le cours de l'année 1823. Mais comme il ajoute que presque tous ces malades ont guéri, le nombre de ceux chez qui l'existence d'un abcès dans le poumon ne laisse pas de doute se réduit aux deux seuls dont les cadavres ont été ouverts. Les signes caractéristiques de ces abcès sont, suivant lui, un râle muqueux très-fort, à grosses bulles, le gargouillement, une pectoriloquie manifeste, une respiration et une toux caverneuses, le souffle simple quand les parois de l'abcès ont quelque épaisseur, le souffle voilé quand elles sont minces et molles dans quelque point. Ces signes sont, comme on le voit, les mêmes que ceux qu'offrent les cavités qui succèdent à la fonte des tubercules, autour desquels il n'est pas non plus rare d'entendre un râle crépitant, comme on l'entend dans la pneumonie partielle avant qu'il se forme un abcès.

Quant à la terminaison de la pneumonie par gangrène, elle est très-rare. Ce n'est pas dans les pneumonies les plus intenses qu'elle a lieu, mais plutôt dans celles qui affectent des individus épuisés par des chagrins, par des privations, ou par les progrès de l'âge. M. Laennec l'a rapprochée avec raison de l'anthrax et de la pustule maligne, qui sont gangréneux par leur nature, et dans lesquels les symptômes inflammatoires ne sont que secondaires. Cette espèce de pneumonie se montre quelquefois pendant les premiers jours avec une apparence de bénignité; après quoi il survient soudainement une prostration extrême des forces, les crachats prennent une couleur sale, grise ou verdâtre, et acquièrent, ainsi que l'air expiré, une fétidité caractéristique de la gangrène. Chez d'autres, la maladie débute immédiatement avec ces derniers symptômes; dans tous les cas elle marche, après leur apparition, avec une extrême rapidité, et enlève ordinairement les malades dans l'espace de quelques jours. Les signes fournis par l'auscultation de la poitrine sont à peu près les mêmes que ceux des abcès du poumon; seulement la résonnance de la voix dans les excavations gangréneuses est plus nette et plus forte que dans les abcès; on n'y entend pas non plus l'espèce de flottement qui existe quelquefois dans ceux-ci; mais de l'aveu même de M. Laennec, les crachats fournissent ici le signe le plus sûr et le plus constant de cette affection, avec laquelle je pense qu'on ne doit pas confondre la phthisie ulcéreuse de Bayle, qui par sa durée beaucoup plus longue, par sa marche quelquefois stationnaire, me semble différer trop des inflammations gangréneuses pour qu'on puisse la confondre avec elles. La gangrène du poumon est-elle constamment mortelle, ou bien ici, comme dans quelques autres parties, une bonne cicatrisation peut-elle avoir lieu après l'expulsion de l'escarre? Cette question me paraît encore fort indécise, malgré l'opinion de M. Laennec, qui a vu se terminer favorablement des maladies dans lesquelles il avait cru reconnaître l'existence de vastes excavations gangréneuses dans les poumons.

La solution de la pneumonie n'est pas toujours complète; quelques individus conservent à la suite de cette maladie, pendant un temps indéterminé, de la dyspnée, de la toux, quelquefois même de la douleur dans un point de la poitrine; l'auscultation et la percussion montrent souvent chez ces malades un point d'engorgement pneumonique qui ne disparaît que très-lentement. Chez d'autres, comme le pensait M. Laennec, un état œdémateux succède à l'inflammation, et le râle muqueux qui survient quelquefois à la suite de la pneumonie paraît confirmer cette opinion. Enfin, comme on a vu quelquefois des individus récemment guéris d'une pneumonie devenir phthisiques, quelques médecins ont pensé que les tubercules étaient le produit de l'inflammation des poumons; d'autres ont seulement avancé que cette dernière favorisait leur multiplication et précipitait leur marche; mais comme, d'une part, il est fort rare de voir apparaître les symptômes des tubercules pulmonaires après la terminaison d'une pneumonie chez des sujets qui n'en présentaient auparavant aucun signe; et que, d'autre part, l'observation n'a point prouvé que la phthisie pulmonaire qui se développe à la suite de la pneumonie parcourût ses périodes plus rapidement que celle qui survient dans des conditions différentes, cette assertion n'est nullement démontrée.

La pneumonie se montre sous un grand nombre de formes variées à raison des phénomènes généraux qui l'accompagnent, de son siége, de l'âge des individus qu'elle atteint et de ses complications.

Relativement aux phénomènes généraux qui l'accompagnent, la pneumonie peut offrir des formes tout opposées : tantôt elle est accompagnée des symptômes généraux de la fièvre inflammatoire la plus intense, tantôt elle débute avec les phénomènes adynamiques ou ataxiques les plus tranchés; ailleurs elle se montre escortée des symptômes de la fièvre bilieuse. Cette dernière forme de la pneumonie est plus fréquente que les trois premières : Stoll l'a vue régner épidémiquement; mais il résulte de ses propres écrits que quelques-unes des affections qu'il a décrites sous ce nom n'étaient que des fièvres bilieuses avec un catarrhe pulmonaire, ou même avec une simple pleurodynie, tandis que chez un certain nombre de sujets il existait une véritable pneumonie : *hos*, dit-il en parlant de ces derniers, *prœter morbum biliosum, vera quoque pulmonum inflammatio tenuit.* La couleur jaune ou verte des crachats, de la langue, et souvent aussi de diverses matières excrétées; la teinte également jaunâtre de la peau, la chaleur âcre, forment les principaux traits de cette affection. Des expériences chimiques ont prouvé que la couleur jaune ou verdâtre des crachats peut dépendre du mélange intime du mucus avec une proportion déterminée de sang aussi bien que de la présence de la bile. Je ferai remarquer ici, qu'on ne doit pas confondre avec la pneumonie bilieuse celle qui est accompagnée d'un véritable ictère; ce dernier phénomène se montre plus souvent dans la pneumonie droite que dans la gauche, et particulièrement dans les cas où l'inflammation occupe la base du poumon, qui n'est séparée du foie que par le diaphragme. La pneumonie adynamique se montre particulièrement chez les vieillards et chez les personnes épuisées; les crachats ont ordinairement une couleur grise; la terminaison en est presque toujours et très-promptement funeste. Les symptômes ataxiques qui paraissent au début de la pneumonie sont, en général, beaucoup moins graves, et l'on voit souvent ces symptômes, ainsi que ceux de la pneumonie, céder en quelques jours à des émissions sanguines abondantes et répétées.

Les principales variétés qu'offre la pneumonie relativement à son siége sont la pneumonie double, la pneumonie profonde ou centrale, la pneumonie lobulaire ou disséminée.—Celle qui occupe les deux poumons à la fois est remarquable surtout par la dyspnée beaucoup plus intense qu'elle produit, et une plus grande altération qu'elle détermine dans les traits. La diminution de la sonoréité est alors quelquefois égale des deux côtés, et ne fournit qu'un signe équivoque; la douleur est souvent bornée à un côté, et pourrait faire méconnaître l'inflammation qui existe dans l'autre; mais l'auscultation pratiquée convenablement doit éloigner toute erreur.

On désigne particulièrement sous le nom de pneumonie *profonde* ou *centrale*, celle qui étant bornée, soit au centre, soit à la région médiastine du poumon, ne s'étend pas jusqu'à la face externe ou costale de ce viscère. La pneumonie se montre assez rarement sous cette forme, et lorsqu'elle la présente à son début, elle la perd presque toujours dans ses progrès: aussi ne la rencontre-t-on presque jamais à l'ouverture des cadavres. Elle offre la même dyspnée, les mêmes crachats, le même appareil fébrile que la pneumonie ordinaire; elle est le plus souvent exempte de douleur, sans doute parce que la plèvre ne participe pas à l'inflammation du poumon; mais c'est surtout par l'absence complète des phénomènes que fournissent dans la pneumonie ordinaire la percussion et l'auscultation qu'elle en diffère. M. Laennec, dans la seconde édition de son ouvrage sur l'*Auscultation*, a avancé qu'à l'aide de ce mode d'exploration, on pourrait reconnaître la pneumonie centrale, aussi certainement que celle qui est superficielle, et en préciser même le degré. Selon lui, quand la pneumonie est centrale, et qu'elle n'est encore qu'au premier degré, « on entend profondément le râle crépitant, et superficiellement le bruit respiratoire naturel, et quelquefois même puéril. Si cette pneumonie est parvenue au second degré, c'est la respiration bronchique qu'on entend profondément, et dans un point plus rapproché de l'oreille, on distingue le bruit d'expansion pulmonaire. Enfin, lorsque l'inflammation fait des progrès en étendue et qu'elle s'approche de la surface du poumon, on reconnaît, ajoute M. Laennec, que le bruit respiratoire occupe, à chaque exploration, une épaisseur moindre, et que le râle crépitant ou la respiration bronchique s'approche de jour en jour des parois thoraciques, et vient enfin y aboutir, par un point qui, dans les premières heures, pourrait être couvert avec le doigt. » J'avouerai franchement, que jamais il ne m'a été possible d'obtenir de semblables résultats de l'auscultation, et je ne puis me défendre de l'idée qu'en avançant que, quelle que fût la portion enflammée du poumon, l'auscultation devait montrer le siége et le degré du mal, l'inventeur de ce mode d'exploration n'en ait exagéré l'importance. Il m'est plusieurs fois arrivé de voir des malades qui rendaient des crachats visqueux et sanguinolens, et offraient tous les autres signes rationnels de la pneumonie, chez lesquels l'auscultation médiate et immédiate de la poitrine répétée dans tous ses points, par plusieurs personnes, chaque jour, pendant tout le cours de la maladie, n'a fourni, à aucune époque, aucun de ses signes ordinaires. Les signes fournis par l'auscultation peuvent donc, comme tous les autres, et notamment comme la douleur, comme les crachats, manquer entièrement dans le cours de la pneumonie.

La pneumonie lobulaire ou disséminée est celle qui, au lieu d'occuper une portion plus ou moins considérable d'un poumon ou des deux, se montre simultanément dans plusieurs points très-peu étendus, qui semblent être autant de lobules des poumons. Cette variété, qui est très-rare chez les adultes, l'est beaucoup moins chez les enfans. Ses phénomènes sont généralement obscurs, et dans beaucoup de cas, ce n'est qu'à l'ouverture des cadavres qu'elle a été reconnue. La douleur de côté manque chez le plus grand nombre des sujets, et les crachats ne sont presque jamais *pneumoniques;* ils ressemblent le plus souvent à ceux d'un simple catarrhe pulmonaire. Le son de la poitrine reste clair, le bruit respiratoire s'entend partout; seulement en répétant l'auscultation sur un grand nombre de points, on distingue dans plusieurs un râle crépitant, borné à un très-petit espace, autour duquel la respiration est quelquefois puérile.

La pneumonie des vieillards diffère de celle des adultes, d'abord par une gravité beaucoup plus grande, et dans beaucoup de cas par l'obscurité des symptômes locaux qui sont en quelque sorte voilés, soit par un coma profond, soit par un état adynamique, qui apparaissent dès le principe et souvent absorbent l'attention du médecin; mais l'exploration de la poitrine par la percussion et l'auscultation met ordinairement à l'abri de toute erreur, malgré la présence d'un râle muqueux très-intense, qui est fort commun à cet âge, et qui rend la crépitation moins distincte. Cette espèce de pneumonie marche souvent avec une très-grande promptitude; le frisson qui en marque le début persiste quelquefois avec des sueurs froides jusqu'à la mort, et la maladie se montre, dès le principe, avec les phénomènes de l'agonie. Toutefois, chez quelques vieillards dont la constitution offre une certaine vigueur, et dont la maladie est bornée à un espace peu considérable du poumon, la pneumonie se présente sous la même forme que chez les adultes.

La pneumonie des enfans est une des variétés les plus fréquentes. Elle survient quelquefois dans le cours de certaines maladies propres à cet âge, telles que la coqueluche et les fièvres éruptives. La particularité la plus remarquable qu'elle présente dans ses symptômes est l'absence complète des crachats, les enfans ayant l'habitude d'avaler les mucosités que la toux expulse des voies aériennes. Lorsqu'ils sont trop jeunes pour exprimer ce qu'ils sentent, il est toujours difficile et souvent impossible de savoir s'il existe ou non une douleur dans un des côtés. La toux, la fréquence de la respiration, la crépitation, et une diminution, ordinairement légère, dans la sonoréité de la poitrine, sont les seuls phénomènes qui caractérisent, à cet âge, l'inflammation du parenchyme pulmonaire : encore, chez beaucoup d'enfans la percussion n'est-elle d'aucun secours, parce que la poitrine ne cesse pas d'être sonore du côté malade; et l'auscultation est-elle également peu utile à raison, soit des cris que poussent beaucoup d'enfans pendant qu'on ausculte leur poitrine, soit du siége profond et de la forme lobulaire de l'inflammation. La marche de la pneumonie, chez les enfans, offre une circonstance remarquable; c'est que la maladie reste communément au premier degré pendant long-temps, plusieurs semaines, par exemple, et que dans les cas où la terminaison est fâcheuse, on ne rencontre que rarement, à cet âge, l'hépatisation et la suppuration du poumon.

La pneumonie se montre souvent accompagnée, comme nous l'avons vu, d'une inflammation des deux membranes qui revêtent intérieurement et extérieurement le poumon. Tant que cette inflammation est bornée aux portions de la plèvre et de la membrane muqueuse qui appartiennent à la portion phlogosée du parenchyme pulmonaire, il n'y a point, comme nous l'avons dit, réunion de plusieurs maladies; la pleurésie ne donne alors lieu à aucun épanchement important, à raison de la résistance qu'offre le poumon enflammé. Mais si l'inflammation de la plèvre ou de la muqueuse bronchique s'étend à une portion plus considérable, et à plus forte raison à la totalité de ces membranes, il y a alors véritablement complication, comme dans les cas où il y aurait pneumonie d'un côté et pleurésie ou catarrhe pulmonaire de l'autre.

La complication de la pneumonie avec la pleurésie se présente sous deux formes principales, selon que l'épanchement pleurétique est considérable ou médiocre. Dans le premier cas, en auscultant avec soin la poitrine vers la racine des poumons et l'angle inférieur de l'omoplate, où le poumon est refoulé par le liquide, on distingue, dans un ou dans plusieurs points, mais toujours dans une très-petite étendue, du râle crépitant, tandis que dans les autres parties du thorax, on trouve les signes ordinaires des épanchemens pleurétiques. M. Laennec assure avoir pu constater, dans quelques cas, que la résolution de cette variété de la pneumonie était plus lente qu'elle ne l'est quand il n'existe pas d'épanchement pleurétique.—Dans la seconde variété, il arrive quelquefois que l'épanchement pleurétique existe dans une portion de la poitrine, et la pneumonie dans un autre; le premier, par exemple, à la base, la seconde au sommet du thorax. Dans ce cas, les phénomènes propres à chacune de ces affections se montrent distinctement dans leur étendue respective. D'autres fois il existe simultanément dans la même région, et particulièrement à la base de la poitrine, une inflammation du parenchyme des poumons, et un épanchement, presque toujours médiocre, dans la portion correspondante de la plèvre. Je n'ai rencontré qu'une seule fois cette variété de la pleuro-pneumonie ; le malade qui en était atteint était dans une des salles de la Clinique, et un très-grand nombre de personnes constatèrent chez lui les signes suivans : le côté droit de la poitrine rendait postérieurement dans sa moitié inférieure un son mat; l'oreille appliquée sur cette région y entendait la respiration trachéale et l'égophonie; mais quand on faisait tousser le malade, on distinguait très-clairement, dans l'inspiration forte et rapide qui succédait immédiatement à la toux, le râle crépitant qui, joint à la consistance visqueuse et à la couleur sanguinolente des crachats, ne laissaient aucun doute sur l'existence simultanée de la pleurésie et de la pneumonie. La crépitation cessa d'être perceptible pendant un certain nombre de jours; elle reparut ensuite en même temps que la résorption de l'épanchement paraissait s'opérer, mais on ne l'entendit jamais que dans les inspirations qui succédaient à la toux. Cette dernière variété de la pleuro-pneumonie est sans doute fort rare; car M. Laennec, qui a décrit avec un soin en quelque sorte extrême toutes les nuances des phénomènes fournis par l'auscultation, n'a point signalé ceux qui viennent d'être exposés. Enfin, il est une dernière variété de la pleuro-pneumonie que nous ne ferons qu'indiquer, c'est celle dans laquelle l'épanchement pleurétique survient à mesure que s'opère la résolution de la pneumonie : la cessation du râle crépitant et la diminution simultanée de la sonoréité de la poitrine pourraient faire croire que la pneumonie est parvenue au second degré; mais la respiration trachéale, l'égophonie, et, si celle-ci disparaît, la dilatation du côté affecté ne laissent à l'observateur attentif aucun doute sur le changement survenu dans le siége de la maladie.

Quant à la complication de la pneumonie avec le catarrhe pulmonaire aigu, elle se présente sous plusieurs formes; tantôt la pneumonie survient quelques jours après l'invasion du catarrhe, tantôt la pneumonie se *résout* en quelque sorte en un simple catarrhe, tantôt enfin ces deux affections se développent ensemble et marchent de concert. Le catarrhe aigu qui précède de quelques jours seulement la pneumonie peut en être considéré comme le premier degré; ses symptômes se fondent en quelque manière dans ceux de la pneumonie; le râle crépitant succède au râle muqueux, la gêne de la respiration augmente, les crachats deviennent sanguinolens et visqueux; tous les phénomènes qui appartenaient au catarrhe ont disparu. Une succession inverse a lieu dans les cas où, vers le déclin d'une pneumonie, ses symptômes sont peu à peu remplacés par ceux d'un simple catarrhe. Enfin, dans les cas où le catarrhe pulmonaire aigu et la pneumonie existent simultanément, les symptômes du premier prédominent le plus souvent; ceux de la pneumonie, au contraire, sont ordinairement obscurs et faciles à méconnaître. Au milieu de crachats muqueux abondans, on en aperçoit çà et là quelques-uns dont la viscosité est plus grande, dont la couleur offre une teinte légèrement jaune, verte ou rouge; l'oreille appliquée sur la poitrine entend presque partout un râle muqueux plus ou moins fort; ce n'est qu'en répétant l'auscultation sur beaucoup d'endroits, qu'en apportant une grande attention à distinguer les divers bruits qui, avec des degrés divers de force, viennent frapper l'oreille, qu'on parvient à reconnaître dans un ou dans plusieurs points le râle crépitant de la pneumonie.

Une autre variété de cette affection est celle qui survient dans les derniers jours et presque dans les derniers momens de la vie, chez des sujets atteints d'une autre maladie, soit aiguë, soit chronique. L'absence de douleur de côté, de crachats, et quelquefois même de dyspnée, fait souvant méconnaître cette espèce de pneumonie : une exaspération notable dans les symptômes est souvent le seul signe qui puisse faire soupçonner le développement d'une affection nouvelle; et quand ce soupçon s'est présenté au médecin, l'exploration attentive de la poitrine par l'auscultation et la percussion doit le conduire à en reconnaître la cause. Mais comme cette pneumonie occupe presque toujours la partie postérieure des poumons, et qu'il serait nécessaire, pour ce genre d'exploration, de faire mettre à leur séant des malades parvenus au dernier degré de la faiblesse, et chez lesquels le moindre mouvement peut provoquer une défaillance mortelle, je pense qu'un médecin probe aimera mieux, dans des cas de ce genre, rester volontairement dans une incertitude qui n'a pas d'inconvénient, que de compromettre le dernier souffle de vie d'un agonisant par une curiosité tout au moins intempestive.

Le diagnostic de la pneumonie est facile dans le plus grand nombre des cas. Néanmoins, il est quelques maladies qui offrent assez de ressemblance avec elle pour qu'on puisse quelquefois les confondre; il est aussi des cas dans lesquels la pneumonie est assez obscure pour qu'elle puisse être méconnue.

Les maladies dont les symptômes offrent le plus de ressemblance avec ceux de la pneumonie sont le catarrhe pulmonaire aigu fébrile, la pleurésie et l'œdème du poumon. Le catarrhe pulmonaire en diffère par la nature de la matière expectorée, et par l'espèce de râle qui l'accompagne (*voyez* CATARRHE PULMO-

NAIRE); la pleurésie, par l'égophonie dans le début, et, à une époque plus avancée, par l'absence de tout bruit repiratoire, et quelquefois par la dilatation de la poitrine (*voyez* PLEURÉSIE); l'œdème, par un râle plus humide et à bulles plus grosses, et par l'absence des phénomènes généraux qu'entraîne nécessairement l'inflammation aiguë d'un viscère important. *Voy.* OEDÈME DU POUMON.

On parvient presque toujours, avec un certain degré d'attention, à distinguer la pneumonie des affections qui pourraient, au premier aspect, être confondues avec elle. Il est, en général, beaucoup plus difficile de reconnaître, dans tous les cas où elles existent, les pneumonies qu'on peut appeler *latentes*. La pneumonie des agonisans est très-souvent méconnue; celle qui survient dans les fièvres graves peut aussi échapper à l'œil du médecin, surpris de n'en apprendre l'existence qu'à l'ouverture du cadavre. Il en est quelquefois de même de la pneumonie lobulaire, de celle des enfans et des vieillards; une pneumonie profonde, qui ne serait pas accompagnée de l'expectoration de crachats caractéristiques, ne peut pas être reconnue.

Quelque grande que soit la valeur du râle crépitant dans le diagnostic de la pneumonie, il peut manquer, comme je l'ai dit, dans quelques cas où l'existence de cette maladie est manifeste; j'ajouterai que ce phénomène se montre dans quelques cas où il est très-douteux que le parenchyme du poumon soit enflammé, où il est même très-vraisemblable qu'il ne l'est point. J'ai vu plusieurs sujets chez lesquels il existait, dans une certaine étendue de la poitrine, une crépitation fine, et chez lesquels la nature des crachats, la liberté de la respiration, l'absence complète de tout appareil fébrile, devaient éloigner toute idée de pneumonie. J'ajouterai encore que des crachats visqueux et sanguinolens, sans râle crépitant, sont, d'après mon expérience, un signe beaucoup plus certain d'une inflammation des poumons, que ne l'est la crépitation quand elle n'est pas accompagnée de cette espèce de crachats.

Je ferai remarquer, en terminant ce qui a trait au diagnostic de cette phlegmasie, que par cela même qu'elle est très-fréquente, on doit, dans toutes les affections fébriles, aiguës ou chroniques, lors même que le malade ne présente aucun trouble spécial de la respiration, diriger particulièrement son attention vers la poitrine, et s'assurer par une exploration exacte et souvent répétée, qu'il n'existe et qu'il ne survient aucun signe de pneumonie.

Le prognostic de la pneumonie est toujours sérieux; celle qui débute avec l'apparence la plus bénigne devient quelquefois très-grave dans ses progrès, et peut finir par se terminer d'une manière funeste. Du reste, le prognostic est subordonné à beaucoup de circonstances, telles que l'étendue et le degré de la pneumonie, l'âge et la constitution des individus, la gravité des symptômes généraux et locaux. — Toutes choses égales d'ailleurs, la pneumonie qui affecte à la fois les deux poumons est plus grave que celle qui est bornée à un seul : celle qui occupe la totalité d'un poumon l'est davantage que celle qui est bornée à un lobe, et enfin, d'après les faits observés par M. Lerminier, la pneumonie du lobe supérieur paraît être plus fréquemment mortelle que celle du lobe inférieur. L'auscultation et la percussion fournissent des signes qui permettent de juger de l'étendue et du degré de l'inflammation. La pneumonie au premier degré offre beaucoup plus de chances de guérison que celle qui est parvenue au second; celle-ci en offre d'autant moins, qu'il y a plus de jours que le son de la poitrine est mat et le bruit respiratoire nul.—La pneumonie est plus grave dans les hôpitaux que dans les maisons particulières; la principale raison de cette différence tient sans doute à ce que la plupart des malades n'arrivent dans les hôpitaux que plusieurs jours après l'invasion de la pneumonie, et quelques-uns, quand le mal est déjà au-dessus de tout remède. Aussi, dans ces conditions, la mortalité s'élève-t-elle au quart environ des sujets; tandis que, sans pouvoir l'établir avec précision hors des hôpitaux, tous les médecins reconnaissent qu'elle est beaucoup moindre.—Les symptômes ataxiques qui accompagnent l'inflammation du poumon rendent le danger plus grand; la pneumonie adynamique est encore plus fréquemment mortelle; mais la plus grave de toutes est la pneumonie gangréneuse. —Les résultats suivans donneront une juste idée de l'influence de l'âge sur la gravité de cette affection. Sur soixante-dix-neuf individus atteints de pneumonie, la mortalité a été, de dix-huit ans à trente, de trois sur trente-trois, de trente à quarante, de deux sur neuf; de quarante à cinquante, de cinq sur onze; de cinquante à soixante, de huit sur quinze; de soixante à soixante-dix, de quatre sur huit; de soixante-dix à quatre-vingt-dix, trois individus ont offert des signes de pneumonie, et y ont tous succombé. Dans l'hiver de 1810 à 1811, les pneumonies furent assez fréquentes dans les salles de la Salpêtrière, auxquelles j'étais attaché comme élève interne : la terminaison fut constamment funeste chez les femmes qui avaient atteint soixante-dix ans. Ces derniers faits, quoique assez nombreux, ne font pas règle : on voit quelques sujets âgés de soixante-quinze, et même de quatre-vingts ans, guérir d'une pneumonie, mais leur nombre est très-petit.—Parmi les symptômes qui rendent le prognostic très-fâcheux, on doit ranger une gêne considérable et une grande fréquence de la respiration, l'orthopnée, une expectoration laborieuse ou supprimée. Les crachats méritent aussi une grande attention, à raison des signes prognostics qu'ils fournissent quelquefois : lorsqu'au début de la maladie ils sont clairs, rougeâtres où brunâtres, semblables à une dissolution légère de gomme arabique, et couverts d'une mousse blanche; ou lorsqu'à une époque avancée, ils deviennent grisâtres, ternes, sales et fétides, ils annoncent presque invariablement une terminaison funeste. Des sueurs abondantes dès le début, un dévoiement considérable, ou bien encore à une époque avancée, un délire permanent, sont des signes du plus fâcheux augure. Enfin, l'état de grossesse, ou la complication de la pneumonie avec une autre affection, et surtout avec une fièvre éruptive, ajoute beaucoup à la gravité du prognostic. Bien que le pouls ne fournisse communément, dans la pneumonie, que des signes d'une importance secondaire, cependant quand la fréquence atteint et surtout dépasse cent quarante pulsations par minute, le danger est très-grand; il est très-prochain, quand le pouls devient irrégulier et inégal. Ici enfin, comme dans toutes les autres maladies, la persistance des symptômes, malgré l'emploi méthodique des moyens de traitement, ajoute à la gravité du prognostic.

L'examen anatomique des individus qui succombent à l'affection qui nous occupe offre des lésions importantes à étudier, soit dans le parenchyme des poumons, soit dans les deux membranes qui le revêtent extérieurement et intérieurement.

L'altération du parenchyme des poumons se montre sous des formes très-variées, qu'on peut rapporter à quatre principales, savoir, l'engouement inflammatoire, l'hépatisation rouge, la suppuration et la gangrène.

Il est rare que la pneumonie entraîne la mort avant que la lésion des poumons soit parvenue au second degré, qui est l'hépatisation. Il résulte de cette circonstance, que l'espèce de lésion qui précède l'hépatisation n'est pas aussi bien connue que cette dernière. Toutefois, comme il arrive souvent que dans un même poumon quelques portions sont en suppuration, d'autres seulement hépatisées, tandis que d'autres sont altérées à un degré moindre, on a tout lieu de penser que ces dernières offrent le type de la pneumonie commençante.

Dans ce premier degré, le poumon est à l'extérieur d'un rouge plus ou moins foncé, souvent livide ou violacé, quelquefois noirâtre; il est plus pesant, moins mou, moins élastique, moins crépitant que dans l'état sain. On distingue, en le pressant, qu'il contient un liquide, et en l'examinant ensuite, on reconnaît qu'il conserve l'impression des doigts, à la manière d'une partie infiltrée. Lorsqu'on le coupe, on trouve dans les surfaces divisées une couleur rouge analogue à celle de l'extérieur, et il s'en écoule en abondance une sérosité sanguinolente trouble, mêlée à une certaine quantité d'air. Tels sont les caractères assignés par M. Laennec à l'engouement inflammatoire des poumons, ou pneumonie au premier degré. Mais ces caractères étant communs à la pneumonie commençante et à l'engouement qui survient dans les derniers momens de la vie, je ne pense pas qu'ils puissent suffire pour constituer l'inflammation du parenchyme des poumons. La résistance inégale qu'offre ce parenchyme dans le simple engouement et dans l'inflammation me paraît fournir un caractère anatomique plus important: le poumon engoué conserve sa consistance naturelle; il la perd en partie lorsqu'il est enflammé, et se laisse déchirer plus facilement que dans l'état naturel; on peut même y enfoncer les doigts sans employer beaucoup de force. Enfin, dans quelques cas, et particulièrement dans ceux où cette affection est liée à quelqu'autre maladie aiguë, à une fièvre grave, par exemple, la couleur du poumon est presque noire, et lorsqu'on l'incise, on voit en quelques secondes la surface divisée se couvrir d'une matière glutineuse d'un rouge très-foncé, qui, par sa consistance comme par sa couleur, offre quelque ressemblance avec la gelée de groseilles.

Si les caractères anatomiques de la pneumonie au premier degré ne sont pas encore rigoureusement déterminés, il n'en est pas de même de ceux qui marquent le second et le troisième degré de cette affection.

L'endurcissement rouge ou l'hépatisation forme le caractère de la pneumonie au second degré. Ici, le poumon est dur, compacte, non crépitant, plus lourd que l'eau dans laquelle il s'enfonce; il présente, quand on l'incise, une ressemblance frappante avec le parenchyme du foie. Il offre à l'extérieur une couleur rouge qui existe également à l'intérieur, mais avec des nuances si variées depuis le gris violet jusqu'au rouge le plus vif, que tantôt l'aspect du poumon est uniforme, et que tantôt il se rapproche de celui d'un marbre ou même d'un granit; indépendamment de ces nuances que présente le parenchyme pulmonaire hépatisé, on y distingue encore les rameaux bronchiques, les vaisseaux sanguins, les cloisons celluleuses qui séparent les lobules, et chez les adultes et les vieillards, la matière noire que contiennent naturellement les poumons. Si l'on comprime avec les doigts, si l'on racle avec le scalpel une portion du poumon hépatisée, on en fait suinter une matière sanieuse, plus trouble et plus épaisse que dans le premier degré. Mais un phénomène plus important peut-être que tous ceux qui viennent d'être énumérés, c'est la disposition de la surface incisée, qui est comme couverte de très-petits points rouges, obronds et un peu aplatis, qui deviennent plus apparens encore, quand, au lieu de l'inciser, on déchire le tissu du poumon. Le poumon hépatisé est beaucoup plus facile à déchirer qu'il ne l'est dans l'engouement inflammatoire, et à plus forte raison dans l'état sain. Il paraît plus volumineux que le poumon sain; il l'est en effet, après qu'ils ont été l'un et l'autre soumis à la pression atmosphérique, qui n'exerce aucune influence sur le premier, et qui diminue beaucoup le volume du second. M. Broussais a prétendu que le poumon hépatisé augmentait réellement de volume, et faisait une sorte de saillie entre les côtes, sous les muscles intercostaux. Cette assertion, comme l'a fait voir M. Laennec, est en opposition avec des faits qui se reproduisent tous les jours et en très-grand nombre.

La pneumonie au second degré se montre quelquefois sous

une forme un peu différente : le tissu pulmonaire est mollasse, comme dans l'engouement, et tout-à-fait privé d'air, comme dans l'hépatisation; il ressemble au parenchyme de la rate, et quelques médecins ont par ce motif désigné cet état pathologique sous le nom de *splénisation*.

La pneumonie parvenue au troisième degré conserve quelques-uns des caractères du second : le poumon est lourd, compacte, non crépitant; il offre dans les surfaces incisées le même aspect grenu; mais au lieu de la couleur rouge qu'il offrait, il présente une teinte jaunâtre ou grise, qui se montre d'abord sous forme de très-petites taches, et qui finit par occuper à peu près uniformément une portion plus moins considérable du poumon; c'est l'hépatisation grise de la plupart des auteurs. Une incision faite dans le poumon ainsi affecté, en fait suinter une matière épaisse, opaque, d'un blanc jaunâtre, un véritable pus, quelquefois mêlé à un peu de sang. Le tissu pulmonaire est encore plus friable que dans le second degré, et lorsqu'on le presse avec force, il se résout presque en totalité en une matière purulente plus ou moins opaque, et ne laisse entre les doigts qu'un réseau celluleux et vasculaire, auquel adhèrent quelques granulations moins ramollies que les autres. M. Laennec considérait les grains jaunâtres qui apparaissent dans un poumon hépatisé qui passe à l'état de suppuration comme formés par du pus concret déposé dans le tissu pulmonaire, où il acquérait plus tard de la liquidité; mais cette opinion, que le pus deviendrait de plus en plus fluide, est trop en opposition avec les phénomènes de la suppuration observés dans tous les autres organes, pour qu'on doive l'admettre comme démontrée. Partout, en effet, où l'on peut suivre les changemens qui surviennent dans le pus, on voit ce liquide d'abord très-ténu, acquérir de jour en jour plus d'épaisseur, et en comparant la consistance des liquides que contient le poumon dans les diverses périodes de la pneumonie elle-même, on voit successivement, au premier degré, une sérosité rougeâtre, au second, un liquide plus consistant et d'une couleur lie de vin, et au troisième degré, une matière purulente plus épaisse encore. Il est donc naturel de penser que, dans ce troisième degré, ce n'est pas le pus qui se liquéfie, mais bien le parenchyme pulmonaire qui se ramollit à mesure que le pus devient plus abondant.

Il n'est pas rare de rencontrer chez un même sujet l'inflammation pulmonaire aux trois degrés qui viennent d'être décrits: quelques portions sont le siége de l'engouement inflammatoire, d'autres sont hépatisées, d'autres sont en suppuration; quelquefois même on observe dans les points intermédiaires le passage d'un degré à l'autre. Celui du premier degré au second est marqué par l'apparition de quelques noyaux hépatisés dans une partie engouée; le passage du second degré au troisième est marqué par quelques plaques jaunâtres qui se montrent çà et là au milieu de l'hépatisation. En général, l'inflammation est plus avancée vers la base du poumon qu'au sommet; c'est presque toujours vers la base qu'elle commence, et, comme nous l'avons vu, elle y est souvent bornée. L'engouement inflammatoire peut occuper les deux poumons en totalité; l'hépatisation et l'infiltration purulente sont presque toujours bornées à un seul ou à une portion de ces deux viscères.

La suppuration du poumon présente une particularité anatomique remarquable; le pus est presque constamment disséminé dans le parenchyme; il est si rare qu'il soit réuni en foyer, qu'on a pu mettre en doute que la pneumonie donnât jamais lieu à la formation d'un abcès. Parmi les collections de pus qu'on trouve quelquefois dans les poumons, les unes sont séparées du parenchyme par une membrane de consistance et d'épaisseur variables; les autres sont placées dans le parenchyme pulmonaire, formant une cavité irrégulière, dont les parois sont elles-même infiltrées de pus. Les premières ressemblent tellement aux excavations tuberculeuses, qu'on serait porté à croire qu'elles ont toujours une origine semblable, si on ne les rencontrait quelquefois chez des individus qui sont placés dans des conditions très-différentes de celles où se développent communément les tubercules. Il est en effet assez commun de trouver ces collections purulentes enkystées dans les poumons et dans le foie des individus auxquels, par suite d'un accident, on a pratiqué l'ablation d'un membre. Il n'est pas rigoureusement démontré sans doute, mais il est assez probable que ces petits abcès sont la conséquence d'une pneumonie lobulaire, la seule, selon quelques auteurs, qui puisse, à raison de son peu d'étendue et de la lenteur de sa marche, offrir ce mode de suppuration. Quant aux excavations qui ne sont pas entourées d'une fausse membrane, elles sont le plus souvent dues à un déchirement produit dans les portions infiltrées de pus, par les efforts qui ont été nécessaires pour arracher le poumon de la cavité qui le contient. En examinant l'extérieur du poumon ainsi enlevé, on distingue alors quelquefois une partie moins résistante que les autres, et dans laquelle il existe une fluctuation manifeste à la vue comme au toucher. Si l'on fait une incision sur ce point, on y voit une cavité d'un à deux pouces de diamètre, remplie d'un pus épais, et dont les parois sont formées par le parenchyme pulmonaire lui-même, ramolli et presque en *detritus*. Cette cavité occupe un des points où les doigts ont appuyé lors de l'enlèvement du poumon; et si l'on exerce une pression semblable sur quelqu'autre portion du poumon affectée au même degré, on y détermine une semblable collection de pus. Ces deux circonstances ne laissent aucun doute sur l'origine du foyer purulent. Depuis dix-sept ans que je me livre assidument aux recherches d'anatomie pathologique, je n'ai rencontré que deux fois des collections de pus placées dans le parenchyme pulmonaire lui-même qui ne fussent pas évidemment dues à cette cause, et je n'oserais pas affirmer qu'elle fût tout-à-fait étrangère à leur production. Le docteur Crichton, médecin de l'empereur de Russie, et le professeur Himly de Gœttingue, ont avancé que plus de la moitié des pneumonies dont on a négligé le traitement se terminent par suppuration. Cette assertion est tellement en opposition avec les résultats fournis par l'ouverture des cadavres, que je n'hésite pas, malgré la différence des climats, à la considérer comme erronée. Je dois faire remarquer ici, qu'un examen superficiel pourrait conduire à admettre dans le poumon des collections purulentes qui n'y existent pas. Ainsi, il n'est pas très-rare, en incisant le poumon, de voir couler d'un ou de plusieurs points un liquide purulent qui sort des bronches dilatées ou d'une cavité accidentelle produite par une pleurésie interlobaire. J'ai une fois rencontré dans le poumon une cavité de la grandeur d'une noix, remplie d'une matière épaisse, qui avait l'aspect d'un pus verdâtre, mais qui, à raison de sa cohérence, était sans doute du mucus amassé dans quelque ramification bronchique, extraordinairement dilatée; car elle put être saisie et enlevée avec des pinces. Une semblable lésion pourrait encore être prise pour un abcès.

Il est rare de rencontrer, à l'ouverture des cadavres, le poumon gangréné; et dans ce cas, il n'est pas démontré que la gangrène soit toujours la conséquence de la maladie qui nous occupe. Cette gangrène est le plus ordinairement bornée à un très-petit espace; elle se montre sous la forme d'une escarre grisâtre ou d'un brun noirâtre, ferme ou tombant en *deliquium*, exhalant dans tous les cas une odeur caractéristique. Le tissu pulmonaire voisin est ordinairement sain, ou n'offre qu'un médiocre degré d'engouement.

La gangrène du poumon se montre quelquefois sous une forme très-différente. On trouve, à l'ouverture du cadavre, ce viscère noir ou verdâtre, gorgé de liquide, ramolli dans toute son étendue, tombant en *déliquium* dans quelques points, laissant écouler par les incisions qu'on y fait une sanie abondante, verdâtre et très-fétide. Cette altération, qu'on rencontre aussi chez les sujets qui succombent après quelques jours de maladie à l'asphyxie des fosses d'aisances, semble marquer le passage de l'engouement inflammatoire à la gangrène. La plupart des médecins pensent, avec raison, qu'il est impossible que la gangrène envahisse la totalité d'un poumon, et que la mort doit nécessairement avoir lieu quand cette altération est encore bornée à une très-petite portion de ce viscère. Il est pourtant un cas dans lequel un poumon peut être non-seulement envahi, mais détruit par la gangrène avant que la mort ait lieu; c'est le cas où ce poumon, par suite d'une autre maladie, et spécialement d'un épanchement considérable dans la plèvre, est devenu impropre à respirer, et en quelque sorte inutile à l'entretien de la vie. Sans parler ici d'un cas observé par Rithter jeune, et inséré dans les *Actes des Curieux de la Nature,* je citerai seulement l'observation de Haller, qui rapporte dans ses *Opuscules pathologiques* avoir trouvé à la place du poumon gauche, qui tout entier avait disparu, beaucoup d'eau fétide et albumineuse, et dans ce liquide la trachée-artère et les grandes ramifications artérielles et veineuses comme coupées et ouvertes à leur extrémité, en sorte qu'il était difficile de connaître ce qui empêchait l'écoulement du sang. On peut d'autant moins supposer qu'un anatomiste tel que Haller ait commis l'erreur grossière de prendre pour une destruction du poumon une simple atrophie de ce viscère caché sous des fausses membranes, que lui-même, dans un autre endroit de ses ouvrages, parle d'une hydropisie de poitrine, dans laquelle le poumon était tellement comprimé et confondu avec la plèvre qu'il paraissait manquer tout-à-fait, et qu'il conservait à peine trois lignes d'épaisseur.

La plèvre participe presque toujours, comme nous l'avons vu, à l'inflammation du poumon. Elle offre, dans les endroits où le parenchyme pulmonaire est enflammé, des fausses membranes albumineuses, minces et transparentes dans quelques points, opaques et plus épaisses dans d'autres; on trouve, en outre, vers la base de la poitrine, chez le plus grand nombre des sujets, quelques cuillerées d'un liquide ordinairement un peu louche. Dans un seul cas, la plèvre pulmonaire m'a offert un mode d'altération dont je ne connais pas d'autre exemple : elle était séparée du poumon dans un espace de deux pouces, et formait une sorte d'ampoule ou de poche qui contenait une demi-once environ d'un liquide rougeâtre, un peu trouble, et sanieux. Quant à la membrane muqueuse des bronches, elle ne participe pas aussi constamment à l'inflammation du parenchyme pulmonaire que la plèvre. Dans quelques cas elle offre une couleur rouge et un ramollissement sensible dans celles des ramifications bronchiques qui sont comprises dans la portion phlogosée du poumon; dans beaucoup d'autres, elle ne présente d'altération ni dans sa couleur ni dans sa consistance.

Le traitement de la pneumonie repose en grande partie sur les mêmes bases que celui de la pleurésie. Comme dans cette dernière, les saignées, les boissons douces et mucilagineuses, le repos le plus complet possible des organes respiratoires, l'abstinence la plus rigoureuse, l'inspiration d'un air tempéré, sont les moyens généralement employés dans la première période de la maladie. A une époque plus avancée, les boissons expectorantes, les exutoires appliqués sur la poitrine sont les remèdes auxquels on a communément recours. On a encore préconisé, dans ces derniers temps, quelques médicamens auxquels on a attribué une action spéciale sur les vaisseaux absorbans, une vertu résolutive. La forme particulière de la maladie, les conditions variées dans lesquelles elle s'est développée, fournissent aussi quelques indications qui ne doivent pas être négligées.

Les saignées sont, depuis l'origine de l'art, le principal moyen de traitement qu'on oppose à la pneumonie. Dans aucune autre inflammation, elles n'ont été aussi universellement employées; dans aucune autre, elles n'ont été faites aussi largement et répétées un aussi grand nombre de fois; et bien qu'à plusieurs époques quelques médecins aient tenté de les remplacer par d'autres moyens, elles sont encore aujourd'hui, au jugement de presque tous les praticiens, le plus puissant, pour ne pas dire l'unique remède contre la pneumonie. Leur efficacité est donc, en quelque sorte, appuyée sur l'expérience de tous les médecins et de tous les siècles.

Les émissions sanguines offrent, dans la pneumonie, le double avantage de modérer l'inflammation d'un viscère important, et de diminuer autant que possible le travail d'un organe qui ne peut pas être placé dans un repos complet : en effet, les poumons devant à eux seuls incessamment recevoir et élaborer une quantité de sang semblable à celle que reçoivent, dans le même espace de temps, tous les autres organes réunis, il est évident que, diminuer la masse du sang, c'est modérer leur action, et rendre, qu'on me passe cette expression, leur tâche plus légère et plus douce. Aussi, les bons effets des évacuations sanguines sont-ils en général plus manifestes dans l'inflammation des poumons que dans celle des autres viscères.

Les saignées sont d'autant plus utiles dans la pneumonie, qu'elles sont faites à une époque moins éloignée de l'invasion, qu'elles sont plus abondantes et répétées à de plus courts intervalles. Une ou deux très-larges saignées faites dans les premières heures de la pneumonie en ont quelquefois immédiatement arrêté la marche, ou réduit à deux ou trois jours la durée d'une affection qui cesse rarement avant le septième, et qui se prolonge très-souvent beaucoup au delà. Mais dans le plus grand nombre de cas il n'en est pas ainsi : quels que soient les moyens qu'on lui oppose, la pneumonie a une période d'accroissement qui dure plusieurs jours, et pendant laquelle les saignées ne sont suivies que d'une rémission courte, à peine marquée, qui peut même manquer entièrement; l'inefficacité apparente des premières évacuations sanguines n'est pas alors un motif suffisant pour renoncer à de nouvelles saignées. Celles-ci sont ordinairement suivies d'une amélioration assez évidente pour qu'on doive croire que les premières étaient indiquées, et qu'elles ont enrayé les progrès de la maladie, à une époque où rien ne pouvait encore en diminuer l'intensité.

On ne saurait déterminer d'une manière générale le nombre des saignées, la quantité de sang qu'on tire chaque fois, ni l'époque de la maladie à laquelle on doit définitivement renoncer à ce moyen puissant. On doit répéter la saignée autant que l'exige la persistance de l'inflammation, et que le permet la diminution des forces. Les premières saignées doivent être, chez les sujets adultes et bien constitués, de trois à quatre palettes; les dernières de huit à dix onces. On a proposé d'ouvrir deux veines à la fois, afin d'obtenir une déplétion plus prompte; mais cette méthode n'a pas été assez souvent mise en pratique, pour qu'on puisse en déterminer exactement la valeur. La plupart des médecins se bornent à recommander d'ouvrir largement la veine; car il n'est pas douteux qu'une émission rapide de sang ne soit suivie immédiatement d'un soulagement plus marqué que ne l'est une émission très-lente; par le même motif, on préfère unanimement la phlébotomie à l'application de sangsues. On met communément entre les premières saignées un intervalle de douze à vingt-quatre heures. Très-peu de médecins font pratiquer la saignée trois fois dans le premier jour. Je ne doute pas qu'on ne puisse, au début, la répéter à des intervalles plus courts, en faire, par exemple, une seconde quelques heures après la première, et si l'affaiblissement du malade n'y met pas obstacle, en prescrire une troisième après un même laps de temps. En employant ainsi avec énergie les évacuations sanguines à l'époque de la maladie où l'expérience a prouvé qu'elles ont plus d'efficacité, on parviendrait sans doute, non-seulement à abréger la durée de la pneumonie, mais à ménager même le sang du malade; car deux ou trois saignées abondantes, faites dès le début, pourront produire, dans beaucoup de cas, autant et plus d'effet que six ou huit saignées faites, suivant la méthode ordinaire, à des intervalles de vingt-quatre heures.

Sydenham avait cru pouvoir fixer approximativement la quantité absolue de sang qu'on doit communément tirer dans une pneumonie; mais de semblables évaluations n'ont point en elles-mêmes d'utilité et ne sont pas sans inconvénient : la soustraction de quarante onces de sang ne suffit pas dans une pneumonie intense chez un sujet robuste; elle peut être trop considérable chez un sujet débile ou dans une pneumonie très-légère. Quant à l'époque de la maladie à laquelle on ne doit plus recourir aux saignées, elle n'a rien de fixe. Plus on s'éloigne de l'invasion, et moins les saignées ont d'efficacité; mais il ne faut pas pour cela, comme l'ont conseillé quelques auteurs, y renoncer après le cinquième ou le sixième jour; on peut, on doit même y recourir à toutes les époques de la maladie, lorsque l'état des forces le permet, et que l'intensité et surtout la récrudescence des accidens le rendent nécessaire.

La petitesse du pouls, l'accablement du malade, particulièrement au début de la pneumonie et lorsqu'il existe un point de côté très-fort, ne contr'indiquent pas la saignée. Souvent alors on voit, après l'ouverture de la veine, le pouls reprendre de l'ampleur, et les mouvemens devenir plus faciles. J'ai eu souvent, et particulièrement en 1815, occasion de vérifier la justesse de cette observation ancienne; chez un grand nombre de ceux qui furent alors atteints de pneumonie, le pouls était petit et mou, et la faiblesse très-grande; après la saignée, les forces et le pouls se relevèrent, et chez quelques-uns il fallut revenir cinq et six fois aux évacuations sanguines. Il en serait tout autrement si l'affaiblissement, au lieu de survenir brusquement après l'invasion de la pneumonie, en avait de long-temps précédé le début, si le sujet avait été exposé à l'action de causes essentiellement débilitantes, si une véritable prostration des forces accompagnait l'inflammation du parenchyme pulmonaire; dans cette pneumonie vraiment adynamique, la saignée augmenterait la faiblesse, et l'on devrait ou s'en abstenir, ou ne l'employer qu'avec réserve et en manière d'essai.

C'est particulièrement vers la période moyenne de la vie qu'on peut user largement de la saignée dans le traitement de la pneumonie. Chez les enfans et les vieillards on doit mettre beaucoup de réserve dans l'emploi de ce moyen. Quelques médecins veulent qu'on s'abstienne d'ouvrir la veine chez les enfans, et préfèrent l'application de quelques sangsues sur la poitrine; mais ce dernier genre d'évacuation sanguine n'a pas, à beaucoup près, dans la pneumonie, les mêmes résultats thérapeutiques que la phlébotomie, et cette dernière me paraît de beaucoup préférable; une saignée du bras de trois à six onces, suivant l'âge de l'enfant, est souvent suffisante pour apporter dans les symptômes de la pneumonie un amendement tel qu'on puisse abandonner ensuite aux seuls efforts de la nature la solution de la maladie. Quant aux vieillards, les saignées doivent être employées chez eux avec une extrême circonspection. M. Pinel, après plusieurs tentatives infructueuses, y avait presque entièrement renoncé chez les femmes septuagénaires de la Salpêtrière. M. Landré-Beauvais n'en usait aussi que très-rarement. Morgagni rapporte avoir vu, dans le même temps et dans le même lieu, deux médecins, dont l'un saignait largement les vieillards atteints de pneumonie, tandis que l'autre n'employait ce moyen qu'avec une très-grande réserve; le premier voyait périr presque tous ses malades; la pratique du second était fréquemment couronnée de succès. Une saignée est souvent utile chez les vieillards; mais il est rarement avantageux de la répéter.

Bien que les saignées locales produites par l'application de sangsues ou de ventouses scarifiées n'aient pas, à beaucoup près, dans le traitement de la pneumonie, l'efficacité des saignées générales, il est néanmoins quelques circonstances dans lesquelles elles sont très-utiles, et où elles doivent être employées concurremment avec l'ouverture de la veine. Dans le cas, par exemple, où la pneumonie reconnaît pour cause occasionelle la suppression d'une hémorrhagie habituelle, des sangsues doivent être appliquées le plus près possible de la surface par laquelle l'hémorrhagie avait lieu. Lorsque la pneumonie est accompagnée d'une douleur de côté aiguë, pongitive, superficielle, l'application de sangsues sur le point affecté délivre souvent le malade d'un symptôme très-incommode.

En même temps qu'on emploie les saignées, on prescrit au malade l'usage de boissons douces, mucilagineuses, gommeuses; les plus usitées sont les infusions de fleurs de violette, de mauve, de bouillon blanc, des quatre fleurs pectorales, l'eau gommée, la décoction légère de dattes ou de jujubes; on les édulcore avec le sucre, le miel, ou un sirop agréable. On évite de les donner froides, afin de ne pas provoquer la toux, et on les fait prendre en petite quantité à la fois afin de ne pas ajouter par la distension de l'estomac à la gêne de la respiration. On prescrit aussi, à des intervalles déterminés, toutes les heures, toutes les deux heures, ou bien chaque fois que la toux se reproduit avec quelque intensité, et dans le but de la calmer, une cuillerée à bouche ou à café d'un looch préparé, soit avec la gomme arabique ou adragant, soit avec l'huile d'amandes douces.

On recommande au malade de se tenir immobile dans son lit, dans une attitude demi-assise; la position horizontale favoriserait l'afflux du sang vers la poitrine. On l'engage à ne parler que pour les choses indispensables; on veille à ce que la température de sa chambre soit modérée; à ce qu'il ne se découvre pas sans nécessité. On prescrit les premiers jours une abstinence absolue d'alimens; on ne permet quelques bouillons que dans le cas où la prolongation de la maladie le rend nécessaire.

Lorsque l'affaiblissement du malade ne permet plus de recourir aux saignées, il faut, si la pneumonie n'a pas cédé, et à plus forte raison si elle a fait des progrès, recourir à d'autres moyens. Les plus usités sont les exutoires et les boissons expectorantes.

Les vésicatoires sont presque les seuls exutoires qu'on mette en usage dans la pneumonie aiguë. Quelques médecins y ont recours après une ou deux saignées, dès le début par conséquent de la maladie, dans le cas surtout où il existe un point douloureux dans un des côtés de la poitrine. Mais appliqués à cette époque, les vésicatoires produisent une excitation assez forte pour augmenter le mouvement fébrile et réagir d'une manière fâcheuse sur l'inflammation du poumon. Lorsque, au contraire, on n'applique les vésicatoires qu'à l'époque où l'on ne peut plus recourir aux saignées, ils n'ont plus le même inconvénient; ils n'ont alors qu'une action révulsive ou dérivative, et s'ils produisent une légère excitation générale, elle n'a plus aucun danger. Quant au lieu de leur application, quelques médecins les placent le plus loin possible du siége de la maladie, aux extrémités inférieures; d'autres, en plus grand nombre, sur la partie même des parois thoraciques qui recouvre la portion enflammée du poumon. Cette dernière méthode est celle qui m'a paru produire les meilleurs effets, surtout quand on donne à ces emplâtres assez de largeur pour obtenir une vessie de cinq à sept pouces de diamètre : les petits vésicatoires sont presque aussi douloureux que les plus grands, et leur effet sur la maladie est presque nul. On doit les placer sur des parties éloignées lorsque les fonctions cérébrales offrent quelque trouble auquel il convient d'opposer une forte révulsion. On entretient les mêmes vésicatoires, ou bien on les renouvelle d'après les mêmes principes qui ont été exposés au mot PLEURÉSIE. On emploie, en général, concurremment avec les vésicatoires, les boissons dites expectorantes ou résolutives, telles que l'infusion de lierre terrestre, d'aunée, la décoction de polygala séneka, les potions gommeuses auxquelles on ajoute une demi-once ou une once d'oxymel scillitique ou le kermès à la dose de six à douze grains. On insiste sur ces moyens jusqu'à ce que la résolution soit complète.

Telle est la méthode de traitement généralement suivie dans la pneumonie. D'autres méthodes ont aussi été et sont encore préconisées, et bien que leur efficacité ne soit pas sanctionnée par une aussi longue expérience, les résultats favorables qu'elles paraissent avoir eus, et l'autorité de quelques-uns des médecins qui les ont proposées, doivent appeler sur elles l'attention des praticiens.

Le tartre stibié a été depuis long-temps administré à dose vomitive, dès le début de la pneumonie, ou après une ou deux saignées. Cette méthode, dont les écrits et la pratique de Stoll ont particulièrement répandu l'usage, a été suivie avec des succès qu'on assure avoir été très-remarquables par M. Dumangin, médecin en chef de l'hôpital de la Charité, par M. Mongenot, médecin de l'hôpital des Enfans-Malades, et par le célèbre Corvisart. M. Bayle employait aussi l'émétique au début de la pneumonie, mais seulement dans le cas où elle était accompagnée de symptômes bilieux et dans ceux où elle offrait peu d'intensité; il croyait avoir observé que, dans cette dernière variété, l'émétique abrégeait beaucoup la durée de la pneumonie. Des expériences comparatives faites en grand nombre, dans divers temps, dans divers lieux, et par plusieurs médecins, pourront seules fixer la valeur relative de cette méthode mixte de traitement.

Il en est de même du traitement de la pneumonie par le tartre stibié à haute dose. Bien qu'il n'ait encore été essayé ni sur un assez grand nombre de malades, ni par un nombre suffisant de médecins pour qu'on puisse rigoureusement déterminer son degré d'efficacité, cependant les résultats annoncés par M. Laennec sont de nature à inspirer le vif désir d'essayer une méthode qui, mise en usage par ce médecin, sur cinquante-sept individus atteints de pneumonie, a été couronnée de succès sur cinquante-cinq d'entre eux. La mortalité, par conséquent, n'aurait été que d'un sur vingt-huit, tandis qu'elle est environ d'un sur quatre ou cinq chez les sujets traités dans les hôpitaux par la méthode antiphlogistique.

Voici le mode suivant lequel a été administré le tartre stibié.

Après une saignée du bras de deux à quatre palettes, pratiquée dans le but d'enrayer momentanément l'orgasme inflammatoire, et de donner au tartre stibié le temps d'agir, M. Laennec faisait donner immédiatement 1 grain de tartre stibié dans 2 onces d'une infusion de feuilles d'oranger froide et sucrée; cinq autres doses semblables devaient être prises dans le même véhicule de deux heures en deux heures. Après quoi, si les accidens n'étaient pas urgens, l'administration de l'émétique devait être suspendue pendant sept à huit heures. Mais, si la pneumonie était très-intense ou très-avancée, le remède devait être continué sans interruption. Dans les conditions les plus graves, la dose était augmentée et portée à 1 grain $\frac{1}{2}$, 2 grains et même 2 grains $\frac{1}{2}$, la quantité du véhicule restant la même. L'émétique administré de cette manière n'a, chez quelques sujets, aucun effet primitif; chez d'autres, il produit le premier jour plusieurs évacuations par haut et par bas, qu'il ne détermine point les jours suivans. Rasori a désigné sous le nom de *tolérance* cette sorte d'*insensibilité* du conduit digestif à l'action de l'émétique. Dans les cas où cette tolérance n'avait pas lieu de prime-abord et ne s'établissait pas après le premier jour, M. Laennec la favorisait en associant 1 à 2 gros de sirop diacode à chaque dose d'émétique. Cette méthode de traitement a paru surtout utile dans les cas où elle ne produit aucune évacuation. Du reste, elle a également réussi dans des pneumonies au premier degré et dans des cas où une grande partie du poumon était envahie par l'*infiltration purulente*. Lorsqu'il avait obtenu, par ce moyen, une amélioration, même peu marquée, M. Laennec regardait comme certain qu'en le continuant, la résolution s'acheverait sans nouveaux orages. Dans tous les cas, il en prolongeait l'usage jusqu'à ce que l'auscultation lui eût fait connaître le retour complet du poumon à l'état naturel.

Je n'ai pas employé cette méthode de traitement dans la pneumonie un nombre de fois suffisant pour pouvoir la juger; mais les essais plus nombreux que j'en ai faits dans le rhumatisme articulaire me portent à croire qu'essayée avec la prudence convenable, elle doit être exempte de danger. Le temps seul apprendra à quel point elle peut être utile.

Des modifications importantes peuvent être nécessaires dans le traitement de la pneumonie, à raison des formes variées qu'elle peut offrir, des conditions dans lesquelles elle survient, des efforts critiques et des phénomènes accidentels qui peuvent apparaître pendant son cours.

La pneumonie bilieuse présente, sous le rapport du traitement, deux variétés importantes. Lorsque les symptômes bilieux ont précédé ceux de la pneumonie, la saignée est souvent sans effet, et quelquefois nuisible; les boissons acidules et les vomitifs ont alors presque constamment une influence favorable sur la marche de la maladie. Dans les cas, au contraire, où les symptômes bilieux se sont développés après ceux de la pneumonie, les vomitifs exaspèrent souvent le mal, qui s'amende et se dissipe ordinairement sous l'influence du traitement antiphlogistique. Dans la pneumonie véritablement adynamique, les saignées sont nuisibles, et bien que les toniques ne soient pas toujours couronnés de succès, cependant c'est par leur usage qu'on a obtenu les guérisons les plus nombreuses et les plus remarquables : mais il importe bien de ne pas confondre avec la pneumonie adynamique, celles dans lesquelles l'intensité et l'étendue seules de l'inflammation produisent la prostration des forces. Ici, la méthode antiphlogistique est la seule qui convienne, et elle doit être employée avec la plus grande énergie. Il est presque toujours possible de distinguer l'adynamie réelle de celle qui n'est qu'apparente : l'examen des causes morbifiques qui ont précédé l'invasion de la maladie, l'âge et la constitution du sujet, le rapport ou la disproportion qui existent entre l'étendue et l'intensité de la pneumonie, et la faiblesse du malade, l'ordre suivant lequel se sont montrés les symptômes adynamiques et ceux de l'inflammation, suffiront presque toujours pour fixer l'opinion du médecin sur le caractère de la maladie et sur le choix des remèdes qu'il devra lui opposer. La pneumonie ataxique n'offre pas ordinairement d'autres indications, et ne réclame pas d'autres moyens que la pneumonie simple; dans un grand nombre de cas, sous l'emploi de la méthode antiphlogistique, on voit survenir dans tous les symptômes un amendement simultané. Dans les cas où, après des saignées convenablement répétées, les phénomènes ataxiques persistent avec toute leur intensité, on a recours aux topiques révulsifs placés aux extrémités inférieures, et quelquefois aux bains tièdes. Lorsque les évacuations sanguines ont été essayées sans succès, le musc, administré à la dose de 24 à 36 grains dans une potion, paraitrait, d'après les observations de M. Récamier, jouir d'une sorte de spécificité contre cette espèce de pneumonie.

La pneumonie s'est montrée quelquefois sous forme intermittente ; le quinquina en a suspendu les accès comme ceux des autres fièvres larvées. Le même médicament paraît avoir été également très-utile dans les pneumonies qui régnèrent à Mayence en 1751, 52 et 54, et qui succédèrent à des fièvres intermittentes : elles s'étaient développées dans les mêmes conditions que ces dernières, en partie chez les mêmes individus, étaient accompagnées à peu près des mêmes phénomènes généraux, et offraient de deux en deux jours une exacerbation tellement intense, qu'elle pouvait être considérée comme un véritable accès. Dans des conditions analogues, on devrait, à l'exemple de Starck, tenter l'emploi du quinquina.

Quelques-uns des symptômes de la pneumonie exigent une attention spéciale, et réclament l'emploi de quelques moyens particuliers : les principaux sont la toux, la douleur de côté, la difficulté de l'expectoration. La toux n'est pas seulement incommode pour le malade, elle a le grave inconvénient d'exaspérer l'inflammation par les secousses qu'elle imprime aux poumons. Lorsque les saignées ne la calment point, et qu'elle a résisté aux substances gommeuses, aux potions dans lesquelles on fait entrer l'huile, on doit, quand les évacuations sanguines ont été convenablement répétées, lui opposer l'opium. Mais en général, dans la pneumonie, la toux n'a pas l'intensité qu'elle offre dans la pleurésie, et le plus ordinairement elle n'a lieu qu'autant qu'elle est nécessaire pour expectorer. La douleur de côté est rarement très-aiguë; lorsqu'elle a ce caractère, et que les saignées générales ne l'ont pas dissipée, on doit l'attaquer par l'application de sangsues, puis de cataplasmes simples ou narcotiques, sur le lieu qu'elle occupe : on y placerait même un vésicatoire, si les autres moyens avaient été employés sans succès. La difficulté de l'expectoration exige des moyens différens, selon la période de la maladie et l'état des forces du malade. Dans la première période et chez les sujets robustes, la saignée est le *meilleur expectorant;* à une époque plus avancée et lorsque la faiblesse ne permet plus de recourir aux saignées, les vésicatoires appliqués sur la poitrine, les potions avec le kermès et l'oxymel scillitique, les boissons aromatiques précédemment indiquées, sont les moyens qu'on oppose généralement à ce symptôme toujours très-grave. Si l'on craint le dévoiement, on associe l'opium à ceux de ces médicamens qui pourraient le produire; on renonce entièrement à leur usage si les évacuations alvines sont déjà fréquentes ou liquides.

La pneumonie est une des phlegmasies dans lesquelles on a le plus souvent observé les efforts salutaires de la nature. On doit par conséquent, dans cette affection, plus, peut être, que dans aucune autre, apporter une grande attention aux phénomènes critiques, et quand ils viennent à paraître, les exciter, les modérer ou les respecter selon le degré d'énergie qu'ils offrent.

Enfin, dans cette affection, comme dans toutes les autres, on satisfait aux indications fournies par les complications, par les causes occasionelles et par les habitudes. Je me bornerai à signaler une condition qui n'est point rare et à laquelle on ne porte pas l'attention qu'elle exige : je veux parler de l'habitude de l'ivrognerie. Il est généralement reconnu que les personnes adonnées habituellement à l'usage du vin et des liqueurs alcoholiques succombent presque toujours aux maladies aiguës dont elles sont atteintes. J'eus occasion, en 1813, de voir un péripneumonique qui, admis au douzième jour de sa maladie à l'hôpital de la Charité, avait jusqu'alors bu chaque jour une pinte et demie de vin pur; il en prenait habituellement beaucoup plus lorsqu'il était en santé; une saignée fut faite, et le rétablissement fut très-prompt. Vers le même temps, j'eus occasion de voir plusieurs autres individus également remarquables par leur intempérance, qui furent privés de vin dès le début de la pneumonie, et qui, traités par la méthode ordinaire, succombèrent à cette maladie. Le rapprochement de ces faits me porta à accorder à d'autres sujets une quantité déterminée de vin, dont une partie était incorporée aux boissons, et dont l'autre était prise sans mélange. J'ai été assez heureux pour voir guérir trois sujets chez lesquels j'ai essayé cette méthode de traitement dont le hasard m'avait permis d'observer les effets, et qui se trouvait d'ailleurs d'accord avec ce principe général de thérapeutique, que, dans l'état de maladie, il faut encore tenir compte des habitudes contractées dans l'état de santé : aussi, n'hésiterais-je pas à accorder même chaque jour, dans le cours d'une pneumonie, une petite dose de liqueur alcoholique à un individu qui aurait l'habitude d'en user largement dans l'état de santé. Cette modification dans le traitement de la pneumonie aiguë chez les sujets adonnés à l'usage du vin et des boissons spiritueuses, ne sera pas toujours suivie de succès : si la pneumonie est souvent mortelle chez les personnes sobres, on ne peut pas croire qu'elle puisse être moins grave chez les sujets intempérans; mais on peut espérer qu'à l'aide d'un traitement plus convenable, elle se terminera moins souvent d'une manière funeste.

PNEUMONIE CHRONIQUE. Autant l'inflammation du parenchyme pulmonaire se montre fréquemment sous forme aiguë, autant elle est rare sous forme chronique. Cette proposition est contraire à l'opinion générale des auteurs; mais elle est conforme à celle des médecins qui ont ouvert un grand nombre de cadavres. On ne trouve pas un seul exemple de pneumonie chronique dans la clinique de M. Lerminier; dans son *Traité de l'Auscultation*, M. Laennec n'en cite de même aucun, et il commence l'article consacré à cette maladie par en mettre en question l'existence. Si quelques auteurs et beaucoup de médecins en parlent comme d'une maladie fréquente, c'est qu'ils ont pris pour des pneumonies chroniques, pendant la vie, des pleurésies chroniques, et après la mort, des affections tuberculeuses des poumons, et quelquefois même des inflammations aiguës de ces viscères. Bayle lui-même a peut être commis une erreur de ce dernier genre. L'observation *unique* qu'il rapporte beaucoup trop succinctement dans ses *Recherches sur la Phthisie*, sous le titre de *pneumonie chronique*, pourrait bien n'être autre chose qu'une pneumonie aiguë, survenue dans le cours d'une pleurésie chronique. Il trouva, en effet, chez le sujet de cette observation, les poumons adhérens aux côtes par des fausses membranes de deux lignes d'épaisseur et d'une consistance très-ferme, et le poumon droit rougeâtre et presque aussi dense que le tissu du foie. La maladie avait duré trois mois et demi; l'altération de la plèvre était celle qui appartient aux inflammations chroniques; la lésion du poumon, au contraire, était la même qu'on observe dans les inflammations *aiguës* de ce viscère.

Depuis seize ans que je me livre d'une manière particulière à l'étude de l'anatomie pathologique, et que j'ai chaque année assisté à l'ouverture d'au moins deux cents cadavres, je ne me rappelle pas avoir trouvé plus de deux fois une lésion du poumon qui m'a paru constituer une péripneumonie chronique.

Cette lésion consistait en un endurcissement gris du parenchyme des poumons, devenu dense, imperméable à l'air, mais laissant encore apercevoir à l'œil de petites taches formées par la matière noire pulmonaire, des vaisseaux sanguins, des lignes blanchâtres semblales aux cloisons celluleuses des lobules, et n'offrant pas du reste les granulations qu'on observe dans la pneumonie aiguë. Si l'on presse entre les doigts le poumon ainsi affecté, il résiste beaucoup plus que quand il est hépatisé, et à plus forte raison infiltré de pus : on n'en fait suinter qu'une matière séreuse à peine louche, peu abondante; et la portion soumise à cette compression ne perd que fort peu de son volume. Du reste, cette lésion n'empêche pas de reconnaître, dans la portion du poumon qu'elle occupe la texture de ce viscère, et en cela l'endurcissement gris se rapproche des phlegmasies et s'éloigne des maladies organiques qui altèrent à tel point le tissu des parties, qu'il devient complétement méconnaissable. Dans les deux cas qui se sont offerts à mon observation, l'altération était bornée à un quart ou un cinquième du poumon. Les malades avaient présenté quelques signes d'inflammation chronique de poitrine : son obscur ou mat, dyspnée, toux, crachats variables, mouvement fébrile et dépérissement; mais il n'avait pas été possible de déterminer, pendant la vie, s'il y avait pleurésie ou pneumonie chronique : l'expérience seule peut apprendre si l'auscultation fournira quelque signe propre à distinguer l'une de l'autre ces deux affections.

La pneumonie chronique, ou l'endurcissement gris du parenchyme des poumons, se montre assez fréquemment sous une autre forme; elle est bornée à un très-petit espace, et consécutive à la présence des tubercules dans les poumons; elle forme autour des cavités tuberculeuses une couche de quelques lignes d'épaisseur, dans laquelle il n'est pas rare d'apercevoir çà et là quelques petits tubercules crus ou déjà suppurés. M. Laennec semble n'avoir vu, dans ces endurcissement gris, qu'une dégénérescence tuberculeuse commençante. Mais quand on considère que cette lésion ne se montre qu'autour des tubercules ramollis, qu'elle n'existe jamais ou presque jamais autour des tubercules crus, qu'elle est exactement semblable à celle qui se montre quelquefois, bien que fort rarement, dans des poumons qui ne contiennent pas de tubercules, qu'elle diffère même manifestement des granulations, qui ont une forme différente et une texture tout autre, il me semble qu'on doit regarder l'endurcissement gris qui existe autour des tubercules suppurés comme une lésion différente du premier degré de la dégénérescence tuberculeuse, bien que cette dernière, dans ses progrès, finisse souvent par l'envahir. J'ajouterai que, comme cette altération offre dans son développement la plus parfaite analogie avec l'inflammation qui survient dans le tissu cellulaire sous-cutané, au moment où les glandes lymphatiques tuberculeuses qu'il entoure viennent à se ramollir, il est rationnel de la considérer comme étant de même nature.

L'inflammation qui se développe autour des tubercules pulmonaires a tous les caractères d'une inflammation chronique : le tissu du poumon, qui est rouge et facile à déchirer dans la pneumonie aiguë, est ici grisâtre, privé de sang et beaucoup plus ferme. L'altération du parenchyme pulmonaire offre aussi dans son siége, une disposition spéciale : elle suit, dans leurs contours, les excavations tuberculeuses, et présente ainsi une assez grande étendue en *surface*, tandis qu'elle est très-bornée en *épaisseur*. Enfin, pendant la vie, elle n'est pas accompagnée des phénomènes propres à la pneumonie aiguë; elle en offre d'autres qui lui appartiennent à peu près exclusivement : tels que *la diminution du bruit respiratoire*, *les craquemens*, *le râle crépitant à grosses bulles*, *et l'obscurcissement du son*, *au-dessous des clavicules et sur ces os eux-mêmes.* Ces phénomènes qui signalent à la fois l'induration du poumon et la lésion dont elle est la conséquence, peuvent déceler la présence des tubercules, à une époque où souvent tous les autres signes seraient encore insuffisans pour fixer le diagnostic.

Quels moyens l'art peut-il opposer à une semblable lésion? Dans les cas où l'inflammation chronique est due à la présence de tubercules dans les poumons, on doit croire qu'il est aussi impossible de combattre cette inflammation quand elle est une fois développée, et même de la prévenir, qu'il l'est de détruire la lésion dont elle est la conséquence nécessaire. Il n'en est pas de même dans les cas très-rares où la pneumonie chronique est indépendante de toute lésion organique. Ici, l'usage des vésicatoires, des sétons, des moxas sur la poitrine, un régime doux, le séjour dans un climat tempéré et même chaud, et les autres moyens indiqués à l'article PLEURÉSIE CHRONIQUE pourraient être tentés avec quelque espoir de succès. (CHOMEL.)

PNEUMORRHAGIE, s. f., *pneumorrhagia*, de πνεύμον, poumon; et de ῥήγνυμι, faire irruption; hémorrhagie du poumon, synonyme d'HÉMOPTYSIE.

PNEUMOTHORAX, PNEUMATOTHORAX de quelques auteurs, s. m., de πνευμα, air, et de θώραξ, poitrine; accumulation d'air dans la poitrine, et spécialement dans la plèvre. Cette affection se présente sous deux formes distinctes : tantôt il y a seulement de l'air dans la plèvre, tantôt il y a à la fois des gaz et un liquide. *Voyez* PNEUMATOSES et PLEURÉSIE AIGUE.

(CHOMEL.)

PODAGRE, s. f., *podagra*, de ποῦς, pied, et de ἄγρα, proie, capture; goutte qui attaque les pieds. *Podagre* est pris aussi adjectivement pour désigner l'individu qui est affecté de cette espèce de goutte. *Voyez* GOUTTE.

PODARTHROCACE, s. f., *podarthrocace*, de ποῦς, pied, ἄρθρον, articulation, et de κάκος, mauvais. Quelques auteurs ont ainsi désigné la carie qui affecte l'articulation du pied. *Voyez* CARIE et TUMEUR BLANCHE.

POIGNET, s. m., *carpus*. On donne ce nom à la partie du membre supérieur, qui correspond à l'articulation RADIO-CARPIENNE : cette expression est également employée pour désigner la portion de la main qui s'articule avec l'avant-bras.

POIL, s. m., *pilus*. Prolongemens filiformes de substance cornée, variables par leur grosseur, leur longueur et leur couleur, plus ou moins cylindriques, ordinairement lisses, situés en plus ou moins grand nombre sur toute la surface de la peau, à l'exception de la face palmaire des mains, et de la face plantaire des pieds. On observe dans chacun d'eux deux parties distinctes : le bulbe et la tige. Le bulbe des poils est placé dans l'épaisseur ou au-dessous du derme : sa grosseur varie, et l'on trouve en général les plus gros dans le tissu cellulaire et graisseux sous-dermoïde; sa forme est ovoïde, et des deux extrémités qu'il présente, l'une est fermée et hérissée de quelques filamens qui l'unissent au tissu sous-cutané ou au derme lui-même, tandis que l'autre s'ouvre à la surface de la peau, et présente, dans l'épaisseur des bords de son orifice, de petits follicules sébacés, disposés circulairement. Ce bulbe est une véritable capsule qui est formée de deux lames, dont la plus extérieure est blanchâtre, dense, coriace, et se continue avec le derme ; sa lame intérieure est rougeâtre, plus mince, molle, et semble formée par un prolongement du corps muqueux de la peau. Le bulbe ainsi composé embrasse un bourgeon rougeâtre et conique dont la base adhère au fond de la cavité de la capsule bulbaire, et dont le sommet est libre et dirigé vers l'orifice de cette capsule. Les vaisseaux de ce bourgeon ou papille pénètrent, suivant Gautier, par l'orifice du bulbe, et rampent entre les deux lames qui le composent pour arriver à son fond où la papille conique se trouve implantée. Les recherches de Béclard n'ont pas confirmé cette opinion : des dissections répétées lui ont démontré que les nerfs et les vaisseaux du bulbe pilifère pénètrent par le fond de cette capsule, et que les filamens ou racines qu'on y observe ne sont rien autre chose que quelques prolongemens celluleux mêlés aux filets nerveux et vasculaires qui se rendent au bulbe. Rudolphi et M. Andral fils ont aussi suivi des nerfs jusqu'au bulbe des moustaches du phoque, et il résulte des recherches MM. Shaw et Vrolik, que ces nerfs sont fournis par la cinquième paire. D'après la composition anatomique de la capsule pilifère, on peut donc la considérer comme une partie déprimée de la peau, que surmonte une papille conique, et dans laquelle se distribuent des vaisseaux et des nerfs.

La tige des poils, ou le poil proprement dit, droite ou diversement contournée, adhère d'une part au bulbe que nous venons de décrire, et est libre dans le reste de son étendue. Elle a la forme d'un cône fort alongé dont la base, qui est creuse et infundibuliforme, embrasse la papille du bulbe, en étant recouverte par les parois de ce dernier : elle est toujours incolore, diaphane, molle et pulpeuse. L'extrémité libre du poil est plus mince que le reste, souvent elle est fendue ; Béclard n'a pu distinguer les aspérités écailleuses qui existent, suivant quelques anatomistes, à la surface des poils. En sortant du bulbe, après avoir embrassé la papille, le poil est recouvert par l'épiderme qui se réfléchit sur lui circulairement, et se perd insensiblement à sa surface : de là, l'adhérence plus grande du poil à la peau. La tige du poil est formée d'une couche extérieure de tissu corné, diaphane, presque incolore, et d'une matière intérieure, colorée, qui a été considérée par les uns comme un tissu spongieux analogue à celui qui remplit la tige des plumes, qui est formée, suivant d'autres, par des filamens humectés d'une substance colorante; quelques anatomistes ont admis que ces filamens étaient des vaisseaux, et Mascagni pense que ce sont des absorbans; ces diverses opinions ne sont pas fondées sur une observation directe. Il n'est pas présumable non plus que la tige des poils ne soit qu'un simple filament corné d'un tissu homogène; mais si elle est, à la vérité, dépourvue de vaisseaux et de nerfs, elle n'en est pas moins composée de deux parties, l'une, enveloppante, qui est de nature cornée, recouverte en partie par un prolongement de l'épiderme; l'autre est intérieure, colorée et formée par le corps muqueux de la peau : ce qui appuie surtout cette dernière opinion, c'est que la couleur des poils est le plus souvent en rapport avec celle de la peau, ainsi qu'on le voit chez les albinos. Il existe une relation analogue avec la coloration particulière de l'iris.

Les poils résistent beaucoup à la rupture en travers, tandis qu'on les divise assez facilement suivant leur longueur. L'impression de l'humidité gonfle leur tissu, et détermine leur alongement, tandis que la chaleur sèche les raccourcit. Ils sont idio-électriques, et dépolarisent la lumière; ils se putréfient très-difficilement, et perdent d'abord leur couleur. Ils cèdent un peu de gélatine par leur ébullition prolongée dans l'eau : la matière qui reste a moins de ténacité et d'élasticité que les poils, et ressemble à un coagulum d'albumine. Suivant M. Vauquelin, les poils sont composés d'une matière animale qui en fait la base, d'huile blanche concrète, d'huile noirâtre, de fer, d'oxyde de manganèse, de phosphate et de carbonate de chaux, de silice et de soufre. Ils sont dépourvus d'irritabilité et de sensibilité, mais ils transmettent l'impression des corps extérieurs par suite de leur implantation immédiate sur la papille du bulbe pilifère. Le mouvement qu'ils présentent quelquefois résulte seulement de celui qui est imprimé à la peau qu'ils recouvrent. Leur production est, comme celle des ONGLES, le résultat d'une véritable excrétion. En outre, si l'on fait attention d'une part, ainsi que Bichat l'avait déjà remarqué, que dans le fœtus les cheveux sont d'abord blancs et ne se colorent que successivement; que d'une autre part, on voit, chez un grand nombre d'animaux, les poils devenus blancs à l'automne, ne se colorer qu'au printemps, et que chez certains individus les poils excrètent un pigment qui salit et noircit le linge; on admettra facilement qu'un liquide coloré les parcourt lentement, et par une sorte d'imbibition de la racine vers l'extrémité libre. Heusinger pense que la formation des poils dépend du pigment de la peau, et qu'ils sont composés des globules de ce pigment; ces globules, suivant lui, augmentent d'abord de volume, et s'aplatissent un peu; un petit tubercule s'élève sur leur face aplatie, se prolonge ensuite en un cône creux qui forme la gaîne du poil, tandis que le globule lui-même, également creux, constitue le bulbe.

Les poils présentent des différences notables suivant les diverses régions du corps qu'ils recouvrent, et ces différences leur ont fait donner des dénominations spéciales. Ainsi, à la partie supérieure de la tête où ils sont les plus longs, les plus rapprochés, les plus nombreux et les plus résistans, on les nomme *cheveux*; à la face, ceux qui garnissent les paupières et ceux qui surmontent la paupière supérieure sont appelés *cils et sourcils*; ceux qui recouvrent les joues, les lèvres et le menton, constituent la *barbe*. Quelques uns se remarquent aux orifices du nez et des oreilles, et ont conservé le nom de *poils*, de même que ceux qui garnissent les aisselles, le pubis, le scrotum, le contour de la vulve et de l'anus, le tronc et les membres : sur ces dernières parties ils sont ordinairement plus courts, et ils ne sont pas également abondans sur tous les points de la surface du tronc et des membres : ainsi, ils sont bien plus nombreux antérieurement que postérieurement sur le tronc, et à la partie externe des membres qu'à leur partie interne.

Chez la femme, les poils sont en général plus fins et plus courts, les cheveux plus longs : on les observe dans les mêmes régions où ils existent chez l'homme, à l'exception des parties latérales antérieures de la poitrine et du pourtour de l'anus. Ils offrent aussi des différences constantes suivant les races, mais ils n'en présentent pas moins des variétés nombreuses dans les individus d'une même race : dans la race Caucasienne ils sont généralement nombreux, fins, longs, et varient du blanc au noir; dans la race Mongole, ils sont droits, noirs et courts; dans la race Nègre, ils sont noirs, épais et crépus. Chez les Américains, ils sont noirs, droits et fins, et dans la race Malaie ils sont épais et frisés. Leur grosseur et leur nombre sont aussi en rapport avec leur couleur : ainsi, les poils noirs sont toujours plus gros que les poils blonds, qui sont les plus minces, et Withoff a calculé que dans une étendue de peau d'un pouce quarré, il existait 147 cheveux noirs, 162 châtains et 182 blonds. Nous avons déjà dit que leur couleur variait depuis le blond le plus clair jusqu'au noir le plus foncé, en offrant toutes les nuances intermédiaires. La teinte naturelle des poils devient habituellement de plus en plus foncée à mesure que l'individu approche davantage de l'âge adulte. Après l'âge viril ils commencent à blanchir, ce qui résulte de la quantité moins considérable de matière colorante qu'ils reçoivent ; chez le vieillard, l'enveloppe cornée, après avoir végété quelquefois, se sépare du follicule, et les poils tombent. Il paraît que les poils blancs contiennent une huile incolore et du phosphate de magnésie qu'on ne rencontre pas dans les poils colorés, comme on a pu le voir plus haut, d'après l'analyse de M. Vauquelin. Ces changemens s'opèrent d'abord dans les cheveux qui garnissent le sommet de la tête : rarement on voit reparaître les poils qui ont subi ces changemens.

Les usages des poils varient suivant les régions où on les examine. A la tête, ils sont à la fois un ornement et un abri contre le froid; les sourcils modèrent l'impression de la lumière, et empêchent la sueur du front de couler entre les paupières; les cils concourent aussi à modérer l'impression de la lumière sur l'œil, et en écartent les corps étrangers : les poils des narines, du conduit auditif, ont le même usage. Ceux des autres régions n'ont pas de fonction bien déterminée.

Les poils commencent à paraître au milieu de la vie intrà-utérine, et forment d'abord un duvet soyeux, incolore, sur le corps du fœtus; ils sont à peu près également courts dans tous les points : cependant, à la face ils sont plus longs que les poils permanens qu'on y voit plus tard. A la naissance, les cheveux sont ceux qui ont le plus de longueur. Les poils soyeux tombent en partie avant et après la naissance, aussi en trouve-t-on dans le liquide amniotique et dans le méconium. Les cheveux continuent de croître même assez rapidement chez l'enfant nouveau-né, mais les poils des autres parties du corps ne se développent, en général, qu'à l'époque de la puberté. La formation des poils se manifeste d'abord par l'apparition de globules analogues à ceux du pigment dans le corps muqueux de la peau. Suivant Heusinger, ces globules s'alongent, et s'élèvent en cônes creux, qui finissent par traverser obliquement l'épiderme.

Les diverses altérations des poils résultent, comme celles des ONGLES, de l'affection de leur matrice, ou bulbe. Quand ils sont arrachés, leur régénération s'opère par le même mécanisme que leur production normale, et peut se renouveler tant que le bulbe lui-même n'est pas détruit. Il n'est pas rare d'observer des poils de barbe bien plus gros que ceux qui les entourent. Cette augmentation de volume paraît résulter de la fusion de plusieurs bulbes en un seul, d'où il résulte que le produit de la sécrétion réunie de deux ou trois papilles pilifères forme une seule tige dont la base offre une plus grande épaisseur : j'ai remarqué aussi plusieurs fois de ces poils accolés et réunis en faisceau en traversant l'épiderme, de sorte que si l'on arrache ce qu'on ne croit être qu'un poil unique, on les voit alors se séparer les uns des autres entre les mords de la pince : il semblerait que dans ce cas le bulbe renferme deux ou trois papilles accolées ensemble, car quelquefois les poils ainsi réunis sont de couleur différente : l'arrachement des poils qui présentent cette disposition ne cause ordinairement pas de douleur. Les poils ont quelquefois une direction vicieuse qui nécessite, non-seulement leur arrachement, mais l'ablation ou la destruction de leur bulbe : tel est le TRICHIASIS pour lequel Vacca Berlinghieri a proposé un mode opératoire nouveau et très-avantageux (*Archiv. gén. de Méd.*, tom. IX). Il n'est pas rare non plus de voir aux membres de petits poils se recourber immédiatement après leur sortie du bulbe, et se rouler en spirale au-dessous de l'épiderme sans le traverser; la légère irritation qu'ils déterminent est suivie de la formation d'une petite vésicule qui s'ouvre, et de laquelle on voit sortir un poil soyeux, contourné sur lui-même. Les auteurs rapportent des exemples de déviation des poils bien plus grande encore : ainsi, on a vu des poils croître dans une direction diamétralement opposée à celle qui leur est naturel, et s'enfoncer du côté de la surface adhérente de la peau. On conçoit que toutes ces déviations de la tige du poil ne sont que la conséquence de la déviation du bulbe. Dans la CANITIE partielle ou générale, le blanchiment des poils commence toujours par leur extrémité libre : il en est de même dans la décoloration qui est la suite des progrès de l'âge. Celle qu'on observe chez les ALBINOS n'est pas moins remarquable; la PLIQUE, l'ALOPÉCIE, sont encore d'autres maladies des poils et de leurs bulbes. Dans les maladies graves, on voit quelquefois les cheveux tomber, ou bien devenir secs, cassans, plus minces, éprouver en un mot une espèce d'atrophie, et redevenir ensuite ce qu'ils étaient d'abord dès que la santé est rétablie. Leur développement peut aussi avoir lieu alors d'une manière remarquable, ainsi que le prouve le fait suivant, que m'a communiqué mon confrère M. Bricheteau.

Une jeune dame, ayant la peau très-blanche et les cheveux d'un noir foncé, convalescente depuis quelque temps d'une gastro-entérite chronique, s'aperçut un jour que toute la surface de la peau, au tronc et aux membres, était hérissée d'une multitude de petites élevures, très-analogues à celles qui se manifestent par l'impression du froid. Au bout de quelques jours, ces petites saillies parurent colorées, et l'on ne tarda pas à remarquer à leur sommet un poil qui, d'abord très-court, s'accrut rapidement, et de telle sorte qu'en un mois toute la surface du corps et des membres, à l'exception des mains et de la face, fut entièrement velue. Ce développement accidentel de poils est d'autant plus remarquable, que la production des bulbes pilifères a eu lieu ainsi simultanément dans toute l'étendue de la peau; ces poils ont un pouce au moins de longueur, ils sont noirs et très-rapprochés les uns des autres.

Il est moins rare d'observer la formation accidentelle des poils, soit à la surface des membranes muqueuses, soit dans des kystes cutanés ou muqueux. Dans ce dernier cas, ils peuvent être implantés dans les parois d'un kyste, et saillans dans sa cavité, ou bien ils y sont libres, mêlés avec des os et du tissu adipeux, comme on en voit assez souvent dans les ovaires ou dans d'autres parties du corps, ou bien ils sont mêlés avec la matière sébacée de certaines loupes, ou des athéromes du sourcil, des paupières, du crâne, etc. Les poils qu'on trouve dans l'ovaire ont quelquefois une longueur considérable : une fois j'en ai vu qui formaient une mèche épaisse et feutrée, longue d'un pied et demi. On remarque encore des poils accidentels sur les taches colorées de la peau : ils sont ordinairement gros et frisés.

(C. P. OLLIVIER.)

POIL, s. m. Nom vulgaire de l'engorgement inflammatoire et laiteux des mamelles. *Voyez* MASTITE.

POILETTE. *Voyez* PALETTE.

POINT DE COTÉ. Cette expression sert assez souvent à désigner la douleur aiguë qui est bornée à une très-petite étendue, à un *point*, du côté de la poitrine. Cette douleur, le plus souvent symptomatique d'une inflammation plus ou moins étendue de la plèvre, peut être également déterminée par quelques autres affections ou dans d'autres conditions. Ainsi, une affection rhumatismale des parties musculeuses ou fibreuses des parois thoraciques donne lieu quelquefois à un point de côté qu'on pourrait confondre avec une douleur pleurétique; mais la douleur rhumatismale s'étend généralement à un plus grand espace que celle-ci. Une course, une marche forcée, peut aussi accasioner un point de côté, qui dépend du trouble de la circulation dans les organes thoraciques, et qui n'est ordinairement que momentané.

POIRE, s. f., fruit du poirier. *Voyez* ce mot.

POIREAU ou PORREAU, s. m., *porrus* ou *porrum;* nom vulgaire de certaines excroissances qui surviennent, soit aux mains, soit aux parties génitales et à l'anus, et qui dans ce dernier cas, sont ordinairement syphilitiques. *Voyez* VERRUE, EXCROISSANCE.

POIRÉ, s. m. On donne ce nom à la liqueur fermentée qu'on prépare avec le jus des poires. *Voyez* CIDRE et POIRIER. (A. R.)

POIRÉE, s. f., *beta vulgaris*, L. Espèce du genre *bette. Voy.* ce mot. (A. RICHARD.)

POIRIER, s. m., *pyrus communis*, L. Rich., *Bot. méd.*, t. II, p. 535. Le poirier, que l'on cultive si abondamment dans les jardins, et où il présente un si grand nombre de variétés, est dans l'état sauvage un arbre assez élevé et qui peut acquérir de très-grandes dimensions; ses feuilles, généralement luisantes et un peu coriaces, sont obtuses ou aiguës, légèrement dentées sur leurs bords; ses fleurs, grandes, très-blanches, ont les pétales glabres, les étamines et les styles distinctes et non soudés entr'eux, comme dans les pommiers. Le fruit, qui, pour l'organisation, est absolument le même que celui du pommier, en diffère seulement par sa forme plus alongée. Cependant, il est quelques espèces de poires qui sont globuleuses ou même déprimées comme des pommes. Mais dans ce cas, il est encore très-facile de les en distinguer par les caractères suivans: 1° les pommes sont toujours portées sur un pédoncule ou queue extrêmement courte, tandis que les poires ont ce pédoncule comparativement beaucoup plus long; 2° la chair des pommes est toujours croquante, celle des poires bien mûres est généralement fondante. Dans le cas où elle est cassante comme celle des pommes, elle en diffère par sa densité plus grande, ce qu'on reconnaît facilement en jetant dans l'eau un morceau de pomme et un de poire; le premier surnage, le second va au fond. Les poiriers épanouissent leurs fleurs dès les premiers jours du printemps, c'est-à-dire au commencement du mois d'avril, les pommiers au contraire ne fleurissent généralement qu'au mois de mai.

Nous ne devons pas parler ici des nombreuses variétés de fruits que produit le poirier transplanté dans nos jardins. Ces détails appartiennent spécialement aux ouvrages d'agriculture ou d'horticulture. Nous nous contenterons de dire que, parmi les poires, on établit deux divisions tranchées, savoir, les poires à cidre et celles à couteau. Celles-ci se divisent encore en celles qui ont la chair fondante, et celles qui l'ont dure et cassante.

Une poire bien mure, surtout quand on la choisit parmi les meilleures variétés, telles que le Saint-Germain, le beuré, la crassane, etc., est un fruit excellent et très-sain, qui doit sa saveur légèrement âpre à l'acide malique qu'il contient. On fait avec certaines variétés de poires cultivées en grand, dans plusieurs provinces de la France, une liqueur fermentée, analogue au cidre de pommes, et qu'on désigne sous le nom de poiré. Cette liqueur, plus forte et plus alcoholique que le cidre, ressemble beaucoup au vin blanc pas sa saveur; mais on l'estime moins que le pommé, parce qu'il paraît que son usage est bien moins sain. *Voyez* CIDRE. (A. RICHARD.)

POIS, s. m., *pisum sativum*, L. Rich., *Bot. méd.*, t. II, p. 559. On donne ce nom à une plante annuelle appartenant à la famille des Légumineuses et à la Diadelphie décandrie, et aux fruits qu'il produit. Cette plante est abondamment cultivée dans les jardins, et ses fruits, surtout quand ils sont jeunes et frais, sont un aliment extrêmement agréable, et d'une très-facile digestion. On les connaît sous le nom de petits pois. Lorsqu'ils sont parvenus à leur maturité complette, ils sont farineux, beaucoup moins agréables, et plus difficiles à digérer. Dans cet état, on peut en préparer une bouillie, dont on fait des cataplasmes émolliens.

POIS CHICHE OU CICHE, *cicer arietinum*, L. Rich., *Bot. méd.*, t. II, p. 562. On appelle ainsi une plante de la même famille que le pois, mais y formant un genre distinct, dont la gousse est renflée, presque cylindrique, et contenant seulement deux graines. Le pois chiche est annuel, originaire d'Égypte et du

Levant; et cultivé dans plusieurs parties de l'Europe méridionale. Les graines irrégulièrement globuleuses, et auxquelles on a trouvé quelque ressemblance avec une tête de belier, ont servi de nourriture dès les temps les plus reculés, puisqu'elles sont mentionnées comme telles dans les écrits de Galien et de Pline. C'est un aliment fort peu agréable, presqu'entièrement inusité en Europe, mais dont on fait encore usage en Syrie, en Égypte, et dans quelques autres parties de l'Orient. On voit briller pendant les chaleurs de l'été, sur la tige et les feuilles de ce végétal, des goutelettes extrêmement petites et limpides d'une liqueur visqueuse, fort acide, que M. Deyeux a reconnue être de l'acide oxalique à l'état de pureté. La décoction des feuilles était autrefois recommandée comme un puissant *lithontriptique*. La quantité notable d'acide oxalique qu'elles contiennent, nous paraît suffisante pour rendre compte de l'action qu'elles peuvent exercer sur l'appareil réno-vésical; mais néanmoins, aujourd'hui ce remède est presqu'inusité. *Voyez* ACIDE OXALIQUE. (A. RICHARD.)

POIS A CAUTÈRE, s. m. On appelle ainsi de petits corps globuleux, pisiformes, destinés à être introduits dans la plaie d'un cautère, et à y séjourner, soit pour y exciter la suppuration, soit pour empêcher le rapprochement et la cicatrisation des lèvres de la plaie. On doit, pour faire les pois à cautère, choisir des substances végétales dures, mais néanmoins poreuses et susceptibles de se dilater par l'humidité. Tantôt on prend simplement des pois secs et bien ronds, tantôt on les fait, soit avec de la racine d'iris de Florence, soit avec de très-jeunes fruits d'oranger. Dans ces deux cas, on les tourne de manière à les avoir bien ronds et bien lisses, et on les traverse d'un trou qui sert à y passer un fil pour les extraire plus facilement. Les pois à cautère faits avec le fruit du pois cultivé n'agissent absolument que comme un simple corps étranger introduit dans la plaie; ceux qu'on prépare avec la racine d'iris ou les jeunes fruits de l'oranger exercent de plus une action spéciale sur la plaie, par leur propriété excitante. Aussi, ne doit-on pas prendre indistinctement les uns ou les autres. Si le cautère suppure bien, si la plaie est convenablement excitée, on doit préférer les pois naturels; si au contraire le cautère suppure peu, si ses bords sont blafards, on choisira les pois d'iris ou d'orange, que l'on pourra même recouvrir d'onguent basilicum ou de pommade épispastique, quand on aura reconnu la nécessité d'entretenir dans la plaie une irritation plus grande. Si au contraire la présence du pois causait de grandes douleurs et une inflammation trop intense, on pourrait recouvrir le cautère d'un cataplasme. Les pois à cautère sont d'une grosseur graduée, depuis le diamètre d'une ligne jusqu'à celui de quatre à cinq lignes, et pour exprimer ces divers degrés, on les a numérotés depuis o jusqu'à vingt-quatre. Mais il est rare qu'on emploie les premiers et les derniers numéros; ce sont surtout ceux qui vont de sept à dix, dont on fait le plus fréquent usage. Il faut, en général, avoir soin d'augmenter graduellement le calibre des pois qu'on emploie, et ces pois doivent être changés à chaque pansement, c'est-à-dire deux fois, ou au moins une fois en vingt-quatre heures, parce qu'ils s'impreignent d'une odeur fétide, insupportable pour le malade lui-même.

(A. RICHARD.)

POISON, s. m., *toxicum*, *venenum*, *virus*, τοξικόν. On désigne ainsi toute substance qui, prise intérieurement à petite dose, ou appliquée de quelque manière que ce soit sur un corps vivant, détruit la santé ou anéantit entièrement la vie.

Les caractères physiques et chimiques, propres à faire reconnaître les poisons, ayant été exposés, ou devant l'être à chacun des articles qui les concernent; et le mot empoisonnement contenant les notions préliminaires sur la toxicologie, les détails relatifs à l'empoisonnement, considéré sous le rapport médico-légal, le traitement de l'empoisonnement, et l'empoisonnement lent; nous ne devons nous occuper ici que de la classification des substances vénéneuses, et de l'action que chacune d'elles exerce sur l'économie animale.

§ I. *Classification des poisons.*—Les expériences et les observations sur l'empoisonnement ne sont pas assez nombreuses, et l'action des poisons n'est pas encore assez bien connue, pour que l'on puisse se flatter d'établir une classification à l'abri de tout reproche : cette tâche est d'autant plus pénible, que plusieurs des substances vénéneuses que l'on regarde généralement comme exerçant le même mode d'action produisent des effets qui sont loin d'être identiques, et qui pourraient bien autoriser à augmenter de beaucoup le nombre des classes. D'ailleurs, les poisons détruisent la vie par des mécanismes différens, suivant qu'ils sont introduits dans l'estomac, appliqués sur le tissu cellulaire, ou injectés dans les veines. Quel parti prendre pour classer ces sortes de substances? Si l'on s'attache à leur action extérieure, on les rangera dans un cadre différent de celui où on les placera si on a égard à leur action sur les veines ou sur l'estomac. Ces considérations suffisent pour faire sentir combien nous sommes loin, dans l'état actuel de la science, d'attacher à la classification des poisons toute l'importance qu'elle aura nécessairement lorsque des notions plus précises l'auront perfectionnée; toutefois, nous pensons qu'il peut être fort utile d'adopter la distribution suivante, dont l'idée est empruntée à Vicat. Quelque imparfaite qu'elle soit dans quelques-unes de ses parties, cette classification simplifie déjà beaucoup l'étude de la toxicologie. Les poisons y sont distribués en quatre classes; savoir, celle des poisons *irritans*, celle des poisons *narcotiques*, celle des poisons *narcotico-âcres*, et celle des poisons *septiques*.

La *première classe* comprend les substances vénéneuses tirées du règne minéral et de plusieurs matières végétales et animales; leurs effets généraux ont été décrits au mot *empoisonnement* (*voyez* t. VII, pag. 425, 428 et 465). Les poisons narcotiques constituent la *deuxième classe;* ils appartiennent au règne végétal, et présentent des caractères généraux, que nous avons fait connaître aux pag. 426, 428 et 473 du t. VII. On trouve dans la *troisième classe* les substances *narcotico-âcres*, que l'on peut diviser naturellement en six groupes, et dont nous avons déjà présenté les symptômes généraux (*voyez* t. VII, pag. 426, 429 et 474). Enfin, la *quatrième classe* renferme les poisons septiques, c'est-à-dire l'acide hydrosulfurique, le venin des reptiles et des insectes, le *virus* de la pustule maligne et de la rage, et les matières animales putréfiées.

Première classe. — *Poisons irritans.* — Phosphore, iode, hydriodate de potasse, acides concentrés, chlore, eau de javelle, potasse, soude, chaux, ammoniaque, sous-carbonate d'ammoniaque, foie de soufre, nitrate de potasse, baryte, sous-carbonate de baryte, hydrochlorate de baryte, préparations d'antimoine, d'argent, d'arsenic, de bismuth, de cérium, de chrome, de cobalt, de cuivre, d'étain, de fer, de manganèse, de mercure, de molybdène, de nickel, d'or, de platine, de plomb, de titane, d'urane et de zinc; émétine, verre et émail, bryone, élatérium, coloquinte, gomme-gutte, garou, euphorbe, pignon d'inde, renoncule, sabine, chélidoine, joubarbe des toits, ricin, résine de jalap, mancenillier, rhus radicans, anémone, delphine, staphysaigre, narcisse des prés, cantharides, moules, poissons et crustacés.

Deuxième classe.— *Poisons narcotiques.* — Morphine, principe cristallisable de Derosne, opium, jusquiame, acide hydrocyanique, laurier-cerise, amandes amères, laitue vireuse, solanum, actœa spicata, physalis somnifera, azalea pontica, ervum ervilia, lathyrus cicera, paganum harmela, paris quadrifolia, safran, azote, protoxyde d'azote.

Troisième classe. — *Poisons narcotico-âcres.* — *Premier groupe.* Scille, aconit, ellébore noir, varaire, vératrine, colchique, belladone, datura, tabac, digitale, ciguë grande, vireuse, petite, laurier-rose, mouron des champs, aristoloche, rue, tanguin de Madagascar, cerbera ahovai, apocynum, asclepias, cynanchum, mercurialis, chærophyllum, sium, coriaria, cyanure d'iode. *Deuxième groupe.* Noix vomique, fève de Saint-Ignace, upastieuté, strychnine, fausse angusture, brucine, ticunas, Worara et curare. *Troisième groupe.* Upas antiar, camphre, coque du Levant, picrotoxine. *Quatrième groupe.* Champignons. *Cinquième groupe.* Liquides spiritueux. *Sixième groupe.* Seigle ergoté, ivraie. *Septième groupe.* Emanations de fleurs et d'autres parties des plantes. *Huitième groupe.* Gaz acide carbonique, gaz oxyde de carbone, gaz hydrogène carburé; vapeur du charbon.

Quatrième classe. — *Poisons septiques.* — Gaz hydrosulfurique, gaz des fosses d'aisance ; matières putréfiées; venin des serpens et des insectes venimeux ; liquides dépravés par des maladies antécédentes et dont le contact développe la pustule maligne; morsure des animaux enragés.

§ 2. *Action des poisons sur l'économie animale.*

Première classe. — *Poisons irritans.* — Il n'est guère possible d'établir d'une manière générale l'action des poisons de cette classe ; en effet, quelques-uns d'entr'eux irritent fortement les tissus avec lesquels on les met en contact, et paraissent déterminer la mort sans avoir été absorbés. Il en est d'autres dont l'absorption est extrêmement facile, qui se bornent à produire une légère irritation, et qui ne détruisent la vie que parce qu'ils ont été transportés dans le torrent de la circulation. Enfin un certain nombre d'entr'eux occasionent la mort en irritant fortement les tissus sur lesquels on les applique et en agissant sur des organes plus ou moins éloignés après avoir été absorbés. Il suit de ce qui précède qu'il faut nécessairement examiner chacun de ces poisons en particulier.

Phosphore. — *Symptômes et lésions de tissu.* Voy. tom. VII, pag. 425 et 428. — *Action sur l'économie animale.* Injecté dans les veines après avoir été dissous dans de l'huile, le phosphore traverse les poumons et se transforme en acide hypophosphorique; la mort ne tarde pas à être la suite de l'inflammation du poumon. Introduit dans l'estomac même à la dose d'un grain ou deux, il passe à l'état d'acide hypophosphorique ou phosphorique, et produit la mort en déterminant une phlogose qui occasione sympathiquement une lésion du système nerveux; ses effets sont d'autant plus graves qu'il était plus divisé et que la dose était plus forte. S'il a été employé sous forme de cylindres, il donne constamment naissance à de l'acide hypophosphorique, et la mort n'arrive pas aussi promptement que lorsqu'il a été préalablement fondu dans l'eau chaude, ou divisé dans l'huile; dans ce dernier cas la combustion est des plus rapides, et l'animal succombe au milieu des convulsions les plus horribles.

Iode. — *Symptômes*, V. tom. VII, pag. 425. *Lésions de tissu.* — La membrane muqueuse des chiens que l'on a fait périr avec de l'iode, offre plusieurs petits ulcères linéaires, bordés d'une auréole jaune; les portions ulcérées sont transparentes : on voit çà et là dans l'intérieur de cet organe, et principalement sur les plis qui avoisinent le pylore, quelques taches d'un jaune clair, tirant quelquefois sur le brun; la membrane muqueuse se détache aisément de ces parties tachées; il suffit pour cela de les étendre ou de les frotter : on observe souvent près du pylore la membrane muqueuse enflammée, rouge et recouverte d'un enduit vert foncé qui empêche d'abord d'apercevoir la rougeur.

Action sur l'économie animale. — Lorsqu'on introduit l'iode dans l'estomac en petite quantité, il agit comme un léger excitant et détermine le vomissement. A la dose d'un gros, il fait périr en quatre ou cinq jours les chiens dont on a lié l'œsophage en produisant lentement des ulcérations sur les points de la membrane muqueuse avec lesquels il a été en contact. Deux ou trois gros occasionent également la mort des animaux dont l'œsophage n'a pas été lié et qui tardent plusieurs heures à vomir, quand même une partie de l'iode aurait été expulsée par les selles. Il ne détruit point la vie lorsqu'il est appliqué à l'extérieur.

Hydriodate de potasse. — A la dose d'un ou de deux gros, ce sel introduit dans l'estomac occasione la mort en produisant une gastro-entérite. Comme plusieurs autres poisons, il développe entre les membranes muqueuse et musculeuse un état emphysémateux partiel qui soulève la tunique interne de l'estomac et produit dans les endroits moins malades une quantité considérable de tumeurs arrondies, à base large, d'une couleur légèrement rosée, crépitantes, contenant dans leur intérieur un liquide incolore enveloppé d'air et analogue pour l'aspect et la consistance au tissu du poumon d'un jeune enfant. Les autres altérations que détermine l'hydriodate de potasse sont des ecchymoses nombreuses et fort larges, et des ulcérations qui, comme celles que produit l'iode, seraient aussi environnées d'une auréole jaune, si l'hydriodate était fortement ioduré. Injecté dans les veines dans des proportions très-faibles, il occasione la mort dans un espace de temps très-court; il agit alors sur le cerveau et sur la moelle épinière, en irritant ces organes et provoquant des convulsions très-fortes. Appliqué sur des plaies ou sur le tissu sous-cutané des chiens, l'hydriodate de potasse n'exerce aucune action nuisible à la dose d'un gros (Alph. Devergie.)

Acides sulfurique, sulfureux, nitrique, nitreux, hydrochlorique, phosphorique, hypophosphorique, tartarique, oxalique et *citrique. Eau régale* et *chlore.* — *Symptômes.* Indépendamment des phénomènes produits par les poisons irritans, et dont nous avons parlé à la pag. 425 du tome VII, on remarque les symptômes suivans lorsque les acides ont été introduits dans l'estomac : saveur acide brûlante très-désagréable; douleur aiguë à la gorge qui ne tarde pas à se propager jusqu'aux entrailles; la matière des vomissemens produit dans la bouche une sensation d'amertume, bouillonne assez souvent sur le carreau, et rougit la teinture de tournesol. L'intérieur de la bouche et des lèvres est souvent brûlé, épaissi, et rempli de plaques blanches ou noires. Les acides *nitreux, nitrique* et l'*eau régale* déterminent souvent des taches jaunâtres, citrines ou orangées sous le menton, les lèvres, les mains; ces taches deviennent rouges lorsqu'on les traite par la potasse. L'acide *hydrochlorique* donne lieu, surtout peu de temps après l'accident, à un dégagement de fumées épaisses, blanches, d'une odeur piquante. — *Lésions de tissu*. Les altérations cadavériques que produisent les acides sont communes ou particulières à quelques-uns d'entr'eux; les premières ont été décrites pag. 428 du tom. VII; les autres sont pour l'*acide sulfurique* concentré la transformation des tissus en une sorte de bouillie noirâtre, des taches verdâtres ou jaunâtres pour le bleu de composition (acide sulfurique et indigo) et pour l'*acide nitrique* une teinte blanchâtre et le plus souvent jaunâtre de la membrane muqueuse qui tapisse la bouche et l'œsophage, de la couronne des dents, une couche assez épaisse de matière d'un jaune verdâtre à la surface interne de l'estomac, du duodénum et du jéjunum; ce dernier caractère peut manquer et alors les tissus qui d'abord avaient été jaunes sont devenus rouges à la suite de l'inflammation qui s'est développée.

Action des acides sur l'économie animale. — Ces substances introduites dans l'estomac à petite dose agissent avec la plus grande énergie quand elles sont concentrées; la mort qu'elles déterminent est le résultat de l'inflammation qu'elles développent dans les tissus de ce canal et de l'irritation sympathique du cerveau et de tout le système nerveux. Elles ne sont pas absorbées. Injectées dans les veines, elles coagulent le sang et détruisent instantanément la vie. Appliquées sur la peau, elles donnent lieu à tous les phénomènes de la brûlure, et elles n'occasionent la mort qu'autant que celle-ci a été profonde.

L'acide *oxalique* étendu d'eau est absorbé et porte son influence sur les organes éloignés; il n'agit alors ni sympathiquement ni en irritant l'estomac : toutes choses égales d'ailleurs, son action est plus rapide lorsqu'il est étendu d'eau que lorsqu'il est concentré. Il agit directement comme sédatif. Les organes sur lesquels il porte son influence sont d'abord la moelle épinière et le cerveau, ensuite et secondairement les poumons et le cœur; enfin la cause immédiate de la mort est quelquefois une paralysie du cœur, d'autres fois une asphyxie, ou enfin ces deux affections réunies. (Christisson et Coindet.)

Potasse à l'alcohol, pierre à cautère, sous-carbonate de potasse, soude et chaux. — *Symptômes.* La saveur développée par ces poisons est âcre, urineuse, et la matière des vomissemens, loin d'être acide et de bouillonner sur le carreau, est alcaline et verdit le sirop de violettes (voir pour les autres symptômes la pag. 425 du tom. VII). *Lésions de tissu*, V. tom. VII, pag. 428. *Action sur l'économie animale.* Introduites dans l'estomac, ces substances développent une inflammation qui se termine quelquefois par gangrène et à laquelle les animaux succombent : la chaux agit avec moins d'énergie. Des expériences récentes de M. Bretonneau, médecin fort distingué de Tours, semblent établir que c'est particulièrement sur l'œsophage que ces caustiques portent leur action ; « à la dose de quarante grains et au delà, dit ce médecin, la potasse introduite dans l'estomac a constamment déterminé sur les chiens des vomissemens, le marasme et la mort. Une lésion grave ulcéreuse de l'œsophage et la destruction de sa tunique épidermoïde ayant paru la cause principale du vomissement, la substance alcaline a été déposée dans l'estomac, près de son orifice pylorique, au moyen d'un porte-caustique qui a borné son action aux parois de ce viscère : dès lors 40 et même 60 grains de potasse caustique ont pu être injectés successivement et à de plus ou moins longs intervalles, sans causer la mort. Une affection idiopathique plus ou moins grave de l'estomac a été développée et s'est manifestée par des vomissemens spumeux, muqueux, savonneux, fauves, ensanglantés, et même de sang presque pur. Mais après deux jours de repos, pendant lesquels l'animal montrait peu d'activité pour les alimens, *sans qu'on vît se développer aucun trouble sympathique des fonctions de la vie animale et organique,* il ne tardait pas à être rendu à ses dispositions habituelles. Les lésions qu'on découvrait après plusieurs semaines dans l'estomac de ceux des animaux qu'on fait périr par strangulation, n'auraient pu être soupçonnées en voyant leur voracité, leur pétulance et leur gaîté. Chez plusieurs, la membrane muqueuse a été trouvée détruite dans la plus grande partie de son étendue ; dans quelques points, les tuniques musculaire et péritonéale avaient été intéressées et formaient des cicatrices épaisses, rugueuses enfoncées, qui étaient très-apparentes, même à la surface extérieure de l'estomac. » — Injectée dans les veines, la potasse produit instantanément la mort en coagulant le sang. — Appliquées à l'extérieur, ces substances alcalines se bornent à brûler les parties qu'elles touchent.

Ammoniaque, sous-carbonate d'ammoniaque. — Leur action se rapproche beaucoup de celle de la potasse et de la soude ; ils tardent beaucoup moins à déterminer des convulsions horribles. L'inspiration du gaz ammoniac, si elle est prolongée pendant quelque temps, peut occasioner la mort en développant une inflammation du pharynx et de la membrane muqueuse des voies aériennes.

Hydrochlorate d'ammoniaque. — Ce sel est très-vénéneux pour les chiens; il irrite et enflamme les parties qu'il touche, indépendamment de ces effets locaux, il est absorbé et porte son action meurtrière sur le système nerveux et sur l'estomac; en effet ce dernier organe est constamment enflammé lorsque le sel a été appliqué sur le tissu lamineux sous-cutané, et que la mort n'a eu lieu qu'au bout de quelques heures.

Foie de soufre. — Introduit dans l'estomac de l'homme et des chiens, le foie de soufre agit à la manière des poisons irritans, et peut déterminer la mort dans l'espace de quelques heures, s'il a été administré à la dose de quelques gros, à l'état solide ou en dissolution concentrée, qu'il n'ait pas été rejeté par le vomissement peu de temps après son ingestion, et qu'il n'y ait pas eu dans l'estomac une assez grande quantité d'acide libre pour le décomposer. Dans ce cas, on ne découvre point ou que très-peu de soufre dans l'intérieur du canal digestif; et la membrane muqueuse de l'estomac, d'un rouge vif, présente plusieurs ulcères larges et circulaires, entre lesquels on voit des ecchymoses de différente grandeur, ou bien est simplement enflammée. — Si le viscère dans lequel le foie de soufre est introduit contient une assez forte proportion d'acide libre, comme cela arrive quelquefois, alors la mort peut être le résultat de l'action du gaz acide hydrosulfurique qui a été mis à nu : dans ce cas l'intérieur de l'estomac est tapissé de soufre sous forme d'une couche jaune verdâtre, épaisse et facile à détacher, et l'on découvre dans les divers organes et dans le sang des altérations semblables à celles que produit l'acide hydrosulfurique : en outre la membrane muqueuse de l'estomac et des intestins est plus ou moins enflammée. Quelquefois l'intérieur de l'estomac est rugueux, d'un vert foncé et parsemé de taches d'un blanc jaunâtre dans lesquelles on peut distinguer des points noirs. — Injecté dans les veines, le foie de soufre produit la mort en agissant sur le système nerveux. — Appliqué à l'extérieur, il enflamme les parties qu'il touche et l'individu succombe à cette inflammation et à l'irritation sympathique du système nerveux.

Nitrate de potasse. — *Symptômes et lésions de tissu.* Voyez tom. VII, p. 425 et 428. — *Action*. Le nitrate de potasse, introduit dans l'estomac des chiens et de l'homme, agit à la manière des poisons irritans. Il peut déterminer la mort à la dose de deux ou trois gros; il paraît agir immédiatement sur le tissu muqueux du canal digestif, et par suite sur le système nerveux à la manière des stupéfians. Il n'est pas absorbé lorsqu'on l'applique sur le tissu cellulaire, et par conséquent il se borne dans ce cas à produire des effets locaux. S'il est vrai qu'on emploie journellement et sans danger dans les rhumatismes aigus, et dans quelques autres affections, le nitrate de potasse à forte dose, il est également démontré que ce sel a produit déjà l'empoisonnement dans plusieurs circonstances : ces résultats en apparence contradictoires peuvent peut-être s'expliquer en ayant égard aux conditions dans lesquelles se trouvent les individus qui en font usage, à l'état de concentration de la liqueur, etc.

Baryte, sous carbonate de baryte, hydrochlorate de baryte. — Lorsqu'on applique sur une plaie quinze ou vingt grains de l'une de ces substances, délayée ou dissoute dans de l'eau, les chiens ne tardent pas à périr, tandis qu'une dose sextuple de potasse ou de soude caustiques se borne à produire une brûlure plus ou moins intense qui n'est point suivie de la mort. Les animaux éprouvent des nausées, des vomissemens de matières muqueuses ou sanguinolentes, des déjections alvines, du hoquet, des mouvemens convulsifs des muscles de la face, du tronc ou des membres; souvent ces mouvemens déterminent des secousses tellement fortes que l'animal est soulevé et renversé malgré lui; il ne peut pas se soutenir sur les pattes et il tombe aussitôt qu'on essaie de le soulever; la bouche est quelquefois remplie d'écume; à ces symptômes succède le plus ordinairement un abattement considérable; alors les traits de la face sont décomposés et la mort est très-prochaine. Si on introduit la même dose d'une de ces préparations de baryte dans l'estomac, on remarque outre ces accidens un sentiment de brûlure à la bouche, au pharynx et à l'épigastre, des douleurs vives à la région de l'estomac, et si l'on s'est servi de baryte, la matière des vomissemens peut verdir le sirop de violettes. L'injection dans les veines ou dans la cavité séreuse de quatre à cinq grains de baryte ou d'hydrochlorate de baryte donne lieu aux mêmes effets; d'où il résulte évidemment que toutes ces matières sont absorbées et portées dans le torrent de la circulation : leur action principale a lieu sur le système nerveux, quoiqu'il soit avéré qu'elles agissent également en irritant et en enflammant les tissus avec lesquels on les met en contact.

Préparations d'*antimoine*, d'*argent*, d'*arsenic*, de *bismuth*, de *cérium*, de *chrome*, de *cobalt*, de *cuivre*, d'*étain*, de *fer*, de *manganèse*, de *mercure*, de *molybdène*, de *nickel*, d'*or*, de *platine*, de *plomb*, de *titane*, d'*urane*, de *zinc*. — *Symptômes*. Lorsqu'on introduit dans l'estomac l'un ou l'autre de ces poisons, le malade éprouve une saveur âcre plus ou moins caustique, styptique comme celle de l'encre, un sentiment de constriction à la gorge, des douleurs dans la bouche, le pharynx, l'estomac et les intestins. Ces douleurs, d'abord légères, deviennent bientôt insupportables ; à ces symptômes se joignent bientôt des nausées, des vomissemens fréquens de matières de couleur variée, souvent mêlés de sang, ne faisant point effervescence sur le carreau, ne verdissant jamais le sirop de violettes, pouvant rougir l'eau de tournesol, mais à un degré très-faible; la constipation ou la diarrhée; la matière des déjections alvines est quelquefois sanguinolente, des rapports fréquens et souvent fétides, le hoquet, la difficulté de respirer, la menace de suffocation; le pouls ordinairement accéléré, petit, serré, est quelquefois inégal, intermittent ; la soif est intolérable, il y a aussi difficulté d'uriner, des crampes, froid glacial des extrémités, mouvemens convulsifs partiels ou généraux, assez souvent prostration des forces, décomposition des traits de la face, délire ou libre exercice des facultés intellectuelles; mort.

Il est rare d'observer l'ensemble de ces symptômes chez le même individu; toutefois, si la maladie dure quelques jours, il peut arriver qu'ils se manifestent presque tous à des époques différentes. D'une autre part, il n'est pas sans exemple que des malades aient succombé à l'action de quelques-uns de ces poisons, et notamment de l'*acide arsénieux*, sans avoir éprouvé aucun de ces symptômes.

Lésions de tissu. Ces poisons enflamment les parties qu'ils touchent, en sorte que *dans le plus grand nombre des cas on découvre* la rougeur, l'ecchymose, l'ulcération et même la perforation de l'estomac, des intestins; nous disons dans le plus grand nombre de cas; en effet, il existe des observations d'empoisonnement par l'*acide arsénieux* où il a été impossible de découvrir la moindre altération du canal digestif, quoique le poison eût été introduit dans l'estomac.

Antimoine. L'antimoine métallique a occasioné des vomissemens, des déjections alvines très-abondantes, des convulsions et la mort, au rapport de Plenck ; ces effets dépendaient probablement d'une certaine quantité d'oxyde qui s'était formée dans l'estomac. — Le *tartrate de potasse antimonié* introduit dans l'estomac, à la dose de plusieurs grains, peut développer des accidens très-graves qui seront suivis de la mort dans certains cas, s'il n'est point rejeté en totalité dès les premiers efforts du vomissement et qu'il ne soit point décomposé. Il agit de la même manière lorsqu'il est injecté dans les veines ou appliqué sur le tissu cellulaire sous-cutané. A l'ouverture des cadavres, on trouve que la membrane muqueuse qui revêt le canal digestif depuis le cardia jusqu'à l'extrémité inférieure du rectum est enflammée; les poumons sont profondément altérés, gorgés de sang et d'un tissu serré, ce qui semble annoncer que le sel agit sur ces organes. — Les *oxydes* et le *verre d'antimoine*, le *kermes* et le *soufre doré*, ainsi que le *vin antimonié* exercent une action analogue. Il est vrai que ces préparations sont journellement prescrites dans la pneumonie, le rhumatisme aigu, etc., depuis 6 jusqu'à 80 grains dans les vingt-quatre heures sans qu'il en résulte d'accident; mais nous observerons qu'on ne prend pas cette dose en une seule fois, et que les individus qui en font usage sont dans des conditions différentes de celles d'un homme sain à qui on en administrerait une grande quantité. Le *beurre d'antimoine* agit particulièrement comme caustique; il est très-énergique. Les *vapeurs antimoniales* respirées occasionent la toux, l'hémoptysie, des coliques, le dévoiement, etc.

Emétine. Elle agit comme le tartre-stibié. Introduite dans l'estomac à la dose d'un à deux grains, même lorsqu'elle est impure, elle détermine des vomissemens plus ou moins violens; il suffit d'en administrer 6 à 10 grains, pour faire périr les chiens de moyenne taille, pourvu que l'on s'oppose à ce qu'elle soit vomie. L'émétine pure paraît être trois fois plus active encore. Celle qui a été désignée par M. Boullay, sous le nom d'*indigène* ou de *violine*, parce qu'on la retire du *viola odorata*, peut également déterminer la mort dans l'espace de vingt-quatre à quarante-huit heures lorsqu'elle est introduite dans l'estomac ou appliquée dans le tissu cellulaire sous-cutané, à la dose de 6 à 10 grains.

Argent. Injecté dans la veine jugulaire, à la dose d'un grain, le *nitrate d'argent* dissous détermine la mort dans l'espace de cinq à dix minutes et paraît agir sur les poumons et sur le système nerveux. Mis en contact avec le tissu cellulaire sous-cutané, il se borne à brûler les parties qu'il touche, et ne produit d'accidens graves qu'autant qu'il est employé en assez grande quantité pour développer une inflammation très-étendue. Introduit dans l'estomac à la dose de 30 à 36 grains, il occasione la mort des chiens au bout de vingt-quatre à quarante-huit heures, pourvu qu'on ait empêché le vomissement; si on en faisait avaler trois ou quatre gros, la vie serait détruite en quelques heures par suite de l'inflammation du canal digestif et de la réaction sur le système nerveux.

Arsenic. L'*arsenic* métallique ne paraît pas être vénéneux, et si l'on a vu des animaux périr après en avoir avalé, cela dépend sans doute de la facilité avec laquelle il se transforme en acide arsenieux dans le canal digestif. — *Acide arsenieux.* Cet acide est un des poisons les plus énergiques du règne minéral pour tous les êtres organisés; en effet, il détruit la vie des plantes qu'il touche, quelle que soit la période de leur développement; il suffit de verser une demi-goutte de sa dissolution aqueuse dans les liquides où se trouvent des *infusoires* pour faire périr ces animaux dans l'espace de dix, vingt ou trente minutes. Les *insectes*, les *crustacés*, les *vers*, les *mollusques*, les *poissons*, les *reptiles*, les *oiseaux* et les *mammifères* meurent aussi très-promptement par l'action de ce poison. Il agit avec plus d'intensité lorsqu'il est dissous dans l'eau que dans le cas où il est solide. Quel que soit le tissu avec lequel il ait été mis en contact, il développe les mêmes symptômes. Il paraît être absorbé, et en général son action est d'autant plus énergique, que le tissu sur lequel on l'applique, communique plus directement avec le système sanguin. Il agit sur le cœur dont il anéantit la contractilité et dont il enflamme souvent le tissu; en effet, les fonctions de cet organe sont constamment altérées pendant la vie, le pouls est faible, quelquefois imperceptible, souvent intermittent, les colonnes charnues du cœur, les valvules mitrales et tricuspides ont été quelquefois le siége de *taches d'un rouge foncé presque noires.*

Il exerce également son action délétère sur le canal digestif; indépendamment des symptômes qui annoncent une altération constante de l'estomac, il n'est pas rare de le trouver enflammé après la mort, lors même que le poison a été appliqué sur le tissu cellulaire ou injecté dans une cavité séreuse. Il serait impossible d'attribuer la mort à l'irritation locale qu'il détermine assez souvent, et qui est beaucoup trop faible pour détruire la vie dans un espace de temps aussi court. Les cadavres d'individus empoisonnés par l'acide arsenieux se pourrissent aussi facilement que les autres, tout étant égal d'ailleurs. — *Acide arsenique.* Il est encore plus vénéneux que le précédent, et il exerce le même mode d'action. Les *arsenites* et les *arseniates* solubles et la *teinture minérale* de Fowler, qui n'est autre chose que de l'arsenite de potasse aromatisé, agissent de la même manière. Les divers *sulfures d'arsenic*, naturels et artificiels, sont vénéneux; ceux qui contiennent de l'acide arsenieux en excès, le sont beaucoup plus que les autres; en effet, ces derniers sont peu actifs : du reste, leur action ne diffère de celle de l'acide arsenieux, que parce que celui-ci est beaucoup plus énergique. — La *poudre* de Rousselot ou le *caustique arsenical* appliquée à l'extérieur peut déterminer les accidens les plus graves, si elle est préparée avec une trop forte dose d'acide arsenieux; aussi le Codex prescrit-il de ne faire entrer dans la composition de ce médicament qu'un vingt-cinquième d'acide arsenieux. Les *vapeurs arsenicales*, peuvent, lorsqu'elles sont respirées, donner lieu à la suffocation, à des anxiétés, à des vomissemens, à des tremblemens et à la mort.

Bismuth. Le nitrate et le sous-nitrate de bismuth (blanc de fard) enflamment et corrodent les tissus avec lesquels on les met en contact; un à deux gros de ces sels introduits dans l'estomac ou appliqués sur le tissu cellulaire de la cuisse des chiens, les font périr au bout de vingt-quatre à quarante-huit heures; il est probable que le système nerveux, sympathiquement excité, est la principale cause de la mort, surtout lorsque la vie est détruite en très-peu de temps; peut être aussi une portion de ces poisons est-elle absorbée et exerce une action délétère sur le cœur. Injectée dans les veines à la dose de 12 à 15 grains, la portion soluble du nitrate de bismuth cristallisé occasione la mort au bout de dix à douze minutes, en agissant particulièrement sur le système nerveux.

Cérium. Les sels de cérium sont très-peu actifs : si on les injecte à *forte dose* dans les veines, ils tuent instantanément en déterminant une congestion cérébrale.

Chrome. — Le chromate de potasse est beaucoup plus actif que l'hydrochlorate de chrome. L'un et l'autre, introduits dans l'estomac, déterminent une inflammation qui n'est pas très-considérable. Ils agissent à peine, lorsqu'on les injecte à petite dose dans les veines; ils tuent, au contraire, en développant une inflammation de l'estomac, si la dose est plus forte. Ils exercent évidemment une action sur le système nerveux (Gmelin).

Cobalt. — Les sels de cobalt agissent comme ceux de nickel, si ce n'est qu'ils déterminent des vomissemens lorsqu'on les met en contact avec le tissu cellulaire sous-cutané.

Cuivre. — Ce métal n'est point vénéneux, même lorsqu'il est administré à un état de grande division. On peut faire bouillir du lait, du thé, du café, de la bière et de l'eau de pluie, dans un chaudron de cuivre bien décapé, sans que ces liqueurs contractent des qualités nuisibles; il n'en est pas de même si on emploie de l'eau salée; en effet, cette dissolution détermine l'oxydation du cuivre par l'air, et dissout l'oxyde : toutefois, elle n'en renferme pas un atome, si au lieu de la chauffer seule dans la chaudière, on la mêle auparavant avec du bœuf, du lard et du poisson; substances qui jouissent de la propriété de s'emparer de l'oxyde de cuivre, à mesure qu'il se produit, et de former avec lui un composé insoluble. Les huiles fixes et essentielles favorisent également l'oxydation du cuivre, et dissolvent l'oxyde, lorsqu'on les fait bouillir, et surtout si on les laisse refroidir pendant quelques minutes, avant de les transvaser. — Le *deutoxyde de cuivre* et le *sous-deuto-carbonate* agissent à la manière des poisons irritans; le dernier de ces corps, connu aussi sous le nom de *vert de gris naturel*, se trouve à la surface des monnaies, des bassines, etc.; l'un et l'autre se dissolvent facilement à l'aide de la chaleur, dans plusieurs substances acides, telles que certains alimens, les sucs d'oseille, les confitures de pommes, de coings, de groseilles, de verjus, et dans les corps gras. — Le *vert de gris artificiel* (acétate de cuivre, deutoxyde de cuivre hydraté) et l'*acétate de cuivre cristallisé* (cristaux de vénus) sont vénéneux lorsqu'ils sont introduits à la dose de quelques grains dans l'estomac de l'homme et des chiens; la mort qu'ils occasionent dépend de l'inflammation de cet organe, et surtout de l'action sympathique sur le système nerveux. Il suffit d'injecter, dans les veines, un grain d'acétate dissous, pour déterminer la mort dans l'espace de huit à dix minutes. Ils n'exercent aucune action délétère, quand ils sont appliqués sur le tissu cellulaire sous-cutané; ils se bornent, dans ce cas, à déterminer une inflammation peu intense des parties qu'ils touchent. — Le *sulfate de cuivre*, qui agit comme l'acétate, quand il est introduit dans l'estomac ou dans les veines, est absorbé lorsqu'il est appliqué à l'extérieur, et porte son action, d'abord sur la membrane muqueuse de l'estomac, puis sur celle du gros intestin, si l'animal résiste pendant quelques jours aux effets meurtriers du poison.

Étain. — Ce métal n'est point vénéneux; il n'en est pas de même de ses oxydes qui agissent à la manière des poisons irritans; ils sont cependant moins actifs que l'*hydrochlorate*. Celui-ci ne saurait être injecté dans la veine jugulaire des chiens, à la dose de 1 ou de 2 grains, sans déterminer la mort au bout de quinze à trente minutes, en agissant sur le système nerveux, ou peut-être sur les poumons. 18 grains de ce sel, introduits dans l'estomac, occasionent la mort des mêmes animaux, dans l'espace de quarante à soixante heures, après avoir développé une *inflammation très-intense* des tissus du canal digestif. Mis en contact avec le tissu cellulaire sous-cutané, il produit une brûlure dont les effets ne sont funestes qu'autant qu'elle est très-étendue et très-profonde.

Fer. — Le sulfate de fer est un poison pour les chiens; appliqué à la dose de 2 gros sur le tissu cellulaire de la cuisse, ou introduit dans l'estomac, il les fait périr au bout de douze, vingt, ou quarante heures, en déterminant l'inflammation des parties qu'il touche. On peut en injecter 8 ou 10 grains dans les veines, sans occasioner la mort.

Manganèse. — Le sulfate de manganèse n'agit point lorsqu'on l'applique sur le tissu cellulaire sous-cutané; il détermine l'inflammation de l'estomac, des convulsions, la paralysie et la mort, quand il est introduit dans l'estomac. Injecté dans les veines à assez forte dose, il tue instantanément, en détruisant l'irritabilité du cœur, ou bien il détermine une paralysie apoplectique, à laquelle l'animal succombe au bout de quelque temps (Gmelin).

Mercure. — Ce métal est vénéneux, lorsqu'il est réduit à l'état de vapeur; il occasione, dans ce cas, un tremblement, la paralysie des différens membres, des vertiges, la perte de la mémoire et des autres facultés intellectuelles, la salivation, l'ulcération des différentes parties de la bouche, des coliques, l'asphyxie, l'hémoptisie et la mort. Le *mercure métallique,* très-divisé par la graisse, par les sucs de l'estomac, par l'eau, etc., nous paraît également vénéneux; lorsqu'il est en émanations imperceptibles, et à une basse température, il agit comme un poison très-subtil, sur les fœtus des animaux ovipares; il ne peut pas circuler, pendant la vie, à travers les vaisseaux capillaires, quels qu'ils soient, sans les enflammer (Gaspard). — Le *deutoxyde rouge de mercure*, et la poudre noire, connue autrefois sous le nom de *protoxyde* de *mercure,* agissent sur l'économie animale, comme le sublimé corrosif, quoique avec moins d'énergie (*voyez* plus bas). — *Cyanure de mercure.* 7 à 8 grains de ce corps, dissous dans l'eau, et introduits dans l'estomac des chiens, déterminent des convulsions générales et un affaissement qui se succèdent alternativement; les animaux meurent au bout de dix minutes. 5 grains injectés dans le tissu cellulaire sous-cutané suffisent pour tuer les chiens dans l'espace de douze à quinze minutes; il n'en faut guère injecter qu'un ½ grain dans les veines, pour produire la mort en 5 ou 6 minutes. Ce cyanure est évidemment absorbé, puisque Tiédemann et Gmelin l'ont trouvé dans le sang des animaux qui en avaient avalé. Il agit spécialement sur le système nerveux cérébro-spinal; il affaiblit aussi directement la force contractile et l'irritabilité des muscles. Si les premiers accidens ne sont pas assez graves pour faire périr l'individu de suite, et que le poison ait été ingéré dans l'estomac, comme cela est déjà arrivé une fois chez l'homme, la mort semble alors être la suite du développement d'une inflammation très-intense de la membrane muqueuse gastro-intestinale (Ollivier d'Angers). — *Deutochlorure de mercure* (sublimé corrosif). Le sublimé corrosif est un des poisons irritans les plus énergiques du règne minéral. Injecté dans les veines des chiens, à la dose de ¾ de grain, il tue dans l'espace de quelques heures, en agissant spécialement sur les poumons : d'après M. Gaspard, il exerce également une action sur les glandes salivaires, et sur la membrane muqueuse des intestins. Suivant M. Smith, il agirait sur le cœur. Appliqué sur le tissu cellulaire sous-cutané de la cuisse, à la dose de 5 à 6 grains, il détermine la mort dans l'espace de vingt à quarante heures. Enfin, il suffit d'en introduire une pareille dose dans l'estomac, pour obtenir les mêmes effets, au bout de huit ou dix heures. Lorsqu'il est appliqué à l'extérieur, il est absorbé, transporté dans le torrent de la circulation, et il exerce son action délétère sur le cœur et sur le canal digestif. La lésion du premier de ces organes paraît prouvée par l'inflammation dont il est souvent le siége, et par le trouble de la circulation, pendant la vie : l'action de ce poison, sur le canal digestif, et en particulier, sur la portion de la membrane muqueuse voisine du pylore, et sur le rectum, est mise hors de doute, par l'inflammation qu'il y détermine. Il exerce une action analogue lorsqu'il est introduit dans l'estomac; cependant dans ce cas particulier, la mort paraît devoir être attribuée spécialement à l'inflammation qu'il développe dans les tissus avec lesquels il est en contact, et à la lésion sympathique du cerveau et du système nerveux. — Les *sels mercuriels*, tels que les nitrates et les sulfates, sont tous plus ou moins vénéneux, et exercent une action analogue à celle du sublimé corrosif.

Molybdène. — Le molybdate d'ammoniaque est peu actif; il ne détermine pas la mort, lorsqu'il est injecté dans les veines des chiens, à la dose de 10 grains : un lapin a été tué au bout de trois jours, pour avoir pris un $\frac{1}{2}$ gros de ce sel dissous dans l'eau; l'estomac était fortement enflammé.

Nickel. — Le sulfate de nickel introduit dans l'estomac des chiens occasione le vomissement. Il tue subitement, si on l'injecte à assez forte dose dans le système veineux; si la quantité est moins considérable, il produit le vomissement et la diarrhée, l'amaigrissement, l'affaiblissement du corps, une cachexie générale, etc. Les lapins périssent au milieu des convulsions, et l'estomac se trouve enflammé. Il n'agit point lorsqu'il est appliqué sur le tissu cellulaire sous-cutané.

Or. — Trois quarts de grain d'hydrochlorate d'or injecté dans les veines d'un chien robuste ont déterminé la mort dans l'espace de 6 heures, en agissant évidemment sur les poumons. Dans un autre cas, il a suffi d'un grain du même poison pour tuer l'animal au bout de quatre minutes. 10 grains de ce sel introduit dans l'estomac des mêmes animaux les font périr au bout de six à sept jours, même en leur laissant la faculté de vomir; la mort doit être attribuée à l'inflammation qu'il développe dans le canal digestif; d'où il suit qu'il n'est pas exact de dire, avec M. Chrestien, que l'hydrochlorate d'or est infiniment plus actif que le sublimé corrosif; son action, il est vrai, est des plus meurtrières, quand il est injecté dans les veines, mais elle est beaucoup moins énergique, si le sel a été introduit dans l'estomac.

Platine. — Les sels de platine enflamment le canal digestif, quand on les introduit dans l'estomac ou dans le système veineux; dans ce dernier cas, la lésion est plus grave, et intéresse même la vessie. Ils ont à peine de l'action, lorsqu'on les applique sur le tissu cellulaire sous-cutané.

Plomb. — Le plomb à l'état métallique n'est point vénéneux, et on peut sans inconvénient l'allier à l'étain, avec lequel on étame les ustensiles de cuisine (*voyez* ÉTAMAGE) : toutefois, si l'on faisait cuire des alimens acides ou des préparations salines dans des vases de plomb, ce métal serait oxydé et dissous, et il en résulterait un sel délétère. L'eau qui est restée pendant long-temps en contact avec l'air, dans un vase de plomb, devient vénéneuse, parce que le métal s'est oxydé aux dépens de l'oxygène de l'air, et que l'oxyde formé s'est dissous dans le liquide, ou bien s'est transformé en carbonate de plomb, soluble dans l'eau, à la faveur de l'acide carbonique contenu dans l'atmosphère. L'*acétate de plomb* injecté dans les veines à la dose de quelques grains détermine la mort des chiens au bout d'un certain temps, mais il agit avec beaucoup moins d'énergie que plusieurs autres poisons minéraux; il exerce une action spéciale sur les intestins, dont il détermine une inflammation lente. Suivant M. Gaspard, il agirait aussi sur les poumons. Introduit dans l'estomac à haute dose, il occasione la mort des chiens, au bout de quelques heures, lors même qu'on leur laisse la faculté de vomir; s'il a été pris à l'état solide, les animaux succombent à l'inflammation de l'estomac; si, au contraire, il a été administré à l'état liquide, et qu'il reste assez de temps dans l'estomac, pour que l'absorption ait lieu, ses effets meurtriers dépendent plutôt de son action sur le système nerveux que de l'inflammation qu'il développe. Avalé en petite quantité, il se borne à exciter le vomissement et à augmenter les déjections alvines. — Les *émanations de plomb* déterminent la colique des peintres (*Voyez* COLIQUE). — Le *sous-carbonate de plomb* (céruse) et les divers oxydes de plomb, tels que la *litharge* (protoxyde), le *minium* (deutoxyde) et le peroxyde puce sont également vénéneux, et donnent lieu, suivant la dose à laquelle ils ont été pris, à la colique des peintres, ou à une affection semblable à celle qué produit une forte dose d'acétate de plomb. Les boissons *lithargirées* agissent de la même manière.

Titane. — L'acide titanique (oxyde de titane) administré à un chien à la dose d'un gros n'a déterminé aucun accident. (Gmelin.)

Urane. — Les sels d'urane ont peu d'action sur l'estomac et ne font vomir qu'à haute dose : les lapins ne les rejettent pas et éprouvent une inflammation de l'estomac qui les fait périr. Injectés dans le système veineux, ils occasionent promptement la mort en détruisant l'irritabilité du cœur et en coagulant le sang. (Gmelin.)

Zinc. — Le zinc étant facilement altérable par l'eau, le vinaigre, les sucs de citron et d'oseille, les hydrochlorates d'ammoniaque et de soude et le beurre, et formant avec ces corps des composés qui ont pour le moins l'inconvénient d'occasioner des coliques, des nausées, la diarrhée, etc. chez plusieurs individus, il est prudent de le remplacer dans nos cuisines par ceux des métaux dont les effets sur l'économie animale ne sauraient être redoutés. — Le *sulfate de zinc* peut être injecté dans les veines à la dose de plusieurs grains sans déterminer la mort; quoi qu'il en soit, il agit en stupéfiant le cerveau. Appliqué sur le tissu cellulaire de la partie interne de la cuisse des chiens à la dose de deux gros, il les fait périr assez souvent au bout de cinq à six jours et l'on trouve dans l'estomac près du pylore un nombre variable de petites ulcérations rondes, à fond noir. Introduit dans l'estomac à la dose d'une once environ, il n'a déterminé la mort des chiens en deux ou trois jours qu'autant que l'on a empêché le vomissement : la membrane muqueuse du canal digestif était fortement enflammée.

Verre et émail. — Les expériences du docteur Lesauvage ont mis hors de doute que ces substances sont incapables de léser mécaniquement les voies alimentaires, ni même de produire la plus légère irritation. Si jusqu'à présent, dit ce médecin, on a eu une opinion contraire, elle dépend de ce que les faits sur lesquels elle était basée n'étaient point authentiques ou avaient été mal observés. Nous pensons toutefois qu'il n'est pas impossible qu'une ou *plusieurs pointes aiguës* de verre appliquées sur l'estomac et sur les intestins puissent y produire une action mécanique susceptible de déterminer une inflammation plus ou moins vive.

Bryone, *élatérium*, *coloquinte*, *gomme-gutte*, *garou*, *euphorbe*, *pignon d'inde*, *renoncule*, *sabine*, *chélidoine*, *joubarbe des toits*. — Ces substances déterminent la mort soit qu'on les applique sur le tissu cellulaire sous-cutané, soit qu'on les introduise dans l'estomac à la dose d'un ou deux gros ; elles développent une inflammation des plus intenses. (*Voyez* pour les symptômes et les lésions de tissu, le tom. VII, pag. 425 et 428.) Les propriétés délétères de la racine de *bryone* résident principalement dans la portion soluble dans l'eau. L'*élatérium* paraît exercer une action spéciale sur le rectum ; il en est de même de la *coloquinte* dont l'activité semble résider à la fois dans la portion soluble dans l'eau et dans celle qui est insoluble. La graine de *pignon d'inde* fournit une huile qui est incomparablement plus active qu'elle et dont les propriétés délétères ont été attribuées à un principe acide odorant. La *sabine* paraît également agir sur le rectum. La *chélidoine* semble exercer aussi une action sur les poumons.

Ricin. — Le fruit du ricin ne développe pas une vive inflammation des tissus sur lesquels il a été appliqué ; il agit particulièrement sur le système nerveux après avoir été absorbé : toutefois il occasione des coliques, la diarrhée, des vomissemens, etc.

Résine de jalap. — Appliquée sur les membranes muqueuses elle peut occasioner une inflammation locale dont les suites seront souvent funestes. Injectée dans le système veineux, elle n'a produit aucun effet remarquable au bout de dix jours. Mise en contact avec le tissu cellulaire sous-cutané, elle se borne à développer une inflammation locale.

Mancenillier. — Le suc de cet arbre détermine une inflammation intense des parties qu'il touche ; les animaux ne tardent pas à succomber, soit qu'on ait introduit ce poison dans l'estomac ou dans les veines, soit qu'on l'ait appliqué à l'extérieur. Le *fruit* produit également des effets fâcheux. Mais les effluves du mancenillier sont-ils aussi dangereux qu'on l'a dit ? Nous ne le pensons pas, car M. Ricord affirme avoir dormi plusieurs fois impunément sous l'ombrage de cet arbre, et avoir laissé tomber à dessein sur ses mains, sans incommodité, les gouttes d'eau des branches. Il ne serait pas extraordinaire, dit cependant M. Ricord, que par la réunion de certaines conditions dans les hommes et dans l'arbre, l'eau qui tomberait des mancenilliers produisît une éruption à la peau, des phlyctènes, etc. : ces conditions sont pour l'arbre l'exhalation d'une substance vénéneuse très-volatile, et pour les hommes les circonstances d'âge, de tempérament et d'un état favorable à l'éruption.

Rhus radicans. — La partie la plus active de cette plante est celle qui se dégage à l'état de gaz, lorsqu'elle ne reçoit pas les rayons directs du soleil ; ce gaz paraît être de l'hydrogène carboné tenant en dissolution un miasme hydro-carboné. Ses effets varient suivant la disposition des individus et les circonstances dans lesquelles ils sont placés : telle personne ne pourra pas passer à côté d'un *rhus radicans* sans être incommodée, telle autre, au contraire, pourra le manier impunément. Cette plante agit à la manière des poisons irritans ; son extrait aqueux exerce aussi une action stupéfiante sur le système nerveux, après avoir été absorbé.

Anémone. — Indépendamment de l'inflammation intense que détermine cette plante dans les parties qu'elle a touchées, elle paraît agir en stupéfiant le système nerveux et en irritant les poumons. Ses propriétés délétères résident dans toutes les parties de la *plante fraîche*, car elle en offre à peine si elle a été bien desséchée.

Delphine et staphysaigre. — Il suffit d'introduire six grains de delphine dans l'estomac des chiens pour les faire périr, au bout de deux, trois ou quatre heures, pourvu qu'on empêche le vomissement. L'acétate de delphine est encore plus actif. La mort dépend de l'irritation locale qu'elle détermine et surtout de l'action qu'elle exerce sur le système nerveux immédiatement après son absorption. Il en est de même pour la *staphysaigre* dont les propriétés vénéneuses doivent être attribuées à la *delphine.*

Narcisse des prés. — L'extrait aqueux de cette plante donne lieu à une irritation locale peu intense ; il est émétique et agit sur le système nerveux après avoir été absorbé ; son action est assez vive quand on l'applique sur le tissu cellulaire.

Cantharides. — La poudre de cet insecte est un poison irritant, énergique, soit qu'on l'applique à l'extérieur, soit qu'on l'introduise dans l'estomac. Indépendamment des symptômes que développent les poisons corrosifs (*V.* tom. VII, p. 425), elle détermine une ardeur dans la vessie, un priapisme opiniâtre et très-douloureux; l'urine est quelquefois sanguinolente. On trouve après la mort les organes touchés par le poison, enflammés, gangrenés, etc. Il ne produit pas toujours l'inflammation de la membrane muqueuse de la vessie et des parties génitales; ce genre d'altération a principalement lieu lorsque l'individu ne succombe qu'un ou deux jours après l'empoisonnement et surtout lorsque le poison a été appliqué à l'extérieur; il est rare, dans ce dernier cas, que l'on découvre la moindre altération dans le canal digestif. Les accidens de cet empoisonnement sont évidemment le résultat de l'irritation locale, et de l'action sympathique sur le système nerveux; la vessie et les organes génitaux sont également affectés. Les propriétés délétères des cantharides résident dans la *cantharidine*, dans un principe *volatil* huileux, et peut-être dans la matière noire. L'huile verte, la substance jaune soluble dans l'alcool et insoluble dans l'éther, la poudre de cantharides épuisée par l'eau, n'offrent aucune propriété vénéneuse. La poudre dont on a séparé seulement l'*huile volatile*, agit encore comme caustique, mais moins que la poudre ordinaire. Les extraits aqueux et alcoholique sont plus actifs que la poudre, et leur action serait encore plus vive s'ils n'étaient point débarrassés du principe volatil. La partie des cantharides soluble dans l'huile d'amandes douces, injectée dans les veines à une dose peu élevée, porte son action sur le système nerveux et principalement sur la colonne vertébrale.

Moules. Voy. ce mot.

Poissons et crustacés qui, dans certaines circonstances, ont produit des accidens lorsqu'ils ont été introduits dans l'estomac. Ces animaux sont : le *clupé cailleux-tassart* (*clupæa thryssa* de L.), le *coracinus fuscus major*; la *daurade* ou le *dofin*, le *congre* (*muræna major subolivacea*), le *scombre* (*scomber maximus*), le *diodon orbicularis*, le *tetrodon mala*, le *balistes veluta*, le *balistes monoceros*, l'*esox marginata*, le *sphyræna becuna*, les *sparus psittacus* et *erythrinus*, le *cancer ruricola*, le *toulouroux*, et le *cancer bernhardus*. Les symptômes déterminés par ces animaux sont des douleurs d'estomac et d'entrailles, d'abord faibles, puis atroces, des nausées, des vomissemens, des éblouissemens, des vertiges, un état spasmodique et même convulsif, enfin la prostration des forces. On observe aussi quelquefois une inflammation de la peau semblable à l'éruption miliaire, accompagnée d'un sentiment de douleur brûlante, et suivie de desquamation de l'épiderme et de dépilation.

Deuxième classe. — *Poisons narcotiques.* Le mot *narcotique* dérivé de νάρκη assoupissement, a été employé pour désigner ceux des poisons qui, étant rapidement absorbés, déterminent la stupeur, l'assoupissement, la paralysie ou l'apoplexie et des mouvemens convulsifs; mais on a confondu plusieurs poisons tirés de la classe des irritans et des narcotico-âcres avec ceux-ci : aussi pensons-nous qu'il convient de ne considérer comme *narcotiques* que les substances vénéneuses qui agissent sur le système nerveux et sur le cerveau en particulier et qui donnent lieu à quelques-uns des symptômes suivans : engourdissement, pesanteur de tête, somnolence, vertiges, sorte d'ivresse, assoupissement, état comme apoplectique, délire furieux ou gai, douleurs légères d'abord, puis insupportables, cris plaintifs, mouvemens convulsifs, faiblesse ou paralysie des membres, dilatation ou *resserrement de la pupille* (malgré l'opinion contraire du docteur Chaussier, qui dans cette circonstance n'a point consulté les faits), sensibilité diminuée des organes des sens, nausées, vomissemens, surtout si la substance narcotique a été appliquée sur la peau ulcérée. On observe ces symptômes quel que soit le tissu sur lequel le poison ait été appliqué. — Après la mort on ne découvre, *en général*, aucune lésion dans les organes que le poison a touchés : les poumons sont souvent rouges, gorgés de sang, peu crépitans; le sang est souvent coagulé peu de temps après la mort, quoiqu'on ait avancé le contraire. Le cerveau et les méninges offrent fréquemment des engorgemens dans les vaisseaux veineux qui se remarquent à leur surface ou qui se distribuent dans leur tissu.

Opium. Morphine. Narcotine. — *Morphine.* Introduite dans l'estomac de l'homme à l'état solide, la morphine agit comme l'acétate, sans doute parce qu'elle se transforme en un sel soluble à la faveur des sucs acides qu'elle rencontre. 40, 80 ou 100 grains d'acétate de morphine, administrés à des chiens de moyenne stature, les font périr au bout de quatre ou dix heures; il n'en faut guère que 30 ou 40 grains pour produire le même effet lorsqu'on l'injecte dans le tissu cellulaire sous-cutané, et moins encore si on l'injecte dans les veines : tout annonce que ces préparations sont absorbées quand on les introduit dans l'estomac ou qu'on les met sur le tissu cellulaire. Appliqué sur les nerfs, la moëlle épinière et le cerveau des chiens, l'acétate de morphine agit comme s'il avait été introduit dans l'estomac, mais avec plus d'intensité. Si, au contraire, on le met en contact avec le cervelet, on n'observe ni dilatation de la pupille ni paraplégie, et la respiration n'est pas altérée de la même manière que dans les cas précédens; toutefois les animaux ne tardent pas à périr. Le sulfate et l'hydrochlorate de morphine agissent à peu près comme l'acétate. La dissolution alcoholique de morphine est beaucoup plus active. Indépendamment des symptômes de narcotisme dont nous avons fait mention à la page 287, les préparations de morphine produisent une démangeaison à la peau sans sueur : le docteur Bally ne balance pas à regarder ce caractère comme un des plus importans de l'empoisonnement qui nous occupe; suivant lui, un individu qui ne l'aurait pas éprouvé ne serait pas empoisonné par une préparation de morphine; le prurit dont il s'agit est souvent accompagné de petites élévations arrondies, sans couleur, à peine perceptibles. — Si les sels de morphine introduits dans l'estomac ne déterminent point ordinairement l'inflammation du canal digestif, lorsqu'ils font périr promptement les animaux, il paraît que le contraire a lieu si la mort n'arrive qu'au bout de plusieurs jours : du moins dans un expérience faite par M. Desportes sur une poule adulte à qui on avait fait prendre 6 gros 58 grains d'acétate de morphine en vingt-cinq jours, les six premiers pouces du canal intestinal et le rectum étaient fortement enflammés. — *Quels sont les organes sur lesquels les préparations de morphine portent leur principale action?* Suivant M. Flourens, l'opium, et il en est probablement de même de la morphine, agit sur les lobes cérébraux où il produit une effusion sanguine; chez les petits oiseaux, on peut suivre à l'œil et à travers les parois du crâne la formation et le développement de cette altération organique; mais il a été reconnu depuis par M. Cuvier que la coloration en rouge était bornée à la paroi osseuse et qu'on ne la retrouvait pas sur le cerveau, au moins d'une manière bien marquée. D'après M. Desportes, les préparations de morphine ne donnent pas toujours lieu à une affection sanguine du cerveau; elles produisent constamment une fluxion sanguine qui se dirige vers le canal digestif, les poumons, les fosses nasales, les reins, la cavité cérébrale, etc. : toutefois, dit-il, il doit résulter de l'action des préparations d'opium sur le corps cérébral que cette congestion sanguine s'effectue *de préférence* vers le cerveau. *Voyez* OPIUM plus bas pour le rôle que joue la morphine dans l'empoisonnement par ce corps.

Narcotine, principe cristallisable de Derosne, sel d'opium, sel de Derosne. Les effets du principe de Derosne sur l'économie animale diffèrent beaucoup suivant qu'il est solide ou dissous dans tel ou tel autre véhicule. Solide ou en dissolution dans les acides hydrochlorique et nitrique, il peut être avalé impunément à des doses très-fortes. Trente grains dissous dans l'acide acétique n'ont produit aucun effet sur plusieurs malades qui en ont pris; tandis qu'à la même dose, il a déterminé chez les chiens, *la plus vive excitation* qui a été bientôt suivie de la mort : peut-être le défaut d'action de cette préparation chez l'homme tenait-il à ce que les malades, qui étaient paralytiques, n'en ont pris que 15 grains à la fois, et encore après avoir commencé par en avaler des doses moindres. Il agit de la même manière sur les chiens lorsqu'il est dissous dans l'acide sulfurique. Trente grains dissous dans l'huile d'olives et introduits dans l'estomac occasionent la mort des chiens; mais alors, *au lieu d'être excités, les animaux paraissent dans un état contraire.* Il n'agit pas lorsqu'on l'applique sur le tissu cellulaire sous-cutané à la dose de 12 grains dissous dans l'acide acétique. Il tue promptement les chiens quand on l'injecte dans la veine jugulaire à la dose de 3 grains dissous dans l'huile. Il résulte évidemment de ce qui précède, qu'il produit sur ces animaux l'excitation ou la stupeur, ou qu'il n'agit pas du tout, suivant qu'il a été dissous dans l'acide acétique, dans l'huile ou dans l'acide hydrochlorique, et qu'il importe par conséquent avant d'assigner le rôle qu'il joue dans l'extrait aqueux d'opium, de déterminer s'il y est tenu en dissolution par un acide ou par une matière huileuse, comme cela paraît plus probable. (*Voyez* OPIUM.)

Opium. Il suffit d'introduire deux ou trois gros d'opium dans l'estomac des chiens pour les faire périr au bout de vingt, trente ou quarante heures. L'extrait obtenu avec de l'eau froide, et qui n'a subi qu'une évaporation, est plus actif que l'opium et que les extraits préparés par tout autre procédé. Il agit avec plus d'énergie quand on le met en contact avec le tissu cellulaire sous-cutané; ce qui tient probablement à ce qu'il est en partie digéré et transformé dans l'estomac en une substance moins nuisible. Son action est encore plus vive quand il est injecté dans le système veineux, dans la plèvre, dans le péritoine, et surtout dans la carotide. Il en faut une assez grande quantité pour tuer les chiens dans la vessie desquels il a été introduit. Il peut être employé à forte dose sans inconvénient si on en a séparé la morphine et le principe de Derosne. Si on s'est borné à le traiter à plusieurs reprises par l'éther pour lui enlever une partie du principe de Derosne (car il est impossible de séparer la totalité), il agit avec la même énergie et paraît *aussi excitant que celui qui n'a pas été soumis à l'action de ce menstrue.* — L'eau distillée d'opium fortement saturée du principe qui se volatilise peut, à la rigueur, déterminer des vertiges, le sommeil chez certains individus très-irritables, mais elle n'est point vénéneuse. Le marc d'opium exerce une action nuisible parce qu'il retient de la morphine et du principe de Derosne. La matière résineuse peu soluble agit comme l'extrait aqueux, mais à une dose beaucoup plus forte. Les diverses préparations d'opium sont probablement absorbées et vont agir sur le cerveau. Cette action n'est pas la même que celle des boissons alcoholiques; elle offre un caractère particulier qui ne permet pas de considérer l'opium comme un excitant ni comme un stupéfiant.

Tous les faits observés jusqu'à ce jour s'accordent à établir 1°. que l'action de l'opium résulte de l'action combinée de la morphine et du principe de Derosne; 2°. que ce n'est pas à ce dernier corps qu'il faut particulièrement attribuer ses effets toxiques, puisque l'extrait aqueux d'opium épuisé par l'éther et par conséquent débarrassé d'une portion de ce principe, tue les animaux à peu près dans le même espace de temps que l'extrait ordinaire; 3° que ce principe n'est pas la partie excitante de l'opium, comme l'a annoncé M. Magendie, d'après un trop petit nombre d'expériences : en effet, l'extrait d'opium épuisé par l'éther paraît au moins aussi excitant que celui dont on n'a séparé aucun atome de principe de Derosne; 4°. que l'on ne saurait objecter avec M. Magendie, que le principe de Derosne agit comme un puissant excitant quand il est dissous dans l'acide acétique, car nous avons prouvé que l'action de ce principe est stupéfiante ou nulle, suivant qu'il est administré dans l'huile ou dans l'acide hydrochlorique; il faudrait donc pour que l'objection fut valable, démontrer que le principe de Derosne est associé dans l'opium à un acide semblable à l'acide acétique, ce qui ne paraît pas vraisemblable. *Symptômes et lésions de tissus.* *V.* pag. 287.

Jusquiame. — Le suc, le décoctum de racine de jusquiame noire, le suc des feuilles, et l'extrait aqueux de la même plante, cueillie lorsqu'elle est en pleine végétation, sont vénéneux, quel que soit le tissu avec lequel ils aient été mis en contact. Ils sont absorbés, et exercent une action remarquable sur le système nerveux; cette action peut être comparée à une aliénation mentale, à laquelle succède une stupéfaction marquée. M. Flourens pense que ces diverses préparations déterminent une effusion sanguine dans les lobes cérébraux, comme l'opium. Les jusquiames blanche et dorée exercent un mode d'action analogue.

Acide hydrocyanique. — L'acide hydrocyanique concentré est le plus actif de tous les poisons connus; il faut, pour produire les mêmes effets avec celui de Schéèle, que l'on appelle *médicinal*, en employer une dose beaucoup plus forte. Il agit avec plus d'énergie, quand il a été dissous dans l'éther, que lorsqu'il est dissous dans l'alcohol ou dans l'eau. Son action est encore très-marquée, lorsqu'il est en partie charbonné par son séjour dans des vaisseaux clos, à moins qu'il n'ait été complétement décomposé. Il n'est point d'animal qu'il ne tue; il agit avec plus de force sur ceux qui ont le sang chaud. Il exerce son action délétère, quel que soit le tissu sur lequel on l'ait appliqué, les nerfs, la dure-mère et les organes blancs exceptés; il serait cependant difficile de déterminer l'empoisonnement des chiens et des lapins, en l'appliquant sur la peau, cet organe étant très-dur chez ces animaux. Il est très-vénéneux quand il est introduit dans le système artériel; il l'est moins si on l'injecte dans les veines, la trachée-artère, les poumons; moins encore s'il est introduit dans les cavités séreuses : son action est moins énergique lorsqu'il est introduit dans l'estomac ou dans le rectum; enfin, il agit encore plus faiblement quand on l'applique sur des blessures, et la mort arrive plutôt dans le cas où la blessure a été faite aux membres antérieurs. Ses effets sont moins intenses, quand il est appliqué sur une partie qui ne communique plus avec le cerveau ou avec la moelle épinière. Il produit un trouble momentané de la respiration, la paralysie générale ou partielle, et les différens degrés du narcotisme (*voyez* pag. 287); indépendamment de ces effets, qui sont communs à tous les animaux, on remarque une *douleur épigastrique* dans l'homme et dans le chien. Il est absorbé, et agit d'abord sur le cerveau, et ensuite sur les poumons, sur les organes du sentiment, et sur les muscles des mouvemens volontaires, dont il détruit l'irritabilité, quel que soit le tissu avec lequel ils aient été mis en contact. Il anéantit également la contractilité du cœur et des intestins.

Laurier-cerise. — L'eau distillée de laurier cerise et l'huile de la même plante, agissent sur les animaux, comme l'acide-hydrocyanique, quel que soit le tissu sur lequel on les applique. Il ne faut guère que 4 onces d'eau distillée pour tuer des chiens de moyenne stature au bout de vingt, trente ou quarante minutes, lorsqu'on l'introduit dans l'estomac; on obtient des effets semblables de la part de l'eau de laurier-cerise *non filtrée*, et de celle qui a été *épuisée d'acide hydrocyanique*, en la distillant sur du sulfate de fer et de la potasse. Cette eau doit ses propriétés vénéneuses à l'acide hydrocyanique et à l'huile qu'elle contient. L'extrait aqueux de laurier-cerise n'est point vénéneux, ou ne l'est que très-peu, ce qui tient sans doute à ce que l'acide hydrocyanique et l'huile ont été volatilisés, lorsqu'on a fait évaporer le liquide jusqu'en consistance d'extrait.

Amandes amères.—Ces amandes agissent d'une manière analogue à l'acide hydrocyanique, et tout porte à croire qu'il en est de même des feuilles de pêcher, des fruits à noyau, des pépins de pomme, etc. L'*huile essentielle d'amandes amères* est extrêmement vénéneuse : elle est formée de deux parties, l'une cristallisable et inerte, l'autre incristallisable et très-active; une seule goutte de cette dernière a suffi pour tuer un cochon d'Inde au bout de dix-huit minutes, tandis que dans une autre expérience l'animal ne périt qu'au bout de cinq heures trois quarts.

Laitue vireuse. Solanum. Solanine. If. Actœa, etc. La laitue vireuse et la morelle (*solanum nigrum*) sont narcotiques; à la vérité leur action est moins intense que celle de la jusquiame, de l'opium, etc. L'extrait de *solanum dulcamara* peut être avalé à très-forte dose sans inconvénient. Le *solanum fuscatum* est assez actif. La *solanine*, administrée à des chiens et à des chats, à la dose de quelques grains, occasione de violens vomissemens, l'assoupissement, etc. Un jeune chat, à qui on en avait fait prendre huit grains, a été assoupi pendant trente-cinq heures, mais n'est pas mort; c'est à la solanine que la morelle semble devoir ses propriétés vénéneuses. *If* (*Taxus baccata*). On doit ranger cette plante parmi les narcotiques, et si quelques auteurs ont émis à cet égard une opinion contraire, cela tient à ce qu'ils ont opéré sur des ifs trop jeunes ou mal exposés; il paraît d'ailleurs que toutes les parties de cette plante ne sont pas vénéneuses. L'*actæa spicata*, le *physalis somnifera*, l'*azalea pontica*, l'*ervum ervilia* (ers), le *lathyrus cicera*, le *paganum harmela*, le *paris quadrifolia*, et le *safran*, ont été rangés par beaucoup d'auteurs parmi les narcotiques.

Azote et *protoxyde* d'*azote*. *Voyez* ASPHYXIE.

TROISIÈME CLASSE. — *Poisons narcotico-âcres.* — Épithète que l'on devrait donner exclusivement aux poisons qui déterminent à la fois l'inflammation des parties qu'ils touchent, et le narcotisme; mais il n'en est pas ainsi, plusieurs substances vénéneuses de cette classe n'enflammant pas les tissus avec lesquels on les met en contact, et d'autres n'occasionant le narcotisme qu'après avoir donné lieu à l'excitation la plus vive : ces considérations nous engagent à établir un certain nombre de groupes, dans chacun desquels nous réunirons les objets qui ont plus d'analogie entr'eux.

Premier groupe des poisons narcotico-âcres.—*Scille, œnanthe, aconit, ellébore, varaire, vératrine, colchique, belladone, datura, tabac, digitale, ciguë grande, vireuse, petite, laurier-rose, mouron des champs, aristoloche, rhue, tanguin de Madagascar, cyanure d'Iode.* — Introduits dans l'estomac, ou appliqués sur le tissu cellulaire sous-cutané, ces poisons donnent souvent lieu aux symptômes suivans : agitation, cris aigus, délire, convulsions, dilatation, contraction ou état naturel des pupilles, pouls fréquent, fort, régulier, ou lent, petit, irrégulier, douleurs à l'épigastre, et dans les autres parties de l'abdomen, nausées, vomissemens, déjections alvines. Dans certaines circonstances, on remarque au contraire, au lieu de phénomènes d'excitation, une sorte d'ivresse, un grand abattement de l'insensibilité, un tremblement général, sans que les malades aient la moindre envie de vomir. Dans l'un comme dans l'autre cas, ces symptômes peuvent ne pas se présenter tous chez le même individu, mais ceux qui se sont manifestés ne cessent jamais complétement, pour reparaître quelque temps après comme cela a lieu pour les poisons rangés dans le deuxième et le troisième groupe de cette classe. A l'*ouverture des cadavres*, on découvre une inflammation plus ou moins étendue des parties qui ont été touchées par le poison. Les poumons, le sang et le cerveau présentent des altérations analogues à celles que développent les poisons narcotiques (*Voyez* pag. 287).—Toutes ces substances sont absorbées, et agissent particulièrement sur le cerveau ou sur quelques autres parties du système nerveux.

Scille. — Appliquée sur le tissu cellulaire sous-cutané d'un chien, à la dose de 36 grains, la poudre de scille a déterminé la mort au bout de vingt heures : un autre chien a péri au bout de deux heures, pour avoir avalé environ 2 onces d'ognon de scille, en partie à l'état de pulpe, en partie à l'état liquide : indépendamment des nausées et des vomissemens que détermine ce poison, il produit une grande gêne dans la respiration, l'assoupissement, un tremblement convulsif; quelque temps après, l'animal pousse des cris plaintifs, il est fortement agité, et périt. — *Aconit napel.* Le suc des feuilles, la racine, les extraits aqueux et résineux de cette plante, sont très-vénéneux ; ils agissent particulièrement sur le cerveau, où ils déterminent une sorte d'aliénation mentale. Les aconits *anthora* et *lycoctonum* (tue-loup) exercent un mode d'action analogue.—*Ellébore noir.* Les propriétés délétères de la racine de cette plante paraissent résider dans la matière résineuse, d'après Schabel : elle est vénéneuse pour tous les animaux, et même pour les végétaux; son action est moins violente si on l'introduit dans l'estomac, que lorsqu'on l'applique sur des plaies saignantes; dans ce dernier cas, elle excite le vomissement avec une rapidité étonnante; donnée à forte dose, elle occasione la dyspnée, des convulsions et une mort prompte. L'*ellébore fétide* peut aussi déterminer la mort.—*Varaire* (*veratrum album*, *ellébore blanc*). Il agit à peu près comme le précédent. — *Vératrine.* Son action est analogue à celle de l'ellébore blanc, du colchique et de la cévadille, d'où elle est extraite; elle détermine promptement l'inflammation des tissus avec lesquels elle est en contact; injectée dans les veines, elle produit le tétanos, et exerce une action irritante sur le gros intestin; introduite dans l'estomac à petite dose, elle ne développe que des effets locaux; si elle est employée à plus forte dose, elle occasione le tétanos. — *Colchique.* La racine fraîche de cette plante contient un suc laiteux, âcre et caustique, qui paraît agir comme l'ellébore blanc, mais avec moins d'intensité; les doutes élevés par plusieurs auteurs sur les propriétés vénéneuses de ce végétal tiennent probablement à ce qu'ils l'ont employé lorsqu'il n'était pas en pleine végétation, ou bien lorsque le principe actif avait été détruit en partie par la dessiccation.—*Belladone*. Les feuilles, la racine et l'extrait de ce végétal jouissent de propriétés vénéneuses très-énergiques, qui dépendent surtout de l'action qu'il exerce sur le système nerveux, et en particulier sur le cerveau; les symptômes de l'empoisonnement qu'il détermine sont communs à d'autres poisons, et par conséquent insuffisans pour le caractériser. Quoiqu'on ait dit le contraire, M. Flourens pense qu'il agit exclusivement sur les tubercules quadrijumeaux, et qu'il n'affecte que le sens de la vue, c'est-à-dire les fonctions de ces tubercules : toutefois, ajoute cet auteur, si la dose est plus forte, l'action s'étend sur les lobes cérébraux. — *Datura stramonium*. Cette plante agit comme la *belladone*, si ce n'est qu'elle excite plus fortement le cerveau, et détermine une action générale plus intense.

Tabac. — Les feuilles de cette plante, entières ou réduites en poudre, telles qu'on les emploie journellement dans le commerce, sont très-vénéneuses; elles occasionent presque constamment un tremblement général, qui s'observe rarement lorsqu'on emploie d'autres poisons; leur partie active réside spécialement dans la portion soluble dans l'eau. *L'huile empyreumatique de tabac* est très-énergique, et agit sur le système nerveux d'une manière qu'il n'est pas encore facile de déterminer.— L'extrait de *nicotiana rustica* exerce le même mode d'action que le tabac, mais il est moins actif. — *Digitale*. La poudre, les extraits aqueux et résineux, et la teinture de digitale, sont très-vénéneux; ils agissent d'abord comme émétiques; il ralentissent ou accélèrent le pouls, suivant les circonstances dans lesquelles se trouvent les individus; ainsi, ils agissent comme des puissans sédatifs du cœur, quand ils sont introduits dans un estomac sain; si au contraire ce viscère est atteint de phlegmasie aiguë ou chronique, ils déterminent des phénomènes opposés. L'extrait résineux paraît agir spécialement sur le cœur ou sur le sang, puisque ce fluide se trouve constamment coagulé immédiatement après la mort, lorsque l'extrait dont il s'agit a été appliqué sur le tissu cellulaire ou sur l'estomac. Indépendamment de cette action, les diverses préparations de digitale produisent une prompte stupéfaction du cerveau. — *Ciguës*. La grande ciguë (*conium maculatum*), la petite ciguë (*œthusa cynapium*) et la cicutaire (*cicutaria aquatica*), exercent à peu près le même mode d'action; la dernière paraît la plus active; elles déterminent l'inflammation des parties avec lesquelles on les a mises en contact, mais elles agissent surtout sur le système nerveux, et en particulier sur le cerveau. — *Laurier-rose*. L'eau distillée, la poudre et l'extrait aqueux de cette plante sont vénéneux; ce dernier est très-actif; ils donnent presque toujours lieu à des vomissemens, à la stupéfaction du cerveau. L'extrait aqueux de *mouron des champs* (*anagallis arvensis*), tue les chiens d'une moyenne stature dans l'espace de vingt à trente heures, à la dose de deux à trois gros.—L'*aristoloche* (*aristolochia clematitis*) exerce une action stupéfiante sur le système nerveux, et produit une légère inflammation des parties qu'elle touche : cinq gros de racine fraîche de cette plante, introduits dans l'estomac, ont déterminé la mort d'un petit chien robuste, au bout de soixante heures.—*Rhue* (*ruta graveolens*). La rhue enflamme à peine les tissus qu'elle touche; elle est peu active; son huile essentielle agit à la manière des stupéfians. — Le *tanguin de Madagascar* (*tanghinia*) est très-actif; il doit ses propriétés irritantes à la matière blanche cristalline qu'il renferme, tandis que ses effets narcotiques doivent être attribués à la tanguine. — Le *cerbera ahovai*, les *apocynum androsemifolium*, *cannabinum*, *venetum*, l'*asclepias gigantea*, le *cynanchum erectum*, le *mercurialis perennis*, le *chœrophyllum sylvestre*, le *sium latifolium* et le *coriaria myrtifolia*, ont été rangés par beaucoup d'auteurs parmi les poisons narcotico-âcres. Le *cyanure* d'*iode*, introduit dans l'estomac des chiens, à la dose de 5 grains, les tue, à moins que le viscère ne soit trop rempli d'alimens; il n'en faut qu'un demi grain pour tuer un lapin; il détermine des convulsions violentes, des étourdissemens, etc.

Deuxième groupe des poisons narcotico-âcres. Noix vomique, fève de Saint-Ignace, upas tieuté, strychnine, fausse angusture et *brucine*. — *Symptômes déterminés par ces substances* : malaise général, contraction générale de tous les muscles du corps, pendant laquelle la colonne vertébrale est redressée : à cette contraction, dont la durée est fort courte, succède un calme marqué, suivi lui-même d'un nouvel accès, qui se prolonge plus que le premier et pendant lequel la respiration est accélérée. Tout à coup les accidens cessent, la respiration se ralentit, et l'individu paraît étonné : peu de temps après, nouvelle contraction générale : alors on observe sur les chiens la raideur et le rapprochement des pates antérieures, qui se dirigent en arrière, le redressement de la colonne vertébrale, et le renversement de la tête sur le cou; la respiration est très-accélérée. Bientôt après raideur et immobilité des extrémités postérieures; la poitrine et la tête sont soulevées ; les animaux tombent d'abord sur la mâchoire inférieure, et bientôt sur le côté : à cette époque le tétanos est complet, et il y a immobilité du thorax et cessation de la respiration. Cet état d'asphyxie, annoncé d'ailleurs par la couleur violette de la langue et des gencives, dure une à deux minutes, pendant lesquelles les organes des sens et du cerveau continuent à exercer leurs fonctions, à moins que l'asphyxie ne soit portée au plus haut point; car alors l'action de ces organes commence à s'affaiblir; la fin de cet accès est annoncée par la disparition subite du tétanos et par le rétablissement graduel de la respiration. Bientôt après une nouvelle attaque a lieu : cette fois les contractions sont des plus violentes, les secousses convulsives très-fortes, et semblables à celles que déterminent un courant galvanique dirigé sur la moelle épinière d'un animal récemment tué ; il y a asphyxie et mouvemens convulsifs des muscles de la face. La mort arrive le plus souvent à la fin du troisième, du quatrième ou du cinquième accès, ordinairement sept à huit minutes après la manifestation des premiers accidens, quelquefois plus tard. Une chose digne de remarque, parce qu'on ne l'observe guère que dans cet empoisonnement, c'est que le contact d'une partie quelconque du corps, la menace ou le bruit déterminent facilement cette raideur tétanique générale. *A l'ouverture des cadavres* on découvre les mêmes altérations que dans l'asphyxie; on n'a jamais remarqué la moindre trace d'inflammation dans l'estomac des chiens qui avaient avalé l'une ou l'autre de ces substances; cependant dans deux cas d'empoisonnement par la noix vomique observés chez l'homme, la membrane interne de l'estomac et des intestins a été trouvée enflammée. — Ces poisons sont évidemment absorbés et agissent avec la plus grande énergie en excitant la moelle épinière d'après MM. Magendie et Delille, et la moelle allongée suivant M. Flourens. M. Ségalas n'adopte pas avec M. Magendie que les animaux succombent à l'asphyxie qui est le résultat de l'immobilité du thorax pendant les accès; il pense au contraire que la mort doit être attribuée à une action directe sur le système nerveux, à peu près comme pourrait le faire une forte commotion électrique.—*Noix vomique* et *fève de Saint-Ignace*. Elles doivent leurs propriétés vénéneuses à la strychnine et à la brucine qu'elles renferment; les extraits alcoholiques sont plus actifs que les extraits aqueux et à plus forte raison que la poudre; l'extrait alcoholique de fève de Saint-Ignace est plus énergique que celui de noix vomique, parce qu'il contient beaucoup plus de strychnine. — L'*upas tieuté* ne contient point de brucine et l'on doit rapporter ses effets éminemment délétères à la strychnine qui entre dans sa composition.—*Strychnine*. Il suffit d'un demi-grain de strychnine pour tuer un chien de moyenne taille dans l'espace de trois à six minutes. — *Brucine*. Elle est douze fois moins active environ que la strychnine. — *Fausse angusture*. Elle doit ses propriétés vénéneuses à la brucine qu'elle renferme. — *Ticunas*, *Woorara*, *Curare*. Extraits vénéneux obtenus avec le suc de certaines lianes auxquels on a ajouté d'autres sucs de plantes qui ne sont pas toujours vénéneuses. Les animaux soumis à l'influence de ces poisons sont plongés dans un état de langueur; leur pouls est dur et fréquent, la respiration courte et accélérée, les muscles, surtout ceux des membres thoraciques, se paralysent après avoir éprouvé une contraction convulsive; le corps se refroidit et la respiration cesse. Ils agissent plutôt sur la moelle épinière que sur le cerveau; en effet, ils n'occasionent ni stupeur, ni anéantissement de la sensibilité, et ils suspendent la respiration; leur action diffère de celle de l'upas tieuté en ce qu'ils paralysent plus promptement les muscles volontaires, sans exciter des convulsions et des spasmes aussi violens et aussi fréquens; elle diffère de celle de l'upas antiar en ce qu'ils ne déterminent point la paralysie du cœur ni des déjections alvines. Ils sont employés pour empoisonner les flèches.

Troisième groupe des poisons narcotico-âcres. Upas antiar, camphre, coque du Levant et *picrotoxine*. — Introduites dans l'estomac à des doses convenables, ces substances donnent d'abord lieu à de l'inquiétude, à de l'agitation; la démarche devient chancelante, les muscles de la face sont agités de convulsions; souvent il y a des vomissemens. Cinq, quinze, vingt minutes après, les animaux éprouvent un violent accès, caractérisé par les symptômes suivans : chute sur le côté, tête fortement renversée en arrière ou dans l'état naturel, convulsions horribles particulièrement dans les extrémités, culbute en arrière dans laquelle la tête frappe d'abord le sol avec véhémence, et le corps roule en tout sens; conjonctive injectée, yeux saillans et insensibles aux impressions extérieures; l'animal n'entend plus ; on peut le déplacer, le heurter, crier autour de lui sans qu'il donne le moindre signe de connaissance; la bouche est remplie d'une écume épaisse, la langue et les gencives sont livides; la respiration est comme suspendue : cette attaque dure trois ou quatre minutes, et se termine quelquefois par des efforts de vomissement; l'animal reste quelque temps sans éprouver d'accident, on le croirait guéri, lorsque tout à coup il se manifeste un nouvel accès plus fort que le précédent, pendant lequel l'animal fait entendre des cris horribles; la respiration est laborieuse. Cette attaque, à laquelle l'animal succombe le plus ordinairement, dure six ou huit minutes; elle est souvent précédée de vertiges, de tournoiemens et d'un affaiblissement plus ou moins considérable des extrémités antérieures. A l'ouverture des cadavres on trouve le canal digestif sain, excepté dans le cas où le poison avalé était du camphre, qui enflamme ou ulcère la membrane muqueuse de l'estomac. Les poumons sont affaissés, peu crépitans, d'un tissu plus dense qu'à l'ordinaire et d'une couleur foncée par plaques. Le ventricule gauche du cœur renferme du sang d'un rouge brun. Le cerveau est dans l'état naturel. Tous ces poisons sont absorbés et portent leur action sur le système nerveux et en particulier sur le cerveau : la mort qu'ils déterminent est le résultat immédiat de la gêne avec laquelle la respiration s'exécute pendant les violentes secousses convulsives. — *Upas antiar.* Ce suc ne contient ni brucine ni strychnine ; il renferme une substance que MM. Pelletier et Caventou croient être un alcali végétal soluble, et qui est la partie active. Il suffit de faire avaler 4 grains d'antiar à des chiens pour les tuer au bout de huit, dix ou douze heures. Il irrite l'estomac, même lorsqu'il est injecté dans les veines. Il détermine presque toujours le vomissement. — *Camphre.* 3 ou 4 gros de camphre dissous dans une huile, et introduits dans l'estomac des chiens occasionent la mort dans l'espace de cinquante à quatre-vingts minutes. 15 grains de la même substance injectés dans les veines après avoir été dissous dans le même véhicule déterminent la mort au bout de cinq ou six minutes. — 3 ou 4 gros de *Coque du Levant* portés dans l'estomac des mêmes animaux, les font périr au bout de quarante à soixante-dix minutes, tandis qu'il ne faut guère que 10 à 12 grains de *picrotoxine* pour produire le même effet. Un grain et demi de cette dernière substance injecté dans les veines des chiens les tue dans l'espace de vingt à vingt-cinq minutes.

Quatrième groupe des poisons narcotico-âcres. — Champignons. Les champignons agissent différemment sur l'économie animale, suivant l'espèce à laquelle ils appartiennent, la dose à laquelle ils sont administrés, etc.; toutefois on peut réduire à un certain nombre d'accidens généraux les effets qu'ils produisent en général. Voici ce que l'on trouve à cet égard dans un rapport fait à la Société de médecine de Bordeaux, le 26 juin 1809 : « Les douleurs de l'estomac, les tranchées, les nausées, les évacuations par haut et par bas, sont les premiers symptômes dont les malades sont atteints. Bientôt la chaleur des entrailles, les langueurs, les douleurs deviennent presque continues et atroces; les crampes, les convulsions, tantôt générales, tantôt partielles, une soif inextinguible, s'ensuivent; le pouls est petit, dur, serré, très-fréquent. Lorsque les accidens, après avoir duré un certain temps, ne diminuent pas par l'effet des secours administrés, les vertiges, un délire sourd, l'assoupissement s'emparent de quelques sujets, et ne sont interrompus que par les douleurs et les convulsions. Chez d'autres, il n'y a point d'assoupissement; les douleurs et les convulsions épuisent les forces; les défaillances et les sueurs froides ont lieu; la mort vient terminer cette série de souffrances, après avoir été prévue et annoncée par le malade lui-même, qui n'a pas perdu un seul instant l'usage des sens. — Les champignons vénéneux ne manifestent leur pernicieuse action qu'un certain temps après qu'ils ont été mangés : ce n'est le plus souvent que cinq ou sept heures après. Il s'en écoule douze ou seize, plus rarement vingt-quatre, sans qu'on éprouve aucun symptôme. Les altérations graves de presque tous les viscères prouvent que ce venin, ayant acquis toute son énergie par le moyen de la digestion, se répand dans toute l'économie animale, y excite l'irritation la plus violente, et une inflammation qui dégénère promptement en gangrène, ce qui a lieu surtout avec plus d'intensité dans les voies digestives qui ont reçu immédiatement le poison et qui en conservent les restes dissous pendant plus long-temps. — Les phénomènes cadavériques des divers cas d'empoisonnement par les champignons peuvent être réduits aux suivans : taches violettes, très-étendues et nombreuses sur les tégumens, ventre très-volumineux, conjonctive comme injectée, *pupille contractée*, estomac et intestins phlogosés et parsemés de taches gangréneuses, sphacèle dans quelques portions de ce viscère, contraction très-forte de l'estomac et des intestins, au point que dans ceux-ci les membranes épaissies avaient entièrement oblitéré le canal : œsophage phlogosé et gangréné dans l'un des sujets ; dans un autre, iléum invaginé de haut en bas, dans l'étendue de trois pouces : un seul individu avait les intestins gorgés de matières fécales. On n'a trouvé dans aucun des vestiges des champignons ; ils avaient été complétement digérés ou évacués. Les poumons étaient enflammés et gorgés d'un sang noir ; le même engorgement avait lieu dans presque toutes les veines des viscères abdominaux, dans le foie, dans la rate, dans le mésentère ; taches d'inflammation et taches gangréneuses sur les membranes du cerveau, dans les ventricules, sur la plèvre, les poumons, le diaphragme, le mésentère, la vessie, la matrice, et même le fœtus d'une femme morte enceinte : le sang était très-fluide chez cette femme ; il était presque coagulé dans d'autres individus ; la flexibilité extrême des membres n'a pas été constante. »

Les propriétés délétères des champignons résident-elles dans un principe particulier que M. Letellier prétend avoir obtenu mêlé à des sels à base de potasse ou de soude, et qui, suivant lui, n'existerait que dans les *agaricus bulbosus*, *muscarius*, et probablement *vernus*? Ce principe serait incristallisable, inodore, insipide, soluble dans l'eau et dans tous les liquides qui en contiennent, insoluble dans l'éther ; il formerait avec les acides des sels cristallisables, que ni les acides ni les alcalis faibles, ni l'acétate de plomb, ni l'infusion de noix de galle ne précipiteraient. Injecté à dose assez forte dans le tissu cellulaire du dos des grenouilles, ce principe aurait agi à peu près comme l'opium. (Letellier. Dissertation inaugurale, janvier 1826, Paris.) Plusieurs des résultats annoncés par M. Letellier nous paraissent assez extraordinaires pour que nous croyons ne devoir les admettre que lorsqu'ils auront été confirmés par de nouvelles expériences.

Cinquième groupe des poisons narcotico-âcres. — Liquides spiritueux. L'*alcohol* agit avec plus d'énergie lorsqu'il est introduit dans l'estomac que lorsqu'il est appliqué sur le tissu cellulaire sous-cutané; il suffit toutefois dans ce dernier cas d'employer une once d'esprit de vin à 40 degrés pour faire périr les chiens dans l'espace de deux à trois heures. Il commence par déterminer une vive excitation du cerveau à laquelle succèdent le coma et l'insensibilité; (phénomènes qui constituent l'ivresse. *Voyez* ce mot); ces effets paraissent dépendre de l'action qu'il exerce sur les extrémités nerveuses; il est cependant absorbé par la suite. Il occasione une vive inflammation des parties qu'il touche. Injecté dans les veines à faible dose, il coagule le sang et fait périr promptement les animaux. L'*éther* agit à peu près comme l'alcohol, toutefois il paraît moins énergique quand il est injecté dans le tissu cellulaire sous-cutané.

Sixième groupe des poisons narcotico-âcres. — Seigle ergoté. Ivraie. Voyez ERGOT et IVRAIE.

Septième groupe des poisons narcotico-âcres. — Émanations des fleurs et d'autres parties des plantes. Les annales de la médecine fourmillent de faits incontestables qui prouvent que plusieurs personnes ont éprouvé des accidens plus ou moins facheux pour être restées dans des chambres où il y avait des roses, des fleurs d'œillet, de bétoine, de lis, de chèvrefeuille, etc., et même pour s'être trouvées dans un appartement où l'on préparait une décoction de graine de lin : la céphalalgie, des nausées, des vomissemens, des convulsions, l'asphyxie, une tuméfaction considérable à la face, suivie de la perte des facultés intellectuelles et de syncope, tels sont les symptômes qui ont été produits par ces émanations. L'odeur qui se dégage en pilant la coloquinte et l'ellébore noir a produit dans certaines circonstances des effets purgatifs. Nous sommes loin d'admettre que ces émanations soient des poisons absolus, c'est-à-dire des poisons susceptibles d'empoisonner tous les individus placés dans toutes les circonstances possibles; nous pensons seulement qu'on doit les considérer comme des poisons relatifs dont les effets dépendent de la plus ou moins grande susceptibilité nerveuse et de l'idiosyncrasie. Quelle foi devons-nous ajouter à ces empoisonnemens dont parle l'histoire et qui auraient été produits par des gants parfumés ou par les vapeurs qui s'exhalaient de certaines torches? Nous n'hésitons pas à regarder ces récits comme fabuleux, attendu qu'il n'existe aucune substance vénéneuse capable de produire des étourdissemens, des nausées et à plus forte raison des symptômes plus fâcheux, quand on ouvre une boîte dans laquelle elle aurait été renfermée, et qu'il n'est guère probable que les anciens aient connu des poisons plus actifs que ceux que nous possédons aujourd'hui.

Huitième groupe des poisons narcotico-âcres. — *Gaz acide carbonique. Gaz oxyde de carbone. Gaz hydrogène carboné. Vapeur du charbon. Voyez.* ASPHYXIE.—Nous ajouterons seulement que les gaz qui se forment lorsque le charbon *commence à brûler* contiennent, sur 188 parties en volume, 26 de gaz acide carbonique, 38 d'air atmosphérique, 38 de gaz azote et 26 de gaz hydrogène carboné; tandis que les gaz produits pendant la combustion du charbon *parfaitement enflammé* renferment, sur 174 parties, 20 d'acide carbonique, 81 d'air atmosphérique, et 73 d'azote.

QUATRIÈME CLASSE.—*Poisons septiques ou putréfians.*—Cette classe renferme les substances vénéneuses qui déterminent une faiblesse générale, la dissolution des humeurs, des syncopes, et qui n'altèrent point, *en général*, les facultés intellectuelles.

Gaz acide hydro sulfurique et *gaz qui se dégage des fosses d'aisance. Voyez* ASPHYXIE et MÉPHITISME.

Matières putréfiées.—Les qualités nuisibles des matières putréfiées ne sauraient être contestées après les nombreuses expériences faites tant par nous que par MM. Gaspard et Magendie. Que l'on applique sur le tissu cellulaire sous-cutané des chiens, par exemple, du sang, de la bile, un morceau d'encéphale pourris, l'animal, après avoir fait des efforts infructueux pour vomir, tombera dans un grand état d'abattement et périra au bout de vingt à trente heures. A l'ouverture du cadavre, on découvrira une vive inflammation des parties touchées par la matière putréfiée et de celles qui les environnent; le canal digestif n'offrira aucune trace d'inflammation; les poumons seront plus ou moins gorgés de sang fluide, noirâtre.—Que l'on injecte dans la veine jugulaire des mêmes animaux une ou deux onces d'un liquide fétide provenant de la putréfaction simultanée de viande de bœuf et de sang de chien, ou de feuilles de chou fermentées, ou de cardes et de feuilles de poirée, ou de blette blanche, ces animaux ne tarderont pas à éprouver de la dyspnée, du malaise, de l'abattement; bientôt après il y aura prostration de forces, déjections alvines gélatineuses et sanguinolentes, quelquefois analogues aux déjections du *melœna*, souvent renouvelées, apparence de dysenterie, vomissement bilieux, gélatineux et sanguin, mort. A l'ouverture des cadavres on trouvera la membrane muqueuse de l'estomac légèrement enflammée, tandis que celle du duodénum et du rectum le sera considérablement et présentera un enduit gélatineux et sanguinolent semblable à de la lie de vin ou à de la lavure de chair. Ces tissus seront légèrement épaissis et offriront un aspect hémorrhagique ou scorbutique. Les poumons violets ou noirâtres, ecchymosés, seront gorgés de sang et peu crépitans. Il y aura aussi des taches pétéchiales dans le tissu du ventricule gauche du cœur, de la rate, des glandes mésentériques, et de la vésicule biliaire. — Le produit de la putréfaction des muscles des mammifères herbivores paraît moins actif que celui des carnivores. L'eau putréfiée d'huître n'a pas eu d'effets très-violens, tandis qu'il a suffi d'injecter dans les veines quelques gouttes d'eau putride de poisson pour produire en moins d'une heure des symptômes qui ont la plus grande analogie avec le typhus et la fièvre jaune, et après la mort, qui pour l'ordinaire est arrivée dans les vingt-quatre heures, on a trouvé toutes les traces d'une altération chimique du sang, qui du reste avait conservé presque partout sa fluidité. La même eau putride n'a exercé aucune action délétère, introduite dans l'estomac ou dans le rectum.

Quelle peut être la substance active de ces divers putrilages? Après avoir établi que les effets mentionnés ne dépendaient pas de l'introduction d'un liquide animal dans les veines, ni de la présence des acides carbonique et hydrosulfurique dans ces liquides, M. Gaspard dit : « Tout en reconnaissant que l'ammoniaque a quelque part dans la production de ces accidens, puisque, étant injectée dans les veines, elle développe une phlegmasie intestinale, et que d'une autre part le putrilage végétal est bien moins funeste que celui qui est azoté, il ne faut cependant pas conclure qu'il faille la considérer comme étant exclusivement la cause de ces effets, attendu qu'elle n'a jamais déterminé l'inflammation hémorrhagique des intestins, qui a toujours été constante lors de l'injection des matières pourries. » — Quoi qu'il en soit, ces résultats nous paraissent on ne peut plus propres à nous éclairer sur la cause de plusieurs maladies typhoïdes, putrides, etc.; car il est évident que nous avons produit sur les animaux, en très-peu de temps, plusieurs affections semblables à celles que les exhalaisons putrides déterminent chez l'homme. Ce sujet mérite d'autant plus de fixer l'attention du lecteur que déjà l'on a eu occasion d'observer chez l'homme soumis à l'usage de substances animales pourries des accidens fâcheux qui ont été quelquefois suivis de la mort : ainsi 1° au siége de Mantoue plusieurs individus s'étant nourris de chair de cheval à demi pourrie, eurent la gangrène sèche des extrémités et le scorbut (Fodéré); 2° le docteur Kerner a publié en 1820 un travail sur les boudins fumés, qu'il regarde comme un aliment putréfié, capable d'occasioner la mort après avoir produit les accidens les plus graves. (*Voyez* notre *Toxicologie générale*, 3e édition.) 3° l'ingestion de saucisses gâtées a également donné lieu à des effets funestes, comme on peut s'en convaincre par le passage suivant extrait d'un ouvrage publié en 1824, par le docteur Weiss (*Die neuesten vergiftungen durch verdorbene würste*. Carlsruhe). Il s'écoulait constamment, au moins un jour avant qu'on observât la moindre indisposition chez les individus soumis à l'usage de cet aliment. Après ces momens d'incubation, survenait une sorte de paralysie des organes soumis à l'influence du système nerveux ganglionnaire et surtout de ceux de la circulation; les veines se gorgeaient de sang, la chaleur du corps diminuait, en même temps toutes les sécrétions étaient suspendues. Le système cérébro-spinal était le moins affecté. La scène commençait ordinairement par un dégoût, un malaise général et des vomissemens d'un liquide jaunâtre, visqueux; bientôt se joignaient à ces phénomènes, des vertiges, un sentiment de pesanteur dans la tête, et des élancemens dans les membres inférieurs. Les yeux s'obscurcissaient et dans les cas les plus graves il y avait diplopie : la pupille était dilatée. L'ouïe en échange paraissait exaltée chez plusieurs malades; elle était naturelle chez les autres. Les paupières étaient paralysées, ce qui obligeait le malade à soulever les supérieures avec les mains pour y voir. La bouche était sèche, le pharynx rouge et enflammé; la déglutition, très-difficile ou presque impossible, donnait lieu à une toux croupale. La voix était faible et quelquefois nulle, le pouls n'offrait aucun changement, mais le plus souvent on ne sentait pas les battemens du cœur. La respiration s'exécutait avec une extrême lenteur, et l'air expiré ne présentait pas sa chaleur ordinaire. Dans un cas on observa l'excrétion involontaire de l'urine : ce liquide sortait froid de la vessie. La sécheresse de la peau était en raison directe de la gravité du mal ; la constipation se montrait constamment opiniâtre. — A l'ouverture des cadavres, on trouvait les organes renfermés dans la poitrine, le conduit laryngo-trachéen et le canal intestinal enflammés. M. Weiss observa une inflammation du diaphragme et du névrilème des nerfs voisins ; la substance de ceux-ci ayant été mise a nu présenta une couleur sale. Le cœur était flasque et ramolli : cet organe et les gros troncs qui en partent offraient des escarres et des traces d'une vive inflammation. L'estomac et le canal intestinal contenaient un fluide jaunâtre, semblable à celui qui était rendu par le vomissement.

Pour les autres poisons septiques *voyez* ABEILLE, GUÊPE, PIQURE D'INSECTES, SCORPION, SERPENT, VIPÈRE, PUSTULE MALIGNE et RAGE. (ORFILA.)

POITRINAIRE, adj. Mot vulgaire employé pour désigner les personnes atteinte de *phthisie pulmonaire*.

POITRINE, s. f., *pectus*. Voyez THORAX.

POIVRE, s. m. On connaît plusieurs espèces de poivre. Nous avons déjà parlé précédemment du betel et des cubèbes. Nous nous occuperons spécialement, dans cet article, du poivre noir, si généralement employé comme condiment. Le poivre noir est le fruit du *piper nigrum*. L. Rich., *Bot. méd.*, t. 1, p. 51. Plante sarmenteuse appartenant à la famille des piperinées et à la triandrie monogynie. Il est originaire de l'Inde, et on le cultive particulièrement dans les îles de Java, Sumatra, Borneo et Malacca. Ses fruits sont de la grosseur d'un petit pois, et comme on les récolte toujours un peu avant leur parfaite maturité, afin qu'ils ne se détachent pas d'eux-mêmes de la plante qui les porte et ne se perdent pas, ils sont généralement ridés à leur surface, qui est d'un vert noirâtre; intérieurement ils sont d'une teinte jaune pâle ; c'est le *poivre noir* du commerce. Une seconde sorte a reçu le nom de *poivre blanc*. Ce n'est que le précédent qu'on a jeté dans l'eau bouillante pour en détacher la partie extérieure et charnue. Le poivre blanc a une saveur beaucoup moins forte et moins brûlante que le noir; aussi le préfère-t-on généralement pour les usages de la table.

M. OErsted avait annoncé (*Journ. de Physiq.*, févr. 1821) avoir découvert dans le poivre noir une nouvelle base salifiable à laquelle ces fruits devaient leur saveur âcre et poivrée. Mais M. Pelletier, ayant soumis de nouveau cet aromate à l'analyse, a reconnu que le *piperin* ou substance cristalline du poivre ne pouvait se combiner avec les acides, et était entièrement dépourvu de saveur. Celle du poivre est due, selon le même chimiste, à une huile particulière peu volatile et concrète. Il contient de plus une autre huile volatile balsamique, une matière gommeuse, de l'amidon, de l'extractif, etc.

Le poivre est un aromate presque universellement employé pour rehausser la saveur de nos préparations culinaires. Mêlé en petite quantité avec les alimens, tant végétaux qu'animaux, il excite l'action de l'estomac, et par là favorise la digestion, quand cet organe est dans son état d'intégrité. Mais ceux dont l'estomac est irrité ou irritable, doivent soigneusement s'en abstenir. Ce sont surtout les personnes grasses et chez lesquelles prédomine le système lymphatique, qui peuvent en faire usage; et c'est principalement avec les substances végétales peu sapides et très-aqueuses, comme les choux, les navets, qu'on doit surtout le mélanger.

Comme médicament, le poivre, principalement le poivre noir, est une substance éminemment active et même irritante. Réduit en poudre et appliqué sur la peau en forme de bouillie, il l'échauffe, la rubéfie, et si l'application dure assez long-temps, il développe la formation de phlyctènes plus ou moins volumineuses. Il agit donc absolument comme la farine de graine de moutarde et avec beaucoup plus d'intensité. Aussi, son application doit-elle durer moins long-temps pour produire les mêmes effets. Administré à l'intérieur, le poivre agit comme un médicament essentiellement excitant, si la dose est faible, comme de quatre à douze et même vingt grains. Mais si la dose est plus forte, il irrite les organes avec lesquels on le met en contact, et particulièrement l'arrière-bouche et l'estomac, dont il peut déterminer l'inflammation. Aussi, cette substance est-elle presque inusitée comme médicament. Cependant, on voit que son usage est recommandé par plusieurs auteurs, dans les fièvres intermittentes, dans l'anorexie, etc. Dans ces derniers temps on l'a préconisé dans le traitement de la blennorrhagie, de même que le copahu. On l'a également employé comme emménagogue, diurétique, etc. Mais d'après ce que nous venons de dire de son mode d'action, on conçoit qu'il faudra soigneusement discerner les cas où son usage pourrait être avantageux. Le poivre entre dans un grand nombre de préparations officinales, telles que la thériaque, le mithridate, etc. On peut le donner en poudre, dont on fait des pilules, aux doses que nous avons indiquées; enfin, on a quelquefois prescrit le poivre, macéré à la dose d'un gros dans une livre de vin blanc, que l'on prenait par cuillerée à bouche. Mais, nous le répétons encore, cette substance est fort rarement usitée comme médicament.

POIVRE BETEL. *Voyez* BETEL.

POIVRE BLANC. *Voyez* POIVRE.

POIVRE CUBÈBE OU POIVRE A QUEUE. *Voyez* CUBÈBE.

POIVRE LONG, *piper longum*. L. Cette espèce de poivre dont on emploie tout l'épi ou chaton, et qui nous vient également des Indes, est moins âcre et moins aromatique que le poivre noir. Il fait aussi partie de quelques préparations officinales, et entre autres de la thériaque et du diascordium.

On donne encore le nom de poivre long aux fruits du *capsicum annuum*. L. Plante annuelle de la famille des solanées. *Voyez* PIMENT.

(A. RICHARD.)

POIX, s. f., *pix*. C'est une substance résineuse produite par les pins et les sapins. On en distingue dans le commerce deux sortes principales, savoir : la poix blanche et la poix noire.

LA POIX BLANCHE, *pix burgundica*, est également connue sous les noms de *poix de Bourgogne* et de *poix jaune*. On l'obtient en faisant fondre le galipot au feu, et le passant à travers un lit de paille. Cette substance est d'un blanc jaunâtre, demi-solide, c'est-à-dire facilement malaxable entre les doigts. Elle contient encore, outre la résine, une certaine quantité d'huile essentielle.

LA POIX NOIRE, *pix nigra*. Elle est, après le goudron, le produit le plus impur des conifères. On la prépare en faisant brûler les filtres de paille qui ont servi à la purification du galipot et de la térébenthine, de même que les éclats du tronc provenant des entailles faites aux pins pour l'écoulement de la térébenthine. Le produit de la combustion, qui est faite dans un four que l'on allume par sa partie supérieure, est conduit par un tuyau dans une cuvette remplie d'eau à moitié. Là, il se sépare en deux parties, l'une plus fluide qui surnage et qu'on nomme *huile de poix*, l'autre à demi-solide, qui se précipite au fond, c'est la poix noire. On lui fait subir un dernier degré de préparation qui consiste à la faire bouillir pendant quelque temps dans une chaudière de fonte. On la coule ensuite dans des moules en terre. La poix noire est d'un brun presque noir, cassante à froid, mais se ramollissant facilement par la chaleur, et s'attachant alors fortement à tous les corps avec lesquels on la met en contact.

La poix est une substance fort employée dans les arts. On s'en sert pour enduire les cordages, et en général tous les objets qui doivent rester exposés à l'humidité. En médecine on en fait aussi usage; ainsi, la poix blanche entre dans la confection de quelques emplâtres. Autrefois, la poix noire servait à faire la calotte que l'on appliquait sur la tête des individus affectés de la teigne, dans l'ancienne et cruelle méthode de traitement de cette maladie. Appliquée sur la peau, la poix y détermine une légère irritation, mais sans produire de phlyctènes. On l'emploie étendue sur de la peau, pour faire des emplâtres qui agissent comme dérivatifs dans certains cas de douleurs locales. Quelquefois on saupoudre ces emplâtres d'une petite quantité de camphre pour en augmenter l'action.

Plusieurs autres substances résineuses sont désignées sous le nom de poix. Ainsi, on nomme *poix-résine*, la résine jaune que l'on obtient en brassant dans l'eau le résidu de la distillation de la térébenthine. On appelle *poix bâtarde* un mélange en diverses proportions de brai sec, de poix noire et de goudron. Cette préparation est uniquement employée dans la marine. (A. RICHARD.)

POLICE MÉDICALE. *Voyez* POLITIQUE (médecine.)

POLITIQUE (médecine). L'expression *médecine politique* a été introduite dans le langage médical depuis vingt-cinq à trente ans; mais elle n'est pas encore généralement adoptée, quoiqu'elle rende parfaitement l'idée qu'on doit y attacher. Si en effet on peut définir la politique l'art d'administrer un état, on comprend aisément que la médecine politique ne peut être que l'application des connaissances médicales à l'administration de l'état. Dans ce sens elle est synonyme de *médecine publique*, expression qui toutefois nous semble moins précise.

La médecine politique se divise en deux branches, l'*hygiène publique*, ou la *police médicale*, et la *médecine légale* ou *judiciaire*. La première est l'application des connaissances médicales à ce qui est relatif à la santé, à la salubrité publique; l'autre est l'application de ces mêmes connaissances aux cas de procédure civile et criminelle qui peuvent être éclaircis par elles.

On conçoit qu'il doit exister entre l'hygiène publique et la médecine légale un grand nombre de points de contact; mais c'est à tort qu'on les a souvent confondues ensemble. C'est encore à tort que bien des fois on appelle *police médicale* la *police de la médecine;* c'est-à-dire l'organisation de l'enseignement et de l'exercice des différentes branches de l'art de guérir, ainsi que la surveillance qu'elles réclament. La police de la médecine n'est donc qu'une spécialité de l'hygiène publique ou de la police médicale, et qu'il faut bien distinguer, afin de ne pas confondre une partie avec le tout.

L'hygiène publique et la médecine légale n'ont pas marché de front dans leur origine et dans leurs progrès; car on découvre à peine dans l'antiquité quelques traces de la dernière, tandis qu'on y trouve de nombreux exemples d'institutions tendant à favoriser la population et la santé publique.

Pour peu qu'on réfléchisse sur les élémens et le but de chacune de ces sciences, on s'expliquera aisément l'antériorité d'origine de l'hygiène publique. Celle-ci naquit d'une suite de faits qui durent frapper les hommes dès qu'ils se réunirent en société, et qu'ils purent observer, sans que pour cela les sciences eussent encore fait de grands progrès. Ainsi diverses influences exercées par divers agens physiques sur la santé publique, comme, par exemple, l'influence de l'air, des lieux, des alimens, des boissons, etc., durent ne pas échapper long-temps à ceux qui y étaient soumis, et donner naissance à des précautions plus ou moins bien conçues pour se garantir de l'action dans plusieurs cas malfaisante de ces agens. Un grand nombre de ces précautions fut érigé en lois que, pour faire mieux respecter, on fit parfois émaner du ciel. C'est ainsi que les lois mosaïques constituèrent en grande partie un code hygiénique dont la violation était considérée comme une atteinte à la volonté divine.

La médecine légale, ainsi que nous l'avons dit, naquit beaucoup plus tard que l'hygiène publique, parce que ses applications, d'ailleurs beaucoup plus rares, ne durent commencer à être senties que lorsque les progrès de l'anatomie et de la physiologie permirent de les entrevoir. En effet, bien qu'on ait péniblement cherché des traces de cette science dans l'antiquité, que pouvait-elle être à des époques où l'ouverture des cadavres était proscrite, où la chimie était encore au berceau, où, en un mot, les connaissances physiques applicables à la médecine des prétoires étaient tellement insuffisantes pour éclairer les tribunaux, qu'on ne se doutait pas qu'il pût exister des rapports entre la médecine et la justice? Aussi ne trouve-t-on dans les œuvres d'Hippocrate rien d'important sur la médecine légale, tandis qu'on y rencontre, ainsi que dans les écrits de Xénophon et d'Aristote, un grand nombre de passages relatifs à l'hygiène publique. Chez les Romains on ne découvre aucune application rationnelle de la médecine à la jurisprudence, bien que plusieurs de leurs lois civiles et criminelles semblent les réclamer; tandis que chez ce même peuple les institutions d'hygiène publique, d'*édilité médicale*, étaient admirables. Aussi Galien a-t-il senti la nécessité de s'occuper de l'étude de la médecine légale; mais, entravé par les préjugés, il ne put parvenir à faire partager son avis à ses contemporains. Cependant, quoique d'une origine moins ancienne que l'hygiène publique, la médecine légale reçut avant elle une forme scientifique, et les traités dogmatiques de médecine légale précédèrent de plus de deux siècles ceux d'hygiène publique; toutefois il n'y a guère que trente ans qu'on a tracé la vraie ligne de démarcation qui sépare ces sciences, ainsi que nous allons l'exposer en examinant les attributions de chacune d'elles.

Attributions de l'hygiène publique. — L'hygiène publique ayant pour but la conservation et la santé de l'espèce humaine, son domaine doit s'étendre sur l'ensemble des individus qui composent la société et sur les agens physiques qui agissent sur elle. Même les agens moraux sont de sa compétence en tant qu'ils peuvent exercer une influence physique.

Ainsi, l'hygiène publique examine d'abord les circonstances qui précèdent et préparent la naissance de l'homme; elle indique les causes qui entravent l'acte de la multiplication et ses effets.

Elle examine en conséquence l'instinct de la propagation dans ses divers rapports avec l'état social.

Elle apprécie les institutions sociales en ce qu'elles tendent à favoriser ou à entraver la multiplication, afin de rechercher et de déterminer les moyens propres à leur imprimer des modifications salutaires et d'ailleurs compatibles avec l'état respectif des sociétés.

L'homme étant parvenu au premier moment de la vie, l'hygiène publique règle l'intérêt que l'état doit prendre à sa conservation et à son perfectionnement, à dater de ce premier moment jusqu'à l'époque de la puberté.

Elle recherche à cet effet ce qui a rapport à la naissance de l'homme, et signale surtout les dangers qui la précèdent et l'accompagnent afin qu'on les prévienne. Elle s'occupe du premier âge et des soins qu'il exige jusqu'à l'époque du sevrage, ainsi que des maladies qui influent sur la mortalité de ce premier période de la vie.

Elle procède ensuite aux soins qu'exige l'enfance depuis l'époque du sevrage jusqu'à la puberté, et établit la part que l'autorité doit prendre à l'éducation physique de la jeunesse.

Après ces premiers soins relatifs à la reproduction de l'espèce, l'hygiène publique s'occupe des causes qui influent sur la population existante et qui la maintiennent ou lui nuisent. Elle examine en conséquence les modifications que la vie sociale apporte aux agens physiques appelés improprement les six choses *non naturelles*, et recherche les moyens d'imprimer à ces agens l'action la plus salutaire ou la moins nuisible. Elle examine en outre jusqu'à quel point divers phénomènes de la nature peuvent compromettre la sûreté et la santé publiques. Sa sollicitude ne se borne pas aux dangers en général auxquels l'homme est sujet; mais elle découvre encore et prévient ou affaiblit ceux auxquels les animaux et les végétaux utiles à notre espèce sont exposés.

Elle combine et établit les moyens de procurer à la société des hommes pourvus d'une instruction suffisante pour enseigner et exercer avec fruit toutes les branches de l'art de conserver et de rétablir la santé.

Comme la vigilance d'un gouvernement ne peut exercer son empire sur la volonté individuelle que dans un nombre assez restreint de cas, et que les anomalies, les caprices de cette volonté ne sont presque jamais de la compétence de lois positives, l'hygiène publique doit, pour combattre les préjugés, les erreurs, l'apathie et la négligence, répandre dans les diverses classes de la société des notions d'hygiène, des instructions convenables; elle doit, en un mot, persuader là où il est impossible de contraindre.

Enfin, semblable à une tendre mère, l'hygiène publique s'intéresse à l'homme jusqu'à son dernier soupir; elle ne peut croire à son trépas, elle tente tous les moyens de s'en assurer, et lorsqu'elle en acquiert la triste certitude, elle empêche encore que sa dépouille mortelle ne nuise aux vivans.

Attributions de la médecine légale. — Nous avons défini la médecine légale l'application des connaissances médicales aux cas de procédure civile et criminelle qui peuvent être éclaircis par elles. La théorie de ces applications consiste donc à extraire des sciences médicales les principes les plus ordinairement applicables aux besoins de la jurisprudence, à coordonner ces principes et à en former un corps de doctrine. Pour donner un aperçu général de ces applications, il n'est pas de méthode plus simple, selon nous, que de les chercher dans chacune des sciences médicales qui les contiennent. Il en résulte le tableau suivant.

Applications de la physiologie à la médecine légale. — Ces applications sont formées en grande partie de celles qui, selon quelques médecins légistes, appartiennent à l'art des accouchemens. Cependant la génération, la grossesse et l'enfantement régulier rentrent essentiellement dans le domaine de la physiologie, et les principes relatifs à ces fonctions ne sont pour l'art des accouchemens que des doctrines auxiliaires. Les applications de la physiologie à la médecine légale se présentent donc dans les recherches relatives aux âges, à la procréation et aux facultés dont elle dépend, ainsi qu'à certaines dépravations de ces facultés, à la virginité, au viol, à la grossesse, à l'enfantement, à la viabilité du fœtus, et à la réalité de sa vie extra-utérine.

Applications de la pathologie à la médecine légale. — Les recherches sur les maladies sont applicables à la médecine légale lorsqu'il s'agit de déterminer si une maladie est simulée, dissimulée, ou imputée. Nous devons ici mentionner spécialement les applications importantes que l'étude des maladies mentales offre à la médecine légale.

Applications de la chirurgie à la médecine légale. — La doctrine des lésions produites par une cause externe, le plus souvent mécanique, et quelquefois chimique, fournit les applications les plus nombreuses à la médecine légale. Les diverses espèces de ces lésions, leurs divers degrés de gravité et de léthalité, considérés généralement et d'après diverses conditions spéciales, constituent une des parties les plus étendues et les plus difficiles de l'étude et des fonctions du médecin légiste.

Applications de la toxicologie à la médecine légale. — La toxicologie appliquée à la médecine légale sert à découvrir non-seulement la réalité d'un empoisonnement, mais encore à déterminer l'espèce de poison qui a agi. A cet effet, le médecin légiste doit étudier les phénomènes que chaque poison produit sur l'économie animale, et connaître les moyens de constater par les caractères physiques et chimiques la substance vénéneuse qui a exercé une action.

Applications de la pharmacologie à la médecine légale. — Les applications des connaissances pharmaceutiques à la médecine légale consistent principalement à distinguer la qualité des drogues simples et composées dans les cas où il s'agit de statuer sur leur mauvaise préparation ou sur leur sophistication. Les connaissances pharmaceutiques servent encore à expertiser dans les cas de contestations sur le prix des médicamens fournis.

Applications mixtes. — Outre les applications qui précèdent, et dont la plus grande partie exige le concours de l'anatomie, la médecine légale en offre encore de moins tranchées sous le rapport du genre de connaissances médicales d'où elles découlent exclusivement. Ces applications, en quelque sorte mixtes, sont relatives aux causes de la mort produite par défaut ou par excès d'action de divers agens extérieurs, et se composent des recherches sur les diverses espèces d'asphyxie, la mort par inanition, etc. A elles appartiennent en outre les recherches sur les genres de mort douteux, particulièrement sous le rapport de la nécessité de distinguer le suicide de la mort produite par une main ou par toute autre cause étrangère. A ce genre d'investigation se rattachent encore les questions de survie, si importantes en matière civile, et quelquefois même en matière criminelle.

On doit encore ranger au nombre de ces applications mixtes l'examen des causes et des caractères des divers genres de mort du fœtus dans le sein et hors du sein maternel. On conçoit toute l'importance de ce point de doctrine dans les cas d'avortement et d'infanticide.

Enfin, pour ne laisser inaperçu aucun des jalons qui marquent le domaine de la médecine légale, nous devons mentionner les applications des connaissances médico-vétérinaires à certains cas de procédure civile. Les traités de médecine judiciaire se taisent ordinairement sur ces applications, ou n'en parlent que d'une manière très-accessoire; elles méritent pourtant qu'on s'en occupe avec plus de soin qu'on ne l'a fait jusqu'à présent. Les principes entre autres relatifs aux cas rédhibitoires devraient, ce nous semble, être mieux établis. Espérons que les médecins vétérinaires très-éclairés qui honorent aujourd'hui la France réuniront leurs efforts pour établir tôt ou tard une médecine légale vétérinaire conforme aux besoins des tribunaux. (Cette lacune vient d'être remplie par M. Huzard fils. *Voyez* son ouvrage *de la Garantie et des Vices rédhibitoires dans le commerce des animaux domestiques;* Paris 1825.)

Exercice de la médecine légale. — On voit par ce qui précède que la théorie de la médecine légale exige une instruction vaste et solide. La diversité des cas sur lesquels le médecin légiste est appelé à prononcer demande en même temps une grande habitude pratique relativement à chacun d'eux. C'est cette considération qui dans les cas d'expertise fait recourir l'autorité judiciaire aux experts les plus familiarisés avec les spécialités médico-légales de la procédure. Ainsi, par exemple, on adjoindra des chimistes aux médecins chargés d'examiner un cadavre, si l'on soupçonne qu'un poison a pu être la cause de la mort : on confiera de préférence à un chirurgien l'expertise médico-légale lorsqu'il s'agira de blessures; enfin, le médecin qui s'est appliqué particulièrement à l'étude des maladies mentales sera appelé lorsqu'il faudra constater la situation intellectuelle d'un individu. Cette marche, qui est suivie avec succès dans la capitale et dans quelques grandes cités où l'on peut trouver une réunion d'hommes dont chacun excelle dans une des applications particulières des connaissances médicales, est impraticable dans beaucoup de lieux, parce qu'on n'y rencontre pas une pareille réunion, ou du moins qu'elle n'y est pas centralisée de manière à ce qu'on puisse requérir facilement et avec promptitude l'expert dont on a besoin. Pour remédier à cet inconvénient il serait donc nécessaire que des hommes instruits se livrassent particulièrement à l'étude et à la pratique des applications médico-légales, et que chaque département en possédât un nombre relatif à son étendue. Ces hommes seraient investis de la confiance de l'autorité judiciaire, et la société serait moins exposée au danger de voir les fonctions parfois si ardues du médecin légiste déférées à des individus incapables de les remplir. La création de semblables fonctionnaires devrait être soumise à des précautions qui préviendraient divers abus auxquels elle pourrait donner lieu. Nous croyons devoir nous borner ici à cette indication générale, dont les détails nous conduiraient trop loin, attendu qu'ils sont hors du plan de cet ouvrage.

Les fonctions du médecin légiste l'appellent à donner son opinion dans des cas qui intéressent la fortune, l'honneur et la vie des citoyens; un médecin ne doit donc les accepter qu'après avoir interrogé sa conscience et s'être demandé s'il possède les connaissances que réclame l'exercice d'un ministère aussi grave. Tout amour-propre doit se taire devant cette considération, d'autant plus qu'on peut être bon praticien sans avoir fait une étude spéciale des applicatious de la médecine à la jurisprudence. Mais alors même qu'on s'en est occupé, il faut encore dans les cas qui réclament une aptitude ainsi qu'une expérience particulières, et pour peu qu'ils présentent du doute ou de l'obscurité, réclamer l'aide d'un expert spécialement versé dans la science relative à l'objet de l'expertise. Lorsque, par exemple, un médecin est requis pour donner judiciairement son avis sur l'existence d'une affection syphilitique, il doit, s'il lui reste du doute, et que son expérience en pareille matière ne lui paraisse pas suffisante, réclamer l'avis d'un autre expert, et diriger même le choix de l'autorité sur celui de ses confrères qu'il sait s'être livré avec succès à l'étude de ce genre de maladie.

Le médecin qui veut exercer la médecine légale doit surtout être indépendant, parce que ses opinions doivent être un sentiment et non un intérêt. Son culte sera celui de la vérité et non du pouvoir ou de l'esprit de parti, autrement il peut dans plusieurs occasions devenir le fléau de la société. En matière criminelle surtout, il ne doit se prévenir ni pour ni contre l'accusation ou la défense, et agir avec la même impartialité dans les affaires civiles. Enfin, lorsque, consulté extrajudiciairement dans l'intérêt de la défense, il n'en trouve pas les principes médico-légaux soutenables, son devoir est de refuser son ministère à ceux qui le requièrent, plutôt que de torturer les faits ou de les dénaturer pour en tirer des conséquences favorables au système qu'on voudrait qu'il soutînt. Il n'oubliera pas que le médecin légiste est un expert et non un avocat; enfin, que rien ne discrédite autant la science qu'il professe, que le défaut d'accord entre les décisions des médecins et celles des tribunaux. Nous savons qu'il n'est pas possible d'éviter dans tous les cas ces contradictions; mais il faut au moins qu'elles ne deviennent que des exceptions très-rares.

Diverses autres considérations se rattachent encore à ce sujet; elles seront exposées au mot *rapport*. (MARC.)

POLLUTION, s. f., *pollutio*, de *polluere*, profaner, salir. On a nommé ainsi l'écoulement involontaire du sperme. Il n'est pas rare que, dans certaines circonstances, et surtout pendant le sommeil, il se fasse chez l'homme adulte un tel écoulement. Loin d'être nuisible à la santé, cette évacuation accidentelle supplée à l'acte dont la nature a fait un des plus impérieux besoins. Mais dans quelques cas, l'excrétion involontaire de sperme, par sa fréquence et la facilité avec laquelle elle est provoquée, doit être considérée comme morbide, en ce qu'elle peut être suivie d'accidens plus ou moins graves, et s'opposer à l'accomplissement de la fonction de génération. Divers auteurs ont décrit cette affection sous le nom de *gonorrhée* (écoulement de liqueur séminale), nom qui serait assez convenable, si on ne l'avait pas appliqué à une autre maladie, à la *blennorrhagie*, dans laquelle les anciens voyaient un écoulement de sperme. La dénomination de *spermatorrhée* pourrait être substituée avec avantage au mot pollution, lorsque l'excrétion spermatique se fait avec une fréquence et une facilité contraires à ce qui a lieu dans l'état physiologique.

La spermatorrhée peut être déterminée également et par les excès et par la continence dans les plaisirs vénériens; mais elle est plus particulièrement la suite de l'habitude funeste de la masturbation. Quelquefois cependant, elle s'observe sans que des excès ou une continence absolue puissent en être regardés comme la cause. Les organes génitaux sont doués d'une irritabilité particulière qui, sous l'influence de la moindre impression, donne lieu à l'excrétion du sperme; ce qu'on remarque surtout dans les convalescences de maladies graves ou pendant le cours de maladies chroniques. Une blennorrhagie, des hémorrhoïdes, en entretenant une irritation dans les organes génitaux, ont été, dans quelques cas, accompagnées de spermatorrhée. Les accès d'épilepsie, d'hydrophobie, déterminent quelquefois un écoulement de sperme; mais ce n'est qu'un écoulement accidentel. Enfin, suivant les auteurs, des pollutions ont jugé des maladies graves, et ont par conséquent constitué une évacuation critique. P. Frank, dans son *Traité de Médecine pratique*, cite le cas d'un homme qui, ayant été atteint dans sa jeunesse d'une fièvre maligne, et paraissant dans le plus grand danger, fut rétabli immédiatement après avoir éprouvé la nuit trois pollutions abondantes. Ce même homme, qui vécut toujours dans la chasteté, arrivé à un âge assez avancé, avait des évacuations de sperme considérables et fréquentes.

Les circonstances dans lesquelles se manifeste l'écoulement de sperme, sa fréquence, sa facilité, etc., ont fourni l'occasion de distinguer plusieurs variétés de spermatorrhée. Tantôt, en effet, le sperme, étant sécrété en plus grande abondance que dans l'état ordinaire, soit par des excitations voluptueuses continuelles, soit par l'habitude de la sécrétion elle-même, s'écoule au dehors à des intervalles plus ou moins rapprochés, mais jamais continuellement, comme on l'a prétendu. Ce fluide est excrété sans qu'il y ait érection du pénis, ou du moins avec une érection incomplète, sous l'influence de stimulus qui sont loin d'en provoquer ordinairement l'émission; tels que la vue d'objets qui excitent les désirs vénériens, les attouchemens les plus légers, le séjour prolongé sur un siége, le coucher en supination, surtout dans un lit mou et chaud, les mouvemens produits par l'équitation, les cahos d'une voiture, les efforts pour aller à la garde robe ou pour rendre l'urine, la présence d'une certaine quantité de ce liquide dans la vessie, la constipation. Quelquefois même, l'écoulement a lieu spontanément en quelque sorte, sans être déterminé par une cause apparente. Tantôt, et c'est ce qui s'observe le plus souvent lorsque les causes d'épuisement vénérien n'ont pas été portées au dernier degré, les pollutions ne surviennent que pendant le sommeil, à la suite de songes lascifs, et même sans être provoquées par aucune idée voluptueuse, mais produites par la chaleur et la mollesse du lit, surtout quand on repose sur la partie postérieure du corps; elles peuvent se répéter plusieurs fois pendant la nuit.

On a beaucoup exagéré, ce me semble, les accidens attribués à la spermatorrhée; non que je pense qu'elle ne puisse être sans aucun effet, surtout dans le cas de constitution affaiblie par une maladie antérieure ou régnant encore ou bien par une action cérébrale continue, comme chez les gens adonnés aux travaux de cabinet. Le préjugé qui fait croire que le sperme est extrait des parties les plus essentielles de l'économie, et que l'excrétion d'une grande quantité de cette humeur doit nécessairement amener un profond affaiblissement; ce préjugé, dis-je, peut bien concourir, dans quelques cas, à l'altération générale des fonctions, par la terreur qu'inspire une déperdition semblable. Mais ce sont plutôt les secousses nerveuses, fréquentes, continues, dont ordinairement les pollutions ont été précédées ou sont encore accompagnées, qui amènent cet épuisement atribué à la perte même de l'humeur sécrétée abondamment. Aussi cet état de l'économie ne s'observe-t-il guère que dans les cas où la spermatorrhée est la suite des excès vénériens, et en particulier de la masturbation. *Voyez* COÏT et ONANISME, où cet état a été décrit.

Du reste, quelle que soit la cause des pollutions, et qu'elles surviennent dans des circonstances plus ou moins fâcheuses, cette évacuation involontaire et fréquente aurait par elle-même assez d'inconvéniens pour chercher à y mettre un terme, lors même qu'elle n'entraînerait pas souvent une impuissance virile.

1° La première indication est de faire cesser les causes qui disposent à la spermatorrhée, et celles qui déterminent chaque fois l'écoulement. Il suffit quelquefois même de remplir ces seules conditions, pour obtenir la guérison de la maladie. Ainsi, l'on doit mettre fin à tout excès vénérien et à l'habitude de la masturbation. Dans le cas où la continence et un tempérament ardent paraissent être l'origine des pollutions, on suivra un régime adoucissant et débilitant : la diète végétale lactée sera la plus convenable; l'usage de la saignée pourra même être prescrite avec avantage. Les malades éviteront toutes les circonstances qui peuvent donner lieu à une excitation morale et physique des parties génitales, et que j'ai énumérées précédemment. Ils se livreront à des occupations et à des exercices capables de distraire leur imagination des idées voluptueuses qui leur sont habituelles. Ils coucheront sur des sommiers de crin, et tâcheront de se maintenir sur le côté. Un court séjour au lit, et entièrement consacré au sommeil, leur sera prescrit. Ils devront en sortir aussitôt qu'ils en sentiront une influence contraire. On a même conseillé, dans ce cas, de soumettre, pendant le séjour au lit, le pénis à une constriction susceptible de devenir douloureuse lorsqu'un commencement d'érection fait augmenter le volume de cet organe. La gêne et la douleur causées par cette constriction arrêtent l'action vénérienne des organes génitaux. Par les mêmes raisons, on aura le soin d'évacuer le plus souvent possible l'urine de la vessie, pour empêcher que ce liquide n'y contracte par un séjour prolongé des propriétés irritantes; et l'on remédiera à la constipation.

2° Une indication non moins essentielle que la précédente, est de diminuer l'irritabilité des organes génitaux, de faire disparaître cette facilité avec laquelle ils entrent en action, et avec laquelle s'opère la sécrétion et l'excrétion du sperme. Lorsque, la spermatorrhée dépendant de la continence ou même d'excès vénériens, la constitution n'est pas détériorée, il est utile de soumettre le malade à un régime doux, raffraîchissant. Il s'abstiendra d'alimens ou de boissons excitans. Les légumes frais, le lait, les fruits, composeront principalement sa nourriture; il fera usage de bains généraux. En même temps, on fait des lotions froides sur les parties génitales, sur les régions environnantes, comme le périnée, les lombes, la partie interne et supérieure des cuisses; on y tient appliqués des topiques réfrigérans, de l'oxycrat, de la glace pilée, etc.

Lorsqu'il existe un épuisement profond, une faiblesse très-marquée, qui résulte, comme il a été dit plus haut, presque toujours des excès de coït ou de masturbation, le régime raffraîchissant augmenterait encore la faiblesse et la susceptibilité nerveuse. Il faut, s'il n'existe pas de phlegmasie chronique dans quelques organes, avoir recours à une alimentation et à une médication fortifiantes sans être excitantes, en même temps qu'on emploîra tous les remèdes sédatifs propres à éteindre l'action des organes génitaux. On prescrira des préparations peu actives de quinquina, les préparations et les eaux ferrugineuses, des vins toniques peu alcoholiques, l'usage de la glace à l'intérieur; quelquefois les acides végétaux et minéraux ont été avantageux. En général, les moyens puisés dans l'hygiène sont ceux qui doivent inspirer le plus de confiance; et la renonciation aux habitudes funestes qui ont déterminé et entretiennent la spermatorrhée est le remède le plus efficace. Quelquefois cependant on a cru reconnaître quelques avantages à certains remèdes astringens ou excitans. C'est ainsi que Hoffmann a préconisé l'usage de la poudre suivante : corne de cerf préparée et os de sèche, de chaque, 4 gros; succin préparé avec de l'huile de tartre par défaillance, 2 gros ; cascarille, 1 gros. On prend un gros de cette poudre suspendu dans un verre d'eau sucrée, tous les soirs avant de se coucher. Le docteur Sainte-Marie dit avoir réussi à guérir les pollutions nocturnes les plus invétérées en administrant l'eau de chaux mitigée par le lait (deux cuillerées d'eau de chaux dans un petit verre de lait, administrées le matin, à midi et le soir; on augmente la dose par la suite). On pourrait tenter l'acétate de plomb administrée avec prudence. Enfin dans quelques cas, on a retiré de l'avantage de l'application de vésicatoires volans à la partie interne et supérieure des cuisses, au périnée, au sacrum.

Quelques auteurs, Frank entre autres, ont prétendu que les femmes pouvaient être atteintes de pollutions analogues à celles qui s'observent chez l'homme. Ces auteurs ont comparé au sperme le fluide muqueux qui est sécrété quelquefois dans les parties génitales de la femme, et qui s'accompagne d'une sensation voluptueuse, lors du coït ou de quelque excitation vénérienne; et ils ont pensé qu'une excrétion fréquente de ce fluide, ayant lieu hors des circonstances qui la détermine ordinairement, pouvait amener l'épuisement observé chez l'homme par l'effet de la spermatorrhée. Mais, quoique je n'aie pas attaché autant d'importance qu'on l'a fait communément à l'excès de sécrétion spermatique, je ne crois pas qu'on soit fondé à admettre un effet analogue résultant des pollutions chez la femme. Une constitution primitivement très-ardente, des excès de coït ou de masturbation peuvent, comme chez l'homme, amener une irritabilité vénérienne extrême et un épuisement très-marqué; mais la légère sécrétion dont on a parlé n'est que la conséquence de l'excitation vénérienne; et celle-ci constitue la cause unique des accidens plus ou moins graves qu'on lui a attribués. (RAIGE DELORME.)

POLYCÉPHALE, s. m., *Polycephalus*. D'après les mots grecs πολὺς et κεφαλη, qui indiquent une multiplicité de têtes, Goeze a ainsi appelé un genre d'entozoaires vésiculeux, dont la connaissance est importante dans la médecine vétérinaire spécialement, et que l'on reconnaît à leur *corps cylindrique, alongé, ridé, terminé par une vessie commune à plusieurs individus;*

aux quatre suçoirs et aux deux couronnes de crochets de leur tete.

On ne connait encore qu'un petit nombre d'espèces de polycéphales.

L'une d'elles, dont M. C. Asm. Rudolphi a fait un genre distinct sous le nom de COENURE, est le Polycéphale cérébral, *Polycephalus cerebralis*, qui était le *Tœnia cerebralis* de Gmelin. Sa vessie caudale, du volume d'un œuf de pigeon et même de poule, dépourvue de fibres, souvent inégalement épaisse, offre à sa surface externe environ trois ou quatre cents corps cylindriques, annelés, terminés chacun par une tête munie de quatre suçoirs et d'une double couronne de crochets, et ayant, à la surface interne, l'apparence de grains de millet, lorsqu'ils sont rétractés.

Cet entozoaire, toujours dépourvu de kyste, se développe dans les ventricules ou dans la substance même du cerveau, chez les veaux, les bœufs, les brebis et les lapins, auxquels il cause la maladie connue sous le nom de *tournis*, parce qu'il les fait marcher rapidement en tournant sur eux-mêmes.

Une autre espèce du même genre est le *Polycéphale granuleux*, *Polycephalus granulosus*, dont la vessie, ovoïde, blanche, demi-transparente, non fibreuse, est logée dans un kyste demi-cartilagineux, auquel elle adhère d'une manière intime. A la face interne de cette vessie est une innombrable quantité de corpuscules blancs, à peine visibles, et qui contiennent dans leur intérieur des espèces d'œufs, au moins à ce que semble démontrer le microscope. Ils sont terminés par une tête un peu plus grosse que le corps lui-même, et munie de quatre papilles et d'une double couronne de crochets.

Ce polycéphale, dont les plus gros individus ont le volume d'un œuf de canne, ne varie pas moins en figure qu'en grosseur, et est souvent d'une forme très-irrégulière. Le liquide qui distend sa vessie caudale est absolument incolore.

Il habite assez fréquemment dans les poumons et dans le foie des moutons et des veaux. M. Prochaska l'a observé dans le foie de la vache; MM. Chabert, Rudolphi, Luders, l'ont vu dans celui du porc, et M. Abilgaard l'a rencontré dans le péricarde de ce dernier mammifère. Feu Laennec a pensé qu'il pourrait aussi exister chez l'homme.

Quant au *Polycephalus hominis* de Goëze, de Zeder, de Jordens et de Laennec, nous en avons parlé à l'article ÉCHINOCOCCUS. *Voyez* ce mot et VERS. (H. CLOQUET.)

POLYCHOLIE, s. f., *polycholia*, de πολὺς, beaucoup, et de χολὴ, bile. Surabondance de bile; l'un des états de l'économie animale qui, dans la doctrine des humoristes, était la cause d'un grand nombre de maladies. Parmi les médecins modernes, nul n'a attribué davantage que Stoll une influence à cette prétendue surabondance. La polycholie de Stoll est devenue célèbre. *Voyez* HUMORISME, PATHOGÉNIE, etc.

POLYCHRESTE, adj., *polychrestus*, de πολὺς, beaucoup, et de χρηστὸς, bon, utile; on a, jadis, désigné ainsi certains médicamens auxquels on attribuait une grande efficacité dans un grand nombre de maladies. Le *sel polychreste de Glaser* est le sulfate de soude; et le *sel polychreste de la Rochelle* est le *tartrate de soude.*

POLYCHROITE, s. f., de πολὺς, plusieurs, et de χρόα, couleur. Principe immédiat colorant retiré du safran, composé d'oxygène, d'hydrogène et de carbone. Il est pulvérulent, sec, d'un rouge écarlate et jaunâtre quand il est humecté, inodore, légèrement amer, à peine soluble dans l'eau froide, plus soluble dans l'eau chaude, se dissolvant dans l'alcohol, l'éther, les alcalis, les huiles fixes et volatiles. La dissolution de polychroïte passe au bleu d'indigo, puis au lilas par l'addition de quantités successives d'acide sulfurique : l'acide nitrique la verdit; l'eau fait disparaître ces couleurs; les acides végétaux la dissolvent et fournissent un liquide d'un rouge foncé : c'est à raison de cette grande variété de couleurs que le principe dont il s'agit a été désigné sous le nom de *polychroïte*. Il n'a point d'usages.

(ORFILA.)

POLYGALA, s. m. C'est un genre de plantes qui est devenu le type d'une nouvelle famille, sous le nom de polygalées, et dont plusieurs espèces sont employées en médecine. Nous allons les passer successivement en revue :

1° POLYGALA AMER, *Polygala amara*. L. Rich., *Bot. méd.*, t. II, p. 754. C'est une petite plante vivace assez commune sur les coteaux, les pelouses sèches, et particulièrement dans les lieux calcaires. Ses tiges rameuses, longues de quatre à six pouces, portent de petites feuilles alternes, dont les plus inférieures sont arrondies et très-obtuses, et les supérieures lancéolées et aiguës. Les fleurs sont petites, d'un bleu pâle, disposées en un petit épi terminal. Toutes les parties du polygala, mais principalement sa racine, sont d'une amertume franche et très-intense. C'est un médicament tonique, qui, à dose un peu élevée, provoque presque constamment les phénomènes de la purgation. Sous ce rapport, on l'a quelquefois employé utilement dans certaines hydropisies qui ne sont pas liées à l'état d'inflammation du péritoine ou des organes qu'il recouvre. Cependant, on voit le polygala amer recommandé comme fort utile par un grand nombre de praticiens, dans plusieurs maladies inflammatoires des voies aériennes. Ainsi, Collin, Van Swieten, et plus récemment MM. Coste et Villemet, le signalent comme fort efficace dans la pneumonie, la pleurésie, la phthisie pulmonaire, le crachement de sang. Mais en réfléchissant que ces médecins associaient au polygala amer le lait et les mucilagineux, et que souvent même ils faisaient précéder son administration de l'emploi de la saignée, on pourra être en droit de conclure que le polygala n'était pour rien ou presque rien dans la guérison obtenue, et qu'elle devait être bien plutôt attribuée aux saignées et à l'emploi des mucilagineux et du lait.

Le polygala s'administre sous différentes formes. On peut préparer une décoction avec une once de sa racine bouillie dans deux livres d'eau. Sa poudre se donne à la dose d'un scrupule à un gros, sous forme de bols ou d'électuaire. On en prépare aussi un extrait, dont la dose est d'un demi-scrupule ; mais généralement ce médicament est fort peu usité.

2° POLYGALA DE VIRGINIE OU SÉNÉGA, SÉNÉKA, *polygala senega*. L. Rich., *Bot. méd.*, t. II, p. 756. Cette espèce croît dans l'Amérique Septentrionale. Sa racine, qui est bien plus fréquemment employée que celle de l'espèce précédente, nous est apportée sèche de cette partie de l'Amérique, et présente les caractères suivans : sa grosseur varie depuis celle d'une plume à écrire jusqu'à celle du petit doigt. Elle est irrégulièrement contournée sur elle-même, légèrement rameuse, beaucoup plus renflée dans sa partie supérieure, qui est le point d'où partaient toutes les tiges. Sa couleur est grisâtre à l'extérieur, blanche en dedans; elle offre sur l'un de ses côtés une ligne saillante; sa partie extérieure ou corticale est comme résineuse; son odeur est très-faible; sa saveur, d'abord douceâtre et mucilagineuse, devient ensuite un peu âcre, amère et irritante. Quand on en mâche une petite quantité, elle excite les glandes salivaires, et augmente leur sécrétion. Mise en contact avec la membrane pituitaire, sa poudre détermine l'éternument.

La racine de polygala, lorsqu'elle est fraîche et récente, a une odeur nauséeuse. En Amérique, elle jouit d'une très-grande réputation comme contre-poison dans la morsure des serpens venimeux. Mais en Europe, où nous ne l'avons que desséchée, on l'emploie spécialement à titre d'excitant, dans plusieurs circonstances. Donnée à faible dose, c'est-à-dire de six à dix grains en poudre, la racine de sénéga augmente la perspiration cutanée et pulmonaire. Si la dose est plus forte, comme de vingt-cinq à quarante grains, elle agit alors, soit comme émétique, soit comme purgative, et le plus souvent de ces deux manières à la fois. C'est principalement dans l'asthme et le catarrhe pulmonaire, à l'état chronique, qu'on fait le plus fréquemment usage de cette racine. Par son action stimulante, elle facilite l'expuition des matières visqueuses qui s'accumulent dans les voies aériennes. Mais ce n'est pas seulement dans le catarrhe chronique que ce médicament a été employé; de même que le polygala amer, on en a fait usage dans les diverses maladies des organes de la respiration, même à l'état aigu. Mais nous ferons ici la même observation que pour le polygala amer. C'est que, comme on joint toujours l'usage des émolliens à celui du polygala de Virginie, il nous paraît beaucoup plus rationnel d'attribuer les bons effets obtenus à leur usage.

Le polygala de Virginie a aussi été employé dans le croup, le rhumatisme chronique, l'aménorrhée et les hydropisies. Dans ce dernier cas, on doit en porter la dose assez haut, afin qu'il exerce spécialement son action sur les organes de la digestion, et qu'il détermine les effets de la purgation. On se sert généralement de la décoction de polygala de Virginie, que l'on prépare avec une once de la racine concassée, bouillie dans trois livres d'eau, et qu'on fait réduire d'un tiers. La poudre s'administre depuis dix jusqu'à quarante grains, suivant les effets qu'on veut produire. On peut aussi préparer un vin de polygala en faisant macérer quatre onces de cette racine dans une livre de vin; la dose est d'une à trois onces par jour.

En Allemagne, le polygala sénéga est employé intérieurement avec un très-grand succès dans le traitement des ophthalmies les plus intenses et même de celles qui sont produites par quelque vice intérieur, comme la syphilis, les scrofules ou le rhumatisme. On trouve, dans les *Archives générales de Médecine* (octobre 1826, p. 277), des observations d'Ammon, dans lesquelles cette racine, administrée en poudre à la dose de dix-huit à vingt-quatre grains par jour, a réussi à dissiper des inflammations violentes de l'œil, souvent accompagnées ou suivies de productions vasculaires de la conjonctive, d'hypopion, d'iritis, de ptérygyons ou autres accidens graves. Cette racine fait cesser des symptômes que, ni les saignées générales ou locales, ni les topiques, ni même les médicamens considérés comme spécifiques, tel que le mercure dans l'ophthalmie vénérienne, n'avait pu faire disparaître : on l'administre, soit en décoction, soit en poudre. Cette dernière forme paraît être la plus avantageuse. On y joint souvent le savon médicinal à une dose convenable, et l'on fait des pilules de trois grains, dont on administre dix par jour. Le savon doit entrer pour un tiers dans ces pilules.

Outre ces deux espèces, ce genre en renferme quelques autres qui jouissent de quelques propriétés médicales. Ainsi, le polygala commun, *polygala vulgaris*, L., est souvent substitué au polygala amer; mais il est bien moins amer et moins actif.

Dans son *Specimen materiæ medicæ brasiliensis*, le professeur Martius de Munich décrit et figure sous le nom de *polygala poaya* une espèce nouvelle de ce genre, dont la racine jouit de propriétés émétiques très-prononcées. Mais cette racine n'est point encore versée dans le commerce européen.

POLYGALÉES, s. f. pl., *polygaleæ*. Famille naturelle de plantes dicotylédones polypétales, à étamines hypogynes, qui a emprunté son nom du genre polygala, dont nous venons de parler dans l'article précédent. Ses caractères sont : un calice ayant de trois à cinq divisions; une corolle irrégulière, formée de trois à cinq pétales, réunies par leur base au moyen des filets staminaux. Les étamines, au nombre de huit, sont diadelphes; leurs anthères sont uniloculaires, et s'ouvrent par leur sommet. L'ovaire, qui est libre, a une ou deux loges, contenant chacune un ou deux ovules, devient une petite capsule, quelquefois légèrement charnue, à une ou deux loges monospermes, s'ouvrant en deux valves septifères.

Les polygalées sont des végétaux herbacés ou des arbustes d'un aspect agréable et d'un port élégant. Leurs feuilles sont simples et alternes; leurs fleurs sont généralement réunies au sommet des ramifications de la tige, et accompagnées chacune de deux bractées latérales.

Outre le genre polygala dont nous avons parlé précédemment, cette famille renferme encore entre autres le genre *krameria*, qui fournit la racine connue sous le nom de *ratanhia*. Elle offre une assez grande uniformité dans le mode d'action du petit nombre de médicamens qu'elle fournit à la thérapeutique. En effet, ces médicamens appartiennent tous à la classe des toniques. Les uns sont spécialement amers ou légèrement âcres, tels sont le polygala amer et le sénéga, ainsi que nous l'avons dit précédemment; les autres espèces de ce genre jouissent à peu près des mêmes propriétés. Ainsi, le polygala vulgaire, le polygala d'Autriche, parmi les espèces indigènes, le polygala rose dans l'Amérique Septentrionale, pourraient être substitués aux espèces que nous avons ci-dessus mentionées.

Quant aux espèces de *krameria*, leurs racines sont au contraire d'une très-grande astringence, ainsi qu'on le voit dans le ratanhia fourni au Pérou par le *krameria triandra*. La racine du *krameria ixina*, qui croît à Saint-Domingue, jouit absolument des mêmes propriétés. (A. RICHARD.)

POLYGONÉES, s. f. pl., *polygoneæ*. On appelle ainsi une famille de plantes appartenant à la classe des dicotylédons apétales à étamines périgynes. Cette famille se compose de végétaux généralement herbacés, ayant leur tige souvent fistuleuse et relevée d'angles ou de stries longitudinales; les feuilles alternes, pétiolées, développées en gaînes larges et membraneuses à leur base. Les fleurs sont généralement petites, verdâtres, disposées en grappes rameuses ou diversement groupées à l'aisselle des feuilles. Le calice ou périanthe simple est partagé en trois, cinq ou six divisions souvent persistantes; les étamines sont en nombre variable; il y en a six dans les oseilles, neuf dans les rhubarbes. L'ovaire est libre, simple, a une seule loge monosperme, est surmonté de deux ou trois stigmates. Le fruit est le plus souvent un akène triangulaire, recouvert par le calice persistant.

Cette petite famille est extrêmement remarquable par l'uniformité de sa composition chimique. Presque toutes les plantes qui la composent se font reconnaître par la saveur âpre ou acidule de leurs diverses parties; c'est ce que prouvent les racines de bistorte, de patience, de rhubarbe, les feuilles des diverses espèces d'oseille. Cette saveur est généralement due à l'acide oxalique, auquel se joint parfois une certaine quantité de tannin. Aussi la plupart des médicamens fournis par les polygonées sont-ils rangés parmi les astringens. Quant aux diverses sortes de rhubarbe, elles agissent de plus comme purgatives. Mais cette propriété n'appartient pas exclusivement à ce genre, on la retrouve encore dans la racine de plusieurs espèces du genre *rumex*, et entre autres dans le *rumex alpinus*, qui porte le nom de rhubarbe des moines.

Le fruit, dans toutes les polygonées, se compose d'un endosperme farineux d'une saveur douce et agréable. Aussi ces fruits, réduits en farine, servent-ils d'alimens, surtout ceux des espèces où ils acquièrent un peu plus de développement, comme dans le sarrasin, par exemple.

Une seule plante de cette famille y forme exception sous le rapport de ses propriétés; c'est le poivre d'eau (*polygonum hydropiper*, L.), dont toutes les parties sont d'une âcreté remarquable. (A. RICHARD.)

POLYPE, s. m., *polypus*, de πολὺς, beaucoup, et de ποῦς, pied. Excroissance développée sur les membranes muqueuses ou sur la peau, et dont la forme, le volume, la consistance, la structure varient. On ne considère communément les polypes que sur les membranes muqueuses; cependant certaines parties de la peau offrent quelquefois des excroissances en tout semblables aux polypes proprement dits. Ainsi, l'entrée des fosses nasales, du vagin, le conduit auditif externe, le prépuce, etc., présentent des tumeurs dont la structure ressemble à celle des polypes.

Le mot *polype* devrait être rayé du Dictionnaire de la médecine, parce que son sens n'est pas bien rigoureux, ni bien déterminé. On désigne communément sous ce nom des tumeurs d'apparence et de nature très différentes. Ainsi, quelle analogie établir entre les polypes vésiculeux, les tumeurs fibreuses, les sarcomes et les véritables cancers? Sous le rapport du siége, la même différence se rencontre, car la tumeur polypeuse est tantôt une végétation de la membrane muqueuse, tantôt une tumeur développée dans le tissu cellulaire sous-muqueux, tantôt, enfin, une production fibreuse du périoste ou du tissu recouvert par la membrane muqueuse. C'est ainsi que dans les fosses nasales, certains polypes fibreux viennent du périoste, du pharynx ou de l'antre maxillaire, et que beaucoup de polypes de l'utérus tirent leur origine de la substance propre de cet organe, et sont conséquemment étrangers à la membrane muqueuse.

Les excroissances vénériennes de la peau et des membranes muqueuses; les loupes et plusieurs autres tumeurs analogues, ne sont pas comprises dans la nombreuse série des productions polypeuses.

Beaucoup d'auteurs ne s'accordent pas sur la valeur du mot *polype*; les uns l'emploient dans un sens trop étendu, et d'autres dans un sens trop circonscrit. Les anciennes définitions se rapportent presque toutes aux polypes du nez, parce que les polypes des fosses nasales ont été les premiers connus des médecins. Galien, rapportant tout ce qu'il dit des polypes à ceux de cette partie du corps, définit le polype une excroissance charnue contre nature, qui vient dans les fosses nasales, et qui ressemble, sous le rapport de sa substance, aux polypes de mer. La définition de Celse est plus précise : suivant lui le polype est une caroncule, tantôt blanche, tantôt rougeâtre, qui s'élève des os des cavités nasales, les remplit, se porte fort en avant vers les lèvres, sort en arrière dans le pharynx, se montre derrière le voile du palais, et, par son accroissement, peut produire la suffocation du malade. Rarement ces polypes sont d'une substance dure et résistante; ils dilatent les fosses nasales, gènent la respiration, et doivent être distingués du cancer (καρκίνωδης) auquel il ne faut jamais toucher. Quelques modernes ont défini le polype une production accidentelle pédiculée, le plus souvent pyriforme, différant de structure et de consistance, dans toutes les cavités du corps, suivant les parties d'où elle prend naissance. Cette définition est vicieuse en beaucoup de points, puisque les polypes ne se développent pas dans une cavité; et bien souvent ils ne sont pas pédiculés; comme par exemple, les polypes fibreux de l'utérus, les polypes sarcomateux et cancéreux des fosses nasales, etc. Si l'on consulte les ouvrages d'Hippocrate, d'Aétius d'Amide, de Paul d'Egine, de Fabrice d'Aquapendente, de Stalpart Vander Wiel, on verra quel abus on a fait du mot polype, et quelles explications variées ont été données de ce terme. C'est encore par une extension vicieuse, qu'on a désigné sous le nom de polype du cœur et des vaisseaux sanguins, ces concrétions fibrineuses, ces caillots de sang, plus ou moins résistans, qui distendent les cavités du cœur, et principalement les cavités droites, ainsi que les gros troncs vasculaires.

L'expression polypous, πολυπους, est employée par Galien et Paul d'Egine, et ce dernier dit que ce mot convient, parce que le polype du nez envoie ses racines dans tous les points des fosses nasales, gêne la respiration et l'usage de la parole, de même que le polype de mer saisit les pêcheurs, et les étreint avec ses longs bras. Palucci croit trouver la raison du mot polype, appliqué à certaines tumeurs morbides, dans la faculté qu'ont les excroissances polypeuses de se reproduire après avoir été extirpées, comparées à la faculté régénératrice des polypes de mer. D'autres médecins ont cherché à établir l'analogie entre les polypes dont nous parlons et les polypes de mer, par la multitude de racines qu'ils donnent aux premiers et qu'ils comparent aux bras des polypes marins. Levret a judicieusement fait remarquer que les excroissances polypeuses n'ont qu'une racine, et que les prolongemens qui entourent le pédicule ou la base de la tumeur ne sont que des fausses membranes, des vaisseaux nourriciers de la tumeur ou d'autres polypes moins volumineux.

Pendant long-temps, on n'a admis que deux espèces de polypes; 1° les muqueux ou vésiculeux; 2° les sarcomateux. Aujourd'hui, on reconnaît assez généralement cinq sortes de polypes; 1° les vésiculeux; 2° les sarcomataux; 3° les granuleux; 4° les fongueux; 5° les fibreux.

Les premiers se composent d'un tissu mou, homogène, contenant dans ses cellules un liquide qui s'écoule lorsqu'on comprime et déchire ces végétations; par-là leur volume se réduit considérablement, et il ne reste qu'une membrane mince, pellucide, muciforme. La surface de ces polypes est en général un peu inégale; elle offre des vaisseaux déliés, isolés, qui n'existent pas dans l'intérieur de la production. Leur couleur est d'un gris blanchâtre ou légèrement jaunâtre; ils sont communément supportés par un pédicule; leur forme varie et se règle sur la cavité dans laquelle ils se développent; leur développement est d'ordinaire rapide; ils sont hygrométriques, c'est-à-dire qu'ils grossissent lorsque l'atmosphère est humide, et diminuent de volume lorsque le temps est sec; ils sont le plus souvent multiples, ils ne s'enflamment que difficilement, et ne dégénèrent presque jamais.

En comprenant les autres espèces sous le nom de polypes solides, nous dirons que les fongueux et les sarcomateux ont un aspect plus ou moins rouge ou bleuâtre, suivant le nombre de vaisseaux qui s'y ramifient; qu'ils paraissent être revêtus d'une membrane luisante assez solide. Leur surface est ou unie, ou sillonnée d'entailles, ce qui provient sans doute de la déchirure du feuillet membraneux par lequel ils sont recouverts. Leur substance consiste en une masse homogène, un tissu cellulaire très-dense, que des stries fibreuses divisent en lobes particuliers. Ordinairement, la base du polype est étroite, et sa forme ressemble à celle d'une poire. Le plus souvent, ces polypes ne sont fixés que sur un seul point, d'autres fois cependant il y a plusieurs racines implantées dans la membrane muqueuse, et tirent la nourriture de la tumeur des tissus sous-muqueux. Ces polypes croissent plus lentement que les premiers, ils n'acquièrent pas un très-grand volume, ils saignent fréquemment, soit sans cause connue, soit par le moindre contact, la plus légère irritation. Les premiers sont indolens, ou ne causent de douleur que par leur volume, par leur pression sur les tissus voisins, tandis que les seconds sont assez communément douloureux : les douleurs sont lancinantes, et ils se terminent en passant à une dégénérescence cancéreuse, qui produit la mort du malade.

Sous le nom de polypes durs, nous avons compris les quatre dernières espèces de polypes; mais chacune d'elle ayant des caractères propres, nous allons rapidement signaler les principaux.

Les polypes sarcomateux appartiennent surtout aux fosses nasales, aux gencives, à l'utérus, au col de cet organe, à la vessie, au rectum. Leur base est le plus ordinairement large, leur surface d'abord lisse, puis inégale, violacée; leur consistance assez grande dans la première période, va en diminuant; ces polypes se ramollissent, s'ulcèrent, donnent du pus sanieux, ichoreux, mêlé parfois à beaucoup de sang. Ils ne bornent pas leurs ravages à la membrane muqueuse, mais ils les étendent aux cartilages, aux os, à toutes les parties molles environnantes, en détruisent la substance après l'avoir ramollie, et causent la mort des malades.

Les polypes granuleux sont moins fréquens; nous ne les avons rencontrés que dans les fosses nasales, la cavité de l'utérus et celle de la vessie. Peu volumineux, ils occupent une grande surface, et paraissent sous la forme de grains blanchâtres, jaunes, ou légèrement rosés, à pédicule très-mince, et lorsqu'ils sont confluens, on peut les comparer, pour leur aspect, aux végétations vénériennes vulgairement connues sous le nom de choux-fleurs. Ils se détachent facilement de la surface à laquelle ils tiennent; leur substance paraît être homogène. Une membrane très-mince les recouvre, et leur tissu blanchâtre ne laisse pas voir de vaisseaux bien distincts. Ils croissent lentement, s'agglomèrent les uns aux autres, font éprouver peu de douleur, mais ils finissent par dégénérer en cancer, et cette métamorphose est prompte et rapide, si ces végétations sont traitées par des irritans, des caustiques ou des escarrotiques.

Les polypes fongueux sont beaucoup plus connus que les précédens; ils appartiennent surtout aux membranes muqueuses, et, dans beaucoup de cas, ils sont unis et confondus avec les polypes sarcomateux, lorsque ceux-ci sont ulcérés et qu'ils dégénèrent.

Étrangers aux membranes muqueuses, sous lesquelles et quelquefois loin desquelles ils naissent et se développent, les polypes fibreux appartiennent principalement au tissu albuginé dont ils ne sont qu'un développement ou une hypertrophie. Si ces productions font saillie dans les fosses nasales ou dans la cavité de l'utérus, elles tirent cependant leur origine de points plus ou moins éloignés : ainsi, nous avons plusieurs fois observé, et dans quelques cas extrait des polypes fibreux du nez ou de la bouche, dont le pédicule s'implantait dans les sinus maxillaires, dans la fosse zygomatique ou dans le pharynx, particulièrement vers les apophyses ptérigoïdes ou sur l'apophyse basilaire de l'occipital.

De même nous avons vu des polypes fibreux paraître à la vulve, ou distendre considérablement le vagin, et dont le pédicule sortait par l'orifice vaginal de l'utérus, et s'implantait sur le fond de cet organe, en se confondant avec sa propre substance. Nous avons reconnu dernièrement une tumeur de ce genre, venant de la face postérieure de l'utérus, et qui se portait sous le rectum, dont elle comprimait la paroi antérieure, effaçait sa cavité, et s'opposait à l'issue des matières fécales.

Ces polypes peuvent être essentiellement fibreux, ou leur

substance être composée de fibres albuginées et d'autres élémens. Ceux de l'utérus offrent assez souvent cette nature mixte, mais les polypes de la bouche, du nez, ceux du pharynx et de la fosse zygomatique sont essentiellement fibreux, et leur tissu peut être, sous le rapport de l'apparence et de l'arrangement des fibres, comparé à la substance des tendons. Les membranes muqueuses, par lesquelles ces productions sont parfois recouvertes, ne sont donc que des enveloppes d'emprunt, et sous ce rapport, les polypes fibreux diffèrent essentiellement des polypes muqueux ou vésiculeux. Parfois, cependant, le feuillet muqueux est si aminci par la distension, qu'il est à peine distinct; dans d'autres circonstances, au contraire, la membrane muqueuse a pris une épaisseur plus grande, et peut être aisément séparée de la masse fibreuse qui la soulève. Ces deux états se voient surtout sur les polypes fibreux de l'utérus. Lorsque ces productions sont essentiellement fibreuses, elles ne dégénèrent que très-difficilement, et les accidens qu'elles causent tiennent beaucoup plus à une action mécanique qu'à une altération de tissu. La marche de ces tumeurs est lente; elles déplacent ou usent toutes les parties qui s'opposent à leur accroissement, mais elles n'exposent, ni aux hémorrhagies lorsque la membrane muqueuse n'est pas ulcérée, ni aux suppurations et aux écoulemens ichoreux et fétides qui caractérisent d'autres espèces de tumeurs polypeuses.

On a longuement disputé sur la question de savoir si chaque polype est couvert d'une membrane propre, ou s'il ne fait qu'emprunter une enveloppe à la membrane par laquelle la cavité où se développe le polype est tapissée. Il faut peut-être attribuer la divergence d'opinion à ce qu'on a mis au rang des polypes les sarcomes, les fongus, etc. Il paraît tout naturel d'admettre que chaque polype doit avoir sa membrane, car du tissu cellulaire ne pourrait jamais prendre une forme aussi régulière qu'est constamment celle des polypes. C'est pourquoi nous pensons qu'il faut écarter de la liste des polypes les productions charnues non pédiculées, et que Levret nomme vivaces. Ces productions diffèrent des polypes proprement dits, par leur forme irrégulière, par leur régénération continuelle, lorsqu'elles ont été enlevées de quelque manière que ce soit; elles en diffèrent aussi parce qu'elles n'ont pas de membrane, qu'elles ne croissent pas sur une membrane saine, mais parce qu'elles s'élèvent d'anciens ulcères tourmentés par des opérations, et surtout par des caustiques ou par le fer incandescent. Elles passent très-facilement à l'état d'induration ou de squirrhe, puis de ramollissement, de cancer et de carcinome.

Un autre point qui est nié par les uns et affirmé par les autres, c'est l'existence des vaisseaux. Mais n'est-il pas bien reconnu aujourd'hui qu'aucune partie organisée, qu'aucun tissu ne peut vivre, s'accroître, sans que des vaisseaux y apportent de la nourriture ? Ou ces vaisseaux se distribuent seulement dans la membrane d'enveloppe, et la substance contenue dans le kyste membraneux n'est qu'une sécrétion, ou les vaisseaux appartiennent et à l'enveloppe et au tissu continu, et dans ce cas, des vaisseaux nombreux, très-ramifiés, quelquefois d'un gros calibre, pénètrent le polype, et se distribuent dans toutes ses parties. Levret avait déjà signalé l'existence des vaisseaux de la surface des polypes ; il a même décrit des dilatations variqueuses, dont quelques-unes avaient jusqu'à un quart de ligne de diamètre. Ce mot variqueux indique assez qu'il regardait ces productions vasculaires comme étant de nature veineuse. Eschenbach affirme avoir senti des pulsations distinctes à la racine d'un polype. Stark croit que, dans ce cas, le polype avait son siége sur une artère de l'utérus, et Meissner pense qu'Eschenbach a été induit à erreur par la pulsation de son doigt, ce qui est très-facile lorsque le bras se trouve dans une position incommode pour exercer le toucher. Est-il nécessaire d'aller chercher la preuve de l'existence des vaisseaux dans ce qui arrive après la ligature des polypes, et d'attribuer le gonflement de ces tumeurs à ce que le sang veineux ne peut plus sortir de la tumeur, tandis qu'il continue à y arriver par les artères ? Cette turgescence n'est jamais que momentanée, car peu après l'application méthodique d'une ligature, les polypes se flétrissent. Ne savons-nous pas que dans toutes les productions accidentelles, même dans les fausses membranes, et en général dans toutes les tumeurs qui sont des produits d'une inflammation ou d'une sub-inflammation, les vaisseaux se développent constamment ? C'est ce que nous avons démontré dans un autre article ; c'est ce que vient récemment de mettre hors de doute, par ses belles recherches expérimentales, M. Kaltenbrunner (*Experimenta circa statum sanguinis et vasorum in inflammotione*, 1826) ; c'est enfin ce que l'observation nous a souvent démontré. Dans les polypes vésiculeux, nous avons mainte et mainte fois observé des vaisseaux sur la membrane d'enveloppe, en les examinant immédiatement après leur arrachement ou leur ligature, surtout si l'on mettait les polypes dans de l'eau tiède. C'est ce que nous avons reconnu sur des polypes sarcomateux ou fongueux; c'est enfin ce que la dissection nous a démontré sur deux polypes fibreux, extraits dernièrement, à l'Hôtel-Dieu, de la matrice de deux femmes qui étaient venues se faire traiter dans cet hôpital. L'une de ces tumeurs était plus volumineuse que la tête d'un homme adulte; elle a été modelée en cire, et déposée dans le Muséum de la Faculté. Nous avons vu dans la dissection de cette tumeur fibreuse une membrane d'enveloppe de nature muqueuse, et de nombreux vaisseaux d'un gros calibre, des veines surtout, qui pénétraient cette énorme production morbide. M. Meissner, auquel nous devons le traité le plus complet sur les polypes, ne croit pas devoir admettre l'existence de véritables vaisseaux sanguins dans les polypes. Suivant lui, on ne peut pas, à l'aide du scalpel, séparer un seul vaisseau sanguin régulier dans la substance du polype; mais le tissu cellulaire lui-même forme les parois de canaux *sanguinifères* ou *hématophores*. En admettant que les organes chargés de la circulation sanguine dans les polypes ne soient pas semblables aux veines et aux artères des tissus sains, ne pouvons-nous pas dire que ces canaux circulatoires, appartenant dans les polypes à une période peu avancée de la formation organique, ressemblent aux artères et aux veines normales, à cette même période de leur formation et de leur développement?

En admettant une véritable circulation dans les polypes, d'où viendraient les hémorrhagies? L'écoulement de sang devra être d'autant plus facile lors de quelque solution de continuité de la tumeur que le système vasculaire de ces productions est d'une organisation moins parfaite, et que conséquemment la résistance des vaisseaux doit être moins grande. Walter se prononce aussi en faveur de l'opinion d'après laquelle le polype utérin est formé de tissu cellulaire, sans vaisseaux réguliers; il pense que les vaisseaux placés à la face interne de l'utérus versent du sang dans le polype, sans qu'il s'y fasse une véritable circulation. — L'examen anatomique des tumeurs répond à tous ces raisonnemens et à toutes ces suppositions; il démontre en effet l'existence de vaisseaux dans les tumeurs polypeuses ; mais ces vaisseaux n'ont ni une régularité, ni une résistance dans leurs parois qu'on puisse comparer au système vasculaire normal parfait.

Rien n'est plus obscur à déterminer, en général, que la cause prochaine des maladies ; nous pouvons faire l'application de cette vérité à l'histoire des polypes. On a placé cette cause dans une modification du *nisus formativus*, de la force végétative des tissus résultant d'une irritation continue, dirigée sur tel ou tel système organique, et particulièrement ici, sur les membranes muqueuses, d'où résultent des productions nouvelles, fournies par les tissus situés plus profondément que les membranes muqueuses elles-mêmes. . . . .

Les polypes appartiennent à tous les âges, aux deux sexes et à toutes les constitutions. Cependant, ils sont plus communs dans l'âge adulte que pendant l'enfance et la vieillesse. Les polypes utérins se font principalement observer après la cessation des menstrues. On regarde communément comme causes occasionelles de ces productions les affections syphilitiques atténuées par des traitemens imparfaits, les maladies scrofuleuses, une irritation continuelle portée sur une membrane muqueuse. C'est peut-être à cette dernière circonstance qu'on doit le développement plus fréquent des polypes sur les confins des systèmes cutané et muqueux. . . .

Le pronostic se règle sur la nature, la forme, le volume, le siége des polypes. Les polypes muqueux ont en général peu de gravité, et sont plus faciles à traiter et à guérir que les polypes durs. Plus ces productions morbides sont résistantes, plus on doit craindre leur dégénérescence cancéreuse. Si cette métamorphose s'est une fois établie, il est difficile d'obtenir la guérison. Le traitement, soit qu'on arrache, soit qu'on lie ou qu'on cautérise le polype, présentera d'autant plus de difficultés, que la base de la tumeur sera plus large, plus profonde et moins accessible à l'instrument de l'opérateur. Lorsqu'on peut arriver, non-seulement à l'insertion du pédicule du polype, mais encore lorsqu'on peut attaquer sans crainte le tissu duquel s'élèvent les racines de la tumeur, alors on est dans les meilleures conditions pour la destruction de la maladie. Schreger a, dans ces derniers temps, appelé l'attention des praticiens sur une complication des polypes des membranes muqueuses avec la *télangiectasie* ou le développement du système vasculaire capillaire; état que les Anglais ont nommé *anévrysme par anastomose*. Cette complication appartient surtout aux cas dans lesquels les polypes ont été précédés par une inflammation et un boursouflement de la membrane muqueuse avec écoulement de mucosités. Cependant, la télangiectasie ne se développe pas dans tous les cas où les circonstances dont nous venons de parler ont existé. Les signes de cette télangiectasie sont un écoulement de mucus mêlé de sang, la diminution de l'espace tapissé par la membrane muqueuse, et particulièrement des fosses nasales; une couleur rouge, souvent violette, non-seulement du polype, mais encore de sa racine, de ses points d'insertion et de la membrane muqueuse environnante. Une tension plus considérable des parties, et souvent des hémorrhagies au moindre contact; circonstance qui fait ressembler ces polypes au sarcome, duquel il diffère essentiellement.

On obtient la guérison des polypes : 1° par l'arrachement; 2° par la section ou l'excision; 3° par la ligature; 4° par la cautérisation.

L'arrachement était connu des anciens; Aétius en fait mention, et il a été recommandé par Dionis, Junker, Heister, etc.

Aëtius saisissait le polype avec une pince, puis l'arrachait et appliquait ensuite sur la plaie une liqueur astringente. Fabrice d'Aquapendente procédait à peu près de la même manière : il embrassait d'abord la racine du polype avec une pince, la tiraillait légèrement pour la relâcher, puis il en opérait l'arrachement. Il parle d'un instrument de son invention, avec lequel on peut à la fois saisir le polype, le diviser et l'extraire. Levret rapporte plusieurs cas dans lesquels l'arrachement a suffi pour détruire les polypes.

Cet arrachement se fait avec des pinces à pansement, appropriées, à longues branches, droites ou courbes, offrant de petites cuillers à leurs extrémités, dont la cavité est hérissée d'inégalités ou de pointes, et quelquefois dont le fond est percé. Cette méthode de traitement convient principalement pour les polypes des fosses nasales, du conduit auditif externe, du vagin, encore faut-il qu'ils aient peu de volume, qu'ils soient vésiculeux, peu consistans. Les polypes de l'utérus, les polypes fibreux, sarcomateux, fongueux ne peuvent pas être arrachés.

Il serait difficile de donner sur l'arrachement, la résection, l'ablation, la ligature, les cautérisations, des préceptes généraux, et d'indiquer également, d'une manière générale, les méthodes opératoires. Nous nous exposerions d'ailleurs à des répétitions; c'est pourquoi nous préférerons entrer de suite dans l'histoire des polypes considérés dans chaque région du corps en particulier.

1° *Polypes du nez.* — Cette affection était désignée, par les anciens, sous les noms de *caruncule, sarcoma, hypersarcoma, etc.* Ces polypes du nez peuvent appartenir aux différens genres d'excroissances dont nous avons parlé plus haut. On a divisé ces polypes d'après leur siége et leur structure. Sous le premier rapport, ils peuvent naître des fosses nasales proprement dites, des sinus frontaux, maxillaires, etc.; sous le second rapport, ces polypes sont muqueux, et consistent alors en un petit prolapsus de la membrane muqueuse du nez. Heister croyait que ces polypes dépendaient du développement d'une petite glande ou crypte muqueux, dont l'orifice est d'abord bouché, qui s'oblitère ensuite. Ce follicule grossit par l'accumulation de la matière continuellement sécrétée, la tumeur tend à se déplacer, à se porter en arrière en obéissant à son propre poids, ou à prendre la forme conique que nous lui connaissons. Nessi a donné une explication analogue de la formation des polypes muqueux des fosses nasales; Deschamps fils a expliqué l'origine des polypes dont nous parlons, en disant qu'ils ne naissent pas du tissu fibreux sous-muqueux, mais du tissu cellulaire placé entre le périoste et la membrane muqueuse, par suite d'un relâchement de cette membrane, ou par l'effet d'un corps qui croît derrière elle. Cette espèce de polype change de volume, suivant l'état humide ou sec de l'atmosphère. L'air est-il chargé d'humidité, le polype se gonfle et se tuméfie, tandis qu'il s'affaise et se flétrit, si l'air est sec.

Les polypes charnus sont rouges, également mous ou rénitens et indolens. Ils paraissent insensibles, mais le malade sent distinctement lorsqu'on les touche, et seulement parce que les parties sur lesquelles ils sont assis sont mises en mouvement en même temps que le polype. Ils se développent sur tous les points des fosses nasales, mais le plus souvent sur les cornets. — Les polypes sarcomateux sont moins fréquens que les précédens, et leur structure est la même partout, c'est pourquoi nous ne reviendrons pas ici sur cette partie de leur histoire. Il en est de même des *fibreux*, qui appartiennent moins aux fosses nasales qu'aux fosses zygomatique, temporale, massétérine, pharyngienne, etc.

Quoique tous ces polypes puissent être distingués à la simple inspection, néanmoins ils peuvent être méconnus dans leur origine, de sorte qu'on ne les reconnaît le plus souvent que lorsqu'ils ont atteint un assez grand volume. Les incommodités qu'ils occasionent, d'abord légères, ne sont que de l'enchiffrénement, du coryza, de la pesanteur de tête, de l'embarras dans les fosses nasales; l'odoration s'émousse, s'affaiblit, il se fait par le nez un écoulement séro-muqueux, le malade est souvent obligé de respirer par la bouche, la céphalalgie frontale et syncipitale augmente, le malade se plaint d'une douleur gravative aux yeux, aux paupières. L'indisposition diminue pendant les temps secs, elle augmente pendant les temps humides. A cette période de la maladie, il n'y a souvent qu'une narine de prise, l'autre reste libre. Cependant nous avons vu les polypes vésiculeux affecter simultanément l'une et l'autre narine. Dans les polypes fibreux, sarcomateux, fongueux, etc. lorsque la deuxième narine est prise, c'est moins par le développement des polypes que par le déjettement de la cloison médiane, ou refoulement de cette lame osseuse et cartilagineuse d'un côté sur l'autre. Peu à peu le nez change de forme, il est épaté, la face elle-même change d'apparence, d'expression, de forme. La narine du côté malade se gonfle, la cloison est poussée sur la cavité opposée, le nez devient oblique. Lorsque le gonflement devient considérale, la difformité porte sur tout le visage, parce que la peau est tirée pour recouvrir la tuméfaction du nez. Le même tiraillement se voit pour la commissure labiale et palpébrale. Un écoulement séreux, muqueux, sanguinolent, se fait par la narine affectée, quelquefois il y a des hémorrhagies abondantes. Les incommodités sont encore plus grandes, si le polype est tellement volumineux qu'il occupe non-seulement toute une narine, mais encore oblitère l'autre en déjetant la cloison, ou si des tumeurs polypeuses existent dans les deux cavités nasales. Alors la respiration est gênée, difficile, et ne peut se faire que par la bouche; alors la langue est habituellement sèche, ainsi que le pharynx. La sécrétion de la mucosité et de la salive n'est bientôt plus assez abondante pour la mastication et la déglutition; ces opérations deviennent difficiles, et les digestions sont laborieuses.

Si les polypes, au lieu de se porter en avant et de paraître par les narines, se dirigent en arrière et se prolongent dans le pharynx, ils compriment le voile du palais et la luette, rendent la déglutition et la respiration laborieuses, il survient des accès de suffocation, surtout pendant la nuit. A ces tourmens se joignent encore la perte de l'odorat et du goût; les larmes, ne pouvant plus passer par le canal nasal, refluent par les points lacrymaux, coulent sur les joues; les yeux sont rouges, saillans, quelquefois la vue s'affaiblit; enfin le malade exhale une odeur d'une fétidité repoussante. La voix est nasillarde, et pendant le sommeil il y a un ronflement très-fort.

Lorsque les polypes sont parvenus insensiblement à écarter les parois osseuses du nez, à causer de l'inflammation, des douleurs violentes avec suppuration sanieuse, ichoreuse, et avec carie, alors une fièvre générale et symptomatique s'allume, les parties affectées deviennent gangréneuses, et le malade succombe.

On accuse généralement la syphilis, les scrofules, le scorbut, l'arthritis, les hémorrhagies habituelles supprimées, les exanthèmes répercutés, d'être les causes les plus fréquentes des polypes dans les fosses nasales : c'est possible; cependant, dans beaucoup de cas, ces productions pathologiques surviennent sans cause connue, ou paraissent dépendre d'irritations ou de violences locales. Des coups, des chutes sur le nez, l'action de gratter le nez avec les ongles, d'arracher les poils qui se dévéloppent à l'entrée des narines, sont les causes les plus ordinaires.

Si nous en exceptons les polypes vésiculaires, nous pouvons affirmer que les polypes du nez sont en général plus graves que ceux de l'utérus. Dans le nez, les polypes sont quelquefois difficilement accessibles aux instrumens du chirurgien. Les polypes squirreux, sarcomateux, granuleux, se laissent difficilement saisir; leur base est large, et l'on ne peut pas aisément l'embrasser, soit avec l'instrument, soit avec une ligature.

Si l'on pouvait admettre que des causes internes et générales produisissent les polypes, c'est aux remèdes appropriés pour combattre ces causes qu'il faudrait recourir avant d'en venir à un traitement local. Celui-ci peut consister en cautérisation, soit avec le fer rouge, soit avec les caustiques proprement dits. Les caustiques étaient le moyen de prédilection des anciens; ils employaient la chaux, l'huile de tartre par défaillance, l'alun calciné, la poudre de sabine seule ou unie à des sulfures arsénicaux, le précipité rouge, le vitriol bleu, la pierre infernale, le beurre d'antimoine, les acides minéraux, etc., avec lesquels ils touchaient la partie proéminente des polypes. Afin d'empêcher les parties saines d'être lésées, on enduisait la narine qui renfermait le polype d'onguent de litharge, ou bien on la couvrait d'un emplâtre. Ensuite, on introduisait un tube de métal jusqu'au polype, et par le tube, on passait un pinceau enduit d'un caustique avec lequel on touchait le polype. Après cette opération, de l'eau était injectée à plusieurs fois dans la fosse nasale affectée, pour calmer l'irritation et pour entraîner les portions du caustique qui seraient restées sur les surfaces.

L'usage du fer rouge, dans la vue de provoquer la suppuration des polypes, est déjà très-ancien. Pour faciliter cette opération, jadis on portait dans l'organe malade un *speculum nasi*, et cherchant de la sorte à dilater la cavité, on introduisait ensuite un tube ou canule métallique, qui servait de conducteur à la tige de fer incandescent, et qui protégeait les parties sur lesquelles on ne voulait point agir. Les Arabes et les arabistes ont employé, dans ces cas de polypes des fosses nasales, le feu sur tout autre point que sur le siége de la maladie. En produisant une escarre sur le front, ils croyaient détruire par le feu toute disposition à la production du polype. Albucasis recommande de faire trois escarres à la partie antérieure de la tête, au-dessus des sourcils, et cette méthode a reçu l'approbation de Marc-Aurèle Séverin! Les modernes rejettent, dans presque tous les cas de polypes des fosses nasales, et les caustiques escarrotiques, et le cautère actuel. Quelqu'insolite que soit aujourd'hui l'emploi du fer rouge contre les polypes, cependant il est des circonstances où l'on est contraint d'y recourir. Tel est le cas rapporté par Richter (*Biblioth. de chir.*, vol. 4, cah. II, p. 319), c'était un polype globuleux, à base large, dûr, résistant, ne pouvant être saisi, ni par les pinces, ni par des ligatures, saignant au moindre attouchement. Richter le détruisit par le fer rouge. Acrel a aussi démontré par son expérience, que, lorsqu'aux polypes se joint la carie des os, le cautère actuel peut être d'un grand secours. Il portait le fer rouge dans une canule qui était elle-même entourée de linges mouillés. Cependant, c'est avec grande circonspection qu'il faut se servir du feu. L'importance des parties, le grand nombre de nerfs dont elles sont parcourues, la proximité du cerveau, sont de justes sujets de crainte.

La résection des polypes des fosses nasales est une méthode connue des anciens; Celse en parle convenablement, et elle a été suivie pendant plusieurs siècles. On introduisait dans le nez une spatule d'acier, et lorsqu'on était arrivé au pédicule, on le divisait en ayant soin de ne pas couper les cartilages ou les autres parties importantes du nez; et c'est déjà, d'après l'aveu de Dionis, très-difficile à éviter. Des tenailles incisives remplacèrent la spatule à bords tranchans. Arétée, Marc-Aurèle Séverin, furent les premiers à se servir de ces tenailles. Nessi employa ensuite un bistouri boutonné, à lame étroite de deux pouces de longueur, et un peu concave sur son tranchant.

Un moyen assez ingénieux pour détruire les racines et tous les vestiges des polypes dans le nez, a été proposé par Celse, Albucasis et Paul d'Egine. Il consiste à pratiquer sur une ficelle, des nœuds à un pouce de distance les uns des autres, à faire passer un bout du cordon, à l'aide d'une sonde, dans le nez, pour le ramener par la bouche, et à détruire l'insertion du polype, en promenant, à la manière d'une scie, ces nœuds sur la la surface de laquelle s'élevait le polype. Fabrice d'Aquapendente fit voir l'insuffisance de cette méthode opératoire, elle fut dès lors abandonnée.

L'excision des polypes expose à des écoulemens de sang, par fois très-dangereux, et c'est pour cette raison que beaucoup de praticiens n'osent point en faire usage.—Pour arrêter les hémorrhagies qui succèdent à l'action de l'instrument tranchant, on avait soin de faire des injections avec des liqueurs astringentes, styptiques, etc. Ledran le premier chercha à les arrêter par la compression, et proposa le tamponnement des fosses nasales et des narines. D'autres médecins proposèrent les injections dessicatives, mais leur emploi est dangereux, parce que les substances injectées peuvent tomber dans l'arrière gorge, les voies de la respiration ou de la digestion, et y causer des accidens.

La crainte des hémorrhagies a fait préférer l'arrachement à

l'excision, parce qu'une plaie, produite par arrachement, saigne peu ou point. Mais on peut reprocher, à cette dernière méthode, la destruction de la membrane muqueuse dans une certaine étendue, la dénudation de l'os et par suite la carie.

L'*arrachement des polypes du nez*, dont Fabrice d'Aquapendente s'attribue la gloire de la découverte, mais dont Nicolas Florentinus, Marc-Aurèle Séverin et Dionis, en attribuent avec raison l'honneur à Albucasis, est la méthode le plus généralement adoptée et employée. Pour exécuter cette opération, on plaçait le malade en face du jour, la tête renversée en arrière, de manière à faire arriver les rayons lumineux dans la fosse nasale et sur le polype. L'opérateur prenait un *speculum nasi*, et dilatait la narine pour que la pince pût y être introduite, et saisir convenablement le polype par sa base. Alors on serrait la pince, on la tournait sur son axe, en l'attirant légèrement au dehors. On procédait de la même manière quand le polype descendait en arrière dans le pharynx, par l'ouverture des fosses nasales, avec cette différence qu'alors la tumeur était extraite par la bouche. Si le polype était bifurqué de manière à ce qu'une branche se dirigeât en avant, et l'autre en arrière, on arrachait d'abord la portion la plus volumineuse. Petit et Lafaye ont proposé, pour exécuter plus commodément l'arrachement, d'inciser avec le bistouri le voile du palais, afin d'arriver par la bouche jusqu'au pédicule, et même jusqu'à l'insertion du polype, si elle est en haut et en arrière. Dans quelques cas, la tumeur déprime tellement le voile du palais, qu'il est impossible de pratiquer l'opération par les fosses nasales, et qu'en opérant par la bouche, il faut diviser le voile du palais jusqu'à la voûte. Ce conseil a été donné par plusieurs praticiens, et principalement par Nessi.

Morand faisait toute l'opération avec les doigts, et il agissait plutôt par *propulsion* que par *avulsion*. Il introduisait le doigt indicateur d'une main dans les fosses nasales, et le même doigt de l'autre main dans la bouche, et le faisait arriver jusque derrière le voile du palais; alors, pressant le polype tantôt en avant, tantôt en arrière, il détachait le polype par ces mouvemens alternatifs, ou bien son pédicule ainsi contus et froissé se séparait de la membrane muqueuse, et le polype était rendu, soit par fragmens, soit en totalité.

Le mode d'opérer le plus généralement reçu de nos jours est l'arrachement, et quoique plusieurs praticiens paraissent redouter les hémorragies, elles ne sont jamais abondantes, et le déchirement de la membrane muqueuse est peu considérable, si l'on fait en même temps, et un mouvement de torsion et une traction. On croit que les polypes arrachés repullulent beaucoup moins que ceux qui sont excisés ou liés.

La ligature est le dernier mode chirurgical de traiter les polypes du nez, dont nous ayons à parler. Hippocrate avait conçu la possibilité de lier les polypes; les modernes n'ont fait qu'inventer les instrumens nécessaires pour faire cette ligature. Glandorp prétend même qu'Hippocrate liait les polypes du nez avec un fil de soie fortement ciré, avec lequel il embrassait la base du polype, le plus près possible de son insertion, et qu'il coupait ensuite tout près de la ligature. Heister se prononce en faveur de la ligature, mais il désapprouve la résection consécutive, préférant laisser tomber la tumeur d'elle-même. Lorsqu'une seule ligature ne suffit pas pour déterminer la séparation du polype, il faut, suivant lui, en appliquer successivement plusieurs. Pour passer une anse de fil autour du polype, Heister se servait par fois d'une aiguille courbe, mousse à son sommet, où un chas recevait un fil. L'autre extrémité de cette aiguille était reçue dans un manche de bois. Pour se servir commodément de cet instrument ainsi préparé, il faut que le polype soit situé à la partie antérieure des fosses nasales. Gorter recommande une opération analogue, et pour passer l'anse de fil, il propose de se servir d'un fil de plomb, et de ne pas nouer les bouts, mais de les tordre, afin de pouvoir chaque jour donner un nouveau degré de constriction. Cette méthode fut accueillie, et elle est un véritable perfectionnement, puisqu'on peut à volonté augmenter ou diminuer la compression, sans employer de nouvelles ligatures. Une méthode indiquée par les anciens, et décrite par Dionis, est celle dans laquelle on emploie une grande aiguille courbe, de plomb ou de laiton, portant un fil de soie ciré, dans le milieu duquel est un nœud coulant qu'on met sur le bord d'une petite pince à bec de corbin, comme si l'on voulait faire la ligature du bout d'un vaisseau. On saisit la tumeur avec ce bec de corbin, puis on fait couler jusqu'à la base de cette excroissance le nœud dont on la serrera, après qu'on aura passé l'aiguille par la narine, et qu'on l'aura retirée par le palais. Cette aiguille amenant avec elle un des bouts de fil, on le retirera en même temps qu'on tiendra l'autre bout qui sera sorti du nez, et en serrant chaque jour le fil, on fera à la fin tomber le polype. Dionis finit par reconnaître que ce procédé est d'une exécution difficile. — Cheselden faisait la ligature, et n'employait pour la pratiquer qu'un fil métallique un peu fort, dont il faisait passer un bout autour du pédicule du polype.

C'est à Levret que la science est le plus redevable pour les meilleurs procédés de pratiquer la ligature des polypes. Il a appliqué aux polypes du nez plusieurs de ses instrumens destinés à lier ces excroissances dans d'autres parties, et c'est à lui que nous devons le cylindre simple et le double cylindre. C'est un tube simple ou double, long de trois pouces, portant deux anneaux à son bout inférieur, pour y fixer les extrémités de la ligature. L'instrument de J. Hunter, qui est encore employé par quelques chirurgiens, est le même que celui de Nessi.

Rodérick a imaginé un instrument qu'il a d'abord employé pour la ligature des polypes utérins; il consiste en une rangée de petites boules, comme de gros grains de chapelet, percées à leur centre pour laisser passer un double fil. Cet instrument a été modifié par plusieurs praticiens, d'abord par Bouchet père, chirurgien de Lyon, et par Sauter. D'après les modifications qu'il a reçues de ce dernier chirurgien, cet instrument est composé de deux tiges de baleines, et d'un fil de soie qui traverse trente-huit petites boules, pareilles aux grains d'un chapelet : deux conducteurs, ou porte-nœuds, dont la longueur est de neuf pouces environ, offrent à leur partie supérieure une échancrure assez grande pour recevoir une anse de fil, et pour que ce fil puisse y glisser librement, sans qu'il s'en échappe lorsqu'on n'emploie point un certain degré de force. Le serre-nœud est fait avec de petites boules de bois, de corne, d'ivoire, etc., dont celles des extrémités sont percées de deux trous, afin que d'un côté l'on puisse nouer le fil d'une manière convenable, et que de l'autre, la ligature ayant coupé la base du polype, ses petites boules restent toujours enfilées et réunies. M. Sauter emploie les bouts de cornes de bœufs pour faire ces deux boules particulières; il recommande que celle de l'extrémité inférieure soit un peu plus grosse que les autres, et que les deux trous divergent assez pour que le nœud puisse se faire aisément. Quant à la boulette supérieure, il faut que la partie qui regarde l'anse du fil, et qui appuie immédiatement sur le pédicule du polype, soit plutôt tranchante qu'arrondie. L'anse de fil est destinée à embrasser le polype, autour duquel on la passe avec ces deux tiges de baleine, et les petites boules sont destinées à serrer de plus en plus la ligature. Cet instrument n'a aucun avantage sur les cylindres de Levret ou sur le serre-nœud de Desault, que de s'accommoder à toutes les courbures du nez, car il n'exerce aucune pression douloureuse et nuisible. Klug a proposé de petits cylindres plus conformes par leur grandeur et leur courbure à la disposition des fosses nasales. Brasdor a recommandé l'emploi de l'instrument de Bellocq, avec lequel on peut porter une anse de fil de chanvre, de plomb ou d'argent, et embrasser le polype, quoiqu'il soit placé très en arrière dans la cavité nasale. L'instrument de Desault n'est que le diminutif de celui dont il se servait pour les polypes utérins; et lorsqu'il y a assez de place pour pouvoir engager le porte-nœud sur les côtés du polype, cet instrument est le meilleur de tous, et doit être préféré aux autres. La modification faite par Schreger à cet instrument ne rend pas son usage plus facile.

Quant à la préférence à donner au fil de lin ou au fil métallique, ce choix est arbitraire, car ces fils ont leurs avantages et leurs inconvéniens. Un fil d'argent est plus facile à appliquer aux polypes du nez, parce qu'on peut aisément le faire glisser le long du polype, et le passer autour du pédicule, mais il coupe la substance de la tumeur, comme le ferait un instrument tranchant, et par là il expose aux écoulemens sanguins, comme le fait la résection elle-même. Il faudrait donc préférer le fil de lin, lorsque son application ne serait pas trop laborieuse, ou si l'on choisissait un fil métallique, il conviendrait de l'entourer avec du fil ou de la soie. De la sorte, la ligature est moins tranchante, et l'on peut la serrer comme on le désire. La constriction doit d'abord être médiocre, pour éviter une inflammation trop vive et l'érysipèle. On recommande ensuite au malade d'avoir la tête élevée et portée un peu en avant.

Peu de temps après la ligature, le polype se gonfle, les symptômes s'exaspèrent, la déglutition est difficile ainsi que la respiration. Alors, en serrant le fil davantage, ou en scarifiant le corps du polype, on produit du soulagement. La ligature doit être serrée de plus en plus chaque jour, afin d'intercepter l'abord des humeurs dans le polype, d'empêcher sa nutrition et de le faire tomber après l'avoir privé de vie. Au bout de quelques jours, lorsque le polype se ramollit, se déchire, et qu'il se manifeste un écoulement de liqueur fétide, il faut à plusieurs reprises faire des injections avec des liqueurs détersives.

Quoique la ligature soit préférable, suivant plusieurs auteurs, aux autres méthodes opératoires, elle a cependant ses inconvéniens et ses imperfections; 1° la douleur, quoique moins vive que dans l'excision, est plus longue; 2° lorsque la tumeur est volumineuse et placée profondément, la ligature est difficile à placer; 3° quelquefois le fil se casse, et il faut recommencer l'opération; 4° dans les autres méthodes, le soulagement est immédiat, tandis qu'ici le gonflement, l'inflammation, la douleur et l'écoulement d'un liquide sanieux, font que le malade est plus incommodé qu'avant l'opération; 5° le polype peut se détacher subitement et pendant la nuit, tomber sur le larynx ou dans les voies de la respiration, et produire la suffocation. Pour éviter ce dernier accident, qui ne peut survenir que lorsque le polype inséré très en arrière dans les fosses nasales et sur la partie supérieure du pharynx pend dans cette cavité, on a conseillé de la traverser avec un fil, dont les extrémités sont ramenées hors de la bouche, et fixées avec un morceau de diachylon gommé.

Les polypes des sinus frontaux sont bien moins fréquens que ceux dont nous venons de parler. Cependant, dans quelques circonstances, on a traité des polypes des sinus frontaux ou des sinus maxillaires, en croyant avoir affaire à des polypes du nez, parce que ces productions, quoique naissant dans les sinus, étaient sorties de ces cavités et faisaient saillie dans les fosses nasales. Dans quelques cas de polypes charnus, mais surtout pour des polypes fibreux, on est étonné, lorsqu'on en fait l'arrachement, de voir, à la longueur et à la direction de leurs pédicules, qu'ils tirent leur origine de tout autre lieu que des cavités nasales. Nous avons vu des polypes fibreux saillans dans le nez, qui traversaient le sinus maxillaire, et qui naissaient tantôt de la fosse zygomatique et tantôt d'un point encore plus élevé. Il est peut-être heureux qu'il en soit ainsi, parce que les sinus frontaux peuvent être considérés comme peu accessibles aux instrumens chirurgicaux, et que pour parvenir dans ces sinus il faut faire une destruction préalable en trépanant l'os frontal, et qu'à la difficulté du diagnostic de la maladie, se joint ici la nécessité d'une opération sanglante, dans laquelle les os sont intéressés, et qui laisse après elle une cicatrice toujours plus ou moins difforme.

Les polypes des sinus frontaux ont ceci de particulier, qu'ils sont presque toujours bénins, et que la ténuité de la membrane muqueuse dans ces sinus ne paraît permettre que la production de polypes vésiculaires.

Ces polypes ne sont pas reconnus le plus communément dans leur première période. On assure qu'ils débutent sous la forme d'un coryza, et qu'à leur premier degré, il ont des symptômes communs avec le polype du nez. — Le malade se plaint d'une pesanteur de tête, d'une céphalalgie frontale gravative, il se fait un écoulement séreux ou muqueux par le nez. Le polype, par son accroissement, ferme les ouvertures par lesquelles les liquides peuvent passer du sinus dans les fosses nasales; les symptômes prennent plus d'intensité, l'inflammation augmente, le malade sent un poids dans la région frontale, une ardeur et des battemens douloureux ; il se manifeste quelquefois au front de la douleur, de la sensibilité sous la pression, les parties molles paraissent légèrement tuméfiées, et quelques observateurs assurent même avoir remarqué une rougeur légère sur la peau du front. On a vu l'inflammation se propager aux méninges par les communications vasculaires; alors paraissent tous les signes propres à l'encéphalite ou à l'arachnite. Le pouls est dur et fréquent, toute la tête est douloureuse, les yeux sont fixes, le regard est comme hébété, la tête est ou renversée en arrière, ou fléchie sur la poitrine. La conjonctive est sèche, chaude, douloureuse, rouge, avec ou sans inflammation. — S'il s'établit de la suppuration dans le sinus, elle détruit la membrane muqueuse, l'os est dénudé, et bientôt après la carie s'en empare. Dans d'autres circonstances, le polype distend les parois osseuses, il se fraye une communication dans les fosses nasales ou dans la cavité cranienne, et comme la partie antérieure est plus résistante que les autres, elle cède moins aisément, et le polype ne cherche presque jamais à s'échapper de ce côté-là. Il n'en est pas de même de la paroi postérieure et supérieure; formée par une lame très-mince elle cède, la tumeur comprime alors le cerveau, il survient de la stupeur, de l'idiotisme, quelquefois de la paralysie, des convulsions ou de l'épilepsie, et le malade enfin succombe.

Le pronostic de ces polypes des sinus frontaux est très-défavorable, soit à cause de leur siége, parce qu'il est difficile de les atteindre, soit par leur proximité du cerveau, qui finit par prendre part à la maladie, si elle a quelque intensité. Si l'affection dépend de la syphilis, le mal est moins grave que s'il résulte d'une cause externe, d'une irritation locale, par exemple, parce que, dans le premier cas, on peut le combattre et le détruire par des moyens généraux, sans recourir à une opération chirurgicale.

Le polype reconnu, s'il ne tient pas à une cause générale, il faut voir s'il peut être attaqué en agissant dans les fosses nasales, ou s'il faut recourir au trépan de l'os frontal. Quoique cette dernière opération n'ait rien de bien difficile dans son exécution, cependant, non-seulement elle est douloureuse, parce qu'il faut diviser les nombreuses ramifications de la branche frontale du nerf ophthalmique, mais encore parce qu'elle laisse une cicatrice, et quelquefois une fistule par laquelle sort, ou un liquide séro-muqueux, ou de l'air, comme nous l'avons observé deux fois, et ces circonstances doivent rendre circonspect sur ce genre de trépanation.

Peut-on raisonnablement penser à parvenir dans le sinus frontal, en pénétrant par les fosses nasales. On est étonné qu'une opération de cette nature ait été sérieusement proposée, et nous ignorons si elle a jamais été pratiquée. Meissner propose de se servir à cet effet de l'aiguille tréphine de Weinhold, mais il ne donne aucun détail sur le procédé opératoire.

Les polypes des sinus maxillaires ont beaucoup plus occupé les praticiens que ceux des sinus frontaux. Les meilleurs écrits modernes, sur cette maladie, sont ceux de Echhorn (*dissert. inaug. de polypis, speciatim de polypis in Antro Hyghmori*, Gutt. 1804); Siébold (collect. d'observations rares et choisies, vol. 1, 1805); Leiniker (*dissert. inaug. de sinu maxillari ejusdem morbis, etc.*, Wirceburg, 1809); Weinhold (idées sur les métamorposes anormales de l'*Antre d'Hyghmore*, Leipsick, 1810, et sur les maladies des os de la face et de leur membrane muqueuse, etc., Halle, 1818).

Le sinus maxillaire est le siége de plusieurs maladies différentes, et le diagnostic de ces affections, surtout celui des polypes, est dans leurs premières périodes très-difficile. Cette dernière affection est dès lors du nombre de celles qu'on ne peut reconnaître que lorsqu'elles ont déjà fait de grands progrès.

Il en est des polypes des sinus maxillaires, comme de ceux des sinus frontaux, les distinctions en diverses espèces ont été moins bien établies, et cela ne pouvait être facile que pour les excroissances des fosses nasales proprement dites. Aussi, nous pourrions dire que les fungus, les sarcomes, les tuméfactions de la membrane muqueuse de l'antre d'Highmore, l'épulis avec maladie de l'os et communication dans ce sinus, ont été confondus.

Suivant Meissner, dont l'ouvrage nous a plus d'une fois été utile dans la composition de cet article, le polype du sinus maxillaire succède le plus souvent à une inflammation de la membrane, le malade ressent de la douleur, il la rapporte tantôt à l'arcade dentaire, tantôt sous l'os de la pommette ou dans la partie inférieure de l'orbite. Cette douleur est avec un sentiment de pulsation comme dans un panaris, et le malade croit avoir une carie d'une dent ou une fluxion dentaire. Mais le médecin attentif ne peut avoir cette idée, parce que la douleur varie dans son siége, ou se fait sentir dans d'autres points que dans ceux avec lesquels la dent a des rapports. La douleur de l'orbite, de la fosse nasale est parfois très-violente. Lorsque le malade est couché sur le côté sain, il lui sort du pus par la narine correspondante à la maladie. L'action de se moucher produit un semblable écoulement. Si le pus n'a pas un libre écoulement, parce que le polype ferme l'orifice de l'antre d'Highmore, alors les douleurs augmentent, les os se carient, et l'on voit les premières dents molaires s'ébranler, la gencive se gonfler, et enfin une ouverture se faire dans la fosse canine, l'arcade dentaire ou la voûte palatine. Le pus s'écoule par cet orifice qui reste fistuleux, des fongosités se présentent ou se développent autour de cette ouverture, et la face du côté malade est plus gonflée et plus volumineuse que du côté opposé.

La route la plus heureuse que le pus et la sanie puissent prendre, c'est la fosse nasale; souvent les cornets deviennent malades; la membrane qui les recouvre s'enflamme, s'ulcère, et la carie s'empare de ces petits os. Le pus peut encore sortir du côté de l'arcade dentaire, de la voûte palatine, de la fosse canine, de la tubérosité maxillaire, ou enfin, ce qui est beaucoup plus fâcheux, du côté du plancher de la cavité orbitaire.

Peu à peu le polype croît et se développe, il écarte de plus en plus les parois osseuses, le nez est porté sur le côté de la face opposé au sinus affecté, la pommette devient plus saillante, l'œil est chassé de l'orbite, la paupière inférieure se renverse, il y a épiphora. — La substance osseuse, résorbée par les vaisseaux, finit par disparaître, les parois des sinus sont très-minces et flexibles, cèdent sous le doigt comme un feuillet de parchemin, finissent par être cartilagineuses. Enfin, par cette érosion, ou mieux cette abrasion, le polype déchire de toutes parts sa coque osseuse, et il paraît sous la forme d'une tumeur fongueuse, sarcomateuse, ulcérée et dégénérée en carcinome dans un ou plusieurs points. Sabatier rapporte un exemple d'une tumeur de ce genre, qui pénétra jusque dans les fosses temporales et orbitaires, et dont l'une des sept branches qu'elle avait s'engagea dans la fente sphénoïdale, comprima le cerveau, et détermina la mort. Nous pourrions, d'après Nessi et d'autres praticiens, et d'après notre propre expérience, citer beaucoup de variétés dans les désordres produits par ces tumeurs, mais nous dépasserions les bornes qui nous sont prescrites. Les malheureux affectés de ces tumeurs dans le sinus maxillaire sont tellement défigurés, qu'ils sont hideux et repoussans; tantôt la mort arrive par l'effet de la compression de l'encéphale (Bertrandi), ou parce que la tumeur dégénère en cancer (Bordeu); tantôt le polype se dirige en arrière, va comprimer le pharynx, et s'oppose à la déglutition.

Le pronostic des polypes du sinus maxillaire est très grave. Ces productions accidentelles sont toujours difficiles à guérir, parce qu'on n'en reconnaît l'existence que très-tard, et que la maladie n'est guère accessible aux instrumens de la chirurgie; enfin ces polypes dégénèrent facilement et pour la moindre cause.

Ce pronostic doit cependant varier d'après l'espèce de polype et d'après les progrès que le mal a faits. Lorsque des portions osseuses ont été altérées ou détruites, il n'est pas au pouvoir de l'art de les rétablir. Il faut aussi avoir égard à l'âge, à la constitution et à l'état des forces du malade.

Le traitement de ces polypes est plutôt externe qu'interne; cependant, si l'on soupçonne un vice scrofuleux ou autre, une cause syphilitique, etc., il faudra combattre ces complications par les moyens appropriés. Mais une règle générale dans le traitement de ces polypes, c'est de ne pas perdre beaucoup de temps à l'emploi des moyens internes, pour prévenir les accidens et surtout la carie des os. Il faut donc recourir à une opération de chirurgie.

Les procédés opératoires varient beaucoup; 1° sous le nom *méthode de Meïbomius*, on a décrit un moyen déjà mis en usage par Cowper et Drake; il consiste à arracher des dents, à percer les alvéoles, et à pratiquer par-là une ouverture suffisante pour pouvoir agir contre le polype. L'espace sera assez grand par l'évulsion de deux dents molaires, et par la destruction de la cloison qui sépare les deux alvéoles. On perce ensuite le fond de cette cavité pour pénétrer dans le sinus. Cette méthode est assez simple, et peut encore être mise en usage, surtout lorsque les dents sont malades ou qu'elles sont déjà tombées. Bordenave l'a employée avec avantage, le polype a pu facilement être saisi, arraché et amené au dehors par l'ouverture du fond des alvéoles. 2° Nessi opérait différemment : lorsque la tumeur avait déterminé la production d'une ouverture fistuleuse dans la bouche, il l'agrandissait, soit par une simple incision, soit en enlevant des portions osseuses, puis il portait par cette fenêtre ses instrumens jusque dans le sinus. S'il n'y avait pas de fistule dans la bouche, il perçait la lame osseuse formant la paroi externe du sinus, dans le point précis où la tumeur faisait le plus de saillie, agrandissait successivement son ouverture, excisait même les lèvres de la plaie, et allait ensuite arracher le polype par morceaux, à l'aide d'une pince. Il recommande de faire cet arrachement par un mouvement de torsion. 3° La méthode de Lamorier est encore celle que la plupart des chirurgiens considèrent comme la meilleure. Elle consiste à pratiquer de dehors en dedans une ouverture sur l'os maxillaire. Le lieu qu'il désigne pour cette perforation, est entre l'apophyse malaire et la troisième dent molaire, précisément au-dessous de l'éminence formée par l'articulation de l'os maxillaire avec l'os malaire; il se servait d'un trois-quarts pour percer l'os. 4° La méthode de Desault est accompagnée d'une grande destruction de l'os maxillaire, car il enlevait la paroi antérieure du sinus avec le marteau et le ciseau, en ayant, toutefois, le soin d'épargner les dents. 5° Enfin la méthode de Weinhold, la plus récente de toutes, est peut-être la meilleure lorsque la maladie a peu d'étendue. Il recommande de faire dans la fosse maxillaire, à l'aide d'une espèce de tréphine, un simple trou, et il agit de telle sorte, que l'instrument vient sortir par la bouche, soit en arrière vers la dent de sagesse, soit sur le bord alvéolaire lorsqu'une dent manque ou qu'elle est gâtée; et à travers ces deux parties, il engage ce qu'il nomme *bourdonnet volant*, lequel est composé de dix à douze fils de charpie liés ensemble et retenus par un long fil reçu dans une aiguille courbe. — Voilà en peu de mots, les méthodes pour ouvrir le sinus maxillaire, mais il faut ensuite aller saisir le polype et le détruire. Plusieurs moyens ont aussi été proposés et mis en usage pour parvenir à ce but.

Jourdain, le premier, appela l'attention sur la blennorrhée du sinus maxillaire, qui est fréquemment la cause de polypes dans cette cavité, par suite de son obstruction, de l'oblitération de son ouverture. Il apprit à rétablir cette ouverture et à arriver dans le sinus, au moyen de sondes creuses, mais ces manœuvres sont difficiles et douloureuses. Néanmoins cette méthode servit de base au traitement proposé par plusieurs chirurgiens, surtout au commencement de la maladie. Lorsque le polype est vésiculeux et dépend du prolapsus de la membrane muqueuse, on cherche à remédier à ce relâchement en faisant des injections dans le sinus. Il n'est pas de mode opératoire applicable à tous les cas. Il faut donc modifier les méthodes chirurgicales et les autres moyens curatifs, suivant l'exigeance des circonstances; 1° l'*arrachement* est considéré par quelques praticiens comme peu convenable lorsque le polype est volumineux, la mâchoire supérieure très-tuméfiée et lorsque les os sont très-amincis, parce qu'alors l'effort exercé pour obtenir l'arrachement produit le brisement et la destruction des parois osseuses déjà affaiblies et ramollies, et amène ainsi un très-grand désordre. L'arrachement paraît mieux convenir lorsque le polype s'engage dans l'ouverture du fond d'une alvéole, encore faut-il que l'évulsion se compose du double mouvement de traction et de torsion; 2° les *caustiques* ne paraissent pas convenir si les polypes sont volumineux, et l'on doit craindre qu'en produisant une vive irritation, et par suite, une inflammation intense et de la suppuration, le cerveau ne s'enflamme par contiguité de tissus. Les caustiques, lorsqu'ils ne peuvent pas détruire promptement les productions charnues, les font dégénérer, et rendent ainsi le mal incurable. Enfin, il est difficile d'éviter que quelques parties des caustiques n'arrivent dans la bouche ou ne touchent des parties saines, et n'y produisent des inflammations et des escarres. Le mieux serait donc de lier le polype, mais cette ligature est difficile, c'est pourquoi les scarifications paraissent préférables aux autres moyens et surtout au cautère actuel, qui, quoiqu'un moyen des plus sûrs pour la destruction de l'excroissance, produit une douleur très-vive, et amène toujours après lui des inflammations violentes, mais qu'on redoute peut-être beaucoup trop.

Les parois du sinus, quoiqu'écartées les unes des autres par l'action du polype, reviennent bientôt sur elles-mêmes, et la difformité de la figure s'affaiblit de plus en plus lorsqu'il n'existe plus d'excroissances polypeuses ou fongueuses dans l'antre d'Highmore.

Des polypes du conduit auditif externe. — La couche cutanée par laquelle ce conduit est tapissé semblerait s'opposer à toute production de polype sur cette surface. Cependant il n'en est pas ainsi, et soit que la peau se rapproche par sa texture et sa mollesse des membranes muqueuses, soit qu'elle diffère de ce qu'elle est dans les autres parties du corps, il est positif que les polypes du conduit auditif externe ne sont pas rares, et je puis affirmer en avoir vu et en avoir extrait plusieurs fois. Ces polypes sont mous, indolens, ils ne prennent jamais un grand volume. Ils croissent plus lentement que les autres polypes, et cette lenteur, dans leur développement, tient sans doute au petit nombre de vaisseaux sanguins dont est pourvue la membrane muqueuse et le fibro-cartilage du conduit auditif. Le plus communément, la teinte de ces productions est pâle et elles sont pédiculées. Ni le médecin, ni le malade ne restent long-temps ignorans et incertains sur la présence et la nature de cette affection locale. L'incommodité que ces polypes causent dans le conduit auditif fait de suite reconnaître l'existence d'un corps étranger. Le malade se plaint de cophosis, de bourdonnemens continuels ou d'un tintement insupportable, surtout lorsqu'il est couché sur l'oreille malade. Si le polype se développe, l'ouïe devient de plus en plus dure, et la surdité finit par être complète du côté affecté. L'accroissement de la tumeur fait éprouver une distension aux parties, un refoulement à la membrane du tympan, et il semble au malade que cette membrane va se crever. La douleur devient plus forte lorsque le malade tousse, éternue ou se mouche. Alors, si l'extirpation n'est pas pratiquée, la végétation s'étend dans la cavité du tympan, détruit la chaîne osseuse et produit d'autres désordres. Un écoulement sanguinolent ou séro-puriforme, fétide, se fait par l'oreille. On a vu la maladie gagner l'os pierreux, y produire la carie, et parvenir ainsi jusque dans la cavité crânienne, et y déterminer l'inflammation des méninges et de l'encéphale.

Ces polypes de l'oreille, distincts des fongosités rouges, à base large, saignantes, douloureuses au toucher, ne dégénèrent pas et ne passent jamais à l'état squirrheux et carcinomateux. Ils doivent être considérés comme celluleux et muqueux, pénétrés de peu de vaisseaux. Meissner les regarde comme formant une espèce particulière; il l'attribue à l'engorgement et au développement d'un follicule cérumineux qui soulève la membrane muqueuse, la fait proéminer, et dont le tissu successivement aminci par la distension constitue la tumeur polypeuse.

Chez les enfans, on attribue trop communément ces polypes aux scrofules; il est cependant possible qu'un corps étranger, une irritation quelconque dans le conduit auditif, puissent donner lieu à leur formation. Ce qui ferait croire qu'une irritation peut le produire, c'est qu'ils affectent plus particulièrement les personnes sujettes au catarrhe de l'oreille et à toutes les espèces d'otite.

Le diagnostic n'étant pas difficile, il faut se hâter de détruire le polype pour s'opposer non à sa dégénérescence, mais à son développement et à sa pénétration dans la cavité du tympan. Quelques praticiens improuvent la méthode d'arrachement appliquée à la cure de ces polypes, et ils s'appuient sur ce que ce polype étant adhérent à la membrane muqueuse, et offrant plus de densité et de résistance que les polypes vésiculaires des fosses nasales, on peut par l'arrachement causer des délabremens dans le conduit auditif, et surtout dans le tympan, si la végétation tire ses racines du feuillet tympanique. Je crois que ces craintes sont exagérées : les polypes que j'ai extirpés et ceux que j'ai vu enlever de l'oreille ont toujours offert peu de résistance. Suivant ces praticiens, il ne faudrait se permettre l'arrachement qu'après s'être assuré que le polype n'est pas implanté sur la membrane du tympan, et faire cette opération bien moins par traction que par torsion. D'autres praticiens donnent la préférence à l'excision avec les ciseaux, puis à la cautérisation avec le nitrate d'argent, sur toutes les autres méthodes. Les caustiques et surtout les caustiques liquides ne peuvent être employés par la crainte de voir leur action s'étendre trop loin et arriver jusque dans le tympan. L'ulcération, les longues suppurations, et enfin la carie peuvent être l'effet de ces cautérisations dangereuses. Loder a considéré le *cautère actuel* comme le moyen le plus sûr à opposer aux polypes du conduit auditif. Mais est-il facile de diriger le feu sur le point unique qui doit le recevoir, peut-on en borner l'effet, et la douleur n'est-elle pas plus vive que dans l'arrachement, l'excision ou la cautérisation par la pierre infernale? Enfin, ne doit-on pas redouter une otite des plus intenses et même une arachnite? La résection serait certainement le meilleur procédé, si l'on était sûr de tout enlever, et si l'on ne voulait pas intéresser les parties saines; mais en l'employant seule, on a moins de probabilité contre la récidive de la maladie.

Le peu de facilité qu'on aurait pour introduire une ligature, le petit volume de la tumeur semblent repousser toute idée d'embrasser le polype par une anse de fil. Cette méthode curative a cependant été proposée, et Meissner, lui donnant l'avantage sur les autres, a imaginé un instrument pour faire cette ligature. Une des meilleures méthodes, suivant moi, est la compression du polype entre les mors d'une pince et sa désorganisation successive par cette compression en se rapprochant de plus en plus de l'insertion de son pédicule.

Des polypes des voies digestives.—Est-il possible qu'un polype se forme dans la bouche et particulièrement sur la langue, à la face interne des joues, sur les gencives, sous la langue, vers les piliers et le voile du palais? J'ai vu souvent des granulations fongueuses, de petites carnosités, de véritables fongus, principalement sur les gencives, et des franges vasculaires longues, coniques; mais je ne pense pas qu'on puisse qualifier ces productions du nom de polype. J'ai vu sur la face supérieure de la langue un développement très-marqué des papilles fungiformes, mais je me refuse à considérer ces végétations comme étant des polypes.

Des polypes dans le pharynx et l'œsophage.—Après les polypes des fosses nasales et de l'utérus, ceux du pharynx sont les plus communs. C'est à tort que des praticiens rangent parmi ces tumeurs celles qui naissent du nez et qui s'étendent dans le pharynx et l'œsophage. Les polypes du pharynx n'auraient-ils qu'un très-petit volume, ils causent une gêne et une incommodité qui en dénonce la présence. La tumeur n'a-t-elle que la grosseur d'un haricot, le malade ressent dans la gorge une gêne semblable à celle que causerait un corps étranger qui serait resté engagé dans le pharynx. Il est toujours très-difficile de découvrir et de détruire les polypes de cette partie supérieure des voies digestives, et si quelqu'opération chirurgicale est praticable, ce ne peut être que la ligature.

Polypes de l'estomac et des intestins. — Les Annales de la Science contiennent un grand nombre d'exemples de polypes dans le ventricule, les intestins grêles ou les gros intestins. J'ai publié deux observations de tumeurs polypeuses cylindriques de cinq à six pouces de long qui, développées dans l'estomac, s'étaient engagées dans le pylore et étaient ainsi parvenues jusque dans le duodénum. Ces excroissances n'avaient pas été reconnues pendant la vie, et l'eussent-elles été, quel moyen aurait-on pu leur opposer? C'est cette raison qui m'empêchera de traiter plus longuement cette partie de l'histoire chirurgicale des polypes.

Polype du rectum.—Il n'en est pas de ceux-ci comme des polypes précédens. Les polypes du rectum sont situés, soit près de l'anus, et paraissent alors à l'extérieur, ou bien ils naissent plus profondément de cet intestin, et ils ne paraissent à l'extérieur que de temps en temps, et principalement lors de l'expulsion des matières fécales. Ces polypes sont ordinairement arrondis, peu volumineux, pédiculés, d'une teinte rouge pâle; tantôt il n'y en a qu'un, et tantôt il y en a plusieurs. Situés à l'orifice extérieur, ils peuvent être saisis avec une pince, attirés au-dehors et enlevés soit avec le bistouri, soit avec des ciseaux, ou bien embrassés par une ligature, si l'on redoute un écoulement de sang trop abondant. Les polypes dont l'implantation à l'intestin est plus élevée, peuvent être découverts à l'aide du *speculum ani*, ou d'un *speculum uteri*, et après les avoir saisis avec la pince de Museux on en fait l'excision, ou bien on en comprime la base avec une ligature en employant pour cette opération le procédé de Desault. L'excision avec le bistouri boutonné ou avec ces ciseaux est plus expéditive, mais elle expose parfois à des hémorrhagies inquiétantes, et c'est ce que j'ai observé quatre ou cinq fois. Dans une de ces opérations, les lavemens avec l'eau glacée, les injections avec l'eau acidulée, avec le vinaigre, le tamponnement avec la charpie ne purent pas arrêter l'écoulement du sang, et nous ne parvînmes à le faire cesser qu'en portant dans le rectum une vessie de cochon dans laquelle nous injectâmes ensuite de l'eau à la glace. Si l'hémorrhagie est peu considérable et si le sang sort d'un point peu élevé de l'intestin, on doit se borner à placer dans le rectum une grosse canule en argent, garnie d'une chemise de toile et remplir cette dernière de charpie; enfin, on doit se comporter ici comme dans les hémorrhagies après l'opération de la taille.

Polypes de l'utérus.—Ils naissent du fond du corps, ou des parois du col de cet organe. Ces végétations ont en général une forme conique, et la base du cône est libre et en avant; le sommet qui forme le pédicule est parfois très-alongé. Ces polypes sont le plus souvent charnus ou fibreux, leur substance offre des sinus ou lacunes remplis de sang, et qu'on peut comparer à des vaisseaux veineux, quoique cependant cette disposition paraisse appartenir à une organisation moins parfaite ou moins avancée. Je les ai toujours trouvés revêtus d'une membrane mince, fine, déliée, unie, luisante. Ce qui ne me permet pas de douter de l'existence d'une membrane muqueuse sur la face interne de l'utérus. Il n'est pas rare de rencontrer ces polypes de nature fibreuse, et alors ils sont presque sphériques, leur base est large, ils sont plus ou moins engagés dans la substance de l'organe; ils paraissent n'être que le développement des corps fibreux qui se forment si fréquemment dans le tissu de l'utérus chez les femmes adultes, et surtout chez les vieilles femmes. Il est encore d'autres variétés de ces polypes. On en connaît de multilobés, d'autres dont la surface est inégale, mamelonnée, sillonnée par des scissures profondes, dont la structure est molle, fongueuse, vasculaire, pourvus de cavités remplies d'une matière plus ou moins dense, comme gélatineuse, sébacée, graisseuse, avec de nombreux noyaux osseux. J'en ai vu qui occupaient toute la cavité utérine assez dilatée pour contenir le poing, et ces végétations polypeuses, s'étendant sur toutes les parties de la cavité utérine, ressemblaient à des choux-fleurs. Ils dégénérèrent promptement et firent succomber la malade. Quant à leur volume, il varie depuis celui d'une simple granulation, d'un grain de groseille ou de raisin, jusqu'à celui de la tête d'un homme adulte; et dernièrement j'en ai observé un de ce volume à l'Hôtel-Dieu. M. Dupuytren en a fait l'excision, et la femme a été guérie en peu de jours et sans aucun accident. Ce polype a été représenté en cire, et l'on peut voir cette imitation dans les cabinets de la Faculté de Médecine.

Les symptômes qui indiquent le développement d'un polype dans la cavité utérine sont fort équivoques au commencement de la maladie : tant que la tumeur est petite, elle ne cause pas de trouble bien sensible dans l'organe. A mesure que le polype augmente de volume, il produit des malaises, des envies de vomir, de la pesanteur et des tiraillemens dans les régions lombaire et sacrée, des picotemens et des élancemens dans les mamelles. Peu à peu le polype distend les parois de la matrice, le vagin est raccourci, ses parois deviennent plus épaisses, plus denses, et la partie inférieure de l'utérus paraît plus volumineuse. Le grossissement progressif de la tumeur fait enfin ouvrir l'orifice utérin, et alors la malade commence à se plaindre d'un écoulement séro-sanguinolent par la vulve. Chez quelques femmes, des ardeurs, de la chaleur se font sentir dans la matrice, la tumeur comprimant la vessie ou le rectum, rend l'excrétion de l'urine ou celle des matières fécales plus ou moins difficile. Une sécrétion muqueuse, filante ou presque séreuse et teinte de sang, se fait dans le vagin, et souvent aussi surviennent à cette époque des hémorrhagies très-abondantes qui effraient la malade, mettent sa vie en danger ou l'affaiblissent considérablement. C'est à cette époque que la pesanteur dans l'utérus augmente, que les douleurs des lombes croissent, et enfin dans des efforts comme pour accoucher, ou dans ceux que la femme fait pour aller à la selle, elle sent un corps qui franchit un détroit et qui arrive dans le vagin. Parvenu dans ce canal, le polype prend plus rapidement de l'accroissement, et c'est surtout à cette période qu'il produit de la dysurie et de la gêne dans la défécation. Les douleurs des lombes et de la région du sacrum augmentent aussi. On croit qu'alors les hémorrhagies plus fréquentes et plus abondantes qui se manifestent dépendent de la constriction du pédicule de la tumeur par le col de l'utérus, de l'engorgement de la tumeur par le sang, et de sa rupture dans quelque point de sa surface. Le sang qui s'écoule est, ou vermeil, ou noir, brunâtre, aqueux, mêlé de flocons et de filamens, et son odeur est fétide. Parfois aussi, il sort en caillots également d'une odeur repoussante, ou il ne sort qu'un liquide séro-sanguinolent. Enfin, le polype, grossissant toujours, sort enfin du vagin et se présente à la vulve, il entraîne après lui l'utérus et le tiraille continuellement, de là les douleurs de plus en plus fortes dans les lombes et la partie postérieure du bassin. L'abdomen est parfois douloureux, sensible au toucher, l'urine ou sort involontairement, ou n'est évacuée qu'avec beaucoup de difficulté et à l'aide de la sonde. Les tractions exercées sur l'utérus par la tumeur produisent quelquefois le renversement de cet organe. Les hémorrhagies de plus en plus fréquentes jettent la malade dans la prostration, son teint est pâle, jaunâtre, les membres et le visage sont œdématiés, quelquefois il y a une leucophlegmatie générale, mais peu considérable, la respiration devient difficile, il se manifeste de la toux, de la fièvre, et la mort arrive par l'affaiblissement successif des forces, ou par une hémorrhagie.

Comme le polype sorti du vagin est exposé à l'air et baigné par l'urine, il s'enflamme et s'ulcère.

Si le polype se développait sur le col de l'utérus ou au voisinage de l'orifice vaginal de cet organe, il pourrait être découvert beaucoup plus tôt, parce qu'il arriverait plus promptement dans le vagin. Dans ce cas, il peut, par son volume, comprimer la vessie et le rectum, mais il est d'observation qu'alors les hémorrhagies sont moins fréquentes et moins considérables que dans le cas précédent. Le poids du polype peut aussi tirailler l'utérus et le porter en bas, faire gonfler son orifice et son col, mais alors il n'y a pas de renversement de l'organe. Dans les deux circonstances, l'irritation forte et permanente éprouvée par l'utérus peut amener la dégénérescence squirrheuse ou carcinomateuse.

Les polypes utérins peuvent être confondus dans leurs premières périodes avec la grossesse utérine ou extra-utérine, avec l'inversion de la matrice, le prolapsus, ou avec des excroissances fongueuses et la dégénéressence squirrheuse de cet organe. Mais on peut voir aux articles qui traitent de chacune de ces maladies les signes qui les distinguent des polypes; signes qu'il serait trop long dénumérer ici.

Les causes des polypes utérins sont presque toujours inconnues; on croit cependant qu'ils peuvent être produits par l'irritation de l'utérus, par des accouchemens laborieux, par l'abus du coït, l'onanisme, des blennorrhagies, etc.; mais ils surviennent souvent sans cause appréciable, et on les a observés quelquefois chez de jeunes filles, quoiqu'ordinairement ils se développent lors de la cessation des menstrues. S'ils surviennent chez de vieilles femmes, ils tiennent au développement des corps fibreux du corps de la matrice.—La terminaison de cette maladie serait presque toujours des plus funestes, si l'art n'apportait pas des secours, car on peut considérer comme très-extraordinaire la constriction du polype par le col de l'utérus porté au point de priver le polype de vie et de causer la chute de la tumeur comme le ferait une ligature. C'est donc à une opération chirurgicale qu'il faut recourir, et ses résultats devront être d'autant plus favorables, qu'on pourra arriver plus facilement au pédicule du polype, et que celui-ci sera moins épais, moins solide, et que l'utérus n'aura éprouvé aucun commencement d'altération ou de dégénérescence. Quoique la répullulation des polypes de l'utérus soit moins commune que celle des polypes des autres organes, cependant le pronostic à porter sur cette maladie est toujours plus ou moins défavorable. L'existence de ces tumeurs n'empêche pas toujours la conception, mais elle cause ordinairement l'avortement; il existe pourtant quelques exemples de gestations parvenues à leur terme naturel malgré la présence d'un polype dans l'utérus.

Les seules méthodes opératoires convenables pour la destruction des polypes utérins sont la *ligature* et la *résection*. Quant à l'arrachement et à la cautérisation, on ne peut guère y recourir, et si les caustiques peuvent être mis en usage, c'est lorsque le polype, peu volumineux et presque fongueux, tire son origine du col ou des lèvres de l'orifice utérin. La ligature et la résection ne se pratiquent communément qu'après que le polype est parvenu dans le vagin. Les procédés et les instrumens, pour faire la ligature, sont trop nombreux pour que je puisse les décrire ici; je me bornerai donc simplement à indiquer les principaux. 1° On peut passer la ligature autour du pédicule à l'aide d'un cylindre double ou de deux cylindres unis d'une manière mobile, et serrer ensuite le nœud avec ces cylindres. On peut rapporter à cette manière de procéder le cylindre double et la pince de Levret, ainsi que toutes les modifications apportées à ces instruments par Keck, Laugier, Bullet, Contigli, Clarke; on peut aussi placer dans la même catégorie les instrumens de David, Klett, Lœffler, Cullérier,

Gœrtz, et les modifications introduites par Jœrg et Meissner. 2° L'anse de fil peut être placée autour du polype au moyen d'un porte-nœud et la constriction exercée au moyen d'un cylindre unique ou d'un porte-nœud. A ce procédé appartiennent les instrumens d'Herbiniaux, Stark, Desault, et les modifications indiquées par Bichat, J. Hunter, Ricou, etc. 3° La ligature peut être placée autour de la racine du polype en se servant d'un porte-nœud et en la serrant avec de petites boules faites comme de gros grains d'un chapelet, à travers desquels passent les deux bouts de la ligature. A ce procédé appartiennent les instrumens de Bouchet, Lœffler et leur modification par Sauter, Ribke.

Après l'opération, la malade gardera le repos absolu dans son lit, elle sera soumise à un régime convenable, on serrera la ligature tous les deux jours, et pour éviter le mauvais effet de la sanie putride qui s'écoule du polype attaqué par la ligature, on fera tous les jours plusieurs injections avec une infusion de plantes aromatiques, et on les continuera après la chute du polype. On administrera en même temps les toniques à l'intérieur, afin de relever les forces de la malade; si le polype, quoique totalement séparé, est retenu dans le vagin par son volume, il faudra l'extraire avec une double érigne ou avec la pince de Museux. Quelquefois il faut employer le forceps pour obtenir cette extraction et mettre beaucoup de force, ainsi que Chelius l'a expérimenté. Si la chute du polype est suivie d'une hémorrhagie, on fera des injections astringentes, mais celle-ci ne devront pas être trop irritantes, parce que l'utérus pourrait s'enflammer et la phlegmasie s'étendre jusqu'au péritoine. Enfin, si, malgré la constriction forte et continue exercée par la ligature autour du pédicule du polype, la tumeur ne se sépare pas, il faudra diviser ce polype en faisant porter la section au-dessous de la ligature, et délivrer ainsi la malade de l'incommodité produite par l'horrible puanteur qui se dégage du polype en décomposition, et garantir ainsi le vagin de l'action de la sanie putride.

La résection des polypes de l'utérus est avec la ligature la méthode la plus commune de traitement, et quelquefois ces deux moyens sont simultanément mis en usage. Cette résection a été conseillée pour des cas assez bien déterminés, et le danger ou la crainte de l'hémorrhagie par la section de la substance de la tumeur rendent les praticiens plus circonspects sur l'emploi de l'instrument tranchant que sur celui de la ligature. On croit devoir plus particulièrement recourir à cette méthode, 1° lorsque le polype a déjà été embrassé fortement par une ligature depuis plusieurs jours, qu'il résiste encore, et que chaque nouvelle constriction de la ligature cause une douleur vive; 2° lorsque le polype est pendant hors des parties génitales, ou lorsque le point de son insertion peut facilement être comprimé ou amené au dehors; 3° lorsque le pédicule ne peut pas être embrassé par une ligature; 4° lorsqu'on n'a pas à redouter une hémorrhagie; 5° lorsque le polype est essentiellement fibreux; 6° lorsque la tumeur a déterminé le renversement de l'utérus et amené des accidens graves qui ne peuvent cesser que par la prompte séparation du polype. Siébold veut que la résection soit préférée à la ligature toutes les fois que le polype est pédiculé et qu'il peut être atteint, que sa racine soit au fond, sur le corps ou sur le col de l'utérus. Si la résection est impossible, parce que ce polype est profondément situé et qu'il a une base large, alors Siébold fait la ligature afin de former par elle un pédicule à la tumeur, puis il coupe le pédicule au-dessous de la ligature.

Les meilleurs instrumens pour pratiquer la résection des polypes utérins sont de très-forts ciseaux courbes sur le plat, arrondis en avant et pourvus de longues branches, et plusieurs pinces de Museux, longues et fortes. On saisit la tumeur avec ce dernier instrument, et peu à peu on amène la tumeur dans le vagin et à l'orifice de la vulve, de manière à pouvoir faire la résection aussi près que possible de l'implantation de la tumeur à l'utérus. Si l'on ne peut apercevoir ce lieu d'insertion du polype, il faut introduire deux doigts de la main gauche ou même toute la main dans le vagin en suivant la tumeur, et arriver le plus près possible de l'utérus, alors l'autre main armée des ciseaux peut sans crainte agir et diviser en un ou en plusieurs temps toute la substance de la tumeur. Pendant cette opération, un aide tient les pinces de Museux avec lesquelles on a saisi le polype, et il retient ainsi la tumeur et l'utérus en position. Pour plus de sûreté encore, on peut placer d'abord une ligature autour du pédicule, la serrer fortement, ramener ses extrémités au dehors, et procéder ensuite à la section du polype. Aussitôt après cette séparation, il convient de s'occuper de ramener l'utérus dans sa situation naturelle, si de lui-même il ne reprend pas sa position. Quelques injections astringentes ou légèrement styptiques conviendront si l'on n'a pas appliqué préalablement de ligature, et si un peu de sang sort par la vulve. Les injections d'eau à la glace, les compresses trempées dans de l'eau à cette température et appliquées sur l'abdomen, les lotions froides sur le ventre et les cuisses, le tamponnement avec de la charpie ou avec une vessie distendue par de l'air ou par de l'eau très-froide, sont les moyens auxquels on doit recourir en cas d'hémorrhagie après l'opération.

Polypes du vagin. — Il sont plus faciles à découvrir, à connaître et à traiter que ceux de l'utérus, et les méthodes de traitement des premiers sont applicables aux seconds, c'est pourquoi je me borne à les indiquer. (G. BRESCHET.)

POLYPHARMACIE, s. f., *polypharmacia*, de πολὺς, beaucoup, et de φάρμακον, médicament; prescription d'un grand nombre de médicamens. On a donné le nom de polypharmaques aux médecins qui, dans le traitement des maladies, prescrivent beaucoup de médicamens qui ne sont nullement nécessaires, et qui souvent nuisent à la guérison, lorsqu'ils n'occasionent pas les effets les plus dangereux. A mesure que la médecine s'est perfectionnée, la thérapeutique s'est simplifiée; et ce n'est plus guère que chez les charlatans ou chez des médecins peu instruits que l'on observe la manie polypharmaque.

POLYPODE, ou POLYPODE de chêne, s. m.; racine ou tige souterraine du *polypodium vulgare*, L.; plante vivace de la famille des fougères, extrêmement commune sur les murailles des vieux édifices ou sur le tronc des vieux arbres étêtés. Cette souche souterraine est de la grosseur d'une plume, plane du côté inférieur, présentant sur le côté opposé un grand nombre de tubercules tronqués, qui correspondent chacun à une feuille; cette racine est brunâtre extérieurement, plus claire à son intérieur, compacte et cassante, d'une saveur douce et sucrée, mais peu agréable, et ayant un petit goût d'huile rance dans celle qui a été conservée pendant long-temps, parce qu'en effet elle en contient une certaine quantité. Son odeur est nauséeuse et analogue à celle de la fougère mâle.

Cette racine est fort peu usitée. Sa poudre, qui est presque inerte, est surtout employée soit comme absorbant externe, soit pour rouler des pilules. (A. RICHARD.)

POLYSARCIE, s. f., *polysarcia;* de πολὺς, beaucoup, et de σάρξ, chair. Plusieurs auteurs, Sauvage et Cullen entre autres, ont indiqué, sous les noms de *polysarcia*, de *polysarcia adiposa*, l'accumulation excessive de graisse dans le tissu cellulaire, qui produit un accroissement plus ou moins considérable dans le volume de la plupart des diverses parties du corps; et quoique l'étymologie ne justifie pas d'une manière bien rigoureuse cette acception du mot *polysarcie*, il est en quelque sorte consacré dans ce sens, ou comme synonyme scientifique d'*obésité*. Quelques-uns cependant l'ont employé pour exprimer cet état du corps dans lequel toutes les parties, plus ou moins chargées de graisse, ont acquis des dimensions supérieures à celles que l'on observe communément, comme chez les individus géans; d'autres même pour désigner une hypertrophie de quelque organe; mais ces acceptions sont presque inusitées.

La polysarcie ou obésité présente une foule de degrés; et elle ne peut être considérée comme morbide que lorsque l'accumulation de graisse dans une des régions du corps ou dans la plupart d'entre elles est considérable, se montre prématurément et y trouble les fonctions.

Les enfans, dans le premier âge de la vie, ont généralement le corps chargé d'une assez grande quantité de graisse; mais ce n'est communément que dans le tissu cellulaire sous-cutané qu'elle est accumulée. Quelquefois, lorsqu'on leur donne une nourriture trop forte ou trop abondante, ou sous l'influence de conditions organiques et de circonstances extérieures peu appréciées jusqu'à présent, on voit des enfans présenter un aspect en quelque sorte monstrueux; leur respiration est considérablement gênée; ils semblent asthmatiques. Cette gêne s'augmente lorsqu'ils mangent avec précipitation ou même lorsqu'on ne leur laisse pas un assez long intervalle entre chaque mouvement de déglutition; le poids de leur corps et la gêne de la respiration retardent le moment où ils pourraient marcher; et, s'ils y sont parvenus, le plus léger exercice augmente leur essoufflement naturel et les arrête. Sans avoir de données précises à ce sujet, on peut croire que la graisse, qui, dans la première enfance, est assez rare autour des viscères, les surcharge alors et entrave l'action de ceux de la poitrine. Plus tard, cet excès d'embonpoint disparaît, et les enfans qui l'ont présenté ne se distinguent en rien de ceux qui n'ont eu qu'un embonpoint modéré. J'ai vu un enfant de douze à quinze mois distendu par une quantité énorme de graisse, et dont la respiration était tellement courte et précipitée qu'il semblait continuellement menacé de suffocation; néanmoins il parvint à l'âge de deux ans et demi sans éprouver d'accidens, et débarrassé de cette polysarcie incommode. Toutefois on a raison de craindre cet état; on conçoit qu'il doive être une prédisposition aux maladies de la tête et de la poitrine, et qu'il en augmente la gravité lorsque ces maladies se sont déclarées.

Ordinairement la graisse est peu abondante dans la dernière période de l'enfance, chez les individus de l'un ou l'autre sexe, c'est-à-dire, depuis l'âge de six ou sept ans jusqu'à celui de la puberté. Sa quantité augmente à cette époque, surtout chez les femmes; mais ce n'est que lorsque l'accroissement est terminé, à l'âge mûr, que ce fluide prédomine. Chez un homme adulte et d'un embonpoint ordinaire, la graisse est dans la proportion d'un vingtième environ avec le poids total du corps. Elle peut excéder de beaucoup cette proportion sans être incommode; mais plus abondante elle constitue l'obésité, et peut former depuis la moitié jusqu'aux quatre cinquième du poids du corps. On a vu des individus surchargés de graisse peser quatre et six cents livres, et même huit cent livres. Dans ce cas le corps présente un volume énorme; ses diverses parties perdent leurs formes et leurs proportions primitives; les mouvemens sont difficiles, raides; on ne peut fléchir qu'avec peine les membres et le tronc. Les personnes dont l'obésité est excessive se plaignent d'être comme accablées d'un poids considérable. La raideur de leurs mouvemens et leur lourdeur leur donnent une démarche particulière. Elles sont essoufflées au moindre exercice; quelquefois même elles ne peuvent rester dans certaines positions sans ressentir une gêne extrême de la respiration. Du reste les inconvéniens qui accompagnent l'obésité ne sont pas toujours proportionnels à son excès même. Il est des individus qui supportent sans aucune incommodité l'accumulation d'une quantité de graisse supérieure à celle qui en gêne considérablement d'autres.

Je ne puis mieux indiquer les changemens apportés par la polysarcie dans l'habitude du corps qu'en donnant l'extrait d'une observation fort bien faite de M. Dupuytren sur un cas de cette espèce. Les détails particuliers dans lesquels ce célèbre chirurgien est entré dans cette observation consignée au Journal de Médecine et de Chirurgie de Corvisart, tom. XII, pag. 262, suppléeront aux notions générales qu'il est impossible de donner faute de recherches assez nombreuses et assez exactes. M. F. Clay naquit de parens qui n'ont jamais été distingués par leur embonpoint, et fut élevée dans l'indigence. Elle était réglée à treize ans, et avait déjà un grand embonpoint. A vingt-cinq ans elle fut mariée à un fripier dont elle suivit les courses dans plusieurs villes et dans plusieurs départemens voisins du sien. Elle eut six enfans, dont un seul survécut, et n'offre rien que de très-ordinaire dans sa conformation et dans son embonpoint; le dernier fut conçu à trente-quatre ou trente-cinq ans. Elle avait alors acquis un très-grand embonpoint : ni des couches assez rapprochées, ni l'indigence presque absolue dans laquelle elle se trouva bientôt après n'en retardèrent les progrès. Voici les observations qu'elle fournit, arrivée vers la quarantième année de sa vie :

« Cette femme avait 5 pieds 1 pouce de hauteur et 5 pieds 2 pouces de circonférence, mesurée au niveau de l'ombilic. Sa tête, petite pour le volume de son corps, se perdait au milieu de deux énormes épaules entre lesquelles elle semblait immobile. Son cou avait disparu, et ne laissait entre la tête et la poitrine qu'un sillon de plusieurs pouces de profondeur : celle-ci avait une circonférence et des dimensions prodigieuses, dans quelque sens qu'on l'examinât. En arrière, les épaules, soulevées par la graisse, formaient deux larges reliefs. De sa partie antérieure pendaient deux mamelles de 28 pouces de circonférence à leur base, et de 10 pouces de longueur à partir de là jusqu'au mamelon, et qui retombaient ensuite sur le ventre, qu'elles recouvraient jusque près de l'ombilic. Sur ses côtés le volume de la graisse amassée sous ses aisselles tenait les bras soulevés et écartés du corps. Le ventre séparé, en avant, de la poitrine par un large et profond sillon, et surmonté ainsi qu'on vient de le voir, n'était pas relativement aussi volumineux que la poitrine. Ses parois, amincies par six grossesses, n'avaient qu'une épaisseur médiocre, et son volume paraissait tenir uniquement à celui des viscères contenus; mais les lombes avaient 2 pieds et demi de largeur, et les hanches, pourvues d'un énorme embonpoint et relevées jusque sur les côtés de la poitrine, semblaient faites pour la soutenir et pour fournir aux bras un point d'appui. Les cuisses et les jambes, outre leur grosseur, avaient pour caractère bien remarquable celui d'être creusées, à de petites distances, par des sillons circulaires et profonds, tels qu'on en observe sur les cuisses et les jambes des enfans bien nourris. Au milieu de ces déformations, les membres supérieurs avaient conservé leurs formes, leurs proportions premières.—Le poids total du corps n'est point indiqué.

Malgré cet excessif embonpoint et les altérations de formes et de proportions qui en étaient la suite, cette femme faisait chaque jour plus de deux milles pour aller à la porte de son église, où elle demandait l'aumône, et pour en revenir. Sa respiration était courte et gênée à la vérité, surtout lorsqu'elle avait marché; mais elle n'éprouvait ni suffocation ni palpitations. Son appétit était très-grand, sa digestion très-bonne, son esprit vif et assez gai, malgré l'abjection et la misère dans lesquelles elle vivait.

Ce n'est qu'à quarante ans que commença la maladie du cœur à laquelle elle a succombé, et qui se montra avec les symptômes ordinaires à ces affections. L'ouverture de son corps fournit les observations suivantes relatives à l'obésité : le tissu cellulaire graisseux sous-cutané, mesuré sur la ligne médiane, avait les épaisseurs suivantes, savoir :

« *Région antérieure :* crâne, 2 lignes; nez, 1 ligne; menton, 0; cou, 1 pouc. 6 lig.; poitrine, 2 pouc. 6 lig.; abdomen, 1 pouc.; région pubienne, 4 pouces.

« *Région postérieure :* cou, 6 lig.; dos, 2 pouc.; lombes, 2 pouc. 6 lig.; région sacrée, partie supérieure, 3 pouc.; partie moyenne, 1 pouc. 6 lig.; région coccygienne, 2 pouces.

« *Sur les côtés de la ligne médiane :* pour la *tête*, aux tempes, 6 lig.; aux oreilles, 0; aux paupières, 0; sur les arcades zygomatiques, 6 lignes.

« *Pour la face :* parotides, 2 lig.; l'épaisseur des joues, 1 pouc. 6 lignes.

« *Pour le bras, etc. :* sur l'acromion, 1 pouc. 2 lig.; sur le trapèze, 1 pouc. 3 lig.; sur le grand dentelé, 2 pouc.; à l'insertion du deltoïde à l'humérus, 1 pouc. 6 lig.; à la partie postérieure du bras, 2 pouc.; antérieure, 1 pouc.; sur l'olécrâne, 3 lig.; à la circonférence de l'avant-bras, 6 lig.; sur les doigts 2 lig.; à la paume des mains, 6 lig.; aux mamelles, 7 pouc. de diamètre et 10 de long; à la hanche, 4 pouc.; à la hauteur des trochanters, 3 pouc.; à la partie inférieure de la cuisse, 1 pouc. 6 lig.; à la partie moyenne extérieure de la jambe, 1 pouc. 6 lig.; à la base externe du pied, 10 lig.; au centre de la fesse, 3 pouc.; à la partie potérieure de la cuisse, 2 pouc.; — de la jambe, supérieure, 1 pouc. 6 lig.; — inférieure, 2 pouc.; à la plante du pied, talon, 1 pouc.; partie moyenne, 10 lignes.

« Le tissu cellulaire des parties indiquées offrait plusieurs nuances : 1° aux paupières et dans quelques autres endroits exempts de graisse, il contenait un peu de sérosité, et paraissait d'un tissu très-délicat; 2° au devant des pubis, sur les hanches, dans l'épaisseur des mamelles, etc., il formait des pelotons de la grosseur d'une noix, et qui semblaient s'être accrus dans tous les sens. On trouvait, en les examinant avec soin, la même structure que dans les paquets graisseux ordinaires; seulement ils semblaient moins celluleux; mais la graisse ne paraissait pas pour cela déposée dans des cavités visibles, comme est la sérosité dans les membranes qui l'exhalent; 3° dans d'autres points, comme sur la ligne médiane de la poitrine, etc., le tissu cellulaire semblait ne s'être accru que dans un sens, et ses cellules alongées du sternum vers la peau donnaient aux paquets graisseux une apparence fusiforme très-remarquable; 4° dans d'autres parties, comme au ventre, aux fesses et ailleurs, ce tissu graisseux avait une apparence fibreuse; 5° enfin, en continuant la dissection, on trouva, dans d'autres parties, autour de certains tendons, un tissu cellulaire exempt de graisse et de sérosité, et très-remarquable par son extensibilité et la facilité qu'il prêtait aux mouvemens de ces parties.

« Le tissu adipeux était beaucoup moins abondant au-dessous des aponévroses que sous la peau. Il manquait absolument sous l'aponévrose épicrânienne; mais aux membres supérieurs, sous l'aponévrose du bras et de l'avant-bras, il formait une couche épaisse de deux à trois lignes. Aux membres inférieurs, il avait un pouce à la partie interne de la cuisse, et il se réduisait à quelques lignes d'épaisseur à la jambe. Il en existait des couches assez épaisses dans l'intervalle des muscles du tronc et de ceux de la cuisse; mais elles étaient moindres aux membres supérieurs. Dans certains muscles, la graisse s'insinuait dans l'intervalle des faisceaux de fibres; cependant, nul d'entre eux ne paraissait avoir subi la transformation graisseuse. Le tissu graisseux était très-abondant autour de toutes les membranes synoviales, mais surtout autour de celles du genou, du pied, du poignet, dans l'intérieur desquelles il faisait saillie sous forme de languettes longues de plusieurs lignes. Parmi les membranes séreuses il en est une autour de laquelle on n'en a pas trouvé un atome. Il n'en existait, ni dans le crâne, ni dans le canal vertébral, dans le tissu cellulaire qui unit l'arachnoïde à la pie-mère, et bien moins encore dans celui qui l'unit à la dure-mère. Il n'en existait pas non plus entre le feuillet séreux et le feuillet fibreux du péricarde; mais on en trouvait une grande quantité à l'origine des gros vaisseaux, à la base et à la surface du cœur, dans les médiastins antérieur et postérieur. On en trouvait encore entre la plèvre et les parois de la poitrine; et ce qui est assez extraordinaire, c'est qu'il ne correspondait pas aux espaces intercostaux, mais au corps des côtes, le long desquelles il formait une multitude de languettes, parmi lesquelles on en observait plusieurs qui avaient un demi-pouce de longueur. Les seuls points de la surface du péritoine qui en fussent dépourvus, étaient ceux par lesquels il touche à la paroi antérieure de l'abdomen, au foie, à la rate et à l'intestin grêle. On en trouvait partout ailleurs, comme entre le péritoine et la partie antérieure du diaphragme, entre le péritoine et la tunique musculaire de l'estomac et du gros intestin, duquel en outre on voyait naître des appendices graisseux de deux pouces de longueur, et de trois quarts de pouce de diamètre, dans l'épiploon gastro-hépatique, et surtout dans l'épiploon gastro-colique, qui avait un pouce d'épaisseur; dans le mésentère, qui en avait près de deux, autour et au devant des reins, de la vessie et du vagin. Nulle part on n'en a rencontré entre les membranes muqueuses et les parties osseuses, musculaires ou autres, auxquelles elles sont appliquées, non plus qu'entre les tuniques des artères. On n'a trouvé aucun organe qui eût subi de transformation graisseuse, si ce n'est les mamelles, dont le tissu glanduleux avait complétement disparu et avait été remplacé par de la graisse. Les muscles, quoique pénétrés par elle dans certains points, n'avaient perdu, ni leur couleur, ni leurs caractères; il semblait même, qu'indépendamment de leur augmentation de volume, par l'insinuation de la graisse dans l'intervalle de leurs fibres, ils avaient subi un véritable accroissement de tissu, comme si la nature avait voulu proportionner leur force à la masse qu'ils avaient à mouvoir. »

Qnant aux altérations morbides qui ont amené la mort chez le sujet de cette observation, on observa un cœur volumineux, sans être très-disproportionné; cette augmentation paraissait tenir surtout au volume des parties gauches de cet organe. L'orifice de l'artère aorte était cartilagineux et rétréci d'un tiers. Les poumons, qui contenaient une assez grande quantité de sang, étaient sains et libres d'adhérences (la malade était morte dans un accès de suffocation, n'ayant pu tenir une position verticale). Les membres supérieurs et les inférieurs, et tout le côté gauche du corps, sur lequel la malade avait expiré, étaient infiltrés par une assez grande quantité de sérosité, mêlée dans diverses proportions à la graisse. Il n'y avait aucun épanchement séreux dans le péritoine, dans les plèvres, ni dans le péricarde.

MM. Percy et Laurent citent l'exemple d'une jeune Allemande qu'on voyait à Paris, et qui, âgée de vingt ans, pesait quatre cent cinquante livres. Elle pesait treize livres à l'époque de sa naissance, quarante-deux à six mois, et cent cinquante à quatre ans. A l'âge de six ans, elle portait sa mère, et annonçait un très-grand développement dans la taille et les forces physiques. Lorsque les médecins nommés plus haut la virent, elle avait cinq pieds cinq pouces de hauteur, et autant de circonférence, mesurée autour du bassin. Ses bras avaient dix-huit pouces de circonférence, et la graisse y formait des bourrelets, comme on en remarque aux cuisses des enfans très-gras. Elle était très-sensible au froid. Elle pouvait porter de chaque main un poids de deux cent cinquante livres, paraissait assez agile, et marchait pendant une heure sans avoir besoin de se reposer. Elle avait la respiration courte et difficile quand elle montait un escalier. Elle fut réglée à neuf ans. Elle mangeait beaucoup de laitage pendant son enfance, et depuis plusieurs années, elle ne consommait pas plus d'alimens qu'une personne ordinaire. Elle buvait beaucoup de thé; sa santé n'avait jamais éprouvé le moindre dérangement, et elle était fort gaie.—On livre souvent à la curiosité publique, dans les grandes villes, des exemples d'une semblable obésité.

La polysarcie peut n'être que partielle. C'est particulièrement dans les parois de l'abdomen, dans les épiploons et le mésentère, que se montre cette accumulation locale de graisse. On l'observe fréquemment chez les hommes et surtout chez les femmes qui ont eu beaucoup d'enfans, et dont les parois abdominales sont, par cette cause, dans un grand relâchement. Le ventre est alors très-volumineux, disproportionné au reste du corps. Il tombe sur les cuisses, et le frottement ou la pression continuelle de ces parties enflamme la peau, et y détermine des exulcérations très-douloureuses. Dans la marche, le tronc est fortement porté en arrière. Quelquefois, cette disposition produit une gêne dans les principales fonctions. La digestion est laborieuse, malgré la persistance de l'appétit. La respiration est difficile, à cause du refoulement du diaphragme du côté de la poitrine. La circulation est troublée, soit par la compression des gros vaisseaux dans la cavité abdominale, soit par l'imperfection des mouvemens respiratoires. Il y a tendance continuelle au sommeil, et imminence de congestion cérébrale.

C'est dans d'autres parties souvent que s'observe l'accumulation locale de graisse. Ainsi, l'on voit les mamelles prendre, chez certaines femmes, un accroissement extraordinaire. Les hommes même présentent, quoique plus rarement et à un degré moins considérable, cette exubérance difforme. Dans quelques cas, les fesses font une saillie plus ou moins prononcée. On connait cette conformation particulière aux femmes de la tribu des Bosjesmans, qui présentent une saillie graisseuse très-forte sur les fesses, et dont la *Vénus Hottentote* a présenté récemment un exemple à Paris. Enfin les lipomes (*voyez* ce mot) constituent une des polysarcies les plus locales, puisqu'elle est bornée à une très-petite étendue, et qu'elle forme des tumeurs circonscrites.

En général, la polysarcie locale n'existe pas sans que le reste du corps, ou du moins les parties qui contiennent ordinairement le plus de tissu graisseux, n'en présentent une quantité assez considérable. Seulement, la graisse est accumulée d'une manière disproportionnée dans une partie plus ou moins étendue.

Hippocrate avait dit, il y a long-temps (*Aphor.* 44, sect. 2), que les individus trop gras étaient plus exposés à périr subitement que ceux qui sont maigres; et, en effet, si l'apoplexie et les maladies du cœur s'observent souvent dans des constitutions opposées, on ne peut nier que ces maladies ne soient celles que doivent le plus redouter les personnes chargées de beaucoup d'embonpoint. Il est facile d'en donner l'explication par la gêne qu'éprouvent la circulation et la respiration. En général, les individus qui sont affectés de bonne heure d'obésité atteignent rarement un âge avancé. Comme cet état est ordinairement accompagné de pléthore, et que les fonctions des principaux organes sont toujours un peu gênées, les maladies qui surviennent chez eux présentent plus de gravité; ils les supportent plus difficilement; il s'y joint fréquemment des complications dangereuses par l'altération des fonctions circulatoires et respiratoires. Du reste, il n'est pas toujours facile de décider si les affections qui se manifestent chez les personnes très-grasses doivent être attribuées à l'obésité ou aux causes mêmes qui ont produit celle-ci; enfin, s'il n'y a que simple coïncidence.

La cause prochaine ou condition organique de la polysarcie est complétement inconnue. On a tour à tour accusé une activité très-forte de l'estomac, une prédominance et une chaleur très-grande du foie : ce ne sont que des hypothèses gratuites. On ne peut qu'indiquer les circonstances dans lesquelles on voit le plus souvent survenir l'obésité. Tantôt la disposition organique à cet état est tellement forte, qu'il se fait une sécrétion exubérante de graisse, sans qu'il existe aucune des circonstances qui lui donnent ordinairement naissance; tantôt au contraire, on est exposé à plusieurs des causes les plus puissantes de l'obésité, et le corps reste dans un état modéré d'embonpoint, et même dans une maigreur assez prononcée.

L'obésité ne commence guère à se montrer que de trente à quarante ans. Toutefois, la plupart des individus qui ont fourni des exemples de ces polysarcies monstrueuses dont nous avons parlé précédemment, manifestèrent cette disposition dès leur première enfance. Chez ceux qui doivent acquérir un embonpoint excessif, sans être porté à un degré extraordinaire, l'obésité commence seulement vers la vingtième ou vingt-cinquième année. On a dit qu'un tempérament lymphatique y dispose; les femmes paraissent y être plus sujettes, sans doute en raison de leur constitution et de leur manière de vivre. Certaines professions fournissent plus d'exemples d'obésité que d'autres, ce sont celles de boucher et de charcutier; il est probable qu'on doit attribuer cet effet à la nourriture succulente dont ces individus se nourrissent, et à l'absence de peines physiques, enfin à l'aisance dont ils jouissent généralement, plutôt qu'aux prétendues émanations animales au milieu desquelles ils vivent. Les climats froids, humides; la Hollande, le nord de l'Europe semblent être favorables à la production de l'obésité; l'habitude d'une nourriture animale très-abondante, de boissons chaudes, de spiritueux, le genre de vie, l'indolence physique et morale qu'on observe dans les habitans de ces contrées en peuvent être considérés comme les causes principales. La même constitution se remarque aussi dans des climats opposés, chez beaucoup d'orientaux, et trouve sa cause dans l'inactivité à laquelle les condamne un ciel brûlant et dans diverses habitudes de leur vie. On a pensé que l'abus des bains tièdes, d'évacuations sanguines peuvent amener un embonpoint excessif. La convalescence, après une maladie qui a causé l'amaigrissement, produit quelquefois ce même résultat. Une équitation modérée paraît aussi déterminer l'obésité, ou plutôt concourir à son développement avec d'autres causes, telles que la tranquillité d'esprit et l'usage de la bonne chère. Il n'est pas rare de voir les officiers de cavalerie et même de simples soldats de cette arme présenter un embonpoint assez considérable; ce qu'il est beaucoup moins commun d'observer chez les officiers et surtout chez les soldats d'infanterie, lorsqu'ils font un service actif. Mais les causes qui produisent le plus sûrement l'obésité, ce sont la castration, le repos absolu des organes, l'usage d'alimens doux, féculens, et surtout la tranquillité d'ame et d'esprit. On connaît les procédés à l'aide desquels on donne à certains animaux destinés à nos tables, une chair plus molle, plus savoureuse, plus chargée de graisse; l'absence de tous travaux intellectuels, de toutes passions, de tout exercice corporel a été considérée avec raison comme une condition favorable au développement de la polysarcie. Cette disposition du corps est même souvent la cause de préventions désavantageuses pour l'esprit et le caractère de ceux qui en sont affectés. Mais il ne serait pas difficile de détruire ce préjugé par des exemples fameux : témoin, l'illustre historien anglais, David Hume, que ses travaux n'empêchèrent pas d'acquérir un extrême embonpoint; témoin le duc de Mayenne, ce célèbre chef de la ligue, dont l'obésité fournit à notre bon Henri IV l'occasion d'une vengeance si innocente. Je pourrais encore citer le grand Pompée connu par sa corpulence; et surtout l'exemple récent du capitaine qui domina la France et l'Europe, et qui au milieu des fatigues continuelles de la guerre, de la contention d'esprit qu'exigeaient sans cesse les soins politiques et administratifs d'un immense empire; qui, enfin, avec l'aiguillon toujours pressant d'une ambition effrénée et au milieu d'événemens qui renversent la plus haute fortune à laquelle un homme ait pu parvenir, acquit et conserva, malgré la plus grande frugalité, et cette prodigieuse activité morale et physique, un embonpoint assez considérable.

Certaines maladies qui déterminent ordinairement l'émaciation du corps ont paru dans divers cas favoriser l'obésité, ou du moins n'en pas contrarier le développement; c'est ainsi que je pourrais citer l'exemple de quelques individus qui ont commencé à prendre de l'embonpoint ou qui ont conservé celui qu'ils avaient pendant le cours d'une affection cancéreuse de l'estomac ou d'un squirrhe de l'utérus.

Le traitement de la polysarcie est tout entier dans les préceptes hygiéniques, dans l'éloignement des circonstances qui tendent à produire cet état. On doit prendre ces précautions dès que l'obésité commence à se montrer. Il sera donc convenable dès lors de diminuer la quantité d'alimens habituelle; de ne les choisir que parmi les moins nourrissans; de prendre le plus d'exercice possible, de le pousser même jusqu'à la fatigue; de se créer des occupations actives, lorsqu'on est habituellement plongé dans l'oisiveté; enfin, d'éviter le sommeil prolongé, de ne s'y livrer que pendant le moins de temps possible. L'usage d'une boisson acidule sera avantageuse; on prendra de temps en temps des tisanes laxatives, de manière à tenir le ventre libre. L'usage des eaux de Seltz, de Sedlitz remplira ces deux dernières indications. Il est d'autant plus essentiel de combattre promptement la tendance à l'obésité que plus tard il est difficile, lorsqu'elle est parvenue à un degré extrême, d'employer le moyen le plus efficace, qui est l'exercice. Toutefois, même dans ce cas, il faut tenter encore de l'employer, mais modérément; et on l'augmente graduellement, en même temps qu'il faut persister avec constance dans cette tentative.

Dans le cas de polysarcie partielle, lorsque le ventre, les mamelles ont pris une extension considérable, il sera utile d'exercer une compression légère sur ces parties à l'aide de corsets.

Dans l'insuffisance des moyens hygiéniques précédens, ou

souvent dans la difficulté de s'y soumettre, on a préconisé l'usage de certaines substances comme propre à diminuer directement l'obésité; tels sont le vinaigre et le savon, dont on cite les avantages dans quelques cas isolés; mais il est à craindre, comme le remarque très-bien Cullen, malgré la théorie toute humorale sur laquelle il fonde sa crainte, que l'administration de ces substances n'ait des conséquences plus fâcheuses que la corpulence que l'on se proposait de corriger. En effet, elles peuvent déterminer des phlegmasies chroniques qui produiront bien l'amaigrissement, mais qu'il pourra être difficile d'arrêter. Cependant, en surveillant l'emploi de ces médicamens, on pourrait les tenter et même quelques autres plus actifs, tels que l'iode, lorsqu'on n'a pu entraver les progrès d'une obésité incommode. (RAIGE DELORME.)

POMMADE, s. f. *pommatum*. On a désigné sous ce nom beaucoup de préparations pharmaceutiques destinées à être employées en frictions, en applications sur les plaies et ulcères, et qui avaient un corps gras pour base. Il n'existait pas, d'après cela, de démarcation bien tranchée entre les cérats, les onguens et les pommades; car la distinction qu'on faisait des pommades, en établissant qu'elles sont moins consistantes que les onguens, et qu'elles ont une odeur agréable à cause des huiles aromatiques qu'on y ajoute; cette distinction est trop peu importante, et d'ailleurs n'est pas toujours fondée. On a donc cherché à établir des caractères plus positifs, et l'on est à peu près d'accord maintenant pour réserver le nom de pommade aux préparations formées par la graisse rendue médicamenteuse par la solution ou le mélange de quelques substances actives. Elles diffèrent des onguens, en ce qu'elles ne contiennent pas de résine. Elles peuvent tenir en solution ou mêlés des principes colorans aromatiques, résineux ou épispastiques de certaines substances végétales ou animales, des sels, des métaux, des oxydes métalliques, du soufre, du phosphore, de l'iode, etc. Il arrive très-souvent qu'au lieu d'axonge, on emploie le cérat pour excipient, et l'on conserve à la préparation le nom de pommade, quoiqu'on ait, rigoureusement parlant d'après la classification établie, formé un cérat composé. Mais on conçoit que cette distinction est de peu de valeur, et que l'on peut, dans la pratique, n'y avoir pas d'égard. Les pommades, étant très-sujettes à rancir, doivent être conservées à l'abri de l'air, dans des endroits frais, et renouvelées souvent. Nous ne décrirons pas en détail les règles qui doivent présider à la confection des pommades. Nous ne ferons qu'indiquer succinctement les compositions et l'usage de celles qui sont employées le plus fréquemment.

Pommade à la rose ou *onguent rosat*. Elle est composée avec des roses pâles, fraîches et pilées, sur lesquelles on verse de l'axonge de porc fondue, et qu'on y laisse macérer pendant plusieurs jours. On colore la pommade avec l'orcanette. On se sert plus souvent de cette pommade comme excipient, pour composer des pommades plus actives, que comme médicament. Les roses qu'on fait macérer dans la graisse lui impriment peu de propriétés, et elle n'en a guère d'autres que celle de l'axonge qui en constitue la base.

Pommade au laurier, communément appelée *huile* ou *onguent de laurier*; c'est une macération de feuilles et de baies de laurier contuses dans de l'axonge. Cette pommade est légèrement excitante, et employée comme telle dans le cas d'engorgement chronique.

Pommade de sous-carbonate de plomb, ou *onguent blanc de Rhazès* : pommade astringente, préparée par mélange, et dont le nom indique la composition.

Pommade d'oxyde de zinc, ou *onguent de tuthie*; mélange d'une partie d'oxyde de zinc, avec cinq parties d'onguent rosat et de beurre lavé à l'eau de roses : astringente, employée dans le cas d'ophthalmie chronique.

Pommade d'oxyde de mercure rouge et d'acétate de plomb : composée de beurre frais lavé à l'eau froide, 4,5; camphre, 0,25; oxyde de mercure rouge, 0,25; sur-acétate de plomb, 0,25; mêlez avec soin en triturant long-temps. Un gros de cette pommade contient quatre grains d'oxyde et autant d'acétate. Cette composition est semblable, suivant MM. Baup et Duret, à la pommade anti-ophthalmique de Régent, et est indiquée dans le cas d'ophthalmie chronique.

Pommade de tartrate d'antimoine, *stibiée*, *émétique*, *d'Autenrieth* : mélange d'une partie de tartre stibié, et de six à huit d'axonge. Cette pommade, dont le docteur Autenrieth a beaucoup préconisé l'emploi, est destinée à provoquer une éruption de pustules dans l'endroit de la peau qu'on frictionne.

On prend un demi-gros ou un gros de la pommade, et l'on en frotte, trois fois par jour, la région indiquée. Vers le deuxième ou troisième jour, la peau s'enflamme légèrement, devient douloureuse, et l'on voit poindre des pustules, qui, en augmentant, blanchissent à leur centre, et s'entourent d'une auréole inflammatoire. Elles grossissent jusqu'au cinquième jour, époque à laquelle le pus qu'elles renferment devient jaunâtre. Elles se dessèchent bientôt, se flétrissent, se transforment en une croûte brunâtre, qui, en se détachant, laisse une marque rouge, rugueuse, et subsistant long-temps. Cette éruption, qui a beaucoup de rapports avec celle de la varicelle pustuleuse, varie, du reste, pour la forme et l'étendue des pustules, suivant la dose d'émétique qui a été employée en friction, et suivant l'irritabilité de la peau. On la provoque comme moyen dérivatif dans le cas de coqueluche, de catarrhe bronchique, et dans tous les cas où il se trouve indiqué de pratiquer un vésicant ou un exutoire. L'épigastre, la partie antérieure de la poitrine, sont les régions où l'on fait le plus communément ce genre de frictions. Chez les personnes irritables, l'éruption qui en est le résultat peut déterminer un mouvement fébrile.

Pommade de deuto-chlorure de mercure, dite *de Cyrillo* : mélange de 4 parties de sel et de 32 d'axonge.

Pommade au mercure, ou *onguent napolitain* : mélange à parties égales de mercure très-pur et d'axonge. L'*onguent gris* est la même pommade, mais beaucoup moins chargée de mercure. On unit à 250 p. d'onguent napolitain, 750 p. d'axonge. Le mercure, dans l'onguent gris, entre pour un huitième.

Pour les propriétés de ces trois dernières pommades. *Voyez* MERCURE, SYPHILIS.

Pommade au nitrate de mercure, ou *onguent citrin*. C'est une dissolution de mercure dans l'acide nitrique, mélangée à l'axonge. Les proportions sont les suivantes : mercure, 64; acide nitrique pur (32°) 96; axonge de porc lavée et fondue, 1000 p. Le mélange ne doit se faire que quand la dissolution du mercure, dans l'acide, est achevée, et la liqueur refroidie. Cette pommade est employée dans le traitement de la *gale*. *Voy.* ce mot.

Pommade de soufre et de muriate d'ammoniaque, ou *onguent soufré pour la gale*; mélange de 120 p. d'axonge; de 60 p. de soufre sublimé et lavé; de 4 p. de muriate d'ammoniaque en poudre; et de 4 p. de sulfate d'alumine et de potasse. *Voy*. pour l'emploi, l'art. GALE.

Pommade nitrique ou *oxygénée;* c'est un mélange de 64 p. d'acide nitrique, et de 500 d'axonge fondue. Elle est employée dans le traitement de la gale et des ulcères syphilitiques.

Pommade de garou; elle est composé de 128 p. d'écorce de garou, qu'on fait bouillir dans un mélange de 320 p. d'axonge et de 32 de cire; elle est irritante. On l'emploie pour exciter la suppuration des plaies des vésicatoires, des cautères.

Pommade de cantharides, ou *onguent épispastique vert;* elle est composée de 64 p. de poudre de cantharides, d'acétate de cuivre impur, d'extrait d'opium, 24 p. de chacun, d'onguent populéum, 1680 p.; et de cire blanche, 256 p. Elle a les mêmes usages que la précédente.

Pommade de pavot, de jusquiame et de belladone, ou *onguent populéum;* c'est une solution de quelques-uns des principes des bourgeons frais de peuplier, d'où lui vient son premier nom; de feuilles fraîches de pavot, de belladone, de jusquiame noire, de morelle noire. Cette pommade est légèrement narcotique. On l'emploie comme calmante, adoucissante dans le cas d'hémorrhoïdes douloureuses, de gerçures du sein, d'ulcères cancéreux, etc.

Il est un grand nombre de pommades qu'il serait inutile de mentionner ici, parce qu'elles ne consistent que dans le mélange de médicamens simples avec l'axonge, et que les proportions et les usages en ont été indiqués en traitant de ces médicamens.

POMME, s. f., fruit du pommier. *Voyez* ce mot. (A. R.)

POMME D'ADAM. Nom donné vulgairement à la saillie que forme le larynx à la partie antérieure du cou. *Voyez* LARYNX.

POMME ÉPINEUSE, s. f., l'un des noms vulgaires du stramoine (*datura stramonium*. L.). *Voyez* STRAMOINE. (A. R.)

POMME DE TERRE, s. f. On nomme ainsi les tubercules charnus qui se développent sur différens points de la tige souterraine de la morelle tubéreuse (*solanum tuberosum*. L., Rich., *Bot. méd.*, t. 1, p. 289). Ce précieux végétal, qui pour ses avantages dans l'économie domestique peut contre-balancer les céréales, est originaire du Nouveau-Monde; mais on ignore au juste quelle est la partie de ce vaste continent où il croît sauvage. M. de Humboldt, lors de son séjour en Amérique, n'a rien pu découvrir de certain à cet égard, quelques recherches qu'il ait faites. A l'arrivée des Européens en Amérique, ils y trouvèrent déjà la pomme de terre cultivée dans plusieurs contrées fort distantes les unes des autres, telles que le Pérou et la Caroline. Ce sont les Espagnols qui l'ont d'abord transportée en Europe. En 1585 le célèbre navigateur anglais Walter-Raleig en rapporta de l'Amérique-Septentrionale des tubercules, qui, plantés en Angleterre, ne tardèrent pas à s'y multiplier en abondance. L'Écluse est le premier botaniste qui en ait fait mention dans son histoire des plantes publiée en 1591. Il rapporte qu'en 1588 il en reçut deux tubercules de Philippe de Sivri, et qu'à cette époque on la voyait déjà assez communément dans certains jardins d'Allemagne, et que même en Italie elle était cultivée assez en grand pour servir d'aliment dans plusieurs provinces de ce pays.

La culture de la pomme de terre se répandit ensuite rapidement dès qu'on eut reconnu combien elle était facile et productive. Mais néanmoins ce n'est guère que depuis la fin du siècle dernier et au commencement de celui-ci qu'on a bien connu tous les avantages que ces précieux tubercules présentent à l'homme. Pendant fort long-temps, en effet, un préjugé vulgaire ne fit voir dans la pomme de terre qu'un aliment grossier, propre seulement à la nourriture des bestiaux. Sa culture n'était pas alors aussi générale que nous la voyons aujourd'hui. A la tête des hommes éclairés et philanthropes qui cherchèrent à détruire ce préjugé en France, nous devons placer le nom du vénérable Parmentier. Il s'appliqua pendant plusieurs années à démontrer non-seulement dans ses écrits, mais par sa pratique et par sa propre expérience, en cultivant en grand la pomme de terre dans les environs de la capitale, combien cette culture pouvait être avantageuse non-seulement dans les années où la récolte des céréales est mauvaise, mais même dans tous les temps. Son exemple entraîna la multitude, et la pomme de terre, qui jusqu'alors n'avait servi qu'au repas du pauvre, se montra bientôt sur la table du riche.

Il n'entre pas dans le plan de ce Dictionnaire de parler ici des diverses variétés de pommes de terre. Elles sont extrêmement nombreuses, tant sous le rapport de la grosseur, de leur couleur extérieure, de leur forme plus ou moins arrondie ou alongée, de l'époque de leur maturité. Mais toutes ces variétés ont la même composition intime, c'est-à-dire qu'elles sont formées d'une fécule très-abondante, blanche, très-pure, soutenue dans un réseau fibreux. Les pommes de terre sont un aliment aussi sain que nourrissant; on peut les manger sous toutes les formes. Elles offrent un très-grand avantage, celui de pouvoir se garder fraîches pendant une partie de l'hiver. On peut, après les avoir fait cuire à l'eau, en préparer une bouillie épaisse, qui, séchée au soleil ou à la chaleur du four, se conserve pendant fort long-temps sans s'altérer. Quant à la fécule rien n'est plus facile que de la préparer : il suffit de râper les pommes de terre crues au-dessus d'un vase plein d'eau; la fécule se précipite et se dépose au fond du vase, on la fait ensuite sécher et on la réduit en poudre. La fécule de pomme de terre peut facilement remplacer toutes les fécules exotiques que nous tirons à grands frais des pays lointains, et qui le plus souvent sont falsifiées; telles sont l'arrow-root, le tapioka, le sagou, etc. Cuite dans l'eau aromatisée, dans du lait ou du bouillon, elle forme un aliment léger, d'une facile digestion, et qui convient parfaitement aux convalescens. On peut faire du pain avec les pommes de terre, soit en les mélangeant avec moitié de leur poids de farine de céréales, soit avec leur pâte seule, dont on a fait légèrement fermenter une partie. Chacun sait qu'on retire de ces tubercules fermentés une eau-de-vie aujourd'hui très-employée dans les arts, et qui pourrait même servir dans l'économie domestique en la privant d'un goût un peu désagréable qu'elle contracte lors de la distillation. Enfin, par des procédés assez simples, on peut convertir en sucre la fécule de pomme de terre. On a dit, et plusieurs personnes pensent encore, que la pellicule qui recouvre les tubercules de la pomme de terre contenait un principe délétère : aussi est-on généralement dans l'usage de rejeter l'eau dans laquelle on les a fait cuire. Mais M. le docteur Dunal de Montpellier, à qui nous devons une excellente monographie du genre *solanum*, s'est assuré par l'expérience que cette eau n'est nullement vénéneuse. Il a fait prendre à des chiens et à d'autres animaux de cette eau, dans laquelle il avait fait cuire plusieurs fois des pommes de terre, et ces animaux n'en ont éprouvé aucune incommodité. Ainsi la pomme de terre, quoique appartenant à la famille des solanées, ne renferme aucun principe vénéneux. C'est un aliment sain et abondant non seulement pour l'homme, mais encore pour les bestiaux et les animaux de basse-cour. (A. RICHARD.)

POMMETTE, s. f., partie saillante que présente la joue au-dessous de l'angle externe de chaque œil. *Voyez* FACE.

POMMETTE (os de la). *Voyez* MALAIRE. (MARJOLIN.)

POMMIER, s. m., *malus communis*. Rich., *Bot. méd.*, t. II, p. 533. Il nous paraît superflu de donner ici une description détaillée de cet arbre, trop connu de tout le monde. Il nous suffit de dire que les pommiers se distinguent des poiriers par leurs cinq styles soudés ensemble à leur base, par leurs fruits ombiliqués à la base et au sommet. Abandonné à lui-même, le pommier est un arbre de moyenne taille, dont les branches sont généralement disposées de manière que leur ensemble forme une sorte d'hémisphère. Cet arbre indigène de nos forêts est cultivé non-seulement dans nos jardins, mais dans plusieurs provinces de la France il remplace la vigne, et se cultive en grand dans les champs et les vergers. Ainsi, en Normandie, en Bretagne, en Picardie, et en général dans tous les départemens où la vigne ne peut prospérer, on cultive le pommier pour en retirer le cidre, liqueur fermentée qui y remplace le vin.

Le nombre de variétés que la culture a introduites dans les fruits du pommier, est presque innombrable. Ces variétés sont relatives au volume, à la forme, à la couleur, à la saveur acide, douce ou amère de ces fruits. Les variétés les plus estimées pour servir sur nos tables, sont surtout les pommes de reinette, de calvil, etc. Une pomme de bonne qualité, bien mûre, est un fruit très-agréable, surtout les variétés qui offrent une saveur à la fois sucrée et aigrelette. Cette saveur acidule est due à la présence d'un acide que l'on a nommé acide malique. Cuite et saupoudrée de sucre, la pomme est un aliment de très-facile digestion, peu substantiel, et dont on permet l'usage aux convalescens. On fait avec la pomme de reinette boullie dans l'eau, une tisane tempérante, douce, que l'on emploie dans les inflammations des membranes muqueuses des voies aériennes ou digestives. On peut, avec la pulpe de pomme cuite, faire des cataplasmes émolliens, dont on recommande principalement l'usage dans certaines ophthalmies. On sait que cette pulpe était en quelque sorte la base de la pommade de Rosenstein, employée avec succès contre les gerçures des mains, des lèvres, et du mamelon chez les femmes qui nourrissent. On trouve, dans les pharmacies, un sirop de pommes composé, qu'on emploie comme purgatif à la dose d'une à deux onces. Mais cette vertu purgative est due au séné qui entre comme un des principaux ingrédiens dans cette préparation. Nous ne devons rien dire ici du cidre, qui est, sans contredit, le produit le plus intéressant du pommier; il en a été traité déjà au mot CIDRE. *Voyez* ce mot. (A. RICHARD.)

POMPHOLIX, s. m. Foës observe (*Œconom. Hipp. ad. voc.* πομφοὶ) que les Grecs désignaient sous ce nom les taches proéminentes produites par la piqûre des orties; et sous celui de πομφολυγες, les bulles d'air qui apparaissent sur l'eau. Au nombre des acceptions variées de ce mot et de ses dérivés, Galien en indique une autre (πομφοὶ : *eminentiæ cutis tumidæ, simulque humore redundantes, et rubicundæ*), adopté par Willan, qui s'est cru autorisé à décrire sous le nom de *pompholix* « une éruption de bulles sur la peau, sans fièvre et sans inflammation circonvoisine; double circonstance qui, suivant lui, distingue le *pompholix* du pemphigus ». Cependant il est de toute évidence que le *pompholix* de Willan correspond au pemphigus *sine pyrexiâ* de Sauvages, et au pemphigus *apyrétique* de Plenck.

Willan, et d'après lui Bateman, admettent trois variétés de pompholix :

1° Pompholix *benignus*, éruption successive, sur diverses régions de la peau, de bulles transparentes, du volume d'un pois ou d'une aveline, dont la guérison est ordinairement assez rapide.

2° Pompholix *diutinus* : éruption de semblables bulles, apparaissant successivement sur toute la surface du corps, et quelquefois même dans l'intérieur de la bouche, souvent précédée de désordres fonctionnels des organes digestifs, et suivie d'excoriations douloureuses, d'une guérison longue et difficile.

3° Pompholix *solitarius*; large bulle, solitaire, contenant plusieurs onces de sérosité, et quelquefois suivie d'une ou de plusieurs bulles semblables.

J'ai dû décrire les trois variétés du pompholix dans un autre article, afin de ne pas faire, avec Willan, inutilement deux maladies du pemphigus. *Voyez* PEMPHIGUS. (P. RAYER.)

PONCTION, s. f., *punctio*, de πυνγω, je pique. Opération de chirurgie, qui consiste à plonger un instrument aigu et tranchant dans les parties molles du corps. Le mot ponction doit être considéré comme une expression générique qui a plusieurs acceptions. En effet, tantôt on l'emploie pour désigner le premier temps du plus grand nombre des incisions; tantôt, au contraire, on l'applique à l'opération au moyen de laquelle on ouvre, à l'aide d'un instrument convenable, une cavité naturelle ou formée accidentellement, pour en faire sortir un liquide quelconque qui s'y trouve épanché, ou qui y est retenu en plus grande quantité que ne le comporte l'état normal de l'organe où il a son siége.

On a proposé d'avoir recours à la ponction dans différentes maladies. On sait que Lecat a osé proposer cette opération dans l'hydrocéphale chronique; mais qu'elle a été blâmée par Camper, ainsi que celle que l'on avait voulu faire sur les tumeurs du rachis connues sous le nom de *spina bifida*. On pratique la ponction de l'œil dans les cas d'hydrophthalmie; on ouvre la poitrine lorsqu'il s'est formé dans un des côtés de cette cavité, un épanchement de sang, de sérosité, de pus ou d'air. Les tumeurs qui s'élèvent au-dessous des fausses côtes à la suite des inflammations du foie, et qui sont formées par de la bile amassée dans la vésicule du fiel, ont paru exiger les secours de la chirurgie. J. L. Petit a pensé qu'on pouvait vider ces tumeurs avec un trois-quarts, comme on vide la vessie urinaire dans quelques cas, pourvu toutefois qu'il se soit établi antérieurement des adhérences entre cette poche membraneuse et la portion du péritoine qui la recouvre. On se sert le plus ordinairement du mot *ponction*, pour désigner l'opération qu'on pratique sur les parois du ventre dans les cas d'hydropisie; sur la vessie, lorsque le cathétérisme est impossible; sur le scrotum dans les cas d'hydrocèle, etc. etc. L'expérience ayant appris qu'il était dangereux d'ouvrir largement les abcès par congestion, plusieurs chirurgiens conseillent de se borner à faire une simple ponction sur leur partie la plus déclive, et d'avoir soin que la plaie des tégumens ne soit pas parallèle à celle de l'abcès. Lorsqu'une collection purulente siége superficiellement, une simple ponction suffit ordinairement pour évacuer le liquide. On doit avoir recours à ce mode opératoire toutes les fois qu'il peut présenter quelques avantages; il faut le pratiquer spécialement sur les parties du corps qui sont habituellement exposées à la vue; on évite par là la difformité, résultat inévitable d'une trop grande cicatrice.

Pour pratiquer la ponction, on se sert d'une lancette, d'un bistouri à lame longue et étroite, d'une aiguille, d'un trois-quarts. La lancette convient pour ouvrir les abcès superficiels; on doit employer le bistouri lorsque le pus est situé profondément, les aiguilles sont rarement mises en usage. Je dois dire cependant qu'on vide quelquefois les abcès par congestion avec cette espèce d'instrument, qu'on enfonce tous les jours ou tous les deux jours dans le centre de la tumeur purulente. On a proposé de faire chauffer les aiguilles à blanc, afin de les rendre cautérisantes. Le trois-quarts est l'instrument le plus généralement employé (*voyez* HYDROCÈLE, PARACENTHÈSE, RÉTENTION D'URINE, VESSIE, etc.). Lorsqu'on donne la préférence à cet instrument, on doit avoir l'attention de proportionner la longueur de sa canule à l'épaisseur présumée des parois du foyer.

Avant de pratiquer la ponction, il faut disposer un ou plusieurs vases, pour recevoir les liquides, ainsi que les pièces d'appareil nécessaires au pansement. On s'assure ensuite du bon état des instrumens qu'on va employer : il convient de recouvrir leur surface avec un corps gras : à l'aide de cette précaution, on les fait pénétrer avec plus de facilité et moins de douleur. Ces préparatifs terminés, on donne au malade une situation convenable et propre à favoriser l'écoulement des matières dont on va provoquer l'issue.

J'ai déjà dit que presque toutes les incisions qu'on pratique avec des instrumens piquans et tranchans tout à la fois, commencent par une ponction qu'on fait avec leur pointe. Lorsqu'on veut procéder à ce premier temps de l'incision, une main tend les parties, l'autre, munie d'un instrument tenu convenablement, en présente l'extrémité aiguë dans une direction perpendiculaire à leur surface, et la fait pénétrer en employant une effort proportionné à la résistance qu'on épouve (*voyez* INCISION). On se conduit à peu près de la même manière dans le traitement de certains abcès et de quelques tumeurs, lorsqu'on ne se propose de faire qu'une ouverture très-étroite. On tend les parties avec une main; celle qui est libre saisit l'instrument dont on a fait choix, et en présente la pointe au centre de la tumeur. Le plus souvent, on donne à l'instrument une direction perpendiculaire, et on le fait plonger d'un seul coup jusque dans la collection du liquide. La profondeur à laquelle il convient de le faire pénétrer varie suivant l'épaisseur des parties.

Lorsqu'on a un peu d'habitude, on mesure assez exactement cette épaisseur, au moyen du toucher, et en ayant égard à la manière dont la fluctuation se fait sentir. On est averti que l'instrument est arrivé à la profondeur jugée nécessaire par un défaut de résistance; on doit retirer alors l'instrument, en suivant la direction qu'on lui a donnée en l'enfonçant. Lorsque le liquide est situé très-profondément, il faut se servir d'un bistouri à lame étroite. Tenu entre les doigts comme une plume à écrire, on le plonge perpendiculairement et lentement; on l'arrête lorsqu'il a pénétré à une certaine profondeur, pour continuer bientôt après s'il y a de nouveaux tissus à diviser, et dont il soit nécessaire de surmonter la résistance. Lorsque cette résistance cesse tout à coup, on est assuré que la pointe de l'instrument a pénétré dans la cavité purulente. Si le liquide à évacuer est peu considérable, et si l'on craint de léser les parties situées derrière lui, on doit donner à l'instrument une direction oblique. On trouve une application de ce précepte dans la ponction de l'hydrocèle, dans l'ouverture des abcès situés sur le trajet des gros vaisseaux ou de quelques nerfs, dont la lésion pourrait avoir des suites fâcheuses, etc. etc.

Lorsque la ponction est faite, on retire l'instrument dont on s'est servi, et le liquide s'écoule au dehors; dans quelques cas, on n'opère qu'une évacuation partielle; le plus souvent au contraire, on laisse sortir la totalité du liquide épanché. La conduite qu'on doit tenir ultérieurement varie suivant les circonstances. Quelquefois on cherche à prévenir une accumulation nouvelle en excitant une compression méthodique sur les parties malades (*voyez* ABCÈS); d'autres fois on excite une inflammation adhésive pour tarir la source de l'écoulement (*voyez* HYDROCÈLE); dans quelques cas on cherche à rétablir l'intégrité des conduits rétrécis ou oblitérés (*voyez* RÉTENTION D'URINE, VESSIE, etc. etc.).

(MURAT).

PONGITIF, TIVE, adj., *pongitivus*, de *pungere*, piquer. On a caractérisé par l'épithète de *pongitive*, la douleur qui donne une sensation semblable à celle que déterminerait l'introduction d'un instrument aigu. *Voyez* DOULEUR.

PONT DE VAROLE, s. m., *pons varoli*, partie de l'encéphale nommée encore *protubérance annulaire et mésocéphale*. Voyez ENCÉPHALE et MOELLE ALONGÉE.

POPLITÉ, ÉE, *poplitæus*, adj., pris substantivement dans quelques cas.

POPLITÉE (l'artère) est située à la partie postérieure et inférieure de la cuisse, derrière l'articulation fémoro-tibiale, dans le creux du jarret, et à la partie postérieure et supérieure de la jambe; elle se prolonge obliquement de haut en bas et de dedans en dehors, depuis le commencement du tiers inférieur de la cuisse jusqu'à la réunion du quart supérieur de la jambe avec les trois quarts inférieurs. Elle est la continuation de la fémorale qui change de nom après avoir traversé le muscle grand adducteur, et inférieurement quand elle est arrivée vis-à-vis l'intervalle qui sépare les deux os de la jambe entre la partie moyenne du bord externe du muscle poplité et le péroné, elle donne naissance à la TIBIALE antérieure, et plus bas elle se termine en se divisant en deux branches, la PÉRONIÈRE et la TIBIALE POSTÉRIEURE.

Dans ce trajet, l'artère poplitée offre des rapports qu'il est important de noter; en arrière, elle est recouverte dans une grande partie de sa longueur par le nerf sciatique et la veine poplitée, cette dernière étant collée au côté externe de l'artère tandis que le nerf est plus en arrière et un peu plus en dehors, et successivement de haut en bas par le muscle demi-membraneux, du tissu adipeux assez abondant qui la sépare de l'aponévrose et de la peau, et par les muscles gastrocnémiens, soléaire et jambier grêle. En avant elle correspond au fond du creux du jarret, appuyant sur une couche adipeuse qui l'éloigne du fémur et de la partie postérieure de l'articulation fémoro-tibiale, et inférieurement elle répond au muscle poplité; en dehors elle avoisine d'abord le muscle biceps dont elle s'éloigne en descendant, tandis qu'elle se rapproche des muscles jumeau externe, jambier grêle et soléaire, avec lesquels elle est en rapport; du côté interne, cette artère est contiguë au muscle demi-membraneux, au condyle interne du fémur, et au jumeau interne. Dans toute cette étendue, l'artère poplitée est enveloppée et protégée par un tissu adipeux abondant. Son volume est à peu près le même que celui de la fémorale; elle fournit en descendant les branches suivantes :

L'artère ou les artères *articulaires supérieures internes* qui s'en détachent au-dessus du condyle interne : quelquefois l'une d'elles, ou la seule qui existe, naît de la partie inférieure de la fémorale. Elles parcourent un trajet différent suivant qu'elles naissent plus ou moins haut de la poplitée, et donnent constamment naissance à des rameaux considérables qui s'engagent derrière le triceps crural, tandis que d'autres descendent sur le côté interne du genou. L'artère *articulaire supérieure externe* naît de la poplitée immédiatement au-dessus du condyle externe du fémur; elle passe entre cet os et le biceps, et se divise ensuite en rameaux transverses et descendans. L'*articulaire moyenne* varie dans son origine; elle provient quelquefois de l'une de celles que nous venons d'indiquer, et se distribue à la partie moyenne et postérieure de l'articulation. L'artère *articulaire inférieure interne* se détache de la poplitée au niveau de la partie inférieure du condyle interne du fémur, se porte d'abord en bas et en dedans, s'engage ensuite sous le ligament latéral interne du genou, et remonte vers la rotule en donnant de nombreuses ramifications. L'artère *articulaire inférieure externe* naît ordinairement à la même hauteur que la précédente, et quelquefois par un tronc commun avec elle, se dirige en bas et en dehors, passe sous le ligament latéral externe, et se réfléchit sur la rotule en distribuant des rameaux multipliés. Les artères articulaires, et surtout les supérieures, présentent beaucoup de variétés dans leur distribution; mais toutes s'anastomosent fréquemment entre elles, en même temps qu'elles fournissent des rameaux à l'articulation du genou, aux muscles, au tissu adipeux et aux tégumens.

L'artère poplitée fournit encore les artères *gastrocnémiennes*, qui sont ordinairement au nombre de deux, et pénètrent dans la partie supérieure des muscles jumeaux; l'artère *nutricière* du tibia, qui est d'un volume notable, et qu'on voit descendre sur la face postérieure de cet os dans une gouttière particulière, et pénétrer dans le canal médullaire du tibia par le conduit nourricier qui termine cette gouttière. Enfin, plusieurs rameaux musculaires, adipeux et cutanés, qui n'ont pas reçu de nom spécial, naissent encore de l'artère poplitée, qui, parvenue au niveau du muscle soléaire, fournit en avant l'artère tibiale antérieure, et plus bas les artères péronière et tibiale postérieure, ainsi que nous l'avons dit en commençant.

POPLITÉ (le muscle) est situé à la partie postérieure et supérieure de la jambe, étendu de la tubérosité du condyle externe du fémur au quart supérieur de la face postérieure du tibia; sa forme est à peu près triangulaire. Ce muscle est couvert par les jumeaux, le plantaire grêle, les vaisseaux poplités et la branche interne du nerf sciatique; il recouvre l'extrémité supérieure du jambier postérieur, l'articulation péronéo-tibiale, et la partie de la face postérieure du tibia à laquelle il adhère depuis la ligne oblique qui la traverse jusqu'à l'extrémité supérieure de cet os. Il se fixe supérieurement à la tubérosité du condyle externe du fémur; inférieurement à la partie supérieure de la face postérieure du tibia, et à la ligne oblique de cette même face. Sa direction est oblique de haut en bas et de dehors en dedans. Il est tendineux à son attache fémorale, aponévrotique à sa face postérieure, et charnu dans le reste de son étendue.

Ce muscle fléchit la jambe sur la cuisse, et réciproquement cette dernière sur la jambe. Dans la flexion de la jambe, il peut faire exécuter un mouvement de rotation en dedans au tibia, par suite duquel la pointe du pied se trouve aussi portée en dedans.

POPLITÉS (les nerfs) sont au nombre de deux, et résultent de la bifurcation du nerf sciatique; on les distingue en *externe* et *interne*. Le premier s'étend depuis la division du nerf sciatique jusqu'au-dessous de l'extrémité supérieure du péroné, où il se divise en deux branches, l'une musculo-cutanée et l'autre tibiale antérieure; dans ce trajet il côtoie la partie interne du biceps fémoral, recouvert par la graisse qui remplit cette région. Avant cette division, le nerf fournit d'abord un rameau articulaire qui se distribue à la partie externe de l'articulation fémoro-tibiale; en second lieu, deux filets péronéo-cutanés, dont l'un est interne, descend derrière le jumeau externe, et s'unit inférieurement avec le nerf saphène externe fourni par le tronc sciatique poplité interne. Le filet externe descend le long du péroné et se distribue aussi aux tégumens. Le nerf sciatique poplité externe se termine, comme on vient de le dire, par deux branches désignées sous les noms de MUSCULO-CUTANÉE et de TIBIALE ANTÉRIEURE qui sont décrites ailleurs. *Voyez* ces mots.

Le nerf sciatique poplité interne, qu'on nomme encore tibial postérieur, est bien plus gros que l'externe, s'étend de la partie supérieure du jarret jusque sous la voûte du calcanéum, descendant le long du bord externe du muscle demi-membraneux, derrière les vaisseaux poplités, au devant de l'aponévrose fascia-lata, et donne dans son trajet les rameaux suivans : 1° au-dessus du condyle du fémur, le nerf *saphène externe*, qui descend derrière la réunion des jumeaux, se détourne en dehors, s'anastomose avec un filet du sciatique poplité externe, passe derrière la malléole, suit le bord externe du pied, et se termine sur les deux derniers orteils après avoir fourni dans tout son trajet un grand nombre de rameaux cutanés; 2° plusieurs filets qui se rendent dans la partie supérieure des jumeaux, du plantaire grêle, du soléaire et du poplité; 3° des rameaux aux trois muscles profonds de la face postérieure de la jambe; 4° un rameau qui traverse la partie supérieure du ligament inter-osseux, et se rend dans le jambier antérieur; 5° vers la partie inférieure de la jambe, plusieurs filets cutanés, parmi lesquels il en est un qui gagne la plante du pied. Lorsque le nerf sciatique poplité interne a fourni ces rameaux, il se divise en deux branches de terminaison qui constituent les nerfs PLANTAIRES interne et externe.

POPLITÉE (la région) qu'on nomme encore le jarret; elle a été décrite ailleurs. *Voyez* GENOU.

POPLITÉE (la veine) présente la même distribution que l'artère qu'elle accompagne : elle suit le même trajet; nous avons indiqué plus haut les rapports mutuels de ces deux vaisseaux.

(MARJOLIN.)

POPULAIRE, adj., *popularis;* nom donné aux maladies qui sévissent sur toute une population, et comprenant dans son acception ce qu'on entend également par *endémique* et *épidémique*. *Voyez* ces mots.

POPULÉUM (onguent). Nom d'une pommade ainsi désignée parce qu'il entre dans sa composition des bourgeons de peuplier. *Voyez* POMMADE.

PORCELAINE, s. f.; mot indiqué dans la plupart des vocabulaires comme synonyme du mot *Essera*, employé lui-même par les médecins arabes pour désigner une maladie plus connue, en France, sous le nom d'*Urticaire*.

J'ai fait d'inutiles recherches pour découvrir quelques observations cliniques sur la porcelaine. Je n'ai trouvé, sous cette dénomination, que des définitions inexactes ou des descriptions incomplètes de l'urticaire ou du lichen *urticatus*.

Sauvages a publié deux descriptions de la porcelaine, l'une dans la première classe de sa *Nosologie*, et l'autre dans la troisième; et plusieurs des caractères qu'il assigne à cette maladie se retrouvent dans la définition qu'il a donnée de la *fièvre ortiée.* En résumé, la porcelaine (*psydracia*); la porcelaine (*essera*), et la *fièvre ortiée* de Sauvages, doivent, ce me semble, être rattachées à l'urticaire. Je transcris ici, textuellement, la double définition que ce célèbre nosologiste a donnée de la porcelaine :

1° *La porcelaine de Montpellier* (psydracia porcellana) est caractérisée par de larges efflorescences, rouges, discrètes, d'un pouce ou plus de diamètre, se montrant tout à coup sur la poitrine, sur les bras et d'autres régions du corps, et disparaissant momentanément pour se reproduire ensuite. Cette maladie, rarement accompagnée de fièvre, atteint les deux sexes et tous les âges, et plus spécialement les adultes d'un tempérament bilieux. Elle se termine par résolution, dans l'espace de peu de jours, à l'aide d'un régime doux et réfrigérant, et parfois de la saignée. Elle n'est jamais suivie d'excoriation, de suppuration ou de quelqu'autre évacuation (*Nosol. méth.*, t. 1, p. 135.).

2° *Porcelaine* (essera) : inflammation ordinairement apyrétique, caractérisée par plusieurs taches rouges, d'un pouce de diamètre, discrètes, qui se montrent tout à coup sur diverses parties du corps, pour disparaître au bout d'un ou deux jours, et se remontrer ensuite (*Nosol. méth.*, t. 1, p. 454).

Avant la publication de la *Nosologie* de Sauvages, plusieurs auteurs avaient déjà parlé, d'une manière vague, d'une maladie, sous le nom de *porcelaine*. « Medicos, ibi (Parisiis) à non longo « tempore observasse novum aliquod morbillorum genus, quod « porcellaneos, *rougeole de porcelaine*, vocarunt, nullo modo « periculosos (*Commerc. litter.* 1731, p. 212). » Dans ces derniers temps, il a été également fait mention d'une maladie sous ce nom : « il s'est présenté à Paris, quelques éruptions de pustules blanches, que l'on appelle *porcelaines*. Cette maladie, endémique dans quelques départemens, n'est pas commune ici. Elle mérite de grandes attentions; la facilité et la promptitude avec laquelle l'humeur qui la produit est refoulée sur les entrailles, et y cause des ravages aussi dangereux que rapides, doit rendre le médecin sévère sur le régime, sur la température de l'air et la nature des secours. La disparition de ces pustules, suivie de gêne dans la respiration, de chaleur brûlante dans les viscères, et autres symptômes, ont nécessité l'application des vésicatoires; chez deux malades, cette application faite à temps a eu le plus heureux succès » (*Journal général de Médecine*, t. 1, p. 145).

Pour compléter l'histoire de ce mot, j'ajouterai qu'on l'a souvent employé comme synonyme d'*essera* (Blancaerd, Chomel, etc.) et d'*urticaire* (Jos. Frank); et que quelques autres lexicographes ont assigné pour caractères à la porcelaine, des lésions élémentaires très-différentes, des pustules écailleuses (Lavoisien) ou des ampoules (Mérat).

En résumé, le mot *porcelaine* ne rappelle aujourd'hui que des passages obscurs, des définitions inexactes, ou des descriptions incomplètes de l'urticaire. *Voyez* ESSERA, URTICAIRE.

(P. RAYER.)

PORE, s. m., *porus*. On donne ce nom en anatomie aux ouvertures plus ou moins visibles, ordinairement microscopiques, qu'on observe à la surface de certaines membranes, et qui paraissent être formées par les terminaisons capillaires des vaisseaux; telles sont celles qui existent à la face interne de l'intestin, où elles sont autant de voies qui absorbent les matériaux de la nutrition : d'autres, au contraire, laissent épancher certaines humeurs au dedans des cavités, et Bichat supposait que ces dernières étaient la terminaison de vaisseaux exhalans qu'il avait admis sans aucune preuve anatomique. (MARJOLIN.)

PORRACÉ, adj., *porraceus*, de *porrum*, poireau; qui est de la couleur de poireau. On désigne ainsi la bile, les crachats, et d'autres matières excrémentitielles, lorsqu'elles présentent une couleur verte semblable à celle du poireau.

PORRIGINEUX, adj., *porriginosus*, qui est de nature furfuracée, qui a rapport au *porrigo* (*voyez* ce mot). M. Alibert a désigné par cette épithète une variété de la *teigne*. *Voyez* ce mot.

PORRIGO, s. f. Mot latin qui a été employé par les anciens, pour désigner un affection particulière du cuir chevelu, caractérisée par une desquammation furfuracée, plus ou moins considérable. C'est la même maladie, si tant est qu'on puisse lui appliquer ce nom, que les Grecs ont désignée sous la dénomination de πιτυρίασις. Celse, qui a décrit le porrigo avec sa concision ordinaire, paraît l'avoir confondu avec d'autres formes, puisqu'il dit que, tantôt il existe sans ulcération, tantôt avec ulcération. Il est hors de doute que le porrigo, proprement dit, ou pityriasis n'est qu'une irritation légère des couches les plus superficielles du derme; irritation qui est la cause immédiate de la desquammation épidermoïque. Quand les squammes succèdent à des pustules, il est clair que la maladie est d'une nature différente, et qu'elle rentre dans le genre *teigne*. *Voyez* ce mot et PTYRIASIS.

Dans ces derniers temps, on a donné au mot *porrigo* une acception beaucoup plus étendue; on l'a appliqué à l'ensemble des espèces que nous désignons en France sous le nom de *teigne*. Mais il me semble que Willan et Bateman n'ont pas choisi dans ce cas, avec leur exactitude ordinaire, car le terme *porrigo* ne désigne, dans l'origine, que la crasse qui s'accumule sur la tête, et ne donne nullement l'idée des formes diverses des phlegmasies qui se développent sur le cuir chevelu. (L. BIETT.)

PORTE (veine), s. f., *vena porta*. La veine porte forme dans l'abdomen un système vasculaire particulier dont les nombreuses ramifications s'étendent d'une part dans l'intestin, et de l'autre dans le foie : les premières se continuant avec les derniers ramuscules des artères gastriques, intestinales et spléniques, et les secondes se réunissant au système veineux général par l'intermédiaire des veines sushépatiques dont ils sont la continuation, et qui s'ouvrent dans la veine cave inférieure. Il résulte de cette disposition que la veine porte est formée réellement de deux portions distinctes, l'une intestinale et l'autre hépatique.

La portion intestinale de la veine porte abdominale se compose des ramifications multipliées qui reçoivent le sang de la rate, du mésentère, de l'estomac, de l'intestin, etc., et qui se réunissent en trois branches principales, la SPLÉNIQUE, la MÉSENTÉRIQUE supérieure et la MÉSENTÉRIQUE inférieure. La splénique se porte transversalement à droite de la rate vers le foie, recevant dans son trajet les veines gastriques, gastro-spléniques, gastro-épiploïques, pancréatiques et épiploïques gauches. La veine mésentérique supérieure est formée par la colique moyenne, la colique droite, la gastro-épiploïque droite, la gastrô-duodénale, la gastrique droite, quelques veinules pancréatiques, et dans le fœtus, la veine *omphalo-mésentérique* (*voy.* OEUF HUMAIN). Quant à la veine mésentérique inférieure, elle se termine quelquefois dans le tronc de la veine splénique, reçoit les coliques gauches et les veines anales. Ce sont ces deux ou trois branches principales qui forment, en se réunissant, le tronc de la veine porte, qui remonte obliquement de gauche à droite et un peu en arrière vers le foie, derrière les vaisseaux hépatiques, recevant lui-même dans son trajet la veine gastrique droite, quelques veinules pyloriques et duodénales, les cystiques et une petite branche qui sort du lobe de Spigel. Ce tronc veineux, dont la longueur est de quatre à cinq pouces environ chez l'adulte, est placé d'abord derrière l'extrémité droite du pancréas et la seconde portion du duodénum, recouvert par l'artère hépatique, les conduits hépatique et cholédoque, entouré de filets nerveux, de vaisseaux lymphatiques et de ganglions lymphatiques, un tissu cellulaire assez dense l'unit à ces diverses parties.

Le tronc de la veine porte, parvenu dans le sillon transversal du foie, se partage en deux branches qui se séparent en formant avec lui un angle à peu près droit, et constituant ainsi une espèce de canal que plusieurs anatomistes ont nommé le *sinus* de la veine porte.

Ici commence la portion hépatique de la veine porte; la partie droite de ce sinus, ou mieux, la branche droite de la bifurcation du tronc veineux est moins longue, mais plus grosse que la branche gauche : elle pénètre bientôt dans le grand lobe du foie, où elle se distribue; la branche gauche est plus petite et plus longue, se porte horizontalement à gauche, jusqu'au sillon de la veine ombilicale, dont elle n'est que la continuation dans le fœtus (*voy.* OEUF HUMAIN), fournissant quelquefois dans ce trajet un rameau particulier au petit lobe de Spigel, et s'enfonce ensuite dans le lobe gauche du foie, où elle se répand. La veine porte hépatique forme la plus grande partie de la masse du foie dans lequel elle se ramifie à l'infini, et de telle sorte que chacun de ses rameaux se divise toujours en deux ramifications seulement, dont l'une est plus grosse que l'autre. Cette division dichotomique est constante dans toute son étendue, ainsi que Mappes l'a reconnu. Toutes ces branches sont enveloppées d'une membrane celluleuse dont on a parlé ailleurs. *Voyez* FOIE.

Les ramuscules de terminaison de la veine porte hépatique se comportent de deux manières différentes. Plusieurs, dont le diamètre a près d'une ligne, s'anastomosent largement avec des ramifications des veines hépatiques; d'autres plus déliés et plus nombreux communiquent spécialement avec les origines des conduits biliaires, mais leurs anastomoses réciproques sont moins immédiates. Enfin, les ramuscules capillaires les plus fins, se distribuent dans la partie corticale du foie, suivant Mappes, sans avoir même de rapports médiats avec le tissu central de cet organe.

D'après cette distribution, on peut admettre que la portion intestinale de la veine porte est réellement veineuse, tandis que la portion hépatique est artérielle, en considérant le cours du sang dans ces diverses ramifications. Dans la première, en effet, il est versé des rameaux dans les troncs, tandis que dans la seconde il est chassé du tronc dans les rameaux.

Le système veineux abdominal, qui forme une circulation à part, communique rarement d'une manière immédiate avec le système veineux général autrement que par les veines sushépatiques. Cependant, il y en a quelques exemples : Lieutaud en cite un cas d'après Bauhin; Huber, Lawrence et Abernethy en ont aussi rapporté des observations. MM. Manec et Ménière ont également rencontré un mode de communication fort remarquable entre les deux systèmes veineux (*Archives gén. de méd.*, t. XI). Dans l'un et l'autre cas, il existait une branche considérable qui se détachait de la veine iliaque, avant son passage au-dessous de l'arcade crurale, remontait du pubis à l'ombilic, derrière la ligne blanche, couverte par le péritoine, s'abouchait là avec la veine ombilicale, qui était restée perméable, et qui s'ouvrait dans le sinus de la veine porte. De semblables exemples ne concourent-ils pas à détruire l'opinion suivant laquelle on admet que le sang veineux seul fournit les matériaux de la sécrétion de la bile? Cette anomalie singulière est une disposition normale des vaisseaux, chez les ophidiens, les sauriens et les batraciens.

(C. P. OLLIVIER.)

PORTE-AIGUILLE, s. m. On donne ce nom à un instrument dont on se sert pour embrasser exactement les aiguilles et leur donner plus de longueur. On le met en usage lorsque les aiguilles sont si petites et si fines, qu'on ne saurait les tenir avec les doigts, et lorsqu'il s'agit de pratiquer des sutures sur des parties où les doigts du chirurgien ne sauraient pénétrer et manœuvrer avec facilité.

Le porte-aiguille est composé d'une tige d'argent ou d'acier, longue de deux pouces et quelques lignes, divisée dans une grande partie de son étendue en deux branches arrondies, que leur élasticité écarte l'une de l'autre. La face interne de chaque branche est creusée longitudinalement pour loger et recevoir la tête de l'aiguille. On rapproche les deux branches et on les serre l'une contre l'autre au moyen d'un anneau qu'on fait glisser en avant; on les ouvre, au contraire, quand on retire cet anneau. Bell a proposé de remplacer cet instrument par une sorte de pince à branches longues, dont les mors sont garnis à leur extrémité de rainures longitudinales, et qui s'écartent au moyen d'un ressort placé près des anneaux, lorsque l'instrument est abandonné à lui même. Le porte-aiguille que je viens de décrire semble préférable à celui du chirurgien anglais : en effet, il présente moins de volume, est plus commode, et il n'expose pas à lâcher l'aiguille lorsque l'on diminue la pression que les doigts exercent sur lui. On avait proposé cet instrument pour soutenir les aiguilles dont on se sert pour le bec-de-lièvre et pour quelques sutures du visage. On y a renoncé depuis long-temps. La staphyloraphie est aujourd'hui la seule opération importante où le porte-aiguille soit d'une utilité réelle. (MURAT.)

PORTE-BOUGIE, s. m. On donne ce nom à une canule d'argent dont on fait usage pour conduire les bougies dans l'urètre afin de dilater ce conduit. Cette canule ressemble beaucoup à celle du trois-quarts; mais elle est plus longue. Ducamp a donné au porte-bougie le nom de conducteur, et en a rendu l'usage beaucoup plus étendu qu'il ne l'était autrefois. Cet instrument fait partie aujourd'hui de ceux dont on se sert pour traiter les rétrécissemens du canal de l'urètre par la méthode de la cautérisation. (MURAT.)

PORTE-CAUSTIQUE, s. m. Cet instrument, dont on se sert pour les rétrécissemens du canal de l'urètre, se compose d'une canule de gomme élastique très-flexible, longue de huit pouces, et d'une douille en platine de six lignes de longueur, et de même grosseur que le tube de gomme élastique. Cette douille porte intérieurement un pas de vis sur lequel se monte un tube de gomme élastique. A une ligne au-dessous de cette vis, la douille présente, dans la moitié de sa circonférence, deux arêtes saillantes qui se prolongent jusqu'à son extrémité, en laissant entre elles, de chaque côté, et sur deux points diamétralement opposés, une partie vide qui forme une coulisse de bas en haut. Un cylindre de cinq lignes de longueur et d'une ligne de diamètre supporté par une bougie en gomme élastique de huit pouces et demi de longueur complète l'instrument. Ce cylindre en platine porte, à quatre lignes de son extrémité antérieure, une goupille qui le dépasse d'un quart de ligne à droite et à gauche; à une demi-ligne au-dessus de cette goupille, on a fait creuser une rainure profonde : cette rainure, qui a à peu près un quart de ligne de largeur, est destinée à recevoir le caustique. (MURAT.)

PORTE-LACS, s. m. Instrument destiné à porter un lacs jusque dans l'intérieur de l'utérus, et à faciliter son application sur les parties du fœtus. *Voyez* LACS. (DESORMEAUX).

PORTE-MÈCHE, s. m. Cet instrument, qui fait partie de l'appareil instrumental que le chirurgien porte habituellement sur lui (*voyez* TROUSSE), se compose d'une tige d'argent ou d'acier qui a de quatre à cinq pouces de longueur. Cette tige se termine d'un côté par un bouton arrondi; l'autre extrémité est aplatie et présente une légère bifurcation. On se sert de cette espèce d'instrument pour porter des mèches de charpie dans l'anus et dans les plaies profondes dont on veut maintenir les ouvertures dilatées; c'est sur l'extrémité échancrée qu'on fixe la mèche. Le bouton sert à garantir la main contre laquelle il est appuyé; dans un cas urgent on pourrait l'employer comme cautère actuel.

Pour se servir de cet instrument, on engage dans la bifurcation la partie moyenne d'une longue mèche qui doit la recouvrir, et qu'on rabat de chaque côté de la tige de manière à l'envelopper. Après avoir enduit cet assemblage de charpie avec un corps gras, on place le bouton du porte-mèche dans la paume de la main, où il est retenu par l'annulaire et le petit doigt; le pouce et le doigt du milieu saisissent et tendent la mèche; l'indicateur alongé sur la tige sert à diriger son introduction. *Voyez* FISTULE A L'ANUS. (MURAT.)

PORTE-MOXA, s. m. On donne ce nom à un instrument destiné à fixer le moxa. On sait que lorsqu'on a recours à ce mode d'ustion, il faut allumer une des extrémités du cylindre ou du cône, et placer l'autre sur la région qu'on se propose de cautériser; on sait aussi qu'il est toujours nécessaire de maintenir le moxa sur la partie sur laquelle on l'applique; la plupart des chirurgiens le fixent avec une pince à anneaux qui sert en même temps à l'appuyer sur les tégumens; quelques praticiens placent le moxa dans une ouverture pratiquée au centre d'une plaque de carton; d'autres se servent d'un anneau métallique soutenu par une tige; M. Larrey a proposé un porte-moxa particulier. Cet instrument, composé d'un anneau en acier ou en argent, de six lignes de diamètre, est supporté par trois petits pieds en bois d'ébène qui s'éloignent de la peau; on adapte à ce trépied un manche également en ébène qui a trois pouces de longueur. On a choisi cette substance comme mauvais conducteur du calorique. Cet anneau à supports est très-commode; mais comme son diamètre doit être proportionné à celui du cylindre de coton, et qu'on applique des moxas de différentes grosseurs, il faut nécessairement être pourvu d'un certain nombre d'anneaux de diverses largeurs. (MURAT.)

PORTE-NOEUD, s. m. On donne ce nom à un instrument destiné à porter une ligature autour du pédicule d'une tumeur polypeuse. Des portes-nœuds de différentes formes ont été imaginés pour diriger des moyens de constriction autour de la racine des polypes situés dans le nez, le pharynx, le rectum, l'utérus et le vagin.

Fallope a employé, un des premiers, un fil métallique pour lier les polypes du nez; il se servait d'une canule d'argent pour porter ce fil sur la racine de la tumeur. Levret a proposé une canule double, et Palluci une canule simple garnie, vers l'extrémité qui répond à l'anse, d'une traverse qui sépare les deux bouts du fil. On peut ranger encore au nombre des porte-nœuds employés à la ligature des polypes du nez, le crochet arrondi et percé à son extrémité de Glandorp. L'aiguille courbe dont parle Dionis, celle de Heister qui est montée sur un manche et percée près de sa pointe; le porte-anse de Levret, des pinces à anneaux fenêtrées à leur extrémité antérieure.

Les instrumens proposés pour porter une ligature autour du pédicule des polypes de la gorge sont un peu moins nombreux. Levret employait ses tuyaux croisés que je décrirai plus bas. Chopart et Desault croyaient qu'on devait se servir de deux sondes percées à leur extrémité. Ce dernier employait pour porter des ligatures sur les polypes du pharynx; 1° une canule en argent, longue de cinq à six pouces d'un tiers de ligne de diamètre, recourbée à l'une de ses extrémités qui est olivaire; 2° une sonde de gomme élastique d'un petit calibre et très-flexible. Plusieurs praticiens emploient la sonde de Bellocq.

Desault a fait la ligature d'un polype du volume d'un œuf de poule qui était placé dans le rectum à six pouces de l'anus. Il a mis en usage pour cette opération les instrumens dont il se servait pour lier les polypes de la matrice.

C'est surtout pour détruire les masses polypeuses développées dans l'utérus et dans le vagin qu'on a proposé différens porte-nœuds. Les premiers instrumens imaginés par Levret, pour arriver à ce but, avaient des inconvéniens : aussi, ne tarda-t-il pas à en faire confectionner de plus simples. Ce chirurgien ingénieux nous en a laissé deux : le premier, qu'il a fait connaître en 1757, se compose de deux tuyaux soudés parallèlement dans toute leur étendue. Chaque tuyau a huit pouces de longueur et deux lignes de diamètre. Leur extrémité supérieure est terminée en larme; un petit anneau est soudé à la partie externe de leur extrémité inférieure. On garnit cet instrument avec un fil d'argent de coupelle, bien recuit, qui a trois pieds de longueur et un quart de ligne de diamètre. A l'aide de cet instrument on porte, à la partie supérieure du vagin, l'anse d'un fil d'argent dans laquelle on engage le polype. L'introduction de cet instrument est difficile lorsque le polype est volumineux. Si l'anse de la ligature rencontre, en montant dans le vagin, un pli de ce conduit, une saillie de la tumeur polypeuse, elle se replie et ne pénètre point. Lorsque le pédicule est gros et solide, le fil d'argent le mieux conditionné peut se casser dans les différentes torsions qui deviennent nécessaires pour étreindre ce corps charnu.

Frappé des inconvéniens que présente cet instrument, Levret lui en a substitué un autre; celui-ci se compose également de deux tuyaux d'argent de semblable calibre que ceux du premier porte-nœud; ils sont terminés supérieurement en lame percée et inférieurement en rebords émoussés. Ces tuyaux, assemblés comme une pince à anneaux dont ils présentent la figure, ont, comme ce dernier instrument, des anneaux à leur extrémité inférieure. La portion de chaque tuyau comprise entre l'endroit de leur jonction et l'extrémité pourvue d'un anneau est droite et longue de deux pouces et quelques lignes. L'autre portion, dont la longueur varie depuis trois pouces jusqu'à cinq, présente une courbure proportionnée à sa longueur, et destinée à s'adapter à la forme convexe de la tumeur. Un fil de lin, qui doit former l'anse, est engagé dans chacun des tuyaux. On porte l'instrument le plus haut possible dans le vagin et sur un des côtés de la tumeur; on le ramène ensuite du côté opposé, en faisant passer le polype dans l'intervalle de ses branches. Lorsque son pédicule est enveloppé par l'anse de fil, on serre progressivement. L'introduction de ce second instrument est fatigante pour le malade, et difficile pour le chirurgien. Lorsque le polype très-volumineux remplit le vagin, on ne parvient qu'avec peine à le faire passer dans l'écartement des branches de ce porte-nœud. Restant dans le vagin, il incommode par son volume.

Tant de désavantages attachés aux instrumens de Levret ont fait imaginer d'autres porte-nœuds. David et Herbiniaux en ont fait construire d'assez ingénieux. Ils se composent de deux tiges de métal isolées; garnies d'une même ligature, on les fait tourner séparément autour de la base de la tumeur. Ces porte-ligatures ont joui de quelque célébrité, mais ils ont été condamnés à l'oubli par celui de Desault. Ce dernier chirurgien a eu la même intention que David et Herbiniaux, mais il semble avoir mieux atteint le but qu'ils s'étaient proposé.

Le porte-nœud de Desault se compose de deux instrumens qui ont une forme un peu différente. Le premier consiste dans une simple canule d'argent, longue d'environ sept pouces, d'une ligne et demie de diamètre, légèrement recourbé pour s'adapter à la forme convexe du polype; son extrémité inférieure est garnie de deux anneaux qui servent, soit à faciliter l'opération, soit à arrêter le fil à l'instant où l'on porte la canule dans le vagin. L'autre extrémité est terminée par un bouton ovoïde creusé en entonnoir, et dont les parois sont lisses et arrondies. Le second instrument présente aussi une canule d'argent longue de cinq à six pouces, renfermant une tige d'acier bifurquée supérieurement, et terminée par deux demi-anneaux qui forment un anneau complet lorsque les branches sont rapprochées. Quand rien ne contient ces branches, elles se maintiennent écartées par l'effet de leur élasticité, on les réunit en faisant glisser la canule sur elles. Sur l'autre extrémité de la tige, on voit une échancrure destinée à arrêter l'un des chefs de la ligature pendant une partie de l'opération. Lorsqu'on veut se servir de ces porte-nœuds, on pousse la canule de bas en haut sur les branches de la tige. Ces branches, en se rapprochant, forment un anneau dans lequel on passe un des chefs d'une ligature qu'on fixe à la partie échancrée de la tige; on engage ensuite le second chef de la ligature dans la canule recourbée, et on l'arrête à l'un des anneaux qui se trouvent à son extrémité inférieure, après toutefois avoir rapproché les deux instrumens l'un de l'autre. Je ne décrirai pas ici la manière de faire usage du porte-nœud de Desault, ce procédé opératoire ayant dû être indiqué à l'article POLYPE. Je me bornerai à faire remarquer que j'ai toujours trouvé beaucoup plus de facilité à faire parcourir à la canule recourbée la circonférence de la tumeur polypeuse, lorsque j'ai eu le soin d'introduire les deux porte-ligatures entre la tumeur et la paroi antérieure du vagin, derrière la simphyse du pubis.

Bichat, et plus tard M. Dubois, ont cru devoir modifier l'instrument que je viens de décrire. Les changemens apportés par Bichat n'ayant pas été adoptés par les praticiens, je n'en parlerai pas ici. Le porte-nœud de Desault corrigé par M. Dubois consiste en deux canules d'argent droites, plus longues et plus fortes que celles de Desault. Chaque canule reçoit une tige d'acier d'un pied de long sur deux lignes de diamètre, qui est fendue à une de ses extrémités dans l'étendue de deux pouces et demi, et forme deux branches terminées par deux demi-anneaux. Les branches tendent à s'écarter par l'effet de leur ressort. L'extrémité opposée se termine par un anneau, et porte un cliquet qui s'abaisse par l'effet d'un petit ressort. Cet anneau et la partie portant le cliquet se devissent pour laisser passer la canule d'argent destinée à fermer les branches de la tige. Le cliquet s'oppose à ce que l'élasticité des branches ne fasse redescendre la canule d'argent.

Les avantages de ces instrumens sur ceux de Levret ne sauraient être contestés : en effet, l'opération est plus facile pour le chirurgien et moins pénible pour le malade; on peut porter la ligature à une plus grande hauteur; enfin on ne se trouve pas dans l'obligation de laisser dans le vagin un corps incommode par son volume. (MURAT.)

PORTE-PIERRE, s. m. Cet instrument, que l'on confectionne toujours en argent, ressemble beaucoup au porte-crayon dont se servent les dessinateurs. On fixe entre ses branches un cylindre de nitrate d'argent fondu. Le porte-pierre est reçu dans un étui qui ferme à vis. Cet étui peut être en ébène, en ivoire, en argent ou en or. Ce petit instrument, dont on se sert pour la cautérisation, doit se trouver toujours dans la trousse ou l'étui portatif du chirurgien. (MURAT.)

PORTULACÉES, s. f. pl., *portulaceæ*. On donne ce nom à une famille naturelle de plantes dicotylédones polypétales, à étamines périgynes, ayant pour type le genre pourpier (*portulaca*). Cette famille se compose de végétaux généralement herbacés, ou quelquefois d'arbustes à feuilles opposées ou alternes, souvent épaisses et charnues. Leur calice est libre ou semi-adhérent avec l'ovaire, offrant de deux à cinq divisions; la corolle, qui manque dans quelques genres, se compose de quatre à cinq pétales, insérés, ainsi que les étamines, à la paroi interne du calice. Ces étamines sont fort variables en nombre. L'ovaire est libre ou demi-infère, à une ou à plusieurs loges, surmonté d'un style simple ou divisé, portant autant de stigmates que de divisions. Le fruit est une capsule à une ou plusieurs loges monospermes, ou contenant plusieurs graines. Dans quelques genres cette capsule s'ouvre par un opercule en forme de boîte à savonnette.

Cette famille est fort peu intéressante sous le rapport médical. Les diverses espèces des genres pourpier et claytonie ont une saveur douce et fade. On les mange comme plantes potagères, et on peut les employer à faire des cataplasmes émolliens. (A. RICHARD.)

POSOLOGIE, s. f., de ποσον, quantité, et de λόγος, discours. Traité des doses des médicamens; partie de la thérapeutique dans laquelle on considère les médicamens sous le rapport unique des doses auxquelles ils doivent être administrés.

POTASSE, s. f., protoxyde de potassium hydraté, ou hydrate de protoxyde de potassium, c'est-à-dire corps composé d'eau et de protoxyde de potassium; il contient en effet 18,75 parties d'eau sur 118,75 parties. La potasse ne se trouve jamais pure dans la nature, on la rencontre presque toujours combinée avec des acides à l'état de sel, et fort rarement avec des oxydes métalliques comme dans certains produits volcaniques. Elle est solide, d'une belle couleur blanche, très-caustique, plus pesante que l'eau; *elle verdit fortement le sirop de violette, et rougit la couleur du curcuma.* Elle *fond* au-dessous de la chaleur rouge. Soumise à l'action de la *pile électrique*, elle est décomposée comme on peut s'en assurer en creusant une cavité dans un fragment de potasse et en y mettant du mercure, l'oxygène du protoxyde de potassium et de l'eau qu'il renferme se rend au pôle vitré, tandis que le pôle résineux attire l'hydrogène qui se dégage à l'état de gaz, et le potassium qui se combine avec le mercure. Chauffée avec le contact de l'*air* ou du *gaz oxygène*, elle perd une portion de son eau, s'oxyde et passe à l'état de deutoxyde : à la température ordinaire, elle absorbe l'eau et l'acide carbonique de l'*air*, et se transforme en sous-carbonate de potasse déliquescent. Le *charbon* n'agit pas sur elle à froid, mais à une température rouge cerise, il décompose l'eau qui entre dans sa composition, et il se produit du gaz hydrogène carboné et du gaz acide carbonique qui s'unit au protoxyde de potassium ; si la température est rouge blanc, il se forme, outre le gaz hydrogène carboné, du gaz oxyde de carbone et du potassium ; d'où il suit que le protoxyde de potassium lui-même a été décomposé. Le *phosphore* chauffé avec la potasse décompose l'eau, se transforme en acide phosphoreux ou phosphorique, qui s'unissent à l'alcali, et il se dégage du gaz hydrogène phosphoré.

Le *soufre* se combine avec la potasse à la chaleur rouge brun et fournit un produit désigné depuis long-temps sous les noms de *foie de soufre*, de *sulfure de potasse*, et de *sulfure de potassium*; les expériences récentes de MM. Berzélius et Berthier ne permettent plus de douter que ce corps ne soit composé de sulfure de potassium et d'une certaine quantité de sulfate de potasse; le premier de ces chimistes pense qu'il y a environ un quart de sulfate de potasse, d'où il suit qu'une portion de soufre s'empare de l'oxygène du protoxyde de potassium avec lequel il forme de l'acide sulfurique qui s'unit à une portion de potasse non décomposée, tandis que le potassium mis à nu se combine avec la majeure partie du soufre. Quoi qu'il en soit, le *foie de soufre* est solide, brun, jaune verdâtre ou rougeâtre, fragile, dur, vitreux dans sa cassure, et doué d'une saveur âcre, caustique, amère; il verdit le sirop de violettes. L'air atmosphérique lui cède son humidité et le fait tomber en deliquium, en même temps que l'eau absorbée se décompose, cède son oxygène au potassium et son hydrogène au soufre du sulfure, en sorte qu'il se produit de l'hydrosulfate de potasse : ce sel est sulfuré dans le cas où le foie de soufre n'a pas été fortement chauffé. L'eau dissout parfaitement le foie de soufre, et la dissolution, comme dans le cas précédent, est de l'hydrosulfate de potasse plus ou moins sulfuré et du sulfate de potasse : elle est transparente, d'une couleur jaune ou rouge; mise en contact avec un acide fort, celui-ci s'empare de la potasse, il se dégage du gaz acide hydro-sulfurique reconnaissable à l'odeur d'œufs pourris qu'il exhale, et il se dépose du soufre; elle précipite en noir ou en rouge brun foncé les dissolutions salines de plomb, de mercure, de bismuth et de cuivre, pourvu qu'on l'emploie en quantité suffisante : le précipité est composé de soufre et de l'un de ces métaux : les dissolutions de tartre émétique et d'hydrochlorate d'antimoine sont précipitées en jaune orangé. Si la dissolution de foie de soufre était très-étendue d'eau, elle se troublerait par le contact de l'air et surtout deviendrait laiteuse par la plus petite quantité d'acide, l'acétate de plomb la précipiterait en orangé clair, le sulfate de cuivre y ferait naître au bout de quelques minutes un précipité rougeâtre. *Préparation.* On obtient le foie de soufre en chauffant ensemble dans un creuset parties égales de soufre pulvérisé et de sous-carbonate de potasse; on fait rougir le mélange pendant une heure environ, et on coule le produit sur une table de marbre, on l'enferme dans des flacons bien secs, et on le conserve à l'abri du contact de l'air; dans cette expérience l'acide carbonique du sous-carbonate est dégagé par le soufre. — *Propriétés médicinales.* Le foie de soufre est rangé parmi les médicamens qui, à petite dose, augmentent la chaleur générale et les sécrétions muqueuses; il produit souvent des nausées, des vomissemens. On l'administre avec le plus grand avantage dans les cas de dartres, de gale et dans plusieurs autres affections cutanées; il a été utile dans quelques affections scrofuleuses, dans le croup, la coqueluche, etc. : la dose pour les adultes est de 4, 6 ou 8 grains deux fois par jour; rarement on le fait prendre dissous dans l'eau ou dans des tisanes, parce qu'il a une odeur et une saveur désagréables : on l'associe au miel ou plutôt à un sirop. Il est souvent employé à l'extérieur sous forme de bains généraux ou de douches, dans le traitement des maladies cutanées dont nous avons parlé, dans les rhumatismes chroniques, l'anasarque, les ulcères dont la suppuration est trop abondante, les paralysies idiopathiques, les atrophies commençantes, lorsqu'il s'agit de faciliter les mouvemens des membres qui sont restés long-temps dans l'inaction par suite de fractures, d'inflammations, etc.; et si l'on craint alors qu'il n'exerce une action trop irritante, on le mêle avec la gélatine d'os ou la colle de Flandre; la dose pour un bain général est de 4 onces, et on ajoute ordinairement une certaine quantité d'acide hydrochlorique ou sulfurique pour dégager l'acide hydrosulfurique de l'hydrosulfate pendant que le malade est dans le bain. Le foie de soufre fait également la base du liniment antipsorique de M. Jadelot. Il est très-vénéneux à la dose de 2 ou 3 gros (*voyez* POISON). Navier l'avait considéré à tort comme le contre-poison de la plupart des dissolutions salines métalliques. *Voyez* EMPOISONNEMENT.

Lorsqu'on fait arriver un courant de *chlore* gazeux dans de l'eau tenant de la potasse en dissolution, il se forme à la fois du chlorure, du chlorate et de l'hydrochlorate de potasse dans des proportions différentes, suivant qu'il y a plus ou moins de liquide; l'*eau de javelle* est un composé de ce genre dans lequel le chlorure de potasse domine (*voyez* EAU, tom. VII, p. 196) : toujours est-il que pendant l'action du chlore sur la potasse dissoute, l'eau est décomposée, et que l'oxygène et l'hydrogène qui la constituent forment avec une portion de chlore des acides chlorique et hydrochlorique. L'*iode* exerce sur la potasse liquide une action analogue.

L'*eau* est absorbée par la potasse avec dégagement de calorique; si on en ajoute davantage elle dissout une grande quantité de cet alcali : la dissolution est incolore, inodore, très-sapide, et difficilement cristallisable : elle verdit le sirop de violettes, ne précipite par aucun acide et fournit avec l'hydrochlorate de platine un précipité jaune serin composé d'hydrochlorate de platine et de potasse. Exposée à l'air elle en attire rapidement l'acide carbonique. Elle dissout la silice, l'alumine, la glucyne, les oxydes de plomb, d'antimoine, etc., surtout lorsque ces corps sont à l'état gélatineux et offrent peu de cohésion.—Quand on mêle des dissolutions de potasse silicée, de potasse aluminée avec les eaux de chaux, de baryte ou de strontiane, on obtient des précipités composés de silice, d'alumine, de chaux, de baryte ou de strontiane. Chauffée avec le tiers de son poids de *sable* fin (*silice*) ; la potasse solide perd l'eau qui entre dans sa composition, se combine avec le silice, si on élève suffisamment la temperature, et donne une masse très-fusible, vitrifiable, déliquescente, et par conséquent très-soluble dans l'eau : la dissolution qui en résulte (*potasse silicée*) portait autrefois le nom de *liqueur de cailloux*. Si, au lieu d'agir ainsi, on prend trois parties de silice et une partie de potasse on obtient une masse fusible, transparente, insoluble dans l'eau : c'est le *verre*.

La potasse décompose la plupart des *dissolutions salines métalliques* en s'emparant de l'acide de ces dissolutions ; presque toujours la base du sel décomposé se précipite, et dans certains cas elle peut être redissoute par un excès de potasse. Les *principes immédiats gras acides* s'unissent à la potasse avec laquelle ils forment des sels (savons) ; parmi ceux des principes qui ne sont pas acides, tous, excepté la *cholesterine* et l'*éthal*, sont décomposés à chaud par la potasse qui les transforme en acides gras et en glycérine ou en acides gras et en une substance grasse non acide. Les *corps gras* composés de deux principes immédiats, tels que la graisse de porc, de bœuf, de mouton, etc., sont également décomposés par la potasse, et fournissent de l'acide stéarique, de l'acide margarique, de l'acide oléique et de la glycérine ; ces acides se combinent avec la potasse, et il en résulte des *savons mous*. *Voyez* GRAISSE et SAVON. — L'alcohol dissout la potasse à merveille. Les usages de la potasse pure sont extrêmement bornés : on ne l'emploie que dans les laboratoires comme réactif. Elle est tellement caustique (*voyez* POISON), qu'on ne s'en sert jamais en médecine pas même pour ouvrir les cautères ; celle qui sert à cet objet contient, outre la potasse, des sels et des oxydes métalliques qui la rendent moins énergique. — *Préparation :* nous la décrirons après avoir fait connaître la potasse à la chaux (pierre à cautère).

Potasse à l'alcohol : potasse pure, celle que nous venons de décrire : on la désigne ainsi parce qu'on ne saurait l'obtenir à l'état de pureté qu'après l'avoir dissoute dans l'alcohol.

Potasse à la chaux (pierre à cautère). Elle est composée de potasse, de sulfate et d'hydrochlorate de potasse, de silice et d'oxydes de fer et de manganèse. Elle diffère de la précédente, 1° parce qu'elle est souvent colorée en brun, en jaune ou en rougeâtre ; 2° parce qu'au lieu de précipiter du nitrate d'argent, l'oxyde d'argent olive entièrement soluble dans l'acide nitrique, elle précipite, outre cet oxyde, du chlorure d'argent blanc insoluble dans l'acide nitrique ; 3° parce que les sels de baryte étendus d'eau fournissent avec elle un précipité blanc de sulfate de baryte insoluble dans l'eau et dans l'acide nitrique. On l'emploie pour ouvrir les cautères. — *Préparation.* On fait dissoudre dans l'eau la potasse du commerce, qui est composée de sous-carbonate de potasse, de sulfate et d'hydrochlorate de potasse, de silice, d'oxydes de fer et de manganèse : on fait bouillir la dissolution avec un poids de chaux vive égal à celui de la potasse employée; il se forme du sous-carbonate de chaux aux dépens de l'acide carbonique du sous-carbonate de potasse, en sorte que celui-ci se trouve réduit à l'état de potasse; on filtre à travers une toile et on fait évaporer à grand feu : le produit desséché constitue la *pierre à cautère*.

Pour obtenir avec celle-ci la *potasse à l'alcohol*, on l'agite avec trois ou quatre fois son poids d'alcohol à 33 degrés de l'aréomètre, qui ne dissout que la potasse pure. On enferme cette dissolution dans des flacons, où elle reste pendant quelques jours, afin de laisser déposer les matières insolubles qu'elle peut tenir en suspension : ces opérations doivent être faites avec promptitude, pour que la potasse n'absorbe pas l'acide carbonique de l'air : on décante, au moyen d'un siphon rempli d'esprit de vin, l'alcohol potassé, et on distille; lorsqu'il reste environ le quart de la liqueur dans la cornue, on la fait évaporer à grand feu dans une bassine d'argent pour la dessécher, la fondre et la couler dans une autre bassine du même métal, ou de cuivre bien sèche : on la concasse et on la renferme sur-le-champ dans des flacons bouchés à l'émeri.

Potasse. (Sels de)—Sels formés d'un acide et de protoxyde de potassium. Ils sont tous solubles dans l'eau ; leurs dissolutions ne sont troublées ni par l'acide hydrosulfurique, ni par les hydrosulfates, ni par l'hydrocyanate ferruré de potasse, ni par les sous-carbonates ni par les alcalis. Comme les sels ammoniacaux, ils sont précipités en jaune serin par l'hydrochlorate de platine, pourvu qu'ils ne soient pas trop étendus d'eau; mais ils peuvent être facilement distingués de ce genre de sels, parce qu'étant agités avec de la chaux, de la soude ou de la baryte, ils ne laissent point dégager d'ammoniaque. Mêlés avec une dissolution concentrée de sulfate d'alumine, ils se transforment en sulfate d'alumine et de potasse peu soluble qui se précipite. Les principaux sels de potasse employés en médecine sont les suivans :

Acétate de potasse (*terre foliée de tartre*). —Sel formé d'acide acétique et de protoxyde de potassium, qui existe dans la sève de presque tous les arbres. Il est en petits feuillets, brillans incolores, d'une saveur très-piquante, excessivement déliquescens, et très-solubles dans l'eau. Comme tous les acétates, il laisse dégager de l'acide acétique lorsqu'on le traite par l'acide sulfurique.

Il est décomposé par la chaleur, et transformé en sous-carbonate de potasse fixe, et en plusieurs produits volatils (*voyez* ACÉTATE). On obtient ce sel en saturant le sous-carbonate de potasse, par du vinaigre distillé; la liqueur est évaporée jusqu'à siccité dans une bassine d'argent; le produit, coloré par une matière contenue dans le vinaigre, est fondu dans le même vase, et mêlé avec $\frac{1}{16}$ de poudre de charbon; il suffit alors d'agiter pendant quelques instans, de laisser refroidir la masse, et de la traiter par l'eau, pour avoir un acétate incolore. Souvent le sel obtenu par ce procédé contient un excès d'alcali, et peut être nuisible; cela tient à ce qu'il a été trop chauffé lorsqu'on l'a fait fondre, et qu'une portion d'acide a été décomposée; aussi, ne balançons-nous pas à préférer, pour les usages médicinaux, un acétate de potasse *neutre coloré*, à un autre qui serait *incolore* et *alcalin*. Rangé par tous les auteurs parmi les diurétiques et les fondans, l'acétate de potasse est employé avec le plus grand succès, dans certains engorgemens du bas-ventre, dans les hydropisies, certains ictères, les concrétions bilieuses, les coliques hépatiques, les fièvres intermittentes, et surtout les fièvres quartes : la dose est de quatre, six ou huit gros par jour, dissous dans des décoctions apéritives, résolutives, ou autres.

Arséniate de potasse.—Il existe un sur-arséniate et un sous-arséniate de potasse; le premier de ces sels a été employé, rarement à la vérité, à la dose d'un huitième de grain, deux ou trois fois par jour, dans le traitement des fièvres intermittentes. Il cristallise en prismes à quatre pans, terminés par des pyramides; il est transformé en sous-arséniate, par la chaleur; il se dissout très-bien dans l'eau, et la dissolution est précipitée en blanc, par les eaux de baryte, de strontiane et de chaux (*voyez* ARSÉNIATE, pour les autres propriétés). On l'obtient ordinairement en calcinant un mélange de parties égales de nitrate de potasse, et d'acide arsénieux; celui-ci passe à l'état d'acide arsénique, aux dépens de l'oxygène de l'acide nitrique du nitrate.

Arsénite de potasse.—Indépendamment des usages de ce sel

indiqués au mot *arsénite*, il a été employé quelquefois avec succès dans le traitement de certaines maladies cutanées chroniques, et notamment des dartres. *Voyez* ARSÉNITE.

Carbonate de potasse. — Il existe deux sels de ce genre, le sous-carbonate et le bicarbonate. *Sous-carbonate de potasse.* Sel que l'on retire abondamment en incinérant les végétaux ligneux, soit qu'il existe tout formé dans ces plantes, soit qu'il se produise pendant l'incinération, aux dépens de quelques sels de potasse à acide végétal que le feu décomposerait; quoi qu'il en soit, il fait la base des diverses potasses du commerce, connues sous les noms de potasse de *Russie*, d'*Amérique*, de *Trèves*, de *Dantzick*, des *Vosges*, et de *potasse perlasse*. Il est composé de 146,5 parties d'acide, et de 100 de potasse: on le suppose desséché. Il est solide, blanc, âcre, caustique, et verdit le sirop de violettes. On avait pensé qu'il était incristallisable, jusqu'à l'époque où M. Fabroni a annoncé qu'il avait retiré de la potasse du commerce, du sous-carbonate de potasse en lames rhomboïdales. Il fond un peu au-dessus de la chaleur rouge, et ne se décompose pas à une température élevée. Il fait effervescence avec les acides qui le décomposent, en s'emparant de la base. Il est déliquescent et très-soluble dans l'eau: cette dissolution décompose le sulfate de magnésie à froid, et fournit un précipité de sous-carbonate de magnésie blanc; elle peut absorber une assez grande quantité d'acide carbonique qui sature la potasse, et forme le bicarbonate. Il sert dans les arts, à la préparation du verre, du savon mou, de l'alun, du salpêtre, du bleu de Prusse, et de la lessive; du moins il fait la majeure partie de la potasse du commerce, que l'on emploie dans ces différens cas. Les médecins le rangent avec raison parmi les apéritifs, les diurétiques, et les médicamens dits *fondans*: aussi est-il administré dans les fièvres quartes avec engorgement des viscères de l'abdomen, dans les engorgemens chroniques du foie, de la rate, des mamelles, dans les affections scrofuleuses, dans certaines hydropisies atoniques: on prétend aussi l'avoir donné avec succès dans la goutte et les rhumatismes anciens. On le fait prendre aux adultes, depuis douze grains jusqu'à un gros, un gros et demi dans du vin blanc ou dans d'autres boissons apéritives: il est vénéneux s'il est pris à l'état solide ou en dissolution concentrée, à une certaine dose (*voyez* POISON). On l'obtient en projetant dans une bassine de fonte, presque rouge, un mélange presque pulvérulent d'une partie de nitrate de potasse, et de deux parties de tartre; ces deux sels se décomposent, et il en résulte plusieurs produits volatils et du sous-carbonate de potasse. En grand, on le prépare en faisant brûler les bois jusqu'à ce qu'ils soient réduits en cendre; on traite celle-ci par l'eau bouillante; on évapore la dissolution jusqu'à siccité, et on chauffe la masse jusqu'au rouge, pour détruire quelques matières charbonneuses, avec lesquelles elle pourrait être mêlée : le produit contient, outre le sous-carbonate de potasse, du sulfate et de l'hydrochlorate de potasse, de la silice, des oxydes de fer et de manganèse; il constitue la potasse du commerce. — *Bicarbonate de potasse*. Sel ainsi nommé, parce qu'il contient deux fois autant d'acide carbonique que le précédent. Il n'existe pas dans la nature. Il cristallise en prismes tétraèdres rhomboïdaux, incolores, terminés par des sommets dièdres; sa saveur est faible; il verdit le sirop de violettes; chauffé, il perd la moitié de l'acide, et se transforme en sous-carbonate; il fait effervescence avec les acides. Il est inaltérable à l'air, et soluble dans quatre parties d'eau à 15° : cette dissolution chauffée perd aussi de l'acide carbonique; elle ne peut plus absorber de cet acide, et ne trouble point le sulfate de magnésie dissous, à moins qu'on ne chauffe le mélange; alors, en effet, l'acide carbonique en excès se dégage, et le sel se trouve ramené à l'état de sous-carbonate. On ne l'emploie que comme réactif; il devrait pourtant être préféré au précédent, dans plusieurs circonstances, parce qu'il est à peine caustique, et qu'il jouit des mêmes propriétés médicales à un plus haut degré. On l'obtient en fesant passer du gaz acide carbonique à travers une dissolution concentrée de sous-carbonate de potasse, jusqu'à ce que celle-ci soit saturée, ce que l'on reconnaît au bout de plusieurs jours, parce qu'il se dépose des cristaux de bicarbonate de potasse.

Chlorate de potasse (muriate sur-oxygéné de potasse). — Sel composé d'acide chlorique et de potasse. Il n'existe pas dans la nature; on l'obtient sous forme de lames rhomboïdales fragiles, brillantes, d'un blanc éclatant, d'une saveur fraîche, piquante, et un peu acerbe. Chauffé, il fond, se décompose, et fournit de l'oxygène et du chlorure de potassium. Il ne s'altère à l'air qu'autant que l'atmosphère est très-humide; alors, il s'humecte un peu et jaunit. Mis sur les charbons ardens, il fuse, se décompose et cède de l'oxygène au charbon qu'il fait brûler avec beaucoup plus d'éclat; il se dissout dans dix-huit parties d'eau à 15°, et dans deux et demie d'eau bouillante (*voyez* CHLORATE pour les autres propriétés). On s'en sert pour préparer le gaz oxygène, les gaz protoxyde et deutoxyde de chlore, et les briquets oxygénés, qui ne sont autre chose que des allumettes soufrées avec une pâte composée de parties égales de potasse et de soufre, et d'une dissolution de gomme; on obtient aussi avec ce sel, une poudre fulminante, dont on fait usage dans les armes à feu. On a proposé de l'employer en médecine comme antisyphilitique, mais il est généralement abandonné. *Préparation. Voyez* CHLORATE.

Hydriodate de potasse. — Sel composé d'acide hydriodique et de potasse, quand il est dissous; car d'après M. Gay-Lussac, il se transforme en iodure de potassium lorsqu'on le fait cristalliser. Ces cristaux sont nacrés, et se fondent aisément, ils se volatilisent même à la température rouge; ils attirent l'humidité de l'air; l'eau à $18°+_0°$ en dissout une fois et demie son poids environ : cette dissolution, si elle n'est pas avec excès d'iode, est incolore, sans action sur le tournesol, ni sur le sirop de violettes, ni sur l'acide hydrosulfurique : le chlore la décompose, et en précipite de l'iode; mise en contact avec l'iode, elle le dissout, et passe à l'état d'hydriodate de potasse ioduré (*voyez* HYDRIODATE, pour les autres propriétés). On l'obtient, d'après M. Fau, en délayant l'iode dans cinq ou six fois son poids d'eau distillée, en fesant tomber à très-petites doses de l'hydrosulfate de potasse, et en agitant fréquemment : l'iode s'empare de l'hydrogène de l'acide hydrosulfurique, forme de l'acide hydriodique, et le soufre se dépose; on filtre après quelque temps de repos, et on évapore sur un bain de sable, ou mieux à la vapeur, pour recueillir, dans un vase privé d'humidité, l'hydriodate de potasse incolore. Ce sel est souvent employé en médecine (*voy.* IODE). Il est vénéneux à une certaine dose (*voyez* POISON). L'*hydriodate de potasse ioduré* diffère du précédent; 1° en ce qu'il contient plus d'iode; 2° en ce qu'il est coloré en jaune rougeâtre; 3° en ce qu'il rougit le tournesol, probablement parce qu'il contient de l'acide hydriodique; 4° en ce qu'il décompose l'acide hydrosulfurique dont il précipite le soufre.

Hydrochlorate de potasse (muriate de potasse, sel fébrifuge de Sylvius). — Sel composé d'acide hydrochlorique et de potasse;

il existe dans quelques liqueurs animales, dans certaines eaux minérales, dans les cendres de plusieurs végétaux. Il est sous forme de prismes à quatre pans, d'une saveur amère piquante; il est peu altérable à l'air; il décrépite lorsqu'on le chauffe; il est fusible à une température plus élevée; il se dissout dans deux parties d'eau bouillante et dans trois d'eau froide (*voyez* HYDROCHLORATE, pour ses autres propriétés). Il était autrefois regardé comme apéritif, digestif, désobstruant; on ne l'emploie guère aujourd'hui en médecine. On l'obtient en saturant le sous-carbonate de potasse par l'acide hydrochlorique.

Hydrocyanate ferruré de potasse (prussiate de potasse). — Sel composé de potasse et d'acide hydrocyanique ferruré (*voy.* ce mot). Il n'existe pas dans la nature; on l'obtient sous forme de cristaux cubiques ou quadrangulaires, d'un jaune citrin, inodores, sapides, inaltérables à l'air, très-solubles dans l'eau, et insolubles dans l'alcool. Il suffit d'une chaleur rouge pour décomposer ce sel, et en obtenir de l'acide hydrocyanique, de l'acide carbonique, de l'ammoniaque, de la potasse, du fer et du charbon. Sa dissolution aqueuse décompose et précipite la plupart des dissolutions métalliques des quatre dernières classes; les précipités sont composés d'acide hydrocyanique ferruré et de l'oxyde de la dissolution métallique précipitée. L'hydrocyanate ferruré de fer est bleu; celui de cuivre est cramoisi; ceux de chrome, de cobalt et de nickel, sont verts; ceux d'urane et de titane sont rouges; ceux de plomb, d'étain, d'argent, de bismuth, d'antimoine, de mercure, etc., sont blancs. Les alcalis, l'acide hydrosulfurique, les hydrosulfates, ni l'infusion de noix de galle, ne troublent point cette dissolution. On l'obtient, en décomposant à la température de l'ébullition, l'hydrocyanate ferruré d'oxyde de fer purifié (bleu de Prusse), par une dissolution de potasse, et en fesant cristalliser après avoir saturé l'excès de potasse par un peu d'acide acétique. Ce sel est un des réactifs les plus employés en chimie.

Hydrosulfate de potasse. — Sel composé d'acide hydrosulfurique et de potasse. Il est le produit de l'art, et sous forme de prismes à quatre pans, terminés par des pyramides à quatre faces; sa saveur est âcre et amère; il est très-soluble dans l'eau, et peut se transformer en hydrosulfate sulfuré, en dissolvant du soufre (*voyez* HYDROSULFATE, pour les autres propriétés). On l'obtient directement en saturant la potasse, par un courant de gaz acide hydrosulfurique. Il est souvent employé comme réactif.

Nitrate de potasse (nitre, salpêtre), composé d'acide nitrique et de potasse. Ce sel existe dans différentes parties de l'Espagne, de l'Amérique et de l'Inde; on le trouve surtout à la surface des murs humides, dans les lieux bas, obscurs et exposés aux émanations des animaux, comme le sol des écuries, des bergeries, etc.; plusieurs plantes en contiennent également; telles sont la bourrache, la buglose, la ciguë, la pariétaire, etc. — Il est blanc, cristallisé en prismes à six pans, terminés par des sommets dièdres, ou par des pyramides héxaèdres, demi-transparens, offrant souvent des cannelures; il est inodore, et doué d'une saveur fraîche piquante, laissant un arrière-goût amer. Chauffé, il fond bien avant de rougir; si on le chauffe davantage, il se décompose, et fournit de la potasse, du gaz oxygène et du gaz azote. Si après l'avoir fondu dans un creuset, on y ajoute par petites parties $\frac{1}{128}$ de son poids de soufre sublimé, et qu'on le coule, on obtiendra le *cristal minéral* ou *sel de prunelle*, qui n'est autre chose que du nitrate de potasse, mêlé d'une petite quantité de sulfate de potasse, provenant de ce que le soufre s'est transformé en acide sulfurique, aux dépens d'une portion d'oxygène de l'acide nitrique. Le nitrate de potasse est inaltérable à l'air. Cinq parties d'eau à 15° peuvent en dissoudre une partie, tandis qu'il n'exige, pour être dissous, que le quart de son poids d'eau bouillante. Mêlé avec du cuivre métallique et de l'acide sulfurique, étendu d'un peu d'eau, il fournit des vapeurs de gaz acide nitreux orangé : ce qui prouve que l'acide nitrique a été décomposé par le métal (*voy.* NITRATE pour les autres propriétés). — On l'obtient en traitant par l'eau le terrain qui le renferme, et en faisant évaporer la dissolution. Si, comme il arrive plus ordinairement, le terrain salpêtré contient peu de nitrate de potasse et beaucoup de nitrate de chaux et de magnésie, on est obligé de se livrer à une série d'opérations que nous allons indiquer. On commence par lessiver les *plâtras*, décombres des vieux batimens, principalement formés de sels insolubles, et dans lesquels on ne trouve jamais au delà de cinq pour cent de nitrate; la dissolution que l'on obtient après plusieurs lixiviations, peut être considérée comme étant formée sur cent parties, abstraction faite de l'eau, de 10 parties de nitrate de potasse, de 70 de nitrates de chaux et de magnésie, de 5 d'hydrochlorates de chaux et de magnésie, et de 15 d'hydrochlorate de soude; on évapore cette dissolution jusqu'à ce qu'elle marque 25 degrés à l'aréomètre de Baumé, et on la décompose par le sulfate de potasse et par le sous-carbonate de potasse du commerce; il se produit du sulfate de chaux peu soluble, du sous-carbonate de magnésie insoluble, et du nitrate et de l'hydrochlorate de potasse solubles, en sorte que la liqueur renferme alors outre ces deux sels, le nitrate de potasse et l'hydrochlorate de soude qui existaient dans les plâtras, un peu de sulfate de chaux, et une petite quantité de sels de chaux et de magnésie non décomposés. On évapore et on enlève avec une écumoire, à mesure qu'ils se déposent, le sulfate de chaux et une assez grande quantité d'hydrochlorate de soude; la liqueur évaporée jusqu'à siccité, constitue le *salpêtre brut* ou le *nitre de première cuite;* il est formé d'environ 75 parties de nitrate de potasse, et de 25 d'un mélange de beaucoup d'hydrochlorate de soude, d'un peu d'hydrochlorate de potasse et de sels de chaux et de magnésie *déliquescens.* On le fait bouillir avec $\frac{1}{5}$ de son poids d'eau, qui dissout principalement le nitrate de potasse et les sels *déliquescens*, les hydrochlorates restent presqu'en totalité; on les retire du fond de la chaudière, on étend la liqueur d'eau, et on la clarifie par la colle; on la fait évaporer, et on obtient du nitre beaucoup moins impur, mais contenant encore les sels déliquescens, et une certaine quantité d'hydrochlorates de soude et de potasse. Pour achever la purification de ces cristaux, on les met en contact avec des eaux chargées de nitrate de potasse, et avec de l'eau ordinaire, qui dissolvent *presque la totalité des sels étrangers*, et n'agissent point sur le nitre, en sorte qu'il suffit de laisser écouler la solution, pour avoir le *nitrate de potasse* du commerce, que l'on fait sécher. — Le nitrate de potasse a des usages nombreux : il est employé à la préparation des acides nitrique et sulfurique, de l'antimoine diaphorétique, des flux blanc et noir, et de la poudre de guerre, de chasse, de mine, etc., qui ne sont autre chose que des composés, en diverses proportions, de nitrate de potasse, de charbon et de soufre. En médecine, on regarde le nitrate de potasse étendu d'eau comme un très-bon rafraîchissant et diurétique, dont on se sert journellement dans la dernière période des inflammations aiguës et intenses des voies urinaires, dans les gonorrhées bénignes, dans les fièvres *dites* ardentes, dans les intermittentes vernales, dans quelques ictères, dans certaines affections rhumatismales, etc. Il faut attendre que de nouvelles recherches aient confirmé les résultats annoncés par Alexandre, savoir que ce sel, jouit, comme la digitale pourprée, de ralentir les battemens du cœur et le pouls. La dose du nitrate de potasse est de 6, 10, 15, 20, 30 grains, jusqu'à un gros, dans une pinte de petit lait, de chicorée, d'oseille, etc.; quelquefois aussi, on l'administre sous forme de bols, composés de deux grains nitre et de quatre grains de camphre. Le cristal minéral peut être substitué au nitre dans ces sortes de préparations. A plus forte dose, à l'état solide ou en dissolution concentrée, le sel dont il s'agit peut occasioner des accidens graves, et même la mort (*voyez* POISON), en sorte qu'il n'est guère prudent, s'il n'est pas reconnu par de nouvelles recherches, qu'à la dose de plusieurs gros, il agit autrement que comme un purgatif, de ne pas lui substituer d'autres sels neutres dont l'administration n'est suivie d'aucun inconvénient.

Oxalate de potasse. — Il existe trois variétés d'oxalate de potasse; le premier est *neutre*, le second est *acidule*, et renferme deux fois autant d'acide que le précédent, le troisième enfin est le *sel d'oseille* ou *oxalate acide*, dans lequel il y a quatre fois autant d'acide que dans le premier, ce qui fait qu'on le désigne aussi sous le nom de *quadroxalate*. Parmi ces trois sels, le dernier étant le seul employé, nous ne nous occuperons point des deux autres. L'*oxalate acide de potasse*, se trouve dans quelques espèces du genre *rumex*, dans les oxalis, etc. (*voy.* OXALIQUE). Il est sous forme de petits parallélipipèdes blancs, opaques, inaltérables à l'air, moins solubles dans l'eau que les oxalates acidule et neutre (*voyez* OXALATE pour les autres propriétés). Il sert à la préparation de l'acide oxalique et des divers oxalates, pour enlever les taches d'encre et pour aviver la couleur de carthame ou le rouge végétal. On l'obtient en fesant cristalliser le suc provenant du *rumex acetosella* ou de l'*oxalis acetosella*, pilé dans l'eau.

Sulfate de potasse (*sel de duobus, sel polychreste de Glazer, arcanum duplicatum*, potasse vitriolée), sel composé d'acide sulfurique et de potasse. Il existe dans les végétaux ligneux, dans quelques fluides animaux, dans certaines eaux minérales, dans les mines d'alun de la Tolfa et Piombino. Il cristallise en prismes courts, à six ou à quatre pans, surmontés de pyramides à six ou à quatre faces, blancs, inodores, et d'une saveur légèrement amère. Chauffé, il décrépite, et fond au-dessus du rouge cerise; du reste, il n'est point décomposé par le feu : le charbon le transforme en sulfure de potassium, à une température élevée. Il est inaltérable à l'air. L'eau bouillante en dissout $\frac{1}{5}$ de son poids, tandis qu'il faut 16 parties d'eau froide, pour en dissoudre une partie : cette dissolution se trouble et fournit des cristaux d'alun, lorsqu'on l'agite avec une dissolution concentrée de sulfate acide d'alumine (*voyez* SULFATE pour les autres propriétés). On l'obtient en traitant directement le sous-carbonate de potasse par l'acide sulfurique, ou bien en chauffant jusqu'au rouge le sulfate acide de potasse, pour décomposer l'excès d'acide sulfurique. Le sel dont nous parlons est employé dans la fabrication du nitrate de potasse (*voyez* ce mot); il sert en médecine comme purgatif, depuis deux jusqu'à six ou huit gros : on en a surtout fait usage dans certaines affections, que plusieurs praticiens regardent comme des métastases laiteuses; dans ce cas, on le donne à la dose de deux ou trois gros, dissous dans une tisane acidulée. Il entre aussi dans la composition de la poudre tempérante de Stahl.

Tartrate de potasse neutre (sel végétal). — Sel formé d'acide tartarique et de potasse. Il est le produit de l'art, et cristallise en prismes rectangulaires à quatre pans, terminés par des sommets dièdres, d'une saveur amère, légèrement déliquescens, et très-solubles dans l'eau. Soumis à l'action de la chaleur, il fond et se décompose à la manière des *tartrates* (*voyez* ce mot). On l'emploie comme purgatif, depuis trois gros jusqu'à une once et demie. On l'obtient en projetant peu à peu de la crême de tartre finement pulvérisée, sur une dissolution chaude de sous-carbonate de potasse, il se dégage de l'acide carbonique, et il se précipite du tartrate de chaux, à mesure que l'acide tartarique, libre de la crême de tartre, se combine avec la potasse du sous-carbonate : on filtre et on évapore pour faire cristalliser.

Tartrate acidule de potasse. — Sel composé comme le précédent, si ce n'est qu'il contient une plus grande quantité d'acide tartarique. Il existe dans le raisin et dans le tamarin, et constitue presque à lui seul la *crême de tartre;* il n'a point d'usages.

Crême de tartre. Elle est composée d'une grande quantité de *tartrate acidule de potasse*, de 7 à 8 centièmes de *tartrate de chaux* et d'un peu de *silice*, d'*alumine*, d'*oxyde de fer* et d'*oxyde de manganèse*; on la retire du tartre du commerce, matière blanche ou rougeâtre qui se dépose sur les parois des tonneaux où le vin fermente et qui en est presque entièrement formée : pour cela on fait dissoudre ce tartre brut dans l'eau bouillante, on laisse refroidir la liqueur; les cristaux déposés sont redissous dans de l'eau bouillante dans laquelle on a délayé quatre ou cinq centièmes d'une terre argileuse qui s'empare de la matière colorante; la dissolution filtrée est évaporée jusqu'à pellicule et abandonnée à elle-même pour la faire cristalliser.— La crème de tartre ainsi purifiée est sous forme de prismes tétraèdres courts, coupés de biais aux deux extrémités, d'une saveur légèrement acide, inaltérables à l'air, insolubles dans l'alcohol, solubles dans quinze parties d'eau bouillante et dans soixante d'eau froide. Chauffée dans un appareil distillatoire, la crème de tartre se décompose comme tous les tartrates (*voyez* TARTRATE). Si après l'avoir mêlée avec parties égales d'un métal très-fusible, tel que l'étain, le bismuth, le plomb ou l'antimoine, on la chauffe jusqu'au rouge blanc pendant deux ou trois heures, on obtient des alliages de potassium, et de l'un ou l'autre de ces métaux, ce qui prouve que la potasse a été décomposée par le charbon de l'acide tartarique qui s'est emparé de son oxygène (Serullas). Si on fait bouillir cent parties de de crème de tartre avec quatre cents parties d'eau et douze parties et demie d'acide borique vitrifié et pulvérisé, on obtient au bout de quelques minutes une liqueur qui, étant filtrée et évaporée, fournit une poudre blanche très-fine connue sous le nom de *crème de tartre soluble*, et que l'on désigne ainsi parce qu'en effet il suffit pour la dissoudre de trois parties d'eau froide et de deux d'eau bouillante; suivant M. Vogel, cette poudre est formée de 0,80 de crème de tartre et de 0,20 d'acide borique. On peut substituer à l'acide borique les borates et les sous-borates neutres. La crème de tartre a des usages nombreux; elle sert à la préparation de l'acide tartarique, des tartrates, de la potasse, des *flux blanc* et *noir*; ceux-ci sont le résultat de la décomposition réciproque à une température rouge d'un mélange de nitrate de potasse et de tartre brut. On emploie encore la crème de tartre pour augmenter la fixité de couleurs. Les médecins la rangent parmi les médicamens purgatifs, apéritifs, diurétiques et antiseptiques; d'où il suit qu'elle a dû être administrée dans beaucoup d'ictères, dans certains engorgemens du foie, dans plusieurs cas d'hydropisie, dans quelques fièvres, notamment dans celles que l'on a appelées *putrides*. On la fait prendre depuis demi-once jusqu'à deux onces, seule ou dans une tisane acidule ; quelquefois on l'incorpore dans des bouillons, des pilules, mais alors la dose est moins forte ; on n'en donne guère que 20, 50 ou 80 grains par jour. Quelle que soit l'indication à remplir, il faut préférer la crème de tartre soluble à la crème de tartre ordinaire, lorsqu'il s'agira d'administrer ce médicament en dissolution.

Tartrate de potasse et de soude (*sel de seignette, sel de la Rochelle*). Sel double composé de 54 parties de tartrate de potasse et de 46 parties de tartrate de soude. Il est le produit de l'art, et cristallise en beaux prismes à huit ou dix pans inégaux, coupés le plus souvent dans la direction de leur axe ; sa saveur est légèrement amère ; il est inaltérable à l'air et soluble dans cinq fois environ de son poids d'eau froide ; ce liquide bouillant en dissout beaucoup plus. On l'obtient comme le tartrate de potasse neutre, excepté qu'au lieu de sous-carbonate de potasse, on emploie du sous-carbonate de soude pour saturer l'excès d'acide tartarique de la crème de tartre. Il est employé comme purgatif à la dose de 3, 6, ou 8 gros.

Tartrate de potasse et de fer (*tartre martial, tartre chalybé*). Sel double composé d'acide tartarique, de potasse et de protoxyde de fer. Il est le produit de l'art et cristallise en petites aiguilles verdâtres, d'une saveur styptique, solubles dans l'eau : la dissolution aqueuse n'est précipitée ni par la potasse, ni par la soude, ni par l'ammoniaque, ni par les sous-carbonates de ces bases, tandis que tous les sels de fer *simples* précipitent par ces agens ; l'acide hydrosulfurique, au contraire, qui ne produit aucun changement dans la plupart des sels de fer simples, brunit celui-ci, et finit par y faire naître un précipité noir d'hydrosulfate de fer. On l'obtient en faisant bouillir dans l'eau, parties égales de limaille de fer et de crème de tartre ; on concentre la liqueur, et on la fait cristalliser. La *teinture de Mars, de Ludovic* et la *teinture de Mars tartarisée* ne sont autre chose que du tartrate de potasse et de fer, dissous dans l'alcool : cette dernière s'obtient en versant sur une dissolution concentrée de ce tartrate double une certaine quantité d'alcool qui l'empêche de se décomposer. La *boule de Mars* ou de *Nancy* est une composition analogue : pour l'obtenir, on fait une pâte liquide, avec deux parties de crème de tartre, une partie de limaille de fer porphyrisée, et de l'eau-de-vie; on l'agite de temps en temps, et on ajoute de nouveau liquide, à mesure qu'il s'évapore; le mélange passe au rouge brun, et acquiert de la consistance; lorsqu'il est encore mou, on en forme des boules du poids d'une once, que l'on imprègne d'eau-de-vie, et que l'on fait sécher; il est évident que, dans cette expérience, le fer s'est oxydé aux dépens de l'air, et que l'oxyde produit s'est combiné avec l'acide tartarique en excès de la crème de tartre (*voyez* FER, pour les propriétés médicinales).

Tartrate acide de potasse et d'antimoine (tartre émétique, tartre stibié, émétique), sel double, composé d'acide tartarique, de potasse et de protoxyde d'antimoine. Il est le produit de l'art. On l'obtient cristallisé en tétraèdres réguliers ou en pyramides triangulaires, ou en octaèdres alongés, incolores, transparens, d'une saveur caustique et nauséabonde; il rougit l'infusion de tournesol. Chauffé, il se décompose, noircit, répand de la fumée, et laisse de l'antimoine métallique et du sous-carbonate de potasse; l'expérience peut être faite sur des charbons ardens; si on agit dans des vaisseaux clos, on voit qu'il se forme des produits semblables à ceux que fournissent les tartrates placés dans les mêmes circonstances (*voyez* TARTRATE). Si on chauffe l'émétique pendant deux ou trois heures dans un creuset fermé jusqu'au *rouge-blanc*, on obtient une masse spongieuse composée de potassium, d'antimoine et de beaucoup de charbon, qui jouit de la propriété de s'enflammer vivement à l'air et sur l'eau (Serullas). Exposé à l'air, l'émétique s'y effleurit. Il se dissout dans quatorze parties d'eau froide environ, tandis qu'il n'en faut, pour le dissoudre, que deux parties à la température de l'ébullition. Cette dissolution n'est pas décomposée par l'eau, comme cela arrive aux sels antimoniaux simples; elle précipite en blanc, par l'acide sulfurique et les sulfates acides, par l'acide nitrique, par la potasse, l'eau de chaux et le sous-carbonate de soude. L'acide *hydrosulfurique* y fait naître un précipité orangé rougeâtre d'hydrosulfate d'antimoine; si la dissolution d'émétique était très-étendue, ce réactif la jaunirait sans la précipiter, et l'ammoniaque décolorerait la liqueur comme cela a lieu pour l'acide arsénieux que l'acide hydrosulfurique a jauni. L'*infusum* aqueux, alcoolique ou éthéré de noix de galle, précipite la dissolution de tartrate de potasse antimoinié en blanc grisâtre, tirant un peu sur le jaune; ce précipité est composé de tannin et d'oxyde d'antimoine. Les sucs des plantes, les décoctions extractives des bois, des racines, des écorces amères et astringentes, précipitent également la dissolution d'émétique en jaune rougeâtre. On obtient ce sel en faisant dissoudre mille parties de crème de tartre dans l'eau, et en ajoutant peu à peu mille parties de sous-sulfate d'antimoine, parfaitement lavé et préparé avec 500 parties d'antimoine, et 750 d'acide sulfurique concentré; on fait bouillir, jusqu'à ce que la liqueur marque 20 degrés à l'aréomètre; on filtre et on laisse refroidir lentement; l'émétique se dépose sous forme de cristaux très-blancs et très-purs. En faisant évaporer l'eau mère, on obtiendra de nouveaux cristaux d'émétique légèrement colorés, qu'il suffira de dissoudre dans l'eau, et de faire évaporer, pour les avoir très-purs. Le *Codex* prescrit aussi, pour obtenir l'émétique, de faire bouillir pendant une demi-heure, parties égales de crème de tartre et de verre d'antimoine, dans douze parties d'eau. Enfin, dans ces derniers temps, M. Henry père a vu que l'émétique préparé avec la crème de tartre et la *poudre* d'*algaroth* (sous-hydrochlorate d'antimoine) était celui qui exigeait le moins de purifications ultérieures, mais que ce procédé était le plus dispendieux. Le tartrate de potasse et d'antimoine est employé en médecine comme émétique, depuis un demi-grain jusqu'à six ou huit grains, suivant l'âge, le genre d'affection, le tempéramment, etc. (*voyez* VOMITIF). Étendu dans une grande quantité d'eau ou de petit lait, il agit comme laxatif (un grain par pinte). Associé aux sulfates de soude ou de magnésie, il constitue un éméto-cathartique, dont on fait souvent usage : on le prépare avec un ou deux grains d'émétique, et quatre, six ou huit gros de sulfate. Voyez *contre-stimulant* pour l'emploi de l'émétique dans la pneumonie, les affections cérébrales, etc., à la méthode dite *Rasorienne*. Administré à forte dose, en une seule fois, à des individus bien portans, l'émétique agit comme poison. *Voyez* ce mot. (ORFILA.)

POTASSIUM, s. m. Métal de la deuxième classe (*voyez* MÉTAL). Il n'existe jamais dans la nature qu'à l'état d'oxyde dans certains sels et dans quelques produits volcaniques. Il a été découvert en 1807 par M. Davy; il est solide, très-ductile, plus mou que la cire, d'un blanc bleuâtre, très-éclatant lorsqu'il est récemment coupé, tandis qu'il devient terne aussitôt qu'il a le contact de l'air; sa texture est cristalline; sa pesanteur spécifique est de 0,865 à 15°+0°. Il fond à 58° th. centigr.; il se volatilise si on le chauffe jusqu'au rouge. Il absorbe rapidement l'*oxygène* à toutes les températures, et se transforme en deutoxyde; l'*air atmosphérique* le fait passer à froid à l'état de protoxyde qui se combine avec l'acide carbonique; si on élève la température jusqu'au rouge, l'air change le potassium en deutoxyde. L'*hydrogène* peut former avec le potassium un hydrure solide, et suivant M. Sementini, deux gaz, l'un très-riche en potassium (*hydrogène perpotassié*) qui s'enflamme spontanément à l'air, l'autre contenant moins de potassium (*proto-potassié*) qui ne s'enflamme que par l'approche d'une bougie enflammée. Le *bore* et le *carbone* n'agissent point sur le potassium. Le *phosphore*, le *soufre*, le *chlore* et l'*iode* s'unissent avec lui et donnent des composés connus sous les noms de *phosphure*, de *sulfure* (foie de soufre), de *chlorure* (muriate de potasse) et *l'iodure de potassium* (hydriodate de potasse cristallisé). L'*azote* est sans action sur ce métal, quoiqu'il soit possible de le combiner avec lui et avec l'ammoniaque par des moyens indirects. L'*eau* est instantanément décomposée par lui; il se dégage du gaz hydrogène, et il se forme du protoxyde de potassium hydraté (potasse); si l'expérience se fait avec le contact de l'air, le métal tourne, s'agite en tous sens, court à la surface du liquide, le décompose, et fait une petite explosion, tandis que le gaz hydrogène, résultant de la décomposition de l'eau, s'enflamme. Les oxydes de *carbone*, de *phosphore*, d'*azote* et tous les *acides* composés d'oxygène et d'un autre corps sont décomposés en totalité ou en partie à chaud par le potassium qui s'empare de leur oxygène; si les acides sont dissous dans l'eau, c'est celle-ci qui se décompose, et la potasse produite se combine avec l'acide, pour former un sel. Les acides *hydrochlorique*, *hydriodique* et *hydrosulfurique* secs sont décomposés à chaud par le potassium qui s'empare du chlore, de l'iode ou du soufre, et met l'hydrogène à nu. L'*hydrogène azoté* (ammoniaque) est en partie décomposé à chaud; il se dégage du gaz hygrogène, et il se forme un composé de potassium, d'azote et d'ammoniaque. Plusieurs métaux peuvent s'allier au potassium : aucun de ces alliages n'est employé. On obtient le potassium, en décomposant la potasse par la pile électrique, comme nous l'avons dit en parlant de la potasse et surtout en la traitant par le fer bien décapé, à une température très-élevée, dans un appareil particulier; le protoxyde de potassium et l'eau qui entre dans sa composition sont décomposés, et l'on obtient de l'oxyde de fer, du potassium et du gaz hydrogène plus ou moins potassié.

POTASSIUM (oxydes de). Il existe deux oxydes de potassium.— *Protoxyde.* Il est solide blanc, très-caustique, fusible un peu au-dessus de la chaleur rouge, susceptible de se transformer en deutoxyde par l'action de l'oxygène à chaud. Combiné avec l'eau, il constitue la *potasse* ou l'*hydrate* de *protoxyde* de *potassium.* Il n'a point d'usages. On l'obtient en faisant agir le gaz oxygène desséché sur le potassium. Il n'existe jamais pur dans la nature. — *Deutoxyde.* Il est jaune verdâtre, caustique, et verdit le sirop de violettes. Mis dans l'eau, il se décompose en oxygène qui se dégage, et en protoxyde hydraté (potasse), qui se dissout. Il ne forme des sels avec les acides, qu'après avoir été amené à l'état de protoxyde. Le *soufre*, le *phosphore*, le *carbone*, *etc.*, absorbent une partie de son oxygène, et le transforment en protoxyde. Il est toujours le produit de l'art. On l'obtient en chauffant le potassium avec un excès de gaz oxygène pur, dans une cloche courbe, et sur le mercure.

POTASSIUM (sels de protoxyde). *Voyez* POTASSE (sels de).

(ORFILA.)

POTENTIEL, adj., *potentialis*, de *potentia*, puissance. On a désigné ainsi les caustiques qui n'agissent que quelque temps après leur application, par opposition avec les caustiques *actuels* qui agissent aussitôt. Les alcalis caustiques sont des *cautères potentiels*, tandis que le fer rouge est un *cautère actuel.*

POTENTILLE, s. f. *Voyez* ARGENTINE. (A. RICHARD.)

POTION, s. f., *potio*, *potus*, boisson. Ce mot, suivant son étymologie, devrait désigner tout médicament liquide destiné à être administré par la bouche; mais l'usage a restreint son acception, et l'on entend communément par potion un médicament liquide, composé extemporanément de plusieurs substances, du poids de trois à six onces environ, et destiné à être pris en une seule fois ou par doses plus ou moins petites, suivant les indications à remplir. D'après cette définition, le looch, le julep, la mixture ne seraient que des genres de potions; et en effet, on confond souvent ces préparations magistrales sous cette même dénomination. Néanmoins, à une époque surtout où l'on faisait un usage fréquent des médicamens composés, on a établi une distinction entre ces diverses sortes de dénominations, distinction qu'il est utile de connaître, puisqu'on la conserve quelquefois encore dans le langage pharmaceutique.

On donne plus particulièrement le nom de potion, proprement dite, à des mélanges de sirops, d'eaux distillées, d'infusions ou de décoctions, de teintures, d'éther, dans lesquels on délaie des électuaires ou des poudres, et qui tiennent en solution ou en suspension des oxydes, des acides, des sels, des résines, des gommes résines. Les potions sont, en général, assez composées; leur odeur, leur saveur, leur consistance varient extrêmement; elles ont nécessairement des propriétés très-différentes, suivant la nature des principaux ingrédiens qui entrent dans leur composition. Elles peuvent être toniques, stimulantes, astringentes, émétiques, purgatives, narcotiques, etc.

Les mixtures sont formées de liquides qui n'ont besoin que d'être agités pour être mêlés. Comme le plus souvent elles sont composées de médicamens très-actifs, elles ne s'administrent qu'en très-petite quantité, et même par gouttes.

Les juleps diffèrent des potions en ce qu'ils se prennent en une ou deux fois avant l'heure du sommeil, et qu'ils sont ordinairement composés de substances adoucissantes ou calmantes.

Les loochs consistent en une émulsion à laquelle un mucilage donne une consistance sirupeuse, et sont spécialement prescrits dans les inflammations des organes de la respiration. *Voyez* LOOCH.

Nous ne décrirons pas les règles qui doivent présider à la préparation des potions. Le grand nombre d'ingrédiens qui peuvent entrer dans leur composition fait varier ces règles à l'infini; c'est surtout pour cette préparation pharmaceutique que le médecin doit avoir présentes à la mémoire les affinités chimiques qu'ont entre eux les divers corps médicamenteux, pour qu'il ne se fasse pas contre son intention des compositions et décompositions qui changeraient quelquefois entièrement les propriétés qu'il se propose de donner à sa prescription.

POTIRON, s. m. Fruit d'une plante annuelle de la famille des Cucurbitacées, nommé *Cucurbita pepo* par Linné, et dont on a fait dans ces derniers temps un genre distinct sous le nom de *Pepo macrocarpus*. L. Rich., *Bot. méd.*, t. I, p. 358. Ce fruit peut acquérir des dimensions énormes, et c'est probablement le plus gros fruit que l'on connaisse. Un phénomène bien digne d'être remarqué, c'est la promptitude avec laquelle il croît, puisqu'en moins de quatre à cinq mois, la graine germe, la plante se développe, épanouit ses fleurs et murit ses énormes fruits.

La chair du potiron est d'un jaune foncé, ferme, cassante. On la mange cuite; elle est alors assez agréable. On peut s'en servir pour faire des cataplasmes émolliens. Les graines renfermées dans les fruits du potiron sont très-grosses; leur amande ou embryon contient de l'huile grasse. On peut en préparer des émulsions tempérantes, comme, au reste, cela se pratique avec les graines de toutes les autres cucurbitacées. (A. RICH.)

POU, s. m., *pediculus*. *Voyez* PHTHIRIASE.

POUCE, s. m., *pollex*, de *pollere*, avoir beaucoup de force. On nomme ainsi le premier, le plus gros et le plus fort des doigts de la main et du pied. *Voyez* MAIN et PIED.

POUDRE, s. f., *pulvis;* substance réduite en particules extrêmement fines. Les procédés suivant lesquels les diverses substances médicamenteuses sont réduites en poudre, constituent des opérations pharmaceutiques qui ont leurs règles particulières.—Sous le nom de *poudre composée*, ou simplement de *poudre*, ou entend des mélanges de plusieurs substances pulvérisées, que le pharmacien tient tout préparés ou qu'il prépare extemporanément suivant l'ordonnance du médecin, et qui sont destinés, soit à être administrés seuls, en nature ou après avoir été transformés en bols ou pilules, ou en électuaire à l'aide d'un sirop quelconque, soit à être mêlés dans d'autres médicamens, comme potions, tisanes, etc.

Les poudres officinales se conservent difficilement, parce qu'elles attirent l'humidité. Aussi, doivent-elles être tenues dans des flacons très-secs, bien bouchés, et couverts de papier afin de les mettre à l'abri de la lumière. Les *Pharmacopées* présentent les formules d'un grand nombre de poudres composées; mais, comme la plupart sont tombées en désuétude, nous ne parlerons ici que de quelques-unes qui ont eu une telle célébrité qu'il est nécessaire d'en connaître la composition.

Poudre tempérante de Stahl : c'est un mélange de neuf parties de sulfate de potasse, d'autant de nitrate de potasse purifié, et de deux parties de sulfate de mercure rouge préparé. Elle se donne à la dose de vingt-quatre à quarante-huit grains, répétée deux ou trois fois par jour; on l'employait comme calmante, rafraîchissante dans le cas de fièvre inflammatoire, muqueuse, etc.

Poudre cornachine ou *de Tribus* : mélange à parties égales de scammonée d'Alep, de tartrate acidule de potasse, d'oxyde d'antimoine blanc lavé. Elle est purgative et était comme telle employée fréquemment dans le traitement des maladies cutanées chroniques; on la prescrivait à la dose de un demi-gros à un gros.

Poudre de James : parties égales de sulfure d'antimoine et de râpures de corne de cerf (phosphate de chaux).

Poudre de Dower (poudre d'ipécacuanha et d'opium composée, du *Codex*). C'est un mélange de quatre parties de sulfate de potasse, d'autant de nitrate de potasse, d'une partie d'extrait d'opium sec, et d'autant de racine d'ipécacuanha ainsi que de racine de réglisse. Cette poudre est calmante, diaphorétique; on la prescrit à la dose de douze à vingt-quatre grains. On l'administre dans le cas de catarrhe, de toux nerveuse, de rhumatisme.

Poudre du frère Cosme; mélange de sulfure rouge de mercure, 2 gros; d'oxyde blanc d'arsenic, 48 grains; de sang-dragon, 13 grains; de cendres de vieilles semelles, 8 grains. La *poudre de Rousselot* est un mélange des mêmes substances, moins la dernière, qui est assez insignifiante; elles sont cependant dans des proportions différentes. L'oxyde d'arsenic y entre pour une partie; le sulfure de mercure, pour seize; le sang-dragon pour huit. Ces poudres sont employées à l'extérieur comme escarrotiques. On en fait une pâte en les humectant avec un peu d'eau; et avec un pinceau on en étend une couche plus ou moins épaisse sur les surfaces cancéreuses que l'on veut cautériser; on recouvre avec un linge fin ou une toile d'araignée. Au bout de quelques jours, l'escarre se détache et laisse à découvert une surface vermeille, lisse, qui se cicatrise facilement. *Voyez* CAUSTIQUES.

POULIOT, s. m., *mentha pulegium*. L. espèce du genre menthe. *Voyez* ce mot. (A. R.)

POULS, s. m., *pulsus* de *pulso*, je frappe; en grec, σφυγμός. On nomme *pouls*, le mouvement passager de dilatation imprimé à tout le système artériel par l'*ondée* de sang qu'y fait pénétrer chaque contraction du cœur. C'est la *diastole* de l'artère, seul phénomène dont je doive m'occuper ici, la *systole*, ou le retour du vaisseau distendu sur lui-même, n'étant en aucune manière appréciable au toucher.

A présent même encore, beaucoup de médecins pensent qu'une action quelconque des artères concourt à produire le pouls. Rien cependant n'est plus opposé à la vérité, au moins pour les artères d'un certain calibre. Le fait suivant en est la preuve : c'est que les pulsations artérielles sont successives et d'autant plus retardées, qu'on les explore plus loin du cœur, comme on peut facilement s'en assurer sur soi-même, en se touchant, en même temps, la carotide et la pédieuse. Cette dernière artère, quoique battant par la même contraction du ventricule aortique, fait néanmoins sentir sa pulsation un peu après celle de la carotide. Or, ce phénomène, produit par le ralentissement que la dilatation forcée des artères occasionne dans la progression du sang, n'aurait pas lieu avec une aussi parfaite régularité, si les artères agissaient d'une manière quelconque, lors de leur dilatation.

Il n'y a peut être pas une seule maladie aiguë, un peu grave, dans laquelle le pouls n'éprouve des changemens plus ou moins notables. Malgré cela, Hippocrate les a fort peu étudiés, quoiqu'il n'ait pas entièrement négligé de les observer, comme l'a dit à tort Sprengel. En revanche, les médecins grecs, ses successeurs, leur ont peut être accordé trop d'attention, puisqu'ils ont été conduits par là à des hypothèses que l'expérience et l'observation ont complétement renversées. En effet, excepté le fait, constaté pour la première fois par Proxagoras, de la coïncidence qui existe entre les dérangemens du pouls et tous les grands troubles de l'économie; et la découverte, due à Hérophile, de la dépendance absolue dans laquelle les pulsations artérielles sont de l'action du cœur, il reste bien peu de choses à conserver des volumineux écrits qui ont eu le pouls pour objet. Quel profit, par exemple, la médecine peut-elle tirer des travaux de Zénon de Laodicée, d'Alex. Philalèthes, d'Héraclide d'Erythrée, d'Aristoxène, et d'une foule d'autres médecins pneumatistes qui, supposant tous, avec Aristote, les artères remplies d'un esprit aërien, le πνεῦμα, attribuaient au mouvement qu'il détermine dans le cœur et les artères tous les phénomènes de pouls? Erasistrate lui-même, devenu si célèbre par la sagacité avec laquelle il découvrit l'amour d'Antiochus, partageait néanmoins toutes les erreurs des médecins de sa secte. Elles furent adoptées par presque tous ceux qui prétendirent connaître six ou huit espèces de pouls, appropriées chacunes à un état pathologique déterminé, et surtout par Galien, qui en admettait encore d'avantage.

Lorsque la découverte de la circulation permit enfin de porter le flambeau de la vérité sur une matière que le défaut de connaissances anatomiques et physiologiques n'avait pas permis aux anciens d'étudier convenablement, on chercha d'abord bien plus à défendre leurs nombreuses hypothèses, qu'à les soumettre à un examen rigoureux. Solano de Lucques (*lapis Lydius Apollinis*) s'imagina être parvenu à prédire, au moyen du pouls seul, toutes les crises et la manière dont elles devaient s'opérer. Nihel partagea les mêmes idées. Plus tard, Bordeu s'y conforma en grande partie, en admettant un pouls *supérieur* et un pouls *inférieur* pour les maladies au-dessus ou au-dessous du diaphragme. Enfin, Fouquet, en adoptant ces deux grandes divisions, prétendit, en outre, que chaque organe malade dérangeait le pouls à sa manière; de là son hypothèse des pouls organiques, qui, disait-il, le mettaient à même de découvrir toutes les affections locales. C'était reproduire à peu près, mot à mot, les erreurs de Galien, et partager les ridicules prétentions des médecins indiens et chinois, qui, comme on sait, se vantent de reconnaître toutes les maladies, par le seul examen du pouls.

On ne peut plus, de nos jours, soutenir de pareilles suppositions, et il faut nécessairement admettre que le pouls se borne ordinairement à faire reconnaître deux choses : 1° la force d'impulsion du cœur, 2° la manière dont s'opère la circulation artérielle. Si quelquefois il est susceptible, comme nous le verrons plus tard, de présenter, dans certaines maladies, un caractère déterminé très-propre à éclairer le diagnostic, il n'en est pas moins vrai que, la plupart du temps, il ne fournit que des inductions générales sur la gravité et l'issue probable de la maladie (Prosp. Alpinus, *de præsag. vit. et mort. ægr.*). On ne devait pas, au reste, moins attendre de l'exploration d'une des fonctions les plus importantes de l'économie.

Avant d'envisager le pouls sous le rapport pathologique, il est indispensable de dire quelque chose des caractères qu'il présente, à l'état physiologique, d'autant plus que la maladie les exagère, au moins aussi souvent qu'elle leur en substitue de différens ou d'opposés. Or, dans l'une comme dans l'autre supposition, il est toujours avantageux au médecin de connaître, avant qu'elles ne soient malades, le pouls des personnes auxquelles il peut avoir à donner des soins. Mais, comme la chose n'est pas toujours possible, il devra au moins être familier avec les divers caractères que le pouls peut présenter à l'état sain, et dont voici les principaux :

Dans les premiers temps de la naissance, il est très-fréquent, et bat cent quarante fois par minute. Peu à peu, il perd de sa fréquence, et déjà vers la seconde année, il ne donne plus qu'environ cent pulsations. Jusque-là il reste petit et faible; mais vers l'époque de la puberté, il acquiert du développement et de la force, perd encore de sa fréquence, et ne bat guère plus de quatre-vingt ou quatre-vingt-dix fois, par minute. Chez les adultes il est grand, fort, et présente seulement soixante-dix ou quatre-vingt battemens, rarement quatre-vingt-dix, comme Haller en a été, pendant longues années, un exemple. C'est une exception encore bien plus extraordinaire, de trouver sur un adulte bien portant le pouls réduit à vingt-cinq pulsations, ainsi qu'on l'a vu il y a quelque temps à Paris. Il devient rare chez le vieillard, descend à cinquante ou soixante pulsations, et, quoique ayant généralement perdu de sa force et de sa grandeur, offre fréquemment une sorte de dureté occasionnée, la plupart du temps, par l'augmentation de densité des parois artérielles, et même une sorte d'ossification (Rostan, *Méd. cliniq.*). Chez les femmes, le pouls éprouve des modifications analogues par les progrès de l'âge; cependant il garde, en général, les caractères qui le distinguent durant la jeunesse de l'homme. Plein et grand chez les sanguins, dur chez les bilieux, mou et un peu rare chez les lymphatiques, petit et serré chez les sujets nerveux, fréquent et très-variable pendant la grossesse, il présente outre cela, une foule de différences individuelles qu'il est impossible de faire connaître une à une.

Les climats le modifient encore d'une manière fort notable. Ainsi, il est fréquent chez les habitans des pays chauds, rare chez ceux des pays froids, et, au rapport de Blumembach, ne donne, chez les Groënlandais, que quarante pulsations par minute. Il varie aussi aux diverses époques de la journée. En général, sa fréquence augmente graduellement du matin au soir, diminue la nuit pendant le sommeil, et revient dans la matinée au point où elle était la veille. Suivant Brian Robinson, ces changemens, qui coïncident avec ceux qu'éprouvent chaque jour le baromètre et le thermomètre, s'opèrent chacun en deux reprises, séparées l'une de l'autre par un intervalle de temps assez prolongé durant lequel le pouls ne subit aucune modification. La digestion, l'injestion des boissons alcoholiques, stimulantes, etc., augmentent plus ou moins la fréquence de ses pulsations; la digitale produit un effet opposé, et peut les réduire à vingt-deux par minute, comme j'ai eu occasion de le voir une fois. Mais les plus prompts, si non les plus grands de ses troubles lui sont communiqués par les vives impressions morales ou par un exercice violent. Le médecin devra avoir toujours présentes à la mémoire ces circonstances et une foule d'autres analogues, lorsqu'il voudra explorer le pouls d'un individu sain et surtout d'un malade, ce qui se fera de la manière suivante :

Le sujet se tiendra assis ou couché. Cette dernière position lui est commandée pour peu qu'il soit faible, car alors la station debout ou même assis suffit pour augmenter beaucoup la fréquence du pouls, effet que produit toujours aussi le premier abord du médecin. Il faut, à cause de cela, attendre la cessation de ce petit trouble, avant d'explorer le pouls, ou mieux encore le toucher à la fin de la visite, après l'avoir touché au commencement. De cette manière, on évite l'erreur à laquelle la première des deux explorations aurait pu donner lieu. Pendant toute leur durée, le sujet gardera le silence, afin de prévenir l'accélération des battemens du cœur, qui suit ordinairement l'effort de la parole. Il faut aussi avoir soin qu'aucune portion de vêtement, aucune ligature ne puisse, en comprimant l'artère, y gêner d'une façon quelconque la circulation du sang, que l'on rendra entièrement libre, en ayant la précaution de faire tenir le bras un peu éloigné du corps, modérément étendu, l'avant-bras étant placé dans une demi-pronation.

On peut toucher le pouls sur différentes artères, sur la temporale, la carotide, la crurale, la brachiale, etc.; cependant, à moins de raison pour en agir autrement, le médecin choisit ordinairement la radiale pour cela. Il place alors sur son trajet, un pouce environ au-dessus du poignet, l'indicateur et les deux autres doigts suivans, qu'il tient rapprochés sans efforts les uns contre les autres, de manière à ce que leur pulpe se trouve exactement sur la même ligne, et puisse presser également l'artère. Il place en même temps son pouce à la partie postérieure de l'avant-bras du malade, afin d'avoir un point d'appui qui lui permette de comprimer le tube artériel, autant qu'il le juge convenable. En effet, il est à propos de le soumettre à une assez forte pression, si l'on veut apprécier la vigueur avec laquelle il est distendu par chaque ondée de sang. Il faut même y suspendre momentanément la circulation à diverses reprises, et la laisser ensuite s'y rétablir graduellement, en cessant peu à peu la pression, toujours dans le but de reconnaître la force impulsive du cœur. Un certain degré de pression est surtout indispensable chez les sujets gras. Sans cela, leur pouls paraîtrait souvent faible et petit, tandis qu'on le trouve ordinairement assez fort et développé quand, ayant aminci, en la comprimant, la couche de graisse souscutanée, la pulpe des doigts se trouve plus rapprochée des parois de l'artère. Chez les sujets maigres au contraire, une pareille pression est inutile, et au lieu de rendre le pouls plus distinct, elle l'affaiblit à l'instant, parce quelle ne peut s'exercer sans comprimer presque immédiatement l'artère.

Cette exploration, qu'il est d'usage de pratiquer avec la main droite pour l'avant-bras gauche, *et vice versâ*, devra être faite des deux côtés, si l'on a des raisons pour croire que le pouls n'est pas le même pour chacun d'eux, et durer au moins une demi-minute; car, s'il ne faut pas tout ce temps pour mesurer la force des pulsations, on ne peut guère en mettre moins à estimer leur fréquence, qu'il est fort important d'apprécier exactement. A cet effet, on fait bien d'avoir recours à la montre à seconde; c'est le moyen d'éviter les erreurs grossières que commettent inévitablement, les personnes auxquelles une longue habitude n'a pas appris à juger la fréquence du pouls avec précision, sans aucun secours étranger. Il ne faut pas un moins grand exercice, pour parvenir à bien reconnaître ses autres caractères. Tous concourrent plus ou moins à éclairer le diagnostic, comme je vais l'indiquer brièvement en parlant de chacun d'eux. Dans cette intention, je rapporterai les qualités du pouls à trois chefs, savoir : 1° au temps que prennent ses pulsations; 2° à leur mode d'impulsion; 3° aux rapports qu'elles ont entre elles.

§ I. *Du pouls par rapport au temps.* — Sous le rapport du temps, le pouls présente deux choses à considérer : les intervalles qui séparent ses pulsations, la durée de chacune d'elles. Suivant que les intervalles entre les pulsations sont petits ou grands, le pouls est dit *fréquent* ou *rare ;* suivant que chaque pulsation s'exécute avec rapidité ou lenteur, il est *vite* ou *lent.*

En général, on le trouve tout à la fois fréquent et vite, ou bien rare et lent, c'est-à-dire que plus ses battemens sont rapprochés ou éloignés, plus la durée de chacun d'eux est courte ou prolongée. Cependant, il lui arrive quelquefois d'être rare et vite, ainsi que M. le professeur Landré-Beauvais a eu occasion d'en observer un cas remarquable (*séméiotique*); comme aussi, de présenter une certaine fréquence, jointe à la lenteur de ses pulsations. Mais pour peu que la fréquence soit grande, les pulsations doivent de même être vites, et tellement, qu'il est impossible de mesurer la durée plus ou moins grande de chacune d'elles. Effectivement, elle ne peut guère alors excéder un cinquième de seconde, et il est évident qu'une faible différence dans un intervalle aussi court, ne peut aucunement être apprécié. Au reste, la vitesse du pouls semble dépendre d'une sorte d'excitation nerveuse, et peut-être aussi de l'amincissement du ventricule gauche, tandis que sa lenteur indique un engourdissement général, et quelquefois l'épaississement des parois du cœur. D'après Sthal, cette dernière qualité du pouls s'observe d'une manière très-tranchée, pendant l'accès des fièvres quartes. Malgré cela, on peut dire que sa vitesse ou sa lenteur sont des phénomènes en général, peu importans à observer. Il n'en est pas de même de sa fréquence et de sa rareté, qu'il est en outre facile d'apprécier avec certitude.

Dans toutes les affections aiguës, le pouls devient fréquent, sinon durant tout leur cours, au moins pendant une partie quelconque de leur durée. Fréquent au début de l'hydrocéphale aiguë interne (arachnoïdite des ventricules); plus fréquent encore au début du typhus-amaril, période durant laquelle il donne de cent dix à cent trente pulsations par minute, il perd ensuite graduellement de sa fréquence, par les progrès de ces deux maladies, tandis qu'il en acquiert ordinairement dans toutes les autres, à mesure qu'elles approchent de leur état, et surtout quand, après ce temps, elles marchent de manière à faire craindre une issue funeste. Peu de signes sont alors plus défavorables qu'une grande augmentation dans la fréquence du pouls, aussi est-il à peu près sans exemple de voir guérir ceux chez qui elle devient extrême, et s'élève par exemple à 150 pulsations par minute. La diminution du nombre des battemens est, au contraire, d'un favorable augure, et bien souvent elle indique l'établissement de la convalescence, qui est la plupart du temps douteuse tant que le pouls reste fréquent. Néanmoins, si ce symptôme se trouve persister seul après la disparition complète de tous les autres, il ne doit point être considéré comme le résulat d'un état fébrile, mais comme dû à une sorte d'irritabilité produite par la faiblesse du sujet : il disparaît alors à mesure que les forces reviennent.

Quoique s'observant moins souvent que la fréquence, la rareté du pouls est pourtant fort importante à étudier dans quelques cas particuliers. Ainsi, dans la fièvre jaune, c'est un signe assuré de guérison de voir le pouls devenir naturel et même un peu rare, du troisième au cinquième jour. Le contraire s'observe presque dans le typhus-amaril, où sa rareté habituelle à la même époque semble indiquer un danger d'autant plus grand qu'elle est plus prononcée. Cette dernière remarque est entièrement applicable à l'hydrocéphale aigüe interne, affection qu'il est, je crois, sans exemple d'avoir jamais vu guérir après la manifestation plus ou moins prompte du pouls rare qui la caractérise. On regarde aussi comme annonçant un grand danger, le pouls rare des léthargies et des maladies vulgairement appelées *comateuses*. On croira sans peine à cette assertion, si l'on veut faire attention que la plupart des affections dites léthargiques ou comateuses tiennent presque toujours sinon à une phlegmasie décidée, au moins à une irritation notable de l'arachnoïde des ventricules, ou bien ne sont autre chose qu'un ramollissement inflammatoire du cerveau, lequel, comme on sait, rend assez fréquemment le pouls rare. Ces cas exceptés, la rareté du pouls survenant après l'état des maladies aigües est presque toujours d'un heureux présage. Il y a plus, c'est qu'alors même qu'elle annonce un grand danger, il n'est cependant jamais imminent, tant qu'elle persiste. La preuve en est qu'on la voit toujours disparaître aux approches de la mort, et être remplacée par un pouls plus ou moins fréquent. Il faut donc considérer comme une exception peu commune le cas observé par Spens, d'un homme qui, ayant eu pendant sa maladie le pouls très-rare, périt lorsqu'il fut arrivé au point de ne plus donner que neuf pulsations par minute.

§ II. *Du pouls par rapport à son mode d'impulsion.* — Les pulsations, étudiées en elles-mêmes, présentent trois modifications principales : grandeur, force et dureté, dont chacune a son opposée. De là résulte : *le pouls grand et le pouls petit; le pouls fort et le pouls faible; le pouls dur et le pouls mou.*

Le pouls grand, appelé aussi pouls *large* et *développé*, est pour l'ordinaire en même temps fort, ou bien dur, ce qui n'en est qu'une exagération. Cependant il arrive aussi de voir tout à la fois le pouls être grand et mou, et même faible. Le pouls petit offre, en sens inverse, des rapports analogues, c'est-à-dire qu'il est habituellement mou et faible, bien qu'il arrive encore assez souvent de le trouver, au lieu de cela, fort et même dur. Ce dernier constitue le pouls *serré* des auteurs, considéré par quelques médecins comme *nerveux*. On l'observe principalement pendant la dernière période de la phthisie pulmonaire; ce dont il est facile de se rendre compte, si l'on veut faire attention que, tous les phthisiques avancés ayant peu de sang, leurs artères se réduisent à un petit calibre, tandis que leur cœur, irrité par la fièvre de résorption, et conservant encore une force notable, chasse avec vigueur le peu de sang qui lui arrive.

La grandeur et la petitesse du pouls tiennent toujours, quant à l'impression perçue par le toucher, à la grandeur ou à la petitesse du calibre des artères. Ainsi, comparativement à celui de la radiale, le pouls de l'artère crurale est grand, sur le même sujet. D'un autre côté, le calibre des artères est plus ou moins subordonné à la quantité de sang contenue dans le système circulatoire. Il n'en faut pas moins reconnaître que la force ou la faiblesse avec laquelle se contracte le cœur contribue aussi à rendre le pouls grand ou petit. Si ses contractions sont faibles, il ne chassera ni complétement, ni fortement, le sang contenu dans ses cavités. Ce liquide pénétrant en petite quantité dans les artères, leur parois peu distendues se contracteront de manière à diminuer notablement leur calibre, et le pouls deviendra petit. On verra le contraire arriver, et le pouls se montrer grand, par cela seul que le sang, chassé avec force par le cœur, pourra tenir le système artériel dans un état permanent de dilatation.

Quant à la force ou à la faiblesse, à la mollesse ou à la dureté du pouls, déduction faite de ce qui appartient à la densité des parois artérielles, ces qualités tiennent à la force plus ou moins grande avec laquelle le cœur se contracte. Ainsi, le pouls est mou dans l'anévrysme passif du cœur, et dur dans l'anévrysme actif, lors toutefois qu'il n'existe aucun obstacle à la circulation. Il a alors un caractère de dureté si remarquable, que seul il m'a suffi, un très-grand nombre de fois, pour reconnaître cette dernière maladie chez l'homme : chez la femme, ce caractère n'est pas à beaucoup près aussi prononcé, et même il manque la plupart du temps.

Le pouls devient-il dur dans l'artérite? Rien ne porte à le croire, puisqu'alors il y a épaississement des parois des artères, et par conséquent, plus grande résistance de leur part à l'effort qui tend à les dilater. On doit donc, ce me semble, regarder comme un signe illusoire l'étendue et la force des pulsations, qui, suivant M. Bouillaud, annoncent avec certitude l'inflammation des gros troncs artériels.

Indépendamment des conditions dont l'influence sur le caractère du pouls vient d'être appréciée, il en est une foule d'autres plus ou moins susceptibles de lui faire éprouver de grandes modifications. Ainsi, dans les phlegmasies peu intenses des membranes muqueuses, il présente, quoique alors il soit assez grand, une mollesse bien remarquable. Plus fort dans les fièvres inflammatoires et dans les phlegmasies des organes paranchymateux, il acquiert ordinairement une dureté très-prononcée dans les fièvres bilieuses, et surtout dans les phlegmasies des membranes séreuses. Au rapport de Stoll, il aurait une dureté plus grande encore dans la colique métallique, sans présenter, comme dans les cas précédens, une fréquence plus ou moins grande.

En général, la force du pouls augmente à mesure que les phlegmasies approchent de leur état; elle est aussi assez exactement en raison de leur étendue et de leur intensité ; il en est de même par rapport à la dureté. Malgré cela, certaines phlegmasies, quoique fort intenses et très-vastes, notamment la péripneumonie, rendent quelquefois le pouls vraiment faible. Tous les praticiens ont signalé ces cas d'une gravité incontestable et ont en même temps observé que, presque toujours alors, la saignée rend au pouls de la force et du développement. Il importe, par conséquent, de ne pas confondre l'affaiblissement du pouls dont il s'agit, avec celui que lui impriment dès leur début des maladies qui réclament un traitement tout opposé, telles sont les fièvres essentiellement adynamiques, les affections gangréneuses, etc. Au reste, quelle que soit la nature du mal, plus le pouls est faible, plus le danger est grand.

La grandeur, la force, la dureté du pouls, après avoir suivi une marche progressivement croissante, dans les affections sthéniques aiguës, perdent ensuite peu à peu de ce qu'elles ont d'exagéré, à mesure que les autres symptômes cèdent et que la maladie tend vers la guérison. Mais si, au lieu de prendre cette direction favorable, elle va alors en s'aggravant, le pouls s'éloigne ordinairement de plus en plus de son état normal, et il arrive cependant toujours une période à laquelle il devient petit, mou et faible. Plus ce changement s'opère rapidement, plus il annonce de danger. Il peut néanmoins se faire long-temps attendre, et le cas être encore très-grave, car chez certains sujets, on voit le pouls conserver de la force, et même de la dureté, jusque vers la fin de la maladie, et ne s'affaiblir que peu d'instans avant la mort. Au surplus, de quelque manière qu'elle survienne, la faiblesse excessive du pouls est toujours un symptôme des plus sinistres, si ce n'est dans les affections nerveuses telles que l'hypochondrie, l'hystérie, etc., où, produite par la fatigue des accès, elle en annonce souvent la fin, et ne tarde pas ensuite à se dissiper. Suivant Torti (*Thérap. spéc.*), elle est un des symptômes de certaines fièvres pernicieuses, le plus important à observer avec soin.

Outre les variétés du pouls faible, précédemment indiquées, on a encore admis un pouls *insensible*, comme si l'absence d'un phénomène pouvait en être une modification. Quoi qu'il en soit, la cessation des battemens artériels, qui, quand elle est momentanée comme dans quelques syncopes, n'indique ordinairement rien de grave, devient au contraire un indice du plus funeste augure lorsqu'elle s'observe pendant le cours des maladies aiguës : presque toujours alors la mort est imminente. Pourtant on voit de temps à autre certains sujets rester encore assez long-temps sans pouls avant d'expirer, et même, durant cet état désespéré, conserver, avec leur entière connaissance, une force musculaire souvent assez grande, comme, à ses derniers momens, mon ami le docteur Rivière m'en a offert un douloureux exemple.

§ III. *Du pouls par rapport à ses pulsations comparées entre elles.* — Dans l'état normal, les battemens du pouls se succèdent à des intervalles de temps égaux, ou à très-peu près égaux. Chaque battement ressemble aussi par sa force, sa grandeur, etc., à ceux qui l'ont précédé ou doivent le suivre. La réunion de ces deux conditions produit l'*égalité* ou la *régularité* du pouls; l'absence de l'une ou de toutes les deux rend le pouls *irrégulier* ou *inégal.*

Le *pouls égal* n'indique rien par lui-même; il emprunte toute sa valeur, des qualités dont il a été parlé jusqu'à présent. Quant au pouls *inégal,* ce caractère, qui n'exclut aucun des autres, peut à lui seul fournir au diagnostic des données qu'il importe d'exposer avec quelques détails. A cet effet, j'admettrai, avec la plupart des auteurs, cinq différens pouls irréguliers ou inégaux, savoir, le pouls *croissant,* le pouls *décroissant,* le pouls *dicrote,* le pouls *intermittent,* et le pouls *tremblottant.* Mais avant de parler de chacun d'eux, je dois dire un mot du pouls inégal, en tant qu'on le trouve tel, en le comparant d'un bras à l'autre.

A part les différences produites par le calibre ordinairement un peu plus considérable de l'artère du membre droit, le pouls est, en général, absolument le même des deux côtés. Cependant plusieurs auteurs, entre autres Morgagni et Zimmermann, citent des exemples remarquables d'inégalité du pouls d'un bras à l'autre, et M. de Kergaradec a eu occasion tout récemment d'en observer d'analogues. Les partisans de l'action des artères comme concourant à produire les pulsations, n'ont pas manqué de faire valoir ces observations. Il est fâcheux pour leur théorie que la dissection ait toujours montré, quand elle a pu être faite, que les inégalités du pouls observées pendant la vie, soit dans le nombre, soit dans la force de ses pulsations, tenaient à des lésions physiques situées à l'origine des gros troncs artériels (Morgagni, *de Sed. et Caus.*; Corvisart, *Traité des maladies du cœur*; Rostan, *Méd. clin.*). D'après cela il est, je crois, permis de présumer que de semblables dispositions existaient dans les cas où l'autopsie n'a pas eu lieu. Je reprends maintenant l'examen des divers pouls irréguliers, dans l'ordre où ils ont été énumérés.

1° Le pouls croissant ou *inciduus* est caractérisé par la répétition de pulsations quaternaires, dont la seconde est plus forte que la première, la troisième plus forte que la seconde, et la quatrième encore plus forte que la troisième; après quoi, une pulsation faible recommence une nouvelle série.

2° Le pouls décroissant, *miurus*, ou en *queue de rat*, se compose aussi de pulsations quaternaires, avec cette différence que leur force offre un rapport inverse, c'est-à-dire que la première pulsation est plus forte, la seconde moins forte, la troisième aussi moins forte, et la quatrième, qui termine la série, moins forte encore. Au dire des médecins qui assurent avoir observé ces deux pouls, le premier annonce une crise par la sueur; le second, une crise par l'urine. J'ignore jusqu'à quel point ces inductions pronostiques sont fondées; la seule chose que je puisse affirmer, c'est que je n'ai jamais pu reconnaître, de manière à en être satisfait, ni le pouls croissant, ni le pouls décroissant, et cela dans les mêmes cas où d'autres médecins assuraient les distinguer parfaitement.

3° Le pouls dicrote, *bis feriens*, est plus facile à distinguer, et j'ai pu le voir quelquefois. Il consiste en pulsations binaires à peu près égales, très-rapprochées l'une de l'autre, et dont la dernière est séparée de la suivante, qui ouvre une nouvelle série, par un temps de repos très-marqué. Le pouls dicrote indique, dit-on, les hémorrhagies, ce qui, je crois, demande à être vérifié.

4° Le pouls est intermittent quand, au bout d'un nombre plus ou moins grand de pulsations, il se trouve en manquer complétement une. Tantôt l'intermittence n'a lieu qu'après quarante ou cinquante pulsations; d'autres fois elle se répète, toutes les quatre ou cinq. Dans la majeure partie des cas elle tient, sans qu'on puisse en donner la raison, à une lésion organique du cœur. De là, sans doute, la rencontre fréquente du pouls intermittent chez les vieillards. On conçoit qu'en pareille circonstance, il doit conserver le même caractère pendant les diverses maladies qui peuvent les atteindre. Il ne signifie alors absolument rien, de même que dans certaines névroses. C'est tout différent lorsque son intermittence survient pendant le cours de diverses autres maladies. Ainsi, revenant toutes les quatre ou cinq pulsations, elle est, dans certaines fièvres pernicieuses, un symptôme très-grave; elle m'a paru également d'un funeste présage dans plusieurs cas de phlegmasies aiguës de la poitrine. Quoi qu'il en soit, il est bon de faire remarquer que, l'impossibilité où se sont trouvés la plupart des auteurs qui ont parlé du pouls intermittent, de constater l'état sain ou malade du cœur chez les sujets soumis à leur observation, diminue de beaucoup la valeur des inductions qu'ils ont tirées de cette espèce de pouls.

5° Le pouls croissant et le pouls décroissant s'écartent de l'état normal, principalement par la différence de force que présentent leurs pulsations; le pouls dicrote et le pouls intermittent, par la durée différente des intervalles qui séparent leurs pulsations, ou quelques-unes de leurs pulsations. Le premier genre d'*anormalité* constitue le pouls *inégal* de quelques auteurs; le second caractérise le pouls *irrégulier*. Peut-être convient-il de conserver cette distinction, que je me borne à mentioner. Quant au pouls tremblottant, il réunit les deux genres d'irrégularité ou d'inégalité. Ce pouls, appelé aussi *vibrant*, se rapproche à beaucoup d'égards du pouls dicrote, et paraît dû à une sorte d'hésitation ou de frémissement dans les contractions du cœur, qui font que la dilatation de l'artère s'opère par secousses très-rapprochées. Les indications qu'il peut fournir n'ont point encore été fixées avec précision. Toujours est-il qu'on l'observe presque constamment dans les trente-six ou quarante-huit premières heures de la durée du typhus-amaril, au moins autant que je puis en juger par mon expérience personnelle et par celle des médecins espagnols qui ont observé et décrit avec soin toutes les périodes de cette maladie. Il faut, ce me semble, rapporter au pouls tremblottant le pouls *confus*, extrêmement irrégulier et tout-à-fait anormal, qui accompagne presque toujours l'inflammation aiguë du cœur ou du péricarde. J'en prends, occasion de faire remarquer que, si pour toute espèce de pouls, il importe beaucoup de connaître l'état organique du sujet, c'est surtout à l'égard des différentes espèces de pouls irrégulier.

Les divers caractères du pouls mentionnés jusqu'ici sont en général tranchés, faciles à saisir, quand on est convenablement exercé, et les inductions qu'ils fournissent sont aussi pour la plupart sûres et rigoureusement appréciées. Mais, pour avoir toute leur valeur, elles doivent se trouver en concordance avec les autres symptômes; car, étant en opposition avec eux, elles perdent souvent toute leur signification. Ce sont sur des faits de ce dernier genre, encore assez fréquens, quoique cependant beaucoup moins qu'on ne voudrait le faire croire, que se sont appuyés les médecins qui ont taxé d'infidélité les signes tirés du pouls. D'autres au contraire leur ont, comme il a été dit, accordé beaucoup trop de confiance, en prétendant qu'à eux seuls ils pouvaient conduire au diagnostic de toutes les maladies. Quoiqu'en cela ils s'éloignassent de la réalité, il y avait pourtant un fond de vérité dans leur manière de voir : on a pu s'en convaincre par quelques-uns des cas cités dans cet article. De nouvelles observations en feront sans doute découvrir d'analogues. En attendant, les détails que l'on vient de lire ne laissent, ce me semble, malgré leur brièveté, aucun doute sur l'utilité que l'étude des maladies peut tirer de l'exploration bien faite du pouls. S'il fallait une nouvelle preuve à l'appui de cette opinion, je la tirerais de l'attention avec laquelle les médecins qui comptent le moins sur la valeur de ses caractères s'attachent cependant à les observer sur presque tous leurs malades. (ROCHOUX.)

POUMON, s. m., *pulmo*. Nom donné aux organes principaux de la respiration, situés dans la cavité thoracique dont ils remplissent exactement toute la capacité, à l'exception de la région occupée par le cœur. Ils sont séparés par le médiastin, réunis au cœur par l'artère et les veines pulmonaires, continus à la trachée artère par les bronches, recouverts presque en totalité par les plèvres qui concourrent à les maintenir dans leur situation. Par suite de l'obliquité du médiastin et de la convexité du DIAPHRAGME, différente à droite et à gauche, le poumon droit est un peu plus volumineux et plus large que le gauche qui est un peu plus alongé : le premier est divisé en trois lobes par deux scissures profondes, à peu près transversales, tandis qu'on n'en observe qu'une au poumon gauche, qui n'offre ainsi que deux lobes.

Considérés extérieurement, les poumons ont la forme d'un cône irrégulier, aplati en dedans, dont le sommet est tourné en haut et la base inférieurement. La portion externe de leur surface est convexe, spécialement en arrière, libre et lisse dans toute son étendue, contiguë à la plèvre costale, et partagée par les scissures dont nous venons de parler. La portion ou la face interne de cette même surface est en rapport en arrière avec le rachis et le médiastin, au milieu avec les vaisseaux pulmonaires et les bronches, et en avant avec le thymus et le péricarde; cette partie de la face interne des poumons offre, dans celui du côté gauche surtout, une concavité marquée, correspondante à la saillie du cœur. Les deux parties de la surface externe du poumon se réunissent antérieurement en formant un bord mince, angulaire, oblique, sinueux, qui, dans le poumon gauche, offre dans sa moitié inférieure une échancrure qui reçoit la pointe du cœur; de la réunion de ces deux faces résulte en arrière un bord épais et arrondi, à peu près vertical, logé dans l'angle rentrant que forment les côtes. La base des poumons est concave, et correspond à la saillie convexe du diaphragme contre laquelle elle est appliquée; le bord qui la circonscrit est mince, onduleux, et dirigé obliquement en bas et en dehors. Quant au sommet de chaque poumon, il est arrondi, irrégulièrement bosselé, situé au-dessous et au niveau de la première côte qu'il surmonte assez ordinairement chez les individus dont le thorax est rétréci.

La couleur des poumons varie aux diverses époques de la vie, et par l'effet d'un grand nombre de causes accidentelles. Chez le fœtus qui n'a pas respiré, elle est d'un rouge obscur, et offre une teinte rosée uniforme, lorsque la respiration a eu lieu et a distendu toute l'épaisseur de ces organes : cette coloration présente peu de changement jusqu'à l'âge de douze ans, époque à laquelle on voit paraître d'abord des points grisâtres, puis des stries bleuâtres plus ou moins foncées, qui dessinent des figures hexagonales de dimensions diverses; cette coloration apparaît d'abord à la surface du poumon, sous la forme de petits points noirs disséminés, plus rapprochés et réunis en lignes ponctuées là où ils circonscrivent les lobules pulmonaires, formant aussi des taches noires de grandeur variable, soit à la surface, soit dans la profondeur du tissu pulmonaire. Cette coloration particulière se prononce de plus en plus avec l'âge, et la matière noirâtre forme souvent chez le vieillard des plaques plus ou moins étendues : cependant les poumons sont quelquefois, chez ce dernier, d'un blanc grisâtre. Les agens si nombreux qui modifient la circulation pulmonaire apportent aussi de grandes variétés dans la couleur de ces organes, ainsi que le genre de mort. La position dans laquelle a été placé le cadavre concourt aussi à localiser en quelque sorte la coloration qui résulte de la stase du sang dans les points les plus déclives du poumon; mais je ferai ici une remarque relativement à l'engoument du tissu pulmonaire qui donne lieu à une coloration partielle de l'organe ; c'est que cet engouement s'opère de deux manières, l'un qui se forme antérieurement à la mort, et qui résulte de l'agonie, et l'autre postérieur à la mort et dont la cause est toute mécanique. Dans le premier, la coloration provenant de l'accumulation, de la congestion des liquides, est plus étendue, plus foncée, persistante, durable; celle qui dépend au contraire de l'abord mécanique des liquides dans la partie déclive du poumon, est toujours moins intense, plus circonscrite que la première; elle s'opère en même temps que le refroidissement successif du cadavre, et peut varier suivant la position qu'on donnera au sujet. Ces deux sortes de coloration ne s'observent pas dans le cas de mort par hémorragie ou par une large plaie pénétrante du thorax : je ne parle point non plus ici des altérations variées que peut offrir le poumon après les maladies qui affectent spécialement son tissu.

La pesanteur des poumons, dans la plupart des genres de mort, abstraction faite des deux derniers que je viens d'indiquer, est, terme moyen, la trente-cinquième partie du poids total du corps ; cette évaluation est surtout remarquable en ce qu'elle est la même aussitôt après la naissance. Relativement à l'eau, le tissu pulmonaire sur lequel n'a pas agi la respiration est plus pesant que ce liquide, comme le prouve alors sa précipitation au fond du vase dans lequel on le plonge. Mais dès que la respiration a pénétré dans ce tissu, il devient alors spécifiquement plus léger que l'eau qu'il surnage constamment. L'air qui remplit ainsi les poumons paraît être en quelque sorte identifié avec leur tissu, car la plus grande pression ne peut plus l'en faire sortir, et quel que soit le degré de force qu'on ait employé pour l'en exprimer, le tissu pulmonaire qui a subi l'influence de la respiration reste toujours plus léger que l'eau, à moins que la putréfaction n'ait produit sa désorganisation complète.

Quant à la capacité des poumons, elle varie suivant beaucoup de circonstances et suivant les individus. On peut parvenir à la déterminer, en additionnant la quantité d'air expulsé pendant l'expiration avec celle qui reste dans le poumon quand le mouvement expiratoire est accompli : il résulte des expériences de MM. Allen et Pepys, que les poumons d'un adulte de taille moyenne et bien conformé contiennent cent quatre-vingts pouces cubes d'air, et qu'après l'expiration qui termine la vie, ces organes en renferment encore cent pouces cubes; d'après les rapprochemens faits par M. Meckel, on pourrait admettre que cette quantité est, terme moyen, de cent dix pouces cubes. On a aussi calculé la quantité d'air qui pouvait être introduite et expulsée à chaque respiration et expiration, mais les évaluations indiquées sont très-différentes, et l'on conçoit qu'il en doit être ainsi, les expérimentateurs n'ayant pas tous employé les mêmes moyens d'examen, et ayant agi sur des sujets différens par leur conformation ou par les circonstances dans lesquelles ils se trouvaient placés. M. Meckel a rapporté les divers résultats signalés par les auteurs, et l'on voit que l'évaluation de cette quantité d'air a varié depuis trois pouces cubes jusqu'à quarante. Quant à la différence de capacité des poumons dilatés et revenus sur eux-mêmes, on peut la fixer, terme moyen, à trente-cinq pouces; on conçoit d'ailleurs que cette différence doit varier infiniment, suivant que les respirations sont plus ou moins grandes.

De toutes les parties constituantes du poumon, celle qui sert de base à toutes les autres, et qui forme en quelque sorte cet organe, c'est le canal aérien, dont les deux grandes divisions, les bronches, se réunissent pour constituer un seul conduit, la trachée-artère. La description de ces parties ayant été donnée ailleurs (*voyez* BRONCHE), je me bornerai ici à parler de la terminaison des ramifications bronchiques.

Les bronches se divisent et se subdivisent bientôt à l'infini dans l'épaisseur des poumons dont elles forment en grande partie la masse, et offrent, le long de chacune de leurs divisions, les différentes parties qui concourrent à composer le tissu pulmonaire. Mais les divisions successives des bronches ne se comportent pas d'une manière tout-à-fait analogue à celles des artères, car toutes vont graduellement en diminuant de volume à mesure qu'elles se ramifient, de sorte que l'on ne voit pas, comme pour les artères, une très-petite branche sortir d'un très-gros tronc. Malpighi pensait qu'à leurs terminaisons, les bronches formaient autant de cellules sphéroïdales communiquant toutes entre elles; mais l'injection prouve que cette communication n'existe pas. Willis et Th. Bartholin disent au contraire que ces canaux devenus capillaires présentent une série de rétrécissemens dont la réunion a l'apparence d'une grappe, et que ceux d'une bronche ne communiquent pas avec ceux de la bronche voisine : cette dernière opinion est fondée, comme nous allons le voir. Duverney et Helvétius ont confondu le tissu interlobulaire avec les cellules aëriennes, car si ces deux parties n'étaient pas distinctes, on n'observerait jamais l'emphysème du poumon, qui résulte évidemment de la pénétration de l'air des cellules pulmonaires dans le tissu interlobulaire. Reissessen et Sœmmerring, qui ont le mieux décrit la structure des poumons, ont vu que chacun des ramuscules bronchiques se termine par un cul-de-sac isolé, et qu'ils sont réunis en faisceaux situés immédiatement au-dessous de la surface du poumon, où ils produisent un grand nombre de lobules qui donnent à la surface de ces organes cet aspect bosselé qu'on observe constamment : aucun de ces fascicules terminaux n'existe dans l'intérieur du poumon. Cette disposition des bronches est facile à étudier dans le bœuf. Chez les enfans morts de la coqueluche, chez les asthmatiques, ces extrémités bronchiques sont renflées, dilatées, et ont alors une analogie assez grande avec les dilatations variqueuses des vaisseaux.

La trachée-artère, les bronches et leurs principales divisions sont composées essentiellement de cartilages et de plans musculeux et membraneux décrits ailleurs (*Voyez* BRONCHE). A mesure que les bronches pénètrent dans le poumon, les anneaux cartilagineux deviennent moins distincts, se confondent entre eux, sont de plus en plus petits, rares dans les ramifications bronchiques plus petites, et enfin ils disparaissent presque entièrement dans les ramuscules qui sont réduits à un tiers de ligne de diamètre. Dans les points où ils sont distincts et isolés, leurs intervalles sont remplis par un tissu fibro-celluleux, très-élastique, adhérent à leurs bords, et qui correspond en dedans à la membrane muqueuse qui tapisse les voies aériennes. Ce tissu ligamenteux, qui reçoit beaucoup de vaisseaux comme celui qui constitue la membrane moyenne des artères, forme en grande partie les canaux bronchiques dans les parties où les lames cartilagineuses sont très-rares. En outre, la partie postérieure de la trachée-artère et des bronches est formée par un plan musculeux composé de fibres transversales qui se fixent aux demi-anneaux cartilagineux et au tissu fibreux intermédiaire, en se prolongeant un peu sur leur face interne. Dans les ramifications bronchiques dépourvues de cartilages, ces fibres musculaires entourent complétement chaque ramification qu'elles concourent à former avec le tissu fibreux élastique qui double la membrane muqueuse.

Cette membrane tapisse toute la surface interne des voies aériennes, et s'étend jusqu'aux dernières ramifications bronchiques où elle se termine en autant de culs-de-sacs isolés, et plus ou moins voisins les uns des autres. Elle adhère intimement aux parties qu'elle recouvre et présente dans toute la circonférence de la trachée-artère, à sa face postérieure, des follicules mucipares, plus ou moins rapprochés, qui sont surtout plus apparens et plus nombreux près de la division des bronches. Beaucoup de ces follicules sont mêmes situés derrière la couche musculeuse qu'ils traversent pour s'ouvrir à la surface de la membrane muqueuse : on en observe aussi dans le tissu fibrocelluleux intermédiaire aux anneaux cartilagineux. La membrane muqueuse, fortifiée de quelques fibres musculaires et ligamenteuses, constitue les terminaisons des bronches qui sont ainsi complétement membraneuses à quelques lignes de profondeur au-dessous de la surface du poumon, et dont la disposition ramifiée a été décrite plus haut. Cette composition anatomique explique aisément le resserrement manifeste qu'éprouve le poumon dans l'expiration et son expansion dans l'inspiration. Nous reviendrons tout à l'heure sur ces phénomènes.

Les vaisseaux des poumons autres que les veines pulmonaires, en un mot, ceux qu'on considère comme les vaisseaux nourriciers de ces organes sont les artères BRONCHIALES ou BRONCHIQUES. A ces artères correspondent des veines qui portent le même nom; il existe aussi des vaisseaux lymphatiques qui se rendent à des ganglions nombreux placés dans les divisions des bronches; les uns et les autres sont aussi nommés BRONCHIQUES. Les poumons renferment un autre ordre de vaisseaux, ce sont les artères et les veines *pulmonaires* qui ont pour fonctions, les premières de porter le sang veineux du ventricule droit du cœur dans le poumon, et les secondes de ramener ce fluide artérialisé dans le ventricule gauche. La description de ces diverses parties ayant été donnée dans un autre article (*voyez* BRONCHIAL ou BRONCHIQUE), je ne la répéterai pas ici; seulement je ferai remarquer que les troncs des artères et des veines *pulmonaires* pénètrent dans le poumon et en sortent par le même point, et que les ramifications des veines pulmonaires sont plus voisines des canaux bronchiques que celles des artères pulmonaires. Quant aux artères bronchiques, elles composent un lacis vasculaire qui entoure et accompagne chaque division des bronches en distribuant des ramifications aux membranes musculeuse, ligamenteuse et muqueuse qui forment ces conduits aëriens, ainsi qu'aux vaisseaux et aux nerfs pulmonaires. Enfin, les dernières divisions capillaires de ces artères forment au-dessous de la plèvre un réseau très-délié qu'on peut assez aisément y distinguer. Il existe des anastomoses assez considérables entre les artères bronchiques et les vaisseaux pulmonaires, circonstance qui mérite surtout d'être notée. Les veines bronchiques sont dépourvues de valvules, suivent le même trajet que les artères, et s'ouvrent en grande partie dans les veines pulmonaires : il n'y en a que quelques-unes, voisines de la racine des poumons, qui vont se jeter dans la veine azygos ou dans la veine-cave supérieure. Par suite de ces diverses anastomoses, les vaisseaux propres ou nourriciers des poumons ne forment pas un système à part, isolé, et le sang noir se mêle avec le sang rouge dans le tissu pulmonaire, particularité qui ne se présente jamais, à l'état normal, dans les autres parties du corps, où les vaisseaux artériels sont toujours isolés dans tout leur trajet des veines qui les accompagnent : les exceptions à cette règle sont alors le résultat d'un vice primitif d'organisation ou d'une altération accidentelle. Ces communications vasculaires expliquent aussi la circulation pulmonaire et ses résultats physiologiques chez les individus qui ont vécu avec une oblitération ou un rétrécissement de l'artère pulmonaire. Le fait observé par Jacobson et rappelé par Meckel porte à penser que les vaisseaux bronchiques acquièrent alors assez d'ampleur pour pouvoir transmettre le sang dans les artères pulmonaires.

La distribution de l'artère et des veines pulmonaires dans les poumons offre aussi des particularités importantes à considérer. Les dernières ramifications de l'artère pulmonaire, après s'être distribuées sur les dernières ramifications des bronches, arrivent à un certain degré de division où elles deviennent des veines, ou bien elles s'abouchent directement alors avec cet ordre de vaisseaux, comme le prouvent les expériences de Reisseissen et de Sœmmerring. Dans cette partie de leur trajet elles communiquent avec l'intérieur des ramuscules bronchiques, ainsi qu'on peut s'en assurer au moyen des injections : on n'a pu reconnaître bien positivement quel était ce mode de communication, mais il est bien certain que la matière injectée par l'artère pulmonaire revient par les bronches; il s'épanche en même temps dans la cavité de la plèvre une partie du liquide de l'injection : quelques-unes des ramifications capillaires de l'artère pulmonaire s'ouvriraient-elles aussi à la surface libre de cette membrane séreuse? Ce résultat de l'injection permet au moins de le supposer. Quant aux veines pulmonaires, nous avons déjà vu que les recherches de Reisseissen et Sœmmerring prouvent qu'elles naissent, pour ainsi dire, des ramifications de l'artère pulmonaire avec lesquelles elles communiquent. Cependant quelques anatomistes se sont demandés s'il n'existait pas d'autres origines pour ces veines, d'après l'expérience de Haller qui, ayant injecté de l'eau dans la trachée-artère, l'y laissa séjourner pendant quelque temps à une assez forte pression, et la vit passer dans ces vaisseaux? Ce résultat prouverait en effet, que les veines pulmonaires ne communiquent pas seulement avec les ramifications de l'artère pulmonaire, mais aussi avec les bronches. Wrisberg et Bichat ont pensé que la capacité des artères pulmonaires était plus grande que celle des veines, mais cette différence dépend des moyens mécaniques employés pour l'apprécier. En effet, quand on injecte l'artère et les veines pulmonaires, les divisions de la première, distendues par l'injection, sont plus grosses, et l'on remarque aussi cette différence de volume dans tous les genres de mort où le sang stagne dans les poumons. Mais dans la mort par décapitation, on voit évidemment que l'artère et les veines ont une égale capacité.

Les nerfs des poumons sont principalement fournis par le plexus pulmonaire du PNEUMO-GASTRIQUE, ainsi que les recherches de Reisseissen semblent le démontrer; quelques filets seulement se détachent du plexus cardiaque : il en a suivi plusieurs, ainsi que Scarpa, jusqu'à la surface du poumon. Tous ces nerfs sont très-petits, et se distribuent les uns aux canaux aëriens en pénétrant jusqu'aux membranes muqueuse et musculeuse qui les constituent. Les autres se répandent sur les vaisseaux dont ils accompagnent toutes les ramifications : on peut en suivre jusque dans le tissu cellulaire sous-jacent à la plèvre.

Le tissu cellulaire des poumons qu'on a nommé interlobulaire ne doit pas être confondu, comme nous l'avons déjà dit, avec les cellules bronchiques. Il embrasse et réunit toutes les parties constituantes du poumon, et par conséquent les ramifications des bronches; et lorsqu'il est arrivé à l'avant-dernière division de chacune d'elles, il enveloppe tous les ramuscules de terminaison, et forme un lobule à peu près hexagonal dont la base est tournée vers la surface du poumon.

La matière noirâtre, qui indique extérieurement la forme des lobules pulmonaires, et qui ne se développe que long-temps après la naissance, est toujours plus abondante près de la surface du poumon que dans ses parties profondes. Haller pensait, et Pearson ainsi que Scarpa partagent cet avis, que la matière colorante des poumons est un véritable charbon dont les molécules constituantes ne sont autres que celles de la fumée mêlée avec l'air atmosphérique, et entraînée dans les poumons pendant l'acte respiratoire. La déposition en a lieu surtout là où se terminent les ramifications bronchiques, et Fourcroy a considéré cette matière comme composée simplement de carbone. Mais des recherches plus récentes ont montré qu'elle était formée des divers élémens du sang et d'une matière colorante assez analogue à celle de ce liquide. M. Laennec l'a décrite sous le nom de *matière noire pulmonaire*, et l'a considérée à tort comme différente de la MÉLANOSE, car elle présente tous les caractères de cette production accidentelle (*voyez* ce mot). Je fais abstraction ici de la matière noire plus ou moins abondante qu'on rencontre au milieu du tissu des poumons dans certains cas pathologiques, l'étude de ces organes dans l'état sain devant seule m'occuper ici.

Avant de terminer la description de la structure des poumons, je dois rappeler l'observation de M. Magendie relative à la différence que présente leur tissu suivant l'âge. Quand on examine les cellules pulmonaires, ou mieux les ramifications bronchiques sur un poumon insufflé et desséché, on est frappé de la différence considérable qu'elles présentent sous le rapport de leur capacité dans le jeune âge et dans une époque avancée de la vie. M. Magendie a reconnu que le nombre de ces ramifications est en raison inverse des années, et que chacune d'elles a d'autant plus de diamètre que le sujet est plus vieux. D'où il suit que le poumon acquiert à mesure que nous vieillissons une légèreté spécifique très-grande, et bien supérieure, à volume égal, à celle du poumon de l'enfant nouveau-né chez lequel la respiration s'est complétement établie : je dis complétement, parce qu'il n'est pas rare de voir des poumons d'enfans qui ont vécu plusieurs jours, être compactes, et se précipiter au fond de l'eau, comme si l'enfant n'eût pas respiré; phénomène qui résulte de ce que fréquemment la respiration ne s'opère qu'imparfaitement dans les premiers temps de la vie, et n'a lieu que dans un point très-circonscrit de l'organe pulmonaire. Cette sorte de raréfaction du tissu des poumons par les progrès de l'âge résulte de la diminution de la surface où s'effectue la respiration, et conséquemment de l'oblitération d'une partie des ramifications capillaires des artères pulmonaires; circonstances d'après lesquelles on peut expliquer pourquoi, dit M. Magendie, le vieillard consomme peu d'oxygène comparativement au jeune homme, et comment il se fait que sa chaleur animale est moindre, et qu'il résiste bien moins au froid.

Les poumons jouissent d'une certaine sensibilité que différens agens développent souvent à un haut degré, et qui réside dans la membrane muqueuse qui revêt les canaux bronchiques, comme le prouve l'irritation que détermine l'inspiration de divers gaz. Ils possèdent aussi une force contractile très-manifeste, que l'organisation des bronches explique suffisamment. Cette propriété, qui est le plus ordinairement mise en jeu concurremment avec les autres puissances musculaires qui agissent dans l'acte respiratoire, peut aussi se manifester isolément, indépendamment de l'action des mouvemens des parois thoraciques. Des expériences mettent hors de doute cette propriété contractile des poumons; si l'on ouvre largement les parois du thorax sur un animal vivant, on voit ces organes se contracter sur eux-mêmes, et diminuer ainsi considérablement de volume. Si l'on y injecte quelques gaz irritans, le resserrement a lieu de telle sorte qu'il s'oppose ensuite à leur pénétration. La dilatation ou l'expansion du tissu pulmonaire s'opère aussi en partie d'une manière active, et résulte de l'élasticité du tissu ligamenteux des bronches.

Le poumon n'est pas seulement l'organe principal de la RESPIRATION, dont le résultat est la transformation du sang veineux en sang artériel; mais il est encore un de ceux dans lesquels s'opère l'excrétion des principes nuisibles qui peuvent être introduits accidentellement dans l'appareil circulatoire. Les expériences récentes faites à ce sujet sur divers corps, comme l'alcohol, le phosphore, etc., démontrent, comme on l'avait déjà dit, que cet organe est un des principaux émonctoires de l'économie animale.

Les poumons, qui n'acquièrent leur volume proportionnel normal qu'à l'époque de la puberté, sont plus amples chez l'homme que chez la femme; leur forme est plus alongée chez cette dernière. Ils se développent de très-bonne heure, et sont visibles vers la septième ou huitième semaine chez l'embryon où ils ressemblent à deux vésicules arrondies (*Voyez* OEUF HUMAIN). Leur grosseur est comparativement bien moindre que celle du cœur qui les couvre antérieurement dans le fœtus qui n'a pas respiré, et ils se trouvent alors situés bien plus en arrière et appliqués contre le rachis (*Voyez* DOCIMASIE PULMONAIRE et INFANTICIDE), ne remplissant qu'incomplétement la cavité thoracique. On distingue le tissu cartilagineux des bronches vers le milieu du troisième mois, en même temps que les lobes pulmonaires qui ne sont pas encore composés d'un nombre de lobules secondaires aussi considérable qu'il le deviendra ultérieurement; ils sont réunis par un tissu cellulaire assez lâche. Il résulte des recherches intéressantes de Fleischmann que la trachée-artère ne se développe qu'avec lenteur, qu'elle ressemble d'abord, à six semaines, à un gros filament, sans apparence cartilagineuse, qui acquiert plus de consistance à sept semaines; les arceaux cartilagineux commencent à paraître dans le courant de la huitième semaine, et surtout sur les côtés de ce canal qui est encore membraneux en avant et en arrière : qu'ainsi la trachée-artère, d'abord membraneuse comme dans les reptiles, devient ensuite cartilagineuse comme chez les oiseaux, offrant aussi, de même que chez eux, mais seulement pendant quelques semaines, un écartement des arceaux cartilagineux qui se rapprochent ensuite et se réunissent en devant. La couleur des poumons chez le fœtus est, dans les premiers temps, d'un blanc rougeâtre qui devient ensuite d'un rouge foncé à mesure que le sang pénètre dans leur tissu en plus grande quantité; la respiration leur donne bientôt une teinte rosée. Les principales ramifications bronchiques contiennent aussi chez le fœtus intrà-utérin une quantité variable de liquide, qui n'est autre qu'une portion de l'eau de l'amnios sur laquelle s'exerce alors une espèce de respiration. *Voyez* OEUF HUMAIN, art. 3e, *fonctions du fœtus*.

Les vices de conformation des poumons sont rares : leur absence résulte ordinairement de celle des parties qui doivent les renfermer, comme on le voit dans l'acéphalie; mais il y a aussi quelques exemples de l'existence d'un seul poumon malgré la conformation régulière du thorax. On a vu la trachée-artère manquer, de sorte que le larynx était immédiatement uni aux poumons comme dans certains reptiles; ce canal peut être aussi fermé complétement ou très-resserré. Les poumons peuvent présenter des différences très-grandes dans leur volume, qui peut être très-petit ou très-considérable : ils peuvent être à découvert en totalité ou en partie par suite d'un vice de conformation des parois de la poitrine : les scissions qui les divisent dans l'état normal peuvent aussi varier par leur degré de profondeur, par leur nombre et leur direction : j'ai vu le poumon gauche divisé par une seule scissure verticale qui le séparait en deux lobes, l'un postérieur et l'autre antérieur; quelquefois il n'y a pas de traces de ces sortes de sillons. Enfin, dans la transposition générale des viscères, le poumon gauche occupe la place du poumon droit, et réciproquement. Je n'indiquerai pas ici les altérations de ces organes qui surviennent postérieurement à la naissance : elles sont décrites ailleurs. *Voyez* CATARRHE PULMONAIRE, PHTHISIE, PLEURÉSIE, PNEUMONIE, etc.

(C. P. OLLIVIER.)

POURPIER, s. m., *portulaca oleracea*. L. Rich., *Bot. méd.*, t. II, p. 613. C'est une plante annuelle appartenant à la famille des portulacées, très-commune dans les lieux sablonneux, et cultivée dans les jardins. Ses tiges sont étalées, rameuses, rougeâtres, charnues, ainsi que les autres parties de la plante, qui sont très-glabres. Les feuilles sont alternes obovales, très-obtuses, entières; les fleurs jaunes, axillaires, sessiles, réunies plusieurs ensemble à l'aisselle des feuilles supérieures; le fruit est une pyxide, c'est-à-dire une capsule s'ouvrant par un opercule. Elle est à une seule loge, qui contient un grand nombre de graines, attachées à un trophosperme central.

Les feuilles du pourpier ont une saveur fade et légèrement rafraîchissante. On les mange crues en salade ou après les avoir fait bouillir. Leur décoction passe pour diurétique; mais il est fort rare qu'on en fasse usage. On peut préparer avec ces feuilles bouillies dans l'eau des cataplasmes émolliens. Le pourpier, et surtout son eau distillée, a long-temps été considéré comme vermifuge. Mais son action est tellement faible qu'on y a depuis long-temps renoncé. Lorsqu'on l'administrait comme vermifuge, on y mêlait presque toujours le *semen contra* ou la mousse de Corse, ce qui explique très-bien les effets avantageux qu'on a pu obtenir. Ses graines étaient du nombre des quatre semences froides, mineures; elles sont inusitées aujourd'hui. (A. RICHARD.)

POURPRE, s. m., *purpura*. Hémorrhagie cutanée sous-épidermique, formant ordinairement de petites taches, nettement circonscrites, auxquelles leur ressemblance avec les traces des piqûres de puces a fait aussi donner le nom de pétéchie.

On observe le *pourpre* dans des circonstances assez différentes pour être autorisé à en admettre au moins deux variétés. Dans la première variété, il se présente comme un des plus fâcheux symptômes de certaines pyrexies d'un caractère toujours très-grave, et qui souvent s'accompagnent, en outre, d'une éruption de pétéchies : il est alors facile de le confondre avec l'exanthème pétéchial, ce qui arrive même sans cela. Le meilleur moyen d'éviter cette méprise étant de comparer les deux symptômes l'un avec l'autre, il a été traité de tous les deux au même mot PÉTÉCHIE.

La seconde variété de pourpre s'offre presque toujours sous une forme chronique, ou bien, quand elle affecte une marche aiguë, elle n'est jamais le symptôme d'une fièvre grave. C'est principalement cette variété de l'hémorrhagie cutanée qui a reçu le nom de MORBUS MACULOSUS, et l'on peut dire, pour justifier un pareil titre, que les taches hémorrhagiques forment le symptôme le plus saillant de cette affection. Sa description n'ayant pas été faite à son rang alphabétique, elle a dû être renvoyée au mot TACHETÉE (MALADIE). (ROCHOUX.)

POURPRÉ, adj., qui appartient au pourpre. Nom souvent donné à des affections de nature très-différente les unes des autres, mais principalement appliqué aux fièvres graves dans lesquelles on voit survenir le pourpre. (ROCHOUX.)

POURRITURE D'HOPITAL, s. f., dénomination impropre donnée à une altération particulière des plaies et des ulcères, qu'on observe plus spécialement dans les hôpitaux encombrés de malades, ou quand les blessés se trouvent rassemblés en grand nombre dans des salles mal aérées, basses et humides. Cette altération, qu'on a aussi nommée, et à tort, *gangrène* d'hôpital, puisque les phénomènes qui l'annoncent et la caractérisent prouvent, comme nous le verrons, qu'elle consiste en un mode particulier d'inflammation, n'a été décrite d'une manière précise que vers la fin du dix-septième siècle. Lamotte se borne simplement à l'indiquer en parlant de la gangrène qu'il observa à l'Hôtel-Dieu de Paris, et la première description exacte de cette maladie ne fut publiée qu'en 1783 dans les œuvres posthumes de Pouteau. Quelques années après, Dussaussoy, en France, et plus tard, en Angleterre, Gillepsie, Rollo, Gilbert Blane, Trotter, Leslie, Ch. Johnson, ajoutèrent de nouveaux faits à l'histoire de cette affection, que les uns désignèrent sous le nom de pourriture d'hôpital, les autres sous celui d'ulcère malin, de gangrène contagieuse, etc. etc.; enfin, les observations plus récentes de MM. Thomson, Boyer, Delpech, Hennen, Brugmann de Leyde, Blackadder et A. F. Ollivier, ont encore fourni des documens importans sur ce sujet.

La pourriture d'hôpital, dont les effets généraux sont de retarder, au moins en partie, la cicatrisation des plaies et des ulcères, ou d'en accroître la profondeur et l'étendue en détruisant tous les tissus souvent avec une effrayante rapidité, se manifeste sous deux formes différentes, et est constamment précédée dans son apparition par une douleur plus ou moins circonscrite, qui augmente graduellement, et occupe quelquefois la totalité du membre blessé.

Dans la première forme, que M. Delpech a désignée avec raison sous le nom d'*ulcéreuse*, l'altération commence par une légère excavation, à peu près circulaire, dont les bords relevés ont une teinte plus foncée que le reste de la plaie. Cette excavation, souvent très-limitée, et qu'on aperçoit dans le point où le malade accuse une douleur plus ou moins vive, n'est autre chose qu'une ulcération avec perte de substance, assez analogue aux ulcères vénériens, dont le fond est rempli d'un ichor brunâtre et tenace, qui s'étend bientôt en surface et en profondeur, et détruit les bourgeons charnus jusqu'alors vermeils. Leur destruction est bien plus rapide lorsque plusieurs ulcérations semblables se développent simultanément sur plusieurs points d'une même plaie. On voit quelquefois les parties de la plaie qui ne sont pas affectées conserver leur premier aspect, les bourgeons charnus rester rouges et vermeils, et la cicatrisation s'effectuer ainsi dans un point quand le reste de la surface est désorganisé plus ou moins profondément. Cette circonstance est une de celles qui prouvent le mieux que la pourriture d'hôpital est une altération toute locale. Enfin, il peut arriver encore que toute la surface d'une plaie soit envahie à la fois par cette ulcération ; dans ce cas, la douleur se manifeste en même temps dans toute l'étendue de la solution de continuité, la suppuration diminue, devient ichoreuse, visqueuse, mêlée de stries sanguinolentes; une odeur extrêmement fétide et toute particulière s'en exhale. La plaie, dont la largeur augmente en tous sens, offre une teinte violacée ; les bourgeons charnus sont rapetissés, coniques, et présentent à leur sommet une couleur noirâtre qui paraît due à du sang épanché au-dessous de leur pellicule membraneuse.

La seconde forme de la pourriture d'hôpital s'observe beaucoup plus fréquemment que celle qui vient d'être décrite. En même temps que le blessé ressent une douleur plus ou moins aiguë dans la plaie, les bourgeons charnus prennent une couleur violette ; une couche blanchâtre, mince, membraniforme, ne tarde pas à se former à leur surface en y adhérant plus ou moins intimement, pénétrant dans les intervalles qui les séparent, et dans cet état la plaie offre à peine un léger suintement. Cette production couenneuse, dont le développement est en général très-rapide, s'épaissit de plus en plus, recouvre entièrement les granulations vasculaires; la douleur est sensiblement accrue dans toute la plaie; ses bords, ou seulement les points de la surface où siége l'altération ; offrent une teinte brunâtre et un léger gonflement œdémateux; l'exsudation membraniforme se ramollit, devient grisâtre, pulpeuse, et fournit un suintement séreux et ichoreux excessivement abondant, dont la fétidité extrême est propre à ce genre d'altération. A mesure que cette concrétion se convertit extérieurement en putrilage, et se détruit ainsi à sa superficie, elle reste toujours adhérente aux parties qu'elle recouvre profondément; aussi ne peut-on l'en détacher.

Sous cette forme, la pourriture d'hôpital peut être, comme dans la précédente, tantôt bornée à un point de la surface d'une plaie ou d'un ulcère, ou bien elle en envahit de suite toute l'étendue : dans le premier cas, ces points circonscrits offrent quelque analogie avec les aphthes. On l'observe de temps en temps dans les hôpitaux, sans que ces établissemens se trouvent dans les conditions indiquées généralement comme propres à favoriser le développement de cette affection. La pourriture d'hôpital qui revêt cette seconde forme a été désignée par M. Delpech sous le nom de *pulpeuse;* mais il est évident, d'après la description que nous venons d'en présenter, que cette expression indique seulement la seconde période de l'altération, et non la première où l'on retrouve tous les caractères des inflammations avec exsudation membraniforme; aussi serait-il plus exact de la nommer *couenneuse*. Dans certains cas, la couche membraniforme a dès le principe une couleur rouge brunâtre, et quelquefois l'infiltration sanguine est tellement considérable, que la surface de la plaie semble recouverte par du sang en caillots; la douleur locale est alors beaucoup plus vive, les progrès de la désorganisation bien plus rapides, et tout annonce l'intensité plus grande de l'inflammation qui détermine en même temps l'hémorrhagie.

Cette altération peut offrir quelques différences dans son aspect extérieur, mais il est aisé de les rattacher aux deux formes que je viens de décrire, et dont elles ne sont que des nuances plus ou moins variées.

Les progrès de l'inflammation ulcéreuse n'ont pas une marche uniforme chez tous les individus; cependant on peut dire que le plus ordinairement ils ne s'arrêtent pas avant que l'altération n'ait envahi toute la surface de la plaie ou de l'ulcère. La rapidité de l'ulcération est quelquefois telle, dit M. Blackadder, que dans l'espace de quelques heures il se forme une excavation considérable sans que les parties avoisinantes offrent la moindre trace d'altération; d'autres fois, au contraire, elle ne s'étend que lentement. En général l'inflammation est accompagnée d'une douleur excessivement aiguë chez les individus pléthoriques et irritables, et ils la comparent à celle que produirait la cautérisation de la plaie. Il n'est pas très-rare de voir, chez les sujets robustes dont la santé générale n'est point détériorée, les progrès de l'altération s'arrêter. Nous avons déjà dit qu'ils se bornaient quelquefois à un point de la surface d'un ulcère, et que le reste continuait de marcher vers la cicatrisation. M. Blackadder a remarqué que lorsque l'affection se développe sur un ulcère ancien, recouvert de chairs fongueuses et épaisses, elle marche comparativement plus lentement; mais dès qu'elle a pénétré au-delà des fongosités, ses progrès sont extrêmement rapides. En résumé, l'inflammation ulcéreuse débute à la fin du second ou au commencement du troisième jour qui a suivi celui où le blessé a ressenti une douleur insolite dans la plaie. Les tégumens environnans deviennent de plus en plus rouges; les bords de la plaie sont élevés, infiltrés; ils se renversent en dehors. Quand l'altération est étendue, l'engorgement œdémateux se propage quelquefois à tout le membre, la peau est le plus souvent décolorée, la moindre pression douloureuse. Si l'on observe dans certains points des tégumens une légère rougeur accompagnée de rénitence, d'une sensibilité plus vive, on a lieu de craindre que l'inflammation ne se soit déjà propagée au loin dans le tissu cellulaire sous-cutané ou intermusculaire. M. Delpech a remarqué que dans les parties qui sont protégées et entourées par des aponévroses, comme la cuisse, la paume des mains, la plante du pied, l'altération fait moins de progrès en profondeur.

La pourriture d'hôpital étend quelquefois ses ravages d'une manière effrayante, et détruit en peu de temps des membres entiers. Le tissu cellulaire et la peau sont de tous les tissus ceux qui sont le plus fréquemment désorganisés. M. Thomson considère le tissu artériel comme celui qui résiste le plus à l'action destructrice de cette altération, mais des observations nombreuses ont prouvé le contraire, et spécialement celles de M. Hennen, qui a vu à l'hôpital de Bilbao les blessés atteints de pourriture d'hôpital périr souvent à la suite d'hémorrhagies répétées.

Si l'on examine avec attention les différens phénomènes qui servent à caractériser les deux formes principales de la pourriture d'hôpital, il reste démontré, du moins selon moi, que cette altération consiste bien évidemment en une inflammation qui est ulcéreuse dans le premier cas, et couenneuse dans le second, accompagnée ou non d'hémorrhagie; si l'on remarque en outre que le développement de la pourriture d'hôpital est constamment précédé par une douleur aiguë qui a son siége où celle-ci se manifeste, et qui est d'autant plus vive que les phénomènes de désorganisation sont plus rapides, on sera convaincu qu'il n'y a aucune analogie entre cette altération et la gangrène proprement dite, et que le nom également impropre de pourriture d'hôpital n'a pu que donner une fausse idée de sa nature. Enfin, un dernier caractère éminemment distinctif que présente encore cette altération, c'est de ne se développer que sur des surfaces déjà enflammées, d'où il suit que la préexistence d'une inflammation est la condition essentielle et nécessaire pour sa manifestation : circonstance qui la différencie des autres phlegmasies avec production de fausses membranes.

On s'accorde généralement à considérer la pourriture d'hôpital comme une affection toute locale, ne résultant pas de l'altération des organes intérieurs. En effet, constamment les désordres fonctionnels, s'il y en a, ne se manifestent qu'à une époque plus ou moins éloignée de l'apparition des premiers changemens survenus dans la plaie : c'est surtout dans les cas où cette inflammation désorganisatrice est bornée à une petite étendue, qu'on la voit parcourir toutes ses périodes sans donner lieu à aucuns symptômes généraux ; on peut même observer chez un malade deux plaies affectées de pourriture qui continue de faire des progrès dans l'une, pendant qu'ils s'arrêtent dans l'autre, et que la cicatrisation s'y effectue. L'époque où quelques phénomènes de réaction commencent à paraître est très-variable ; mais elle est ordinairement d'autant plus rapprochée de l'invasion de l'affection locale que cette dernière offre plus d'intensité, et occupe dès le début une plus large surface : ainsi, dans l'inflammation couenneuse avec hémorrhagie, où, comme nous l'avons dit, les progrès du mal sont le plus rapides, et l'irritation la plus violente, on a vu les symptômes généraux s'annoncer dès le cinquième jour ; M. Blackadder les a observés dès le troisième et le quatrième. Mais le plus habituellement, ils ne se développent que du douzième au quinzième jour. Quelquefois leur apparition est très-tardive, car M. Blackadder les a vus seulement le vingtième jour, et M. Delpech le trentième.

Les malades, peu incommodés d'abord, ne tardent pas à ressentir de la douleur dans la plaie, surtout après les pansemens ; cette sensation, qui devient de plus en plus pénible, se prolonge dans la nuit, cause l'insomnie ; insensiblement l'appétit diminue, puis cesse entièrement ; la langue est pâle à son centre, quelquefois rouge sur ses bords ; la soif devient de plus en plus vive, l'épigastre est douloureux, l'expression de la physionomie annonce la tristesse et l'abattement, on remarque un amaigrissement sensible, et qui va en augmentant ; la constipation existe le plus ordinairement. Ces phénomènes ne sont pas accompagnés dans le principe d'un trouble bien sensible dans la circulation ; mais bientôt le pouls, qui était petit et concentré, devient fréquent; la chaleur de la peau s'élève, elle est sèche; la face et le corps restent pâles, la soif augmente, la langue est blanche, rouge ou noirâtre à sa pointe et à ses bords; le malade est dans un plus grand affaissement, le ventre est plus habituellement déprimé, quelquefois météorisé, on y perçoit plus de chaleur que dans le reste du corps, on voit survenir parfois des vomissemens; il est rare qu'il y ait quelque trouble dans les facultés intellectuelles, mais les blessés sont plongés dans un assoupissement permanent; la prostration est extrême; le pouls, qui conserve toujours sa régularité, est plus concentré et très-fréquent; le plus souvent la constipation persiste, les urines sont rares; enfin, l'affaiblissement, qui augmente graduellement, est suivi de sueurs colliquatives, quelquefois de diarrhée, et de la mort.

Ces différens symptômes, qui ne se rencontrent pas tous indistinctement chez le même blessé, augmentent toujours d'intensité en raison directe des progrès de l'altération locale, ce qui démontre bien clairement qu'ils sont dépendans de cette dernière, et la fièvre résulte probablement à la fois de l'irritation vive de la plaie et de la résorption des fluides putrides qui en émanent.

Les détails dans lesquels nous venons d'entrer ont déjà donné la mesure des dangers auxquels sont exposés les blessés atteints de pourriture d'hôpital, et prouvent qu'en général cette altération des plaies et des ulcères est fâcheuse, puisqu'elle a toujours pour effet d'arrêter au moins en partie le travail de la cicatrisation, et d'accroître l'étendue de ces solutions de continuité. C'est surtout quand la plaie est large ou ancienne que cette inflammation fait de grands ravages, et reparaît souvent à plusieurs reprises. Elle est encore particulièrement dangereuse, et le plus souvent fatale, lorsqu'elle se développe dans de larges plaies contuses compliquant des fractures. On voit alors la destruction successive de toutes les parties molles du membre, et le malade succombe avec des symptômes analogues à ceux du typhus, ou bien à la suite d'hémorrhagies répétées; ou dans le dernier degré de marasme. Cependant on doit opposer à ce tableau des effets les plus graves que puisse causer cette maladie, les cas dans lesquels elle est bornée et circonscrite, et susceptible d'une guérison spontanée; quelquefois même, la plaie reprend un meilleur aspect, le neuvième, le sixième jour, et dans certains cas, dès le cinquième et le troisième. Pourtant, nous devons ajouter que lorsque la maladie reste stationnaire et très-peu étendue, cette circonstance ne peut être considérée comme un signe constant de guérison, car il est des exemples de blessés qui ont été affectés pendant plus d'un mois, et quand la maladie se prolongeait ainsi, elle avait presque toujours une terminaison fatale. Quoi qu'il en soit, on peut dire que généralement la cessation des progrès de l'inflammation est annoncée par la diminution de la douleur; le pus perd sa fétidité, devient blanchâtre et crémeux, les bords de la solution de continuité s'affaissent, sa surface cesse d'être irrégulière, les bourgeons charnus reprennent leur couleur rosée, le cercle violacé et œdémateux qui l'entoure offre de nouveau la teinte rouge de l'inflammation franche, et la cicatrisation s'opère assez promptement, si de nouveaux accidens ne l'entravent point, et ne causent pas de récidive.

La situation d'un hôpital dans un terrain bas et marécageux, le voisinage de quelque foyer d'infection, l'encombrement des salles, surtout si elles sont peu spacieuses, mal aérées etc. etc., sont les causes auxquelles on attribue généralement le développement de la pourriture d'hôpital. D'un autre côté, quand on examine et qu'on rapproche les faits nombreux recueillis sur cette maladie, on voit que tous s'accordent à prouver que la cause occasionelle réside dans l'atmosphère qui enveloppe les blessés réunis en grand nombre dans le même local, et qui se trouve viciée par les émanations morbifiques qui se dégagent de ces individus dans certaines circonstances, spécialement dans le cas où le typhus et la dysenterie règnent épidémiquement. Une fois la maladie produite, elle ne tarde pas à s'étendre; c'est ainsi qu'un malade atteint de pourriture d'hôpital, placé dans une salle de blessés, suffit pour y importer ce fléau destructeur qu'on voit s'étendre successivement des blessés voisins de lui à ceux qui en sont le plus éloignés. Cependant, il est naturel d'admettre que la cause première du développement de la maladie chez un individu peut également en provoquer le développement chez un autre qui se trouvera placé dans les mêmes circonstances; aussi voit-on cette altération paraître spontanément, et en même temps sur un plus ou moins grand nombre de malades dans le même hôpital, et se transmettre ensuite de ceux-ci aux autres. Ce développement spontané de la pourriture d'hôpital n'est même pas très-rare dans certains hôpitaux, où l'on ne trouve aucune des circonstances qui sont, suivant l'opinion la plus générale, les conditions sans lesquelles la maladie ne peut pas se manifester. L'action de ces émanations putrides est d'autant plus active, que la température est plus élevée, et en même temps humide; aussi, l'on a plus communément observé cette altération après les chaleurs brûlantes de l'été.

Ce n'est point par l'intermédiaire de la respiration que ces phénomènes s'opèrent, c'est bien évidemment par suite de l'impression directe de l'air sur la plaie, car si sa surface est maintenue exactement à l'abri de ce contact, l'altération ne se développe pas. Ce fait, dont l'authenticité est constatée par des observations multipliées, ne démontre-t-il pas que la pourriture d'hôpital est contagieuse, et qu'ainsi elle devient elle-même, quand elle existe, une des causes les plus puissantes de sa propagation? Suivant M. Delpech, tous les matériaux propres aux pansemens, qui sont imprégnés de ces miasmes, peuvent encore concourir à sa transmission d'un blessé à un autre. Des expériences directes ont également prouvé que si la matière qui s'écoule de la surface malade est mise en contact avec une plaie récente, soit par l'intermédiaire du linge, de la charpie, des instrumens ou des doigts, la solution de continuité est aussitôt frappée de la même altération. Tous les auteurs ne sont pas cependant d'accord sur la propriété contagieuse de la pourriture d'hôpital, et plusieurs, Percy entre autres, la nient formellement, en appuyant leur opinion sur des expériences semblables qui paraîtraient avoir été faites sans aucun résultat.

S'il est démontré, comme on vient de le voir, que les causes de cette altération soient toutes extérieures, il n'en est pas moins vrai que l'irritation des viscères intérieurs rend les blessés plus impressionnables, et les dispose à contracter la maladie. Ne voit-on pas tous les jours l'inflammation des plaies récentes ou anciennes, modifiée ou augmentée, suivant l'état de souffrance des organes digestifs? Il paraît même qu'on a vu quelquefois des excès de régime, la nostalgie, etc. etc., déterminer dans les plaies, tous les phénomènes de la pourriture d'hôpital qui n'avait pu être transmise par infection, et l'emploi des moyens indiqués pour combattre ces affections a suffi pour la faire disparaître. L'irritation gastro-intestinale est donc une cause sinon déterminante, du moins prédisposante de l'altération qui envahit la plaie : il est d'ailleurs constant que la maladie frappe plus particulièrement et plus promptement les individus qui sont affaiblis par des maladies antérieures, par une nourriture malsaine ou insuffisante, ainsi que ceux qui sont en proie à des affections morales tristes. Les sujets robustes et sains en sont atteints plus tard; en outre, il existe des différences individuelles résidant dans une disposition particulière de l'économie, qui rendent certains blessés moins impressionnables à l'action des causes qui influent au contraire puissamment sur d'autres blessés placés dans les mêmes circonstances.

D'après tout ce qui précède, il est évident que les principaux moyens à opposer aux progrès de la pourriture d'hôpital consistent dans des médicamens topiques, en même temps qu'on met en usage les agens les plus propres à détruire les émanations putrides qui existent dans l'atmosphère. L'expérience a prouvé, en effet, que le traitement local est celui qui offre le plus de chances de succès. Dans la première forme de la maladie, c'est-à-dire dans l'inflammation ulcéreuse, on emploie avec avantage les acides, tels que le vinaigre, l'acide acétique concentré, l'acide citrique où le citron lui-même appliqué par tranches sur les surfaces malades, les acides sulfurique, nitrique, hydrochlorique, qu'on peut étendre d'un peu d'eau. On les maintient sur la plaie en en imbibant la charpie, et en ayant soin d'en humecter fréquemment tout l'appareil. Le nitrate acide de mercure doit être encore cité au nombre des topiques les plus avantageux dans cette circonstance. A l'aide de ces applications réitérées, on réussit souvent à modérer les progrès de l'ulcération; on peut même les arrêter complétement, surtout quand ils sont encore peu étendus, et favoriser le retour de l'inflammation normale nécessaire pour que la cicatrisation s'effectue. Mais ces divers topiques sont loin de présenter autant d'avantages dans la seconde forme de la maladie, c'est-à-dire dans l'inflammation couenneuse; en effet, leur action se trouve alors bornée à la couche membraniforme qui recouvre les points affectés, et qui empêche l'impression énergique des acides de s'étendre jusqu'aux parties malades, et d'en modifier l'inflammation. Aussi faut-il dès le début enlever la pellicule couenneuse afin d'appliquer le topique immédiatement sur les surfaces qu'elle recouvrait. M. Delpech s'est assuré un grand nombre de fois de l'importance qu'il y a de détacher ainsi complétement cette membrane accidentelle, et pour y parvenir, il faisait des frictions réitérées sur toute la plaie avec un tampon de linge gros et dur; quand toute la surface était ensanglantée, on l'arrosait avec le vinaigre ou les autres acides. Mais quelques précautions qu'on puisse prendre, on conçoit sans peine qu'il est difficile d'enlever exactement la totalité de la couche couenneuse, de sorte que, dans les points non découverts, l'altération n'en continue pas moins ses progrès : néanmoins, on les retarde toujours par ce moyen, surtout quand on use d'acides concentrés qui puissent agir comme caustiques.

Ces premières observations sur les différences que la forme de la maladie apporte dans le succès du traitement local peuvent également éclairer sur le choix de plusieurs autres topiques conseillés dans cette circonstance : telles sont les poudres de quinquina, de charbon, soit seules, soit mêlées ensemble, dont l'effet le plus ordinaire est de diminuer la fétidité de la plaie : cependant on a vu l'une et l'autre réussir quelquefois quand on les applique dès le moment où l'ulcération commence à paraître, et quand elle est fort circonscrite. En saupoudrant toute la surface de l'ulcère, ainsi que le faisait Dussaussoy, qui ajoutait en même temps l'huile essentielle de térébenthine, on forme une croûte épaisse au devant de la plaie qui se trouve à l'abri du contact des miasmes putrides qui la frappent quand elle est à découvert. Dussaussoy a observé que, dans les cas où la maladie offre peu d'intensité, quatre ou cinq applications de ce genre suffisaient ordinairement pour en arrêter les progrès. On laisse cette croûte vingt-quatre heures sur la plaie avant de la renouveler. Dans un mémoire fort intéressant sur cette altération dans les bubons vénériens ulcérés, M. Bobillier dit que l'on a souvent retiré des effets heureux et bien manifestes d'un mélange à parties égales de ces deux poudres avec un huitième de camphre : quand toute la surface de la plaie est bien saupoudrée de ce mélange, on l'imbibe ensuite d'essence de térébenthine. On peut auparavant placer des bandelettes enduites de cérat sur les bords de l'ulcère, afin d'éviter leur déchirement quand on détache cette espèce de mastic. M. Bobillier cite aussi comme topique avantageux un mélange à parties égales de camphre et de sucre; les observations de

MM. Stafani, Reynaud, Fleury et Trastour, chirurgiens ou médecins militaires, attestent son efficatité. Cette poudre agit avec plus de promptitude et d'activité que la précédente. M. Sommé, chirurgien à l'hôpital d'Anvers, assure que l'alun calciné en poudre, appliqué sur les taches grisâtres qui annoncent le développement de la maladie, les a constamment fait disparaître, et a rendu à la plaie son aspect vermeil. On retire encore des avantages de l'application du vinaigre camphré ou ammoniacé, ainsi que Petit de Lyon l'employait. M. Trastour a reconnu que la dissolution concentrée de chlore est également un topique utile, qui agit à la fois en modifiant la nature de l'inflammation et celle des miasmes qui se dégagent des tissus affectés. C'est de la même manière qu'agissent les chlorures d'oxyde de sodium ou de calcium, appliqués à des degrés de concentration variables, suivant l'énergie qu'on veut donner au liquide. Les succès qu'on a obtenus par leur moyen sont sans doute nombreux, mais on ne peut pas se dissimuler qu'on a beaucoup exagéré les propriétés de ces deux composés chimiques, en les signalant comme un moyen curatif certain dans les cas de pourriture d'hôpital. Ils ont le même inconvénient que les autres topiques, c'est-à-dire de n'agir qu'à la surface des parties sur lesquelles on les applique, mais ils ont l'avantage réel de détruire instantanément les émanations putrides. Il paraît que le chlorure d'oxyde de sodium agit plus énergiquement sur les tissus vivans que le chlorure d'oxyde de calcium, et qu'il doit lui être préféré. On peut l'étendre de six à huit parties d'eau, sans altérer sa propriété désinfectante, mais on conçoit alors que son action comme caustique est bien affaiblie. Quoi qu'il en soit, il ne faut pas, je le répète, s'attendre à trouver dans cet agent chimique un spécifique constamment efficace contre la pourriture d'hôpital : d'ailleurs on n'a pas eu encore l'occasion de faire assez d'essais à ce sujet, pour avoir des notions bien précises sur sa juste valeur. En achevant d'énumérer les différens topiques mis en usage dans cette maladie, j'ajouterai une dernière remarque applicable à tous, c'est qu'il faut absolument qu'ils soient maintenus constamment en contact immédiat avec les parties affectées pour exercer un action favorable, et que par conséquent leurs effets sont nuls dans tous les cas où l'altération locale met obstacle à cette condition essentielle.

Quelle que soit l'énergie de ces médicamens, aucun n'agit avec autant de succès que le cautère actuel. L'expérience de tous les chirurgiens depuis Pouteau a prouvé que c'était surtout dans ce moyen qu'on devait avoir toute confiance. Rien n'arrête aussi rapidement et constamment les progrès de la maladie, et spécialement quand l'inflammation est couenneuse. Souvent une seule cautérisation suffit pour produire la guérison, qui est alors annoncée par la cessation des douleurs dans le jour même ou dans les vingt-quatre premières heures qui suivent l'application du feu. Mais on conçoit que la principale condition qu'il y ait à remplir, c'est d'atteindre toutes les parties affectées; et comme l'irrégularité des plaies est parfois très-grande, on doit se munir de cautères de différentes formes avec lesquels on pénètre profondément dans toutes les sinuosités de la plaie. La disposition des parties exige quelquefois des cautérisations réitérées, afin de borner les progrès d'une altération aussi destructive. Si le désordre local est trop considérable, il est parfois nécessaire de pratiquer l'amputation dans un point éloigné: la cautérisation devient encore le moyen d'assurer la cicatrisation de la plaie résultant de l'amputation. Enfin, dans le plus grand nombre des cas on doit préférer le cautère actuel aux divers cautères potentiels dont l'action est toujours limitée, et ne peut être, comme celle du feu, dirigée instantanément sur les différens points de la partie malade.

Les moyens désinfectans doivent être nécessairement employés concurremment avec ceux que nous venons d'énumérer, et cette partie du traitement est non moins importante à considérer. Il est évident, en effet, que toutes les applications locales seront sans effet sur la maladie, et ne pourront empêcher les récidives, si le blessé se trouve toujours exposé aux mêmes causes d'infection. Aussi a-t-on soin d'aérer davantage les salles, soit en y pratiquant un plus grand nombre d'ouvertures, soit en renouvelant l'air au moyen de ventilateurs ménagés convenablement; il faut aussi insister sur les soins de propreté, diminuer l'encombrement, et détruire les miasmes putrides qui peuvent vicier l'atmosphère qui entoure les blessés, en arrosant les murailles et le plancher dans l'intervalle des lits avec la solution étendue de l'un des chlorures indiqués plus haut. Ce dernier moyen offre de tels avantages qu'on ne peut trop en recommander l'emploi dans cette circonstance; aussi abandonne-t-on aujourd'hui les fumigations de chlore qui fatiguent très-souvent les malades en déterminant une toux répétée, et souvent préjudiciable aux plaies et aux ulcères par les secousses qui en résultent dans le membre blessé. Enfin, une dernière considération à prendre, et qui est la conséquence de ce qui précède, c'est d'éloigner, si on le peut, les malades du foyer de l'infection, quoique plusieurs observateurs disent que la maladie n'en continue pas moins ses ravages sur les blessés ainsi isolés : dans tous les cas, on ne doit pas négliger cette précaution quand elle est possible.

D'après tout ce que nous avons rapporté, il reste clairement démontré que la maladie est toute locale; aussi le traitement interne qui se borne à quelques indications générales a-t-il rarement une influence directe sur la marche de cette affection. Les boissons délayantes, acidulées et gommées, le petit lait nitré et édulcoré avec le sirop de violettes ou autre, une diète sévère, doivent composer tout le traitement dans le début de la maladie quand la fièvre et les autres phénomènes de réaction sont très-prononcés. Thomson pense qu'on ne doit pratiquer alors de saignée que dans un très-petit nombre de cas, parce que la piqûre de la lancette peut elle-même devenir un nouveau point où la pourriture s'étendrait. M. Blackadder partage l'opinion de Thomson; mais tout en admettant qu'il faut être très-réservé sur l'emploi de ce moyen qui est surtout applicable aux sujets éminemment pléthoriques, il ne croit pas que la piqûre soit atteinte par l'altération, si la lancette et les autres parties de l'appareil n'ont pas été imprégnés des miasmes ou de la matière putride, et si le malade est prévenu de ne pas découvrir la petite plaie avant que sa cicatrisation ne soit complète. M. Hennen est bien loin d'émettre le même avis sur les évacuations sanguines qui procurent, dit-il, des effets si avantageux et un soulagement si grand quand la maladie est accompagnée d'une irritation générale très-vive, qu'il a vu les blessés les réclamer instamment; que pendant plusieurs mois on n'employa pas d'autre moyen, soit pour guérir, soit pour prévenir la maladie, et qu'on ne vit pas une seule fois que les plaies faites par la lancette se soient ulcérées, quoiqu'on l'observât auparavant dans tous les autres cas sur les plus légères piqûres. Quelques exemples de pourriture d'hôpital qui a disparu à la suite d'hémorrhagies survenues spontanément à la surface des plaies, n'indiqueraient-ils pas aussi que les saignées locales peuvent être avantageuses, ainsi que des topiques émolliens, quand l'irritation de la solution de continuité est portée à un haut degré? Enfin, si la prostration succède à l'excitation générale, et que l'affection locale fasse des progrès rapides, il faut administrer les stimulans en même temps qu'on applique le cautère actuel sur les surfaces ulcérés; c'est alors qu'on peut donner au malade, s'il n'existe pas d'irritation gastro-intestinale, les toniques, les amers, les vins généreux, tout en surveillant les effets qu'ils peuvent produire afin d'en diminuer les doses ou les supprimer, si les phénomènes d'irritation reparaissent.

Après avoir fait connaître les moyens thérapeutiques propres à combattre la pourriture d'hôpital, il est aisé de voir quelles sont les précautions qui peuvent être mises en usage pour prévenir son développement. Les premières sont toutes hygiéniques et consistent dans l'assainissement des lieux où les blessés doivent être placés et en petit nombre, dans l'emploi renouvelé des agens de désinfection, dans le choix d'alimens de bonne qualité, l'usage de boissons délayantes légèrement acidulées, l'abstinence du vin et des alcoholiques, etc. etc. Les secondes sont entièrement relatives aux plaies qu'il faut panser promptement et avec une extrême propreté, employant toujours de la charpie et des linges blancs de lessive; en outre, il faut veiller soigneusement à ce que les autres pièces d'appareil n'aient pas servi ou séjourné dans des salles infectées, ne pas employer dans le traitement des plaies ou des ulcères, pour prévenir la maladie, des topiques gras et résineux; on doit seulement faire usage alors de décoctions ou d'infusions aromatiques aqueuses ou vineuses, de lessives alcalines légères, et ne renouveler l'application de la charpie que tous les deux ou trois jours, à moins que la suppuration ne soit abondante. Tels sont les différens moyens prophylactiques qui peuvent être mis en usage avec avantage pour préserver les blessés de la pourriture d'hôpital. (C. P. OLLIVIER.)

PRÉCIPITÉ, s. m. On nomme ainsi le dépôt qu'on obtient lorsque, par l'action d'un corps sur un liquide plus ou moins composé, il se sépare une substance solide qui gagne le fond du vase. Plusieurs préparations de mercure ont reçu le nom spécial de *précipité*; telles sont le *précipité blanc* ou *proto-chlo-*

rure de mercure; le *précipité rouge*, ou *deutoxyde de mercure* préparé en calcinant le nitrate de mercure; le *précipité per se* ou *deutoxyde de mercure*, obtenu en chauffant le mercure avec le contact de l'air; le *précipité jaune* ou *sous-deutosulfate de mercure*. Voyez MERCURE.

PRÉCORDIAL, ALE, adj., *præcordialis*, de *præcordia*, diaphragme, qui a rapport au diaphragme. On nomme *région précordiale* la région ÉPIGASTRIQUE. *Voyez* ce mot.

PRÉCURSEURS (phénomènes). *Voyez* PRODRÔME.

PRÉDISPOSANT, adj. On caractérise ainsi en pathologie les causes qui produisent dans l'économie la condition organique favorable au développement d'une maladie. *Voyez* CAUSE et PRÉDISPOSITION.

PRÉDISPOSITION, s. f., *prædispositio*. Aptitude à contracter certaines maladies; état inné ou déterminé par des circonstances accidentelles, qui rend l'économie sujette à contracter certaines maladies sous l'influence de causes qui seules ne la produisent pas ordinairement. La condition organique qui constitue la prédisposition est le plus souvent ignorée dans sa nature; mais il est impossible de ne pas reconnaître qu'il en existe une spéciale, lorsqu'on voit des maladies occasionées chez un individu par des causes plus ou moins graves, mais dont le même individu ou d'autres ont éprouvé un grand nombre de fois l'action sans être suivie du même résultat. *Voyez* CAUSES PRÉDISPOSANTES, MALADIE, PATHOGÉNIE.

PRÉHENSION, s. f. *prehensio*, de *prehendere*, prendre, saisir. On a ainsi désigné, dans ces derniers temps, l'acte par lequel l'homme et les animaux introduisent dans leur bouche les substances solides ou liquides destinées à être soumises à l'action des organes digestifs. *Voyez* DIGESTION.

PRÉLUDES. *Voyez* PRODRÔME.

PRÉPARATE, adj. et s. f., nom donné à la veine FRONTALE.

PRÉPARATIONS ANATOMIQUES, s. f. pl. On désigne sous ce nom l'ensemble des moyens employés en anatomie pour étudier la situation, les rapports et l'organisation des diverses parties qui composent le corps des animaux, moyens qui constituent l'art de l'anatomiste. Ce n'est pas seulement à l'aide de la dissection qu'on peut connaître la structure et la disposition des organes; il faut encore avoir recours aux injections, à l'insufflation, à la macération, à l'action d'agens chimiques, à la dessiccation, etc. etc., pour isoler certaines parties ou en reconnaître la nature. Ces différens procédés renferment une infinité de détails qu'il serait trop long de décrire ici; aussi me bornerai-je à les indiquer d'une manière générale, renvoyant pour une exposition plus détaillée aux écrits publiés sur cette matière, et particulièrement à ceux de MM. Duméril, Breschet et J. Cloquet.

La dissection proprement dite, qui est en quelque sorte le moyen préparatoire de tous les autres, et qu'on pratique à l'aide du scalpel, des ciseaux, etc., ne peut être soumise à aucune règle fixe, à moins qu'on ne considère comme tel le soin qu'il faut apporter à isoler le plus complétement possible du tissu cellulaire et adipeux qui les enveloppe les parties qu'on veut mettre à découvert, tout en conservant les rapports plus ou moins multipliés qu'elles ont entre elles et les communications vasculaires et nerveuses qui les unissent. Chacun remplit ce but à sa manière, s'aide de procédés qui lui sont particuliers et qui prouvent son degré d'adresse et d'habileté.

Cette opération mécanique, plus spécialement applicable à l'étude des parties molles, ne suffirait pas pour donner une connaissance complète des canaux ou des vaisseaux qui les parcourent, de la forme des cavités qu'elles constituent, etc., sans le secours de l'insufflation, et mieux, des injections qui sont, suivant leurs propriétés, évacuatives, réplétives ou conservatrices : les premières sont faites avec de l'eau simple, ou légèrement acidulée ou alcoholisée, pour enlever les liquides ou les matières contenues dans certains viscères; les secondes, dont on se sert pour conserver aux organes leur forme et leur disposition extérieure, se composent de substances plus ou moins liquides, susceptibles de devenir solides par le repos ou le refroidissement, comme le suif, la cire, la résine, le soufre, l'ictyocolle, la térébenthine, etc. etc., matières que l'on mélange diversement, et que l'on colore avec le vermillon, le noir d'ivoire, le bleu de Prusse, etc. etc.; on se sert surtout du mercure quand on veut faire écouler la matière injectée après l'exsiccation de la pièce. Enfin, on emploie avec avantage les baumes liquides, les liqueurs alcoholiques et aromatiques, une solution de deutochlorure de mercure dans l'alcohol, etc., lorsqu'il s'agit de conserver des pièces anatomiques soit à l'air libre, soit dans des liquides préparés : il faut toujours avoir soin de lier exactement les vaisseaux qu'on a ouverts, afin d'éviter que la matière injectée ne s'en écoule. Pour pratiquer ces diverses injections on se sert d'une seringue en cuivre à laquelle on peut ajuster des tubes de différentes grosseurs; on emploie aussi des seringues dont le piston est poussé d'une manière égale et continue à l'aide d'une roue à engrenage. Quant à l'injection des vaisseaux lymphatiques, qu'on fait ordinairement avec le mercure, on peut employer, comme le conseille M. Duméril, un tube de verre de cinq à six lignes de diamètre, et d'un à deux pieds de longueur, à l'une des extrémités duquel on adapte, à l'aide d'un bouchon, un second tube ayant une ligne et demie de diamètre, trois pouces de longueur environ, qu'on recourbe et qu'on effile à la lampe en pointe plus ou moins déliée. Ces deux tubes sont lutés à leur jonction avec une dissolution à chaud de cire d'Espagne. Bogros employait dans les mêmes circonstances, ainsi que pour l'injection du canal des nerfs, un tube de trois pieds de hauteur adapté à un tuyau flexible de gomme élastique terminé par un robinet de fer auquel il fixait un petit tube de verre effilé à la lampe : on peut substituer à ce tube de verre un petit tube d'acier très-délié.

L'immersion plus ou moins prolongée des pièces anatomiques dans l'eau ou autres liquides facilite encore la préparation de certains tissus. On met ce moyen en usage pour dissoudre le sang et les autres liquides colorés qui pourraient leur donner une teinte étrangère à celle qui leur est naturelle, et ajouter même à la tendance que ces pièces peuvent avoir à se décomposer. Ordinairement l'eau simple suffit dans ce cas, et on la renouvelle plus ou moins souvent, selon la saison, et suivant qu'elle se charge plus ou moins de matière colorante; si l'on veut éviter la putréfaction, on remplacera l'eau stagnante par de l'eau courante, à l'aide d'un filet d'eau dont on entretient l'écoulement. Indépendamment de cette immersion souvent nécessaire à la préparation qu'on veut faire subir à divers tissus, on les soumet encore à des lavages préliminaires, soit pour donner plus de blancheur ou de couleur à certains organes, plus de densité à d'autres; ainsi, l'eau ou l'alcohol avec addition d'une petite quantité d'acide hydrochlorique, rend les nerfs plus durs et plus apparens; le nitrate de potasse rend la fibre musculaire plus rouge et plus visible; les solutions alcalines plus ou moins concentrées, l'huile de térébenthine, enlèvent les mucosités ou la graisse qui recouvrent la surface des organes, ou qui pénètrent leur tissu. On peut aussi, suivant la remarque de M. Duméril, tremper les pièces qu'on a d'abord privées par la dissection de la plus grande partie de la graisse qu'elles contiennent, dans une pâte d'alumine marneuse qu'on met alternativement sécher au soleil, puis ramollir : ce moyen est surtout applicable au suintement huileux qu'on observe à la surface des os et des cartilages. Un mélange à parties égales d'alcohol aromatisé et de térébenthine contribue encore à priver différentes parties molles de la graisse dont elles sont imprégnées.

Quand on fait, pendant les chaleurs de l'été, certaines préparations qui demandent un temps assez long, la putréfaction ne tarderait pas à s'emparer des tissus qu'on isole par la dissection, si on les laissait exposés à l'air, enveloppés de linges secs ou humides, ou plongés dans de l'eau simple : dans ce cas j'ai vu employer avec le plus grand avantage un mélange de quatre parties d'hydrochlorate de soude, de deux de nitrate de potasse, et d'un huitième d'alun, sur vingt litres d'eau environ. Les pièces plongées dans cette liqueur peuvent être retirées chaque jour pendant huit ou dix heures, sans qu'il s'en dégage la plus légère odeur, et qu'elles soient aucunement altérées ; on peut par ce moyen disséquer sur la même pièce pendant plusieurs semaines.

La préparation de certaines parties peut être secondée par divers moyens particuliers : ainsi, quand il s'agit des vaisseaux lymphatiques superficiels des membranes, il est avantageux de faire macérer la pièce jusqu'au moment où, commençant à s'altérer par la décomposition de ses élémens, l'air se dégage dans ces petits vaisseaux dont les parois deviennent plus opaques ; la dissection des centres nerveux est également favorisée par leur immersion prolongée pendant quelques jours dans une solution saline, ou dans l'alcohol ; l'acide hydrochlorique étendu d'eau met à nu la trame organique des os ; quelques organes ont besoin d'être disséqués sous l'eau, ce qui rend leurs parties plus distinctes, et empêche leur dessèchement à l'air ; quand on veut rendre apparente la disposition des tissus diaphanes, on y réussit très-bien en les trempant pendant quelques instans dans une infusion de noix de galle, et en les colorant ensuite avec une dissolution de sel de fer : M. J. Cloquet a employé ce moyen pour reconnaître la disposition de plusieurs organes, et entre autres de la membrane hyaloïde dans l'homme et différens animaux. Les corrosions constituent un autre procédé indispensable, ainsi que le dit M. Duméril, pour nettoyer les pièces injectées dont on veut enlever le parenchyme, et dont on ne désire conserver que la portion vasculaire : on laisse d'abord plonger pendant deux ou trois jours dans l'eau la partie injectée à laquelle on veut faire subir cette préparation, et l'on a soin de renouveler le liquide jusqu'à ce que son tissu soit bien dégorgé du sang qu'il peut contenir; alors on remplace l'eau par une liqueur corrosive que l'on décante peu à peu à l'aide d'un robinet, à mesure qu'elle se charge du détritus de la pièce qu'on réduit ainsi à la matière injectée dans les vaisseaux. Les acides nitrique ou hydrochlorique sont ordinairement la liqueur corrosive qu'on ajoute à l'eau.

L'immersion très-prolongée des tissus dans l'eau, ou la macération proprement dite, est surtout employée pour la préparation des os. On a soin de les décharner grossièrement en prenant garde d'enlever le périoste, et on les place dans un grand vase de grès ou de faïence, ou dans une auge en pierre, préférablement à un baquet en bois. Il faut que les os soient constamment immergés, que l'eau soit renouvelée tous les quatre ou cinq jours dans le commencement, et à des intervalles plus éloignés vers la fin de la macération; si on négligeait de changer l'eau, les tissus mous pourraient se transformer en une sorte de savon ammoniacal (gras de cadavre), qui retarde leur putréfaction, et altère les os, qui se recouvrent d'autres fois d'une croûte noire qu'on ne peut faire disparaître que très-difficilement. Quant au temps nécessaire à la macération complète des os, il varie suivant la saison, l'âge du sujet, son état de maigreur ou d'embonpoint : ceux des individus infiltrés ou phthisiques sont susceptibles d'acquérir une plus grande blancheur : pendant l'été, quatre ou cinq mois suffisent pour la macération, tandis qu'il en faut sept ou huit pendant la saison froide de l'année. La macération doit être moins prolongée pour des os d'enfant que pour ceux d'un vieillard. Un procédé plus expéditif, que M. J. Cloquet a employé plusieurs fois, consiste à mettre les os à peu près recouverts des parties molles dans un baquet dont on lute avec soin le couvercle après y avoir mis seulement deux ou trois litres d'eau. La dissolution putride des parties molles se fait dans l'air humide qui les entoure, en six semaines ou deux mois. Alors on ouvre le baquet, on le remplit d'eau, et au bout de huit ou dix jours, les os sont suffisamment macérés, et deviennent même plus blancs que par les procédés ordinaires. Lorsqu'il s'agit de l'excarnation du squelette de très-petits animaux, on peut, à l'exemple de Spigel, le placer dans une fourmilière pendant trois ou quatre jours, en ayant soin de surveiller la préparation et de l'enlever dès qu'il ne reste plus que les os et les ligamens. Quant au blanchiment des os, il suffit de les placer à l'air sur une grosse toile bien tendue, ou sur une claie d'osier, en les laissant exposés à l'action réunie de l'air, du soleil et de la rosée; on a l'attention de les retourner de temps en temps afin qu'ils puissent blanchir d'une manière égale, ce qui a lieu au bout de deux ou trois mois. On peut encore employer dans le même but le chlore liquide ou gazeux, les vapeurs d'acide sulfureux et les lessives alcalines.

L'ébullition est un dernier moyen de préparer les parties dures et les parties molles du corps des animaux; pour les os, ce procédé est sans doute plus prompt que la macération, mais jamais ils ne deviennent aussi blancs. La coction des tissus mous est surtout avantageuse pour découvrir la texture de plusieurs organes; c'est ainsi qu'on peut séparer les divers plans musculaires du cœur, de l'utérus, en les faisant bouillir dans l'eau, dans l'acide acétique; il en est de même de la langue, dont on peut détacher à la fois l'épiderme et la couche muqueuse coagulée qui entoure les papilles, etc. etc.

Les différens procédés que je viens d'énumérer rapidement, nécessaires pour l'étude immédiate des différentes parties du corps, sont autant d'opérations préliminaires lorsqu'il s'agit de la conservation des pièces anatomiques, soit qu'on veuille les laisser exposées à l'air ou les tenir plongées dans différens liquides. Quand on veut les faire dessécher, on doit chercher à les maintenir dans leurs formes naturelles, et les préserver de l'action des insectes pendant la dessiccation pour laquelle on emploie divers moyens préparatoires que nous allons indiquer. D'abord, on plonge la matière animale pendant quelques jours dans une eau courante, pour en enlever les portions salines et solubles; on la fait ensuite macérer dans de l'alcohol absolu, afin que cette liqueur puisse mieux s'emparer de l'eau de la substance organique; on renouvelle le liquide spiritueux jusqu'à ce que sa densité n'augmente plus, ce qui prouve qu'il ne soutire plus d'eau aux pièces d'anatomie qu'on expose alors à l'air libre, où elles se dessèchent promptement en abandonnant l'alcohol qui les imprègne. On obtient encore le même résultat à l'aide des dissolutions de deuto-hydrochlorate et de proto-nitrate de mercure, d'acétate et de proto-nitrate de plomb; on a soin d'augmenter graduellement la densité de ces liqueurs à mesure qu'on les renouvelle, afin qu'elles s'imbibent également dans toute l'épaisseur de la pièce. On peut aussi faire usage des dissolutions d'hydrochlorate de soude et de sulfate d'alumine et de potasse à la manière des hongroyeurs; le tannage est également un autre moyen de préparer les pièces anatomiques à la dessiccation. Ces différens procédés mettent les tissus à l'abri des insectes, de même que la macération dans les dissolutions de sels de plomb et de mercure. Enfin, lorsqu'on a fait subir aux organes ces diverses préparations, on les dispose à l'exsiccation, soit en les distendant par l'insufflation, s'ils sont creux et à parois peu épaisses, ou en les remplissant de plâtre liquide, soit en les maintenant écartés les uns des autres par des fils attachés à des traverses en bois, et par des lames de verre trempées dans de l'essence de savon qu'on laisse dessécher à leur surface, s'ils sont aplatis et contigus entre eux, comme les muscles. On conçoit facilement que la forme particulière des objets qu'on veut conserver exige d'ailleurs une foule de moyens accessoires qu'il est difficile d'indiquer.

Si l'on veut dessécher les pièces d'anatomie à l'air libre, on ne peut pas empêcher leur couleur de s'altérer plus ou moins, et l'on n'obtient pas aisément une dessiccation complète dans les climats tempérés ou froids. Le séjour prolongé dans une étuve est le moyen le plus sûr d'arriver à ce résultat: on y entretient une température de 45° à 55° centigrades, et l'on peut encore favoriser le dessèchement en agitant souvent les pièces dans l'atmosphère, ou en les exposant à un courant d'air chaud et sec, et en faisant dessus de temps en temps des aspersions avec une solution alcoholique de deutochlorure de mercure. La dessiccation peut aussi être opérée dans le vide; mais ce moyen, assez difficile à mettre en usage, n'est guère applicable qu'à des pièces de petites dimensions. On a aussi quelquefois rempli le même but en plongeant les matières animales au milieu de sables ou de cendres chaudes, et de poudres absorbantes.

Après la dessiccation, il faut prévenir l'action des causes qui, comme l'air humide, les insectes, tendent à altérer ou à détruire les tissus ainsi préparés. A cet effet, on enduit les pièces avec différens vernis; ceux qui paraissent préférables sont le vernis de taffetas-ciré, qui n'est autre chose que de l'huile de lin ou de noix mêlée de litharge pour l'épaissir et la rendre plus siccative : il nécessite le concours de l'étuve. On emploie aussi avec avantage l'*huile de vernis*, les vernis composés avec du blanc d'œuf dans l'alcohol affaibli, l'essence de Dupleix, le savon arsenical de Bécœur, etc. etc. (*Voyez* EMBAUMEMENT). Dans la préparation des articulations et de plusieurs autres organes, on doit employer le procédé découvert par Bogros, à l'aide duquel on conserve aux parties desséchées leur souplesse première : ce moyen consiste à faire macérer les pièces pendant quinze jours ou un mois, suivant la saison et la nature des tissus, dans un mélange de deux parties d'essence de térébenthine et d'une d'alcohol à 33° : on la fait ensuite sécher en ayant soin de lui imprimer plusieurs fois par jour les divers mouvemens dont elle est susceptible, de sorte que, quoique sèche, l'articulation conserve toute sa mobilité.

Indépendamment de la dessiccation, on peut encore préserver les pièces anatomiques de la destruction en les tenant plongées dans différens liquides, tels que l'alcohol absolu ou affaibli, les diverses solutions métalliques et salines déjà énumérées, soit alcoholiques soit simplement aqueuses, celles de chlorure d'oxyde de sodium et de calcium, d'oxyde blanc d'arsenic, l'huile de térébenthine, les acides nitrique, hydrochlorique et acétique, plus ou moins étendus d'eau distillée, un mélange d'alcohol et d'huiles essentielles. Ces diverses liqueurs doivent être placées dans des vases fermés hermétiquement et lutés convenablement.

Tels sont en général les moyens qu'on emploie dans la préparation des pièces anatomiques. Ce sujet comprend une infinité de détails qui ne peuvent être décrits dans un ouvrage du genre de celui-ci, et pour la connaissance desquels on consultera avec avantage les Manuels d'anatomie où les différens procédés qui ont été indiqués dans cet article sont appliqués à l'étude des divers tissus et des appareils qui composent le corps des animaux : on trouvera également dans le Mémoire de M. J. Cloquet sur la squeletopée tous les renseignemens nécessaires pour la préparation des squelettes naturels et artificiels. (C. P. OLLIVIER.)

PRÉPUCE, s. m., *præputium*. Nom donné au prolongement de la peau du PÉNIS, qui recouvre plus ou moins le gland.

PRESBYTE, s. m., qui est affecté de PRESBYTIE.

PRESBYTIE ou PRESBYOPIE, s. f., *presbytia*, de πρεσβὺς, vieillard; disposition vicieuse de la vue, commune chez les vieillards, qui consiste à rendre confus les objets peu éloignés, tandis qu'ils sont vus distinctement à une plus grande distance. C'est le contraire de la myopie (*Voyez* ce mot). Nous avons dit que cette dernière affection reconnaît très-souvent pour cause la trop grande réfringence des milieux de l'œil : la presbytie, au contraire, est généralement attribuée à une diminution dans la faculté réfringente de ces milieux. Dans ce cas les rayons lumineux obliques qui partent d'un objet rapproché ne peuvent pas être rassemblés, et le sommet du cône oculaire ne tend à se former que dernière la rétine.

L'impossibilité de distinguer les objets de près tient quelquefois, chez les jeunes sujets, à la mauvaise habitude de les regarder de loin. Il est possible aussi que chez les vieillards elle soit souvent liée à une diminution de sensibilité due aux modifications que l'âge apporte dans les organes de l'innervation. Mais la cause la plus fréquente de cette affection, c'est sans contredit la diminution des humeurs de l'œil, d'où résultent l'aplatissement de la cornée transparente et la diminution du diamètre antéro-postérieur. Il n'est pas sans exemple que la presbytie ait disparu dans un âge fort avancé. Gendron, John Sinclair, le docteur Rush, Eaton, d'après Edgar, et Janet Allan, MM. Odier et Rostan, rapportent des faits de ce genre. Dans ces cas est-ce à l'augmentation de densité du cristallin qu'il faut attribuer la guérison, comme le pense Haller, ou bien est-ce à l'accroissement des humeurs? Nous adoptons cette dernière opinion, qui explique le changement subit arrivé dans la vue des deux sujets d'observation de MM. Odier et Rostan : l'un, horloger à Genève, de presbyte qu'il était, devint tout à coup myope; et le dernier recouvra au milieu d'une convalescence la faculté de voir de près, qu'il avait perdue depuis quarante ans. Si la presbytie est causée par la diminution des humeurs de l'œil, elle doit en effet cesser par l'augmentation de ces humeurs, et l'on sait que les sécrétions sont fort abondantes pendant la convalescence. Ce fait équivaut à une démonstration physique.

Les presbytes ont ordinairement les yeux enfoncés, et les cornées transparentes très-plates : ils ont aussi dans le port quelque chose qui les fait reconnaître assez facilement; ils renversent la tête en arrière, tandis que les myopes la portent en avant. Cette action de porter la tête en arrière est nécessitée par le besoin de laisser une distance suffisante entre leurs yeux et les objets, pour que ceux-ci soient aperçus distinctement. Au reste, cette distance varie suivant les degrés de l'affection: quelques presbytes voient très-bien à un pied, tandis que d'autres ne voient qu'à trois pieds, et même davantage. Ils ont la pupille étroite, ce qui se conçoit très-bien, puisque chez eux il n'y a que les rayons presque perpendiculaires qui servent à la vision. Ils ne voient bien qu'au grand jour, et ne peuvent lire que les gros caractères; les petits objets, même éloignés, ne sont souvent pas distincts.

La médecine ne possède pas de moyen de guérir la presbytie, mais la physique peut remédier à ses inconvéniens. Il faut, comme dans la myopie, avoir recours à des verres qu'on place au devant des yeux. Seulement ces verres, au lieu d'être concaves et de disperser les rayons, seront convexes au contraire, de manière à remplir l'office des humeurs de l'œil, c'est-à-dire de rassembler les rayons autour de la perpendiculaire.

Au reste, ce que nous avons dit à l'article MYOPIE des soins et des précautions à apporter dans le choix des verres, la manière de les porter et d'en graduer la force, est applicable en tout à la presbytie. (J. CLOQUET.)

PRÉSERVATIF, adj., synonyme de PROPHYLACTIQUE.

PRESSOIR D'HÉROPHYLE, s. m., *torcular Herophyli.* Les anciens donnaient ce nom au *confluent* des sinus de la dure-mère qui a été décrit par Hérophyle.

PRIAPISME, s. m. *priapismus*, de πρίαπος, le pénis. Érection continuelle et douloureuse sans penchant à l'acte vénérien. Cet état du pénis est toujours symptomatique d'une irritation de quelque organe environnant; c'est ainsi qu'il dépend souvent d'une blennorrhagie intense, d'une inflammation ou d'une irritation de la vessie, et particulièrement du col de cet organe déterminée par la présence d'un calcul, par l'empoisonnement, par les cantharides, etc. Un traitement antiphlogistique énergique doit être opposé à ce symptôme lorsqu'il devient très-grave; la phlébotomie et l'application de sangsues au périnée, les bains généraux et locaux, les topiques réfrigérans doivent être immédiatement employés. Du reste, les principaux moyens thérapeutiques doivent s'adresser à l'affection dont le priapisme dépend. *Voyez* BLENNORRHAGIE, CALCUL, EMPOISONNEMENT, etc.

PRIMIPARE, f., *primipara, quæ primo parit* : celle qui enfante pour la première fois. On appelle *primipare*, non-seulement la femme qui accouche, mais encore celle qui est enceinte pour la première fois. Cette circonstance exerce sur la grossesse, l'accouchement et ses suites, une influence qui mérite une grande attention; mais il m'a semblé que les considérations qui s'y rapportent ne devaient pas être séparées de l'histoire de ces états de l'économie, et je n'ai pas cru devoir en faire un article à part. *Voy.* GROSSESSE, ACCOUCHEMENT, COUCHES, LACTATION. (DESORMEAUX.)

PRINCIPE, s. m., *principium*, première cause, source, origine, élément, telles sont les principales acceptions de ce mot, que nous nous bornerons à envisager dans le sens qu'il a dans les sciences : or, on sait qu'en chimie, les *principes* sont les divers corps simples ou indécomposés que les moyens d'analyse parviennent à isoler des combinaisons variées dans lesquelles ils se trouvent, et dont ils sont les élémens ou principes constituans; que dans la même science, on nomme encore principes certaines substances même composées, mais que l'on parvient à séparer de leurs combinaisons par des moyens simples, et qui les représentent telles qu'elles étaient, comme cela a lieu en particulier pour les nombreux matériaux immédiats des végétaux et pour les produits animaux nommés élémens organiques, comme sont la graisse, la gélatine, la fibrine, l'albumine, etc. Les physiciens donnent le nom de principes à certains agens ou causes d'action, incoërcibles, impondérables, seulement connus par leurs effets, et qui échappent à la plupart de nos sens, comme on le sait à l'égard du calorique, de la lumière, de l'électrisme, du galvanicité, et comme quelques-uns le supposent encore de ce qu'ils nomment principe de l'action nerveuse. Les médecins ont admis, d'après la même manière de voir, quelques agens ou principes particuliers de maladies insaisissables en eux-mêmes, mais constans par leurs effets, comme les principes ou vices rhumatismal, dartreux, syphilitique, cancéreux, scorbutique, etc. etc.

Mais on sait que jusqu'ici aucun moyen n'a démontré l'existence matérielle de ces agens. (*Voyez* au reste VICE et VIRUS). La langue physiologique, enfin, a appliqué la dénomination de principe aux sources plus ou moins cachées, soit de quelques phénomènes organiques particuliers, comme de l'action nerveuse, du mouvement musculaire, des mouvemens du cœur (Le Gallois), et de la vie elle-même tout entière, comme l'exprime le nom de *principe vital* adopté par Barthez et son école. Mais ce que nous avons dit au mot FORCE, auquel nous renvoyons, et les considérations présentées au mot VIE, nous dispensent de revenir ici sur l'inutilité et les inconvéniens de l'admission d'un principe universel de cette nature. Pour s'entendre, en effet, sur une force générale aussi vaguement appliquée à tous les phénomènes de la vie, l'on est aussitôt forcé de reconnaître qu'elle ne se manifeste que par les forces spéciales sensitive, motrice et altérante de l'organisme; or, comme celles-ci sont déjà elles-mêmes le dernier terme auquel a pu conduire l'observation des faits, vouloir remonter plus haut offre une vraie complication et comme un second degré d'abstraction. Mais un tel effort de l'esprit ne reposant sur rien de positif, et ne pouvant être utile d'ailleurs, doit être rejeté, car il a encore l'inconvénient de surcharger la science d'une pure hypothèse, tout au plus propre à répandre du vague et de la confusion dans les idées. C'est en effet comme si, confondant en physique l'attraction, l'électricité, l'impulsion, la cohésion et les autres forces spéciales admises, on recourait à l'idée d'un principe unique qui les dominât toutes ensemble, pour expliquer l'universalité des phénomènes qui se rattachent immédiatement à chacune d'elles en particulier. Contens donc d'observer dans l'économie vivante les phénomènes divers qui constituent le cours de la vie, bornons-nous à remonter par la pensée à l'idée des forces simples qui président à leurs différens ordres.

(BULLIER.)

PROCÉDÉ, s. m., *ratio*, de *procedere*, s'avancer. On emploie ce nom pour désigner la manière particulière de faire une opération chimique ou pharmaceutique, ou d'exécuter une opération chirurgicale. En parlant de ce qu'on entend par méthode opératoire en chirurgie, nous avons indiqué la différence qui existe entre une méthode et un procédé opératoire. *Voyez* MÉTHODE.

PROCÈS, s. m., *processus*. Nom donné à certaines parties

qui semblent se prolonger au-delà d'autres organes avec lesquels elles sont en rapport. Tels sont les procès *ciliaires* (*voy.* OEIL), les procès *mamillaires*, nom donné aux pédicules et lobules OLFACTIFS.

PROCESSUS. Mot latin employé en anatomie comme synonyme de protubérance, apophyse, saillie.

PROCHAIN, adj., *proximus*. On a désigné sous le nom de causes *prochaines* des maladies, la condition organique même qui donne lieu à la manifestation des symptômes morbides. Les causes prochaines, dans ce sens, sont la maladie elle-même; elles en constituent la nature, l'essence, telle qu'on doit la rechercher, sans s'enfoncer dans les causes occultes, imaginaires, que l'on a trop souvent indiquées comme la base de la théorie et de la thérapeutique des maladies. *Voyez* CAUSE et PATHOGÉNIE.

PROCIDENCE DE L'IRIS, HERNIE DE L'IRIS, STAPHYLÔME DE L'IRIS : ces trois noms sont synonymes. Le premier, donné par le professeur Scarpa à la maladie que nous allons décrire, paraît le plus généralement adopté aujourd'hui.

La procidence de l'iris est une tumeur formée par cette membrane engagée dans une ouverture accidentelle de la cornée transparente. Elle reconnaît pour cause tout ce qui peut rompre tout à coup ou lentement la continuité du tissu de cette dernière membrane, comme les plaies par instrumens tranchans, piquans ou contondans, qui pénètrent dans la chambre antérieure de l'œil; les fistules qui succèdent à un ulcère, à un abcès, etc.

Elle consiste dans une tumeur qui a pris, suivant son volume et la ressemblance qu'elle offre quelquefois avec une tête de mouche, une tête de clou, une pomme ou un grain de raisin, les noms de *myocéphalon*, *hélos* ou *clavus*, *melon* ou *malum*, *staphyloma*, *raisinière*, *etc*. Cette tumeur, ordinairement noirâtre, arrondie, molle ou calleuse, plus ou moins douloureuse, suivant son ancienneté, quelquefois pédiculée, réductible ou non, peut avoir son siége sur toute l'étendue de la cornée, mais se présente presque toujours vers sa circonférence; ce qui tient probablement au rapport du centre de la cornée avec l'ouverture de la pupille. Il n'y a pas toujours qu'une seule tumeur : Dehayes-Gendron en a vu deux sur le même œil, qui, quoique sorties chacune par une perte de substance distincte, et séparées encore par une portion de la cornée, s'étaient réunies par leurs bords et n'en formaient plus qu'une. Le professeur Scarpa parle également d'une triple procidence de l'iris, à la suite de trois ulcères de la cornée qui pénétraient dans la chambre antérieure, l'un vers sa partie supérieure, les deux autres en bas. La procidence de l'iris s'accompagne toujours d'une déformation sensible de la pupille, d'une ophthalmie plus ou moins douloureuse, d'épiphora, de trouble de la vision, et quelquefois même d'une cécité complète.

C'est une maladie grave que la hernie de l'iris, et on le concevra sans peine si l'on réfléchit aux élémens anatomiques de cette membrane, qui, fortement tiraillée d'un côté, est exposée de l'autre à des causes nombreuses d'irritation. Aussi ne tarde-t-elle pas à s'enflammer : son tissu s'engorge, se tuméfie, et le malade y éprouve un sentiment de ligature, d'étranglement. Cependant l'inflammation abandonnée à elle-même se calme peu à peu, les douleurs diminuent, et quelquefois même la tumeur, devenue tout-à-fait indolente, finit par tomber en gangrène. J'ai vu deux cas de ce genre. Chez un autre malade, la portion herniée n'était pas tombée encore; mais elle était tout-à-fait indolente, et l'inflammation, dès le début de la maladie, avait formé, entre les bords de l'ouverture de la cornée et la tumeur, des adhérences qui en rendirent l'excision très-facile.

La procidence de l'iris qui reconnaît pour cause une plaie récente de la cornée, sans perte de substance, est analogue à celle qui accompagne quelquefois l'opération de la cataracte par extraction, et n'exige pas d'autre traitement qu'elle. Comme nous avons indiqué ce traitement à l'article CATARACTE (*voy.* ce mot), nous n'y reviendrons pas, et nous passons de suite aux autres espèces de hernies de l'iris. Il y a deux moyens de remédier à cette maladie, la cautérisation et l'excision, et leur efficacité dépend du moment où on les emploie. Lorsque la tumeur est petite, molle, récente, et qu'il y a lieu de douter de l'existence d'adhérences entre elle et les bords de l'ouverture de la cornée, il serait imprudent de l'exciser; on s'exposerait ou à l'issue d'une nouvelle portion de l'iris, comme il est arrivé quatre fois au professeur Scarpa lui-même, ou à provoquer l'écoulement des humeurs de l'œil, accident presque toujours très-grave. Il faut, dans ce cas, avoir recours à la cautérisation, qui aura le double avantage de détruire la portion herniée, et de provoquer une inflammation suffisante pour établir des adhérences entre l'iris et la cornée. Cette cautérisation doit être faite avec le nitrate d'argent, et l'on n'appliquera ce caustique qu'avec beaucoup de ménagemens, superficiellement, et de manière à ne détruire la tumeur qu'en trois ou quatre cautérisations. Il serait dangereux en effet de vouloir la détruire en une seule opération. Il faut cesser l'emploi du nitrate d'argent dès que son application est devenue très-douloureuse, et surtout quand la hernie est réduite à une saillie légère. On se borne alors à l'emploi de collyres adoucissans, et on abrite l'œil du contact de la lumière. Bientôt il se développe des granulations à la surface de la petite plaie, et la cicatrisation se fait promptement. Mais si la tumeur est ancienne, dure, tuberculeuse, et supportée par un pédicule étroit, adhérent de toutes parts à l'ouverture de la cornée, on peut l'enlever sans inconvéniens avec de petits ciseaux courbes.

Il est un troisième cas dans lequel il est utile de réunir les deux procédés curatifs précédens, c'est celui où la tumeur est volumineuse, et son pédicule large. En effet, en l'excisant en totalité, on s'exposerait à détruire les adhérences dont nous avons parlé, et à provoquer des accidens : par la cautérisation, au contraire, outre que le traitement serait fort long, peut-être l'application fréquente et réitérée du nitrate d'argent ne serait pas sans danger sur un organe aussi sensible. Dans ces circonstances on excisera donc la tumeur à une ligne environ de la cornée, et on détruira sa base par le caustique, avec les précautions prescrites plus haut.

Je n'ai pas besoin de dire que si la procidence de l'iris était la suite d'un ulcère de la cornée, et que cet ulcère reconnût pour cause un virus quelconque, il faudrait attaquer la maladie essentielle par des moyens appropriés. (J. CLOQUET.)

PROCTALGIE, PROCTITE, PROCTOCÈLE, PROCTOPTOSE, PROCTORRHAGIE, s. f., de πρωκτός, anus; douleur, inflammation, chute et hémorrhagie du RECTUM. Ces mots n'étant pas consacrés par l'usage, il est traité des maladies qu'ils désignent aux articles CHUTE, HÉMORRHOÏDE et RECTUM.

PRODROME DES MALADIES, préludes, phénomènes précurseurs ou avant-coureurs. Il est un état intermédiaire à la santé et à la maladie, qui succède presque toujours à celle-ci et qui la précède quelquefois : il constitue, dans le premier cas, la convalescence, et dans le second, le prodrôme. Dans la convalescence, les symptômes qui caractérisaient la maladie ont disparu, et l'exercice régulier des fonctions qui caractérise la santé n'existe pas encore; dans le prodrôme, le sujet n'est pas encore malade, mais il n'est plus bien portant.

Les maladies aiguës sont les seules qui soient annoncées par des phénomènes avant-coureurs. Ceux de presque toutes les maladies ont ou peuvent avoir entre eux beaucoup de ressemblance, et ceux de la même affection ne sont presque jamais semblables. Ce n'est guère que dans le cas où il règne des maladies épidémiques qu'on observe, dans le prodrôme, une sorte d'uniformité qui peut faire reconnaître la nature de l'affection imminente.

Les phénomènes précurseurs des maladies sont extrêmement variés et nombreux. Les plus fréquens sont de légers changemens dans l'attitude, dans la démarche, dans les traits de la face, changemens qui ne sont le plus souvent appréciables que pour les personnes familières; une pâleur inaccoutumée du visage, des troubles passagers dans les sensations, l'inaptitude de l'esprit et du corps au travail accoutumé, les pressentimens sinistres, le dérangement du sommeil, la diminution de l'appétit, la lenteur des digestions, des bâillemens, des soupirs, des palpitations, une sensibilité plus grande au froid et à la chaleur, l'inertie des organes génitaux. Quelquefois aussi un changement dans l'aspect de certaines éruptions, dans la sécrétion d'une plaie ou d'un exutoire, peuvent faire présumer le prochain développement d'une affection plus ou moins grave.

Ailleurs, la maladie est précédée de phénomènes très-différens : les fonctions s'exercent avec une force inaccoutumée; la coloration du visage est plus vive, l'individu se sent plus fort, ses facultés intellectuelles sont plus actives; il a plus d'appétit et digère plus promptement; il éprouve un bien-être nouveau pour lui, et se félicite de cet accroissement de force et de santé dont il ne prévoit pas l'issue.

La durée du prodrôme n'a rien de fixe : elle est quelquefois très-courte, bornée, par exemple, à quelques heures; elle peut être de quelques jours, et même de plusieurs semaines. Les maladies qui surviennent après un prodrôme prolongé, sont communément graves et ont souvent une issue funeste. L'intensité des phénomènes précurseurs fait généralement craindre que l'affection qui va se développer ne soit dangereuse; mais cette règle a beaucoup d'exceptions, et la violence du prodrôme est communément d'une moindre valeur dans le pronostic que sa prolongation.

Quelques médecins pensent que les phénomènes qu'on nomme précurseurs ou avant-coureurs ne sont que les premiers symptômes de la maladie elle-même; que le prodrôme n'est que le commencement ou le plus faible degré de la maladie. D'autres estiment, au contraire, que le prodrôme est, dans beaucoup de cas au moins, essentiellement distinct de la maladie. Les premiers font valoir, à l'appui de leur opinion : 1° les cas dans lesquels il existe une analogie parfaite entre les prétendus phénomènes précurseurs et les symptômes de la maladie, qui n'en diffèrent que par une intensité plus grande; 2° d'autres cas dans lesquels ces phénomènes sont évidemment, comme les symptômes, l'effet des causes morbifiques, dans les fièvres éruptives, par exemple. Les seconds, dont l'opinion me paraît mieux fondée, conviennent que dans les cas dont il s'agit, les premiers troubles qui surviennent sont déjà des symptômes; mais ils ajoutent que ces cas sont des exceptions, qu'ils ne sont applicables qu'à un petit nombre de maladies, que dans la très-grande majorité il en est tout autrement, et qu'on peut avancer en règle générale que les phénomènes du prodrôme sont si différens de ceux de la maladie, qu'il est presque impossible de soupçonner, d'après la forme du premier, quelle sera la nature de la seconde. On peut ajouter que très-souvent un frisson plus ou moins intense marque la terminaison de l'un et le commencement de l'autre; que les phénomènes qui marquent l'imminence d'une maladie se montrent quelquefois sans qu'aucune maladie se développe; que les mêmes maladies, tantôt sont précédées d'un prodrôme, et tantôt débutent brusquement; et qu'enfin dans quelques cas où, comme on l'a vu, un surcroît d'énergie dans toutes les fonctions marque le prodrôme, il est plus naturel de le considérer comme un état intermédiaire à la santé et à la maladie, que comme l'effet d'une maladie déjà présente. (CHOMEL.)

PRODUCTIONS MORBIDES, s. f. Les nombreuses altérations de texture qui frappent nos organes peuvent être rangées en trois grandes classes : la première comprend celles de ces altérations où il y a conservation du tissu normal de l'organe, qui est seulement modifié dans ses propriétés physiques (forme, volume, consistance, etc.); dans la seconde classe, il y a transformation du tissu normal d'un organe en un autre tissu (tissu fibreux devenu cartilagineux, etc.); la troisième classe, enfin, renferme les cas où, au milieu d'un tissu, viennent à se développer différentes productions solides, liquides, ou gazeuses, ayant ou non leur analogue dans l'état sain. Je ne parlerai point ici des productions gazeuses, parce qu'un article spécial a dû leur être consacré (*voyez* PNEUMATOSE). Quant à la distinction de ces productions accidentelles en solides et en liquides, elle n'est ni aussi importante, ni aussi rigoureuse qu'on pourrait le croire d'abord : en effet, il est vraisemblable que toutes sont liquides à leur origine, et il en est beaucoup qui se montrent alternativement à l'un ou à l'autre de ces états.

Il n'est guère de parties de l'économie où n'aient été rencontrées des productions accidentelles. Ainsi on les a observées, 1° dans le tissu cellulaire qui est interposé entre les tissus, ou entre les différentes parties d'un même tissu (tissu cellulaire sous-muqueux, sous-séreux, sous-cutané, intermusculaire, etc.); 2° dans le parenchyme même des organes, et alors il est démontré dans certains cas, il est vraisemblable dans d'autres que la production accidentelle s'est développée aux dépens du tissu cellulaire qui entre dans la composition de ce parenchyme; 3° on trouve certaines productions déposées à la surface libre soit des membranes séreuses, soit des membranes muqueuses et cutanées, ou formées dans leurs follicules; 4° enfin, ces productions ont été observées jusque dans les liquides, soit dans les liquides de composition (pus, calculs, matière encéphaloïde dans le sang, matière tuberculeuse dans la lymphe du canal thoracique), soit dans les liquides d'excrétion (concrétions calculeuses dans tous ces liquides, matière d'apparence cancéreuse trouvée, par M. Velpeau, mêlée à de l'urine dans un bassinet). Mais ici il reste à déterminer si ces productions se sont véritablement formées au milieu du liquide où on les a trouvées, ou bien si elles n'ont pas été tout simplement absorbées et charriées par eux.

Les organes qui sont le siége d'une production accidentelle se présentent dans l'un des quatre états suivans. D'abord il n'est pas rare de les trouver parfaitement sains autour de la production; en second lieu ils peuvent avoir subi dans leur forme, dans quelqu'une de leurs propriétés physiques, un changement qui dépend uniquement du refoulement qu'a subi leur tissu. En troisième lieu ils peuvent être enflammés, soit primitivement, soit consécutivement. En quatrième lieu, enfin, il arrive assez souvent qu'on les trouve atrophiés, et plus ou moins complétement remplacés par la substance de nouvelle formation.

Parmi les productions qui viennent ainsi à se développer au milieu des organes, il en est qui représentent plus ou moins parfaitement certains tissus de l'état normal. On a même vu tous ces tissus être ainsi accidentellement reproduits, à l'exception de trois, savoir : le tissu des diverses glandes, le tissu nerveux et le tissu musculaire; pour ce dernier, toutefois, il resterait encore à discuter si les fibres charnues, que dans certains cas pathologiques on a trouvées dans l'épaisseur des parois de la vésicule biliaire, étaient de formation nouvelle, ou bien la simple exagération de l'état normal, comme cela a lieu pour les faisceaux musculaires des bronches, qui, n'existant que d'une manière très-peu apparente chez la plupart des individus, deviennent très-manifestes dans plusieurs cas de bronchites chroniques. Quant au tissu nerveux, on le voit lui-même se reproduire dans une circonstance, c'est lorsqu'il y a eu division d'un cordon nerveux, pourvu que les deux extrémités de ce cordon coupé soient placées en contact immédiat; mais c'est là une réparation de tissu, et non une production accidentelle, dans le sens qu'on attache ordinairement à ce mot.

Au nombre des tissus de l'état normal qui peuvent accidentellement se produire, je signalerai les suivans :

1° Le tissu adipeux, soit formant tumeur là où on ne le rencontre pas dans l'état physiologique, comme je l'ai vu, formant un petit lipôme au-dessous de la membrane muqueuse intestinale, soit disséminé dans le parenchyme d'un organe où il n'existe pas non plus normalement, comme dans le foie. Il faut d'ailleurs distinguer ces cas de ceux où il y a seulement exhalation plus abondante de la graisse, en un lieu où il y en a habituellement de formé. Ce qu'il y a souvent de notable dans ces cas d'excès d'exhalation graisseuse soit locale, soit générale, c'est l'atrophie que subissent en même temps d'autres tissus : ainsi, souvent, lorsqu'une très-grande quantité de graisse est accumulée autour du cœur, on trouve celui-ci diminué de volume, et comme flétri. Il en est de même des muscles de la vie animale qu'entoure beaucoup de graisse; et de ce fait pathologique il ne serait peut-être pas sans intérêt de rapprocher un autre fait d'anatomie comparée, qui nous apprend que le développement du tissu adipeux dans un organe, ou autour de lui, est souvent en raison inverse du développement de cet organe. Dans ce cas se trouve, par exemple, le cerveau des poissons.

2° Le tissu séreux qui se développe accidentellement, soit pour constituer les parois de certains kystes, soit pour tapisser une articulation contre nature, et, dans ces deux cas, l'anatomie pathologique peut démontrer facilement ce qu'apprend aussi l'anatomie saine, savoir : que ce tissu séreux n'est autre chose que du tissu cellulaire, modifié d'une certaine manière.

3° Le tissu muqueux. Celui-ci apparaît surtout sur les parois des abcès et des trajets fistuleux; mais alors il n'est le plus ordinairement qu'imparfaitement développé; il ne contient point de follicules, et il ne me semble que très-rarement, du moins, acquérir un degré assez élevé d'organisation pour présenter des villosités semblables à celles de la membrane muqueuse intestinale.

4° Le tissu vasculaire. On l'a vu se former de toutes pièces dans des caillots de sang soit encore contenus dans les vaisseaux, soit existant hors de ces vaisseaux. Ce tissu suit alors dans son développement les mêmes phases que celles qu'il parcourt dans la membrane du jaune du poulet.

5° Le tissu érectile, qui, considéré comme production accidentelle, a été décrit dans un article spécial auquel je renvoie.

6° Le tissu ligamenteux, tantôt étendu en membranes et formé alors de faisceaux entrecroisés, comme les membranes fibreuses naturelles, tantôt disposé en tumeurs plus ou moins volumineuses, et formé alors ou par des fibres parallèles, comme celles des ligamens et des tendons, ou par des fibres comme pelotonnées et roulées sur elles-mêmes, ce qui n'a plus d'analogue dans l'état sain. Dans ces différens cas, le tissu ligamenteux accidentel paraît toujours se former au milieu du même élément anatomique, savoir, du tissu cellulaire : à cette loi ne me semblent pas échapper les tumeurs fibreuses de l'utérus qui se développent soit entre le péritoine et le tissu propre de l'organe, soit immédiatement au-dessous de sa membrane interne, soit dans l'épaisseur même de ses parois. Parmi ces tumeurs, il en est qui sont constituées par un assemblage de granulations que sépare du tissu cellulaire, et dont l'aspect, rappelant quelquefois celui des glandes salivaires ou du pancréas, a porté M. Maunoir à leur imposer le nom de *tumeurs pancréatoïdes*.

7° Le tissu cartilagineux, que l'on voit apparaître à peu près dans les mêmes circonstances et dans les mêmes lieux que le précédent.

8° Le tissu osseux. Formé aussi dans le tissu cellulaire situé entre les organes, ou mêlé à leur parenchyme, il présente plusieurs degrés sous le rapport de sa ressemblance plus ou moins grande avec les os naturels. Ainsi tantôt ce n'est pas véritablement un os, dans le sens que les anatomistes attachent à cette expression, mais seulement une concrétion amorphe qui ne se rapproche des os que par sa dureté et un peu par sa composition chimique (phosphate ou carbonate de chaux). Tantôt au contraire on y retrouve plus ou moins parfaitement la forme et la texture des os de l'état normal.

9° Enfin, certains produits de sécrétion, soit solides, tels que des poils et des dents, dont l'existence au sein de plusieurs tumeurs, et spécialement de tumeurs adipeuses, a été plus d'une fois constatée; soit liquides, comme la matière colorante de la bile, la cholestérine, l'acide urique libre ou uni à la soude, qui ont été rencontrés dans d'autres organes que dans ceux dans lesquels se forment ces principes immédiats, ou par lesquels du moins ils doivent être éliminés de l'économie.

La plupart des productions accidentelles avec analogue dans l'état sain, qui viennent d'être passées en revue, n'affectent, dans leur développement, rien de régulier, rien qui puisse être prévu, si ce n'est dans un seul cas : c'est celui où, en vertu d'une loi primitive de l'organisation, tout tissu, tout organe qui a subi une solution de continuité, peut, certaines conditions étant données, réparer la perte qu'il a subie, à l'aide d'une production nouvelle, qui, passant par diverses phases de développement, présente trois variétés, relativement à sa ressemblance de texture avec l'organe dont elle est destinée à réparer la perte; 1° cette production peut être constituée par un tissu différent de celui qui a été divisé; ainsi, les muscles coupés se réunissent par un tissu fibreux; une substance cartilagineuse s'interpose souvent entre les fragmens d'un os fracturé; et c'est par une virole osseuse que sont maintenues en contact les deux pièces d'un cartilage rompu; 2° le tissu qui se reproduit peut être plus analogue à celui dont il est destiné à réparer la perte, mais s'en éloigner encore sous le rapport de sa forme et de la perfection même de son organisation : ainsi, dans certaines cicatrices de la membrane muqueuse intestinale, j'ai constaté l'absence des villosités, là où avait eu lieu la réparation de substance. 3° Enfin, il y a des cas où le tissu de nouvelle formation est tout-à-fait analogue à celui qu'il remplace; on a vu de la sorte les nerfs divisés se reproduire (Béclard), et la circulation interrompue dans une des carotides par une ligature, se rétablir dans ce vaisseau par une ou deux artères de formation nouvelle (Mayer).

D'autres productions accidentelles sont sans analogue dans l'état sain. Elles peuvent être distinguées en celles qui ne sont pas susceptibles de s'organiser, et en celles qui sont organisables. Aux secondes seules peut être appliquée la dénomination de tissu.

Examinées sous le rapport de leurs propriétés physiques, les premières se distinguent d'abord en liquides et en solides. Parmi les liquides, on trouve le pus et ses nombreuses variétés; on trouve encore un très-grand nombre de matières auxquelles aucun terme générique n'a encore été imposé, dont quelques-unes ressemblent à du suif, d'autres à de l'amidon délayé dans l'eau, d'autres à du miel, etc. On trouve enfin diverses matières colorantes, et spécialement une matière noire qui a été plus particulièrement étudiée et décrite sous le nom de mélanose; une autre matière jaune, que M. Lobstein a récemment fait connaître sous le nom de *kirrhonose*.

Parmi les productions solides non organisables, on rencontre surtout : 1° une substance blanche, concrète, friable, appelée *tubercule*, et qui ne diffère peut-être du pus proprement dit que par de simples nuances : à la vérité, rien ne ressemble moins au pus du phlegmon que la matière tuberculeuse; mais examinez le liquide séreux mêlé de grumeaux caséiformes qui sort d'un abcès froid; supposez disparue la partie séreuse de cette espèce de pus : les grumeaux restés seuls ne seront-ils pas alors appelés *tubercule* (*voyez* ce mot)? 2° des concrétions pierreuses, de composition chimique variable.

Du reste, je crois qu'on a singulièrement exagéré le nombre de ces espèces de productions accidentelles. Très-souvent il me semble qu'on a pris pour telles des tissus de l'état normal, altérés dans leur nutrition, et par suite modifiés dans leur forme et dans leur texture. Ainsi, des follicules remplis de pus ont été regardés dans les intestins comme un tissu accidentel appelé *tubercule;* l'induration de portions circonscrites de lobules pulmonaires a encore été décrite comme un tissu accidentel, sous le nom de *granulation;* la cirrhose, qui, d'après M. Laennec, est aussi un tissu accidentel développé dans le foie, ne me semble être qu'une simple hypertrophie de l'une des deux substances naturelles de cet organe. Enfin, qu'est-ce que le tissu cancéreux, qui, réduit en ses élémens, est constitué, disent MM. Bayle et Laennec, par les tissus squirreux et encéphaloïde? Je crois que des altérations de nutrition et de sécrétion, très-différentes les unes des autres, ont été confondues sous ces expressions; que dans le foie, par exemple, ce qu'on a appelé masse cancéreuse n'est autre chose qu'une infiltration du parenchyme hépatique, par une matière albumineuse concrète; que les vaisseaux qui sillonnent celle-ci appartiennent au foie, et qu'à mesure que la sécrétion morbide augmente, les molécules du parenchyme hépatique s'atrophient et disparaissent. Je crois que le cancer des membranes muqueuses n'est qu'une modification de nutrition de ces membranes, d'où résultent, ou des végétations, ou des ulcérations, et que le cancer de l'estomac en particulier consiste, ou bien dans cette même modification de nutrition de sa membrane muqueuse, ou bien dans un état d'induration du tissu cellulaire sous-muqueux et d'hypertrophie de sa tunique charnue. Dans la plupart des affections que l'on connaît sous le nom de cancers utérins, on trouve diverses parties de l'utérus indurées, ramollies, ulcérées, fongueuses; en un mot, des lésions qui annoncent une altération plus ou moins profonde dans la nutrition de cet organe, mais rien qui démontre l'existence d'une production nouvelle. Les mêmes remarques s'appliquent aux cancers mammaires. Qu'y a-t-il encore de commun, pour qui les a bien observées, entre les diverses altérations qu'on a désignées sous le terme très-vague d'ostéo-sarcome, et les autres espèces d'altérations de texture dont je viens de parler? Enfin, dans les boutons dits *cancéreux de la peau,* dans ces excoriations légères que recouvre une croûte sans cesse renaissante, qui a jamais découvert l'existence réelle des productions accidentelles, dites *tissus squirreux* ou *encéphaloïdes?* De tout cela, je crois pouvoir tirer les conclusions suivantes : 1° ces deux tissus n'existent pas toujours là où la marche de la maladie, sa terminaison, ses symptômes annoncent l'affection que tous les praticiens appellent *cancer;* 2° là où l'on retrouve les caractères de ces deux tissus, il est facile de se convaincre qu'ils ne sont point une production nouvelle, sauf le cas où l'on a appelé ainsi un résultat de sécrétion morbide, comme cela a eu lieu dans le foie. Il est d'ailleurs important de ne pas oublier que si, d'une part, les symptômes du cancer peuvent avoir lieu, là où n'existe pas ce qu'on appelle tissu squirrheux ou encéphaloïde, il arrive souvent, d'autre part, qu'on trouve ces productions après la mort, sans qu'il y ait eu, pendant la vie, de symptôme de cancer. De toute cette discussion, je conclus enfin que cette dernière expression ne peut plus être désormais admise dans le langage de la science que comme un simple terme métaphorique, qui représente toute lésion organique qui tend : 1° à se terminer par la destruction de la partie où elle existe; 2° à se propager aux parties voisines; 3° à se reproduire sous la même forme, soit dans le lieu primitif de son existence, lorsqu'elle en a été enlevée, soit dans tous les autres points de l'économie, où la nutrition vient à être dérangée de son état normal. Mais cette lésion organique résulte elle-même d'altérations de texture qui diffèrent beaucoup les unes des autres; elle n'en est, si je puis ainsi dire, que le terme commun.

D'autres productions accidentelles se distinguent des précédentes par un bien remarquable caractère, celui de s'organiser et de devenir, au milieu de l'être dans lequel elles se sont formées, des tissus, des organes qui participent à la vie de cet être, et remplissent certaines fonctions. Ces productions organisables, et qui, dans les différentes phases de leur développement, présentent plus d'un rapprochement à faire avec le développement du fœtus, paraissent être essentiellement composées d'un élément chimique, qu'après Hunter, beaucoup d'écrivains ont désigné sous le nom de lymphe coagulable, qu'on a cru long-temps albumineux, et que des recherches récentes ont démontré être de la fibrine. Je renvoie, pour de plus amples détails sur ce sujet, à l'article *pseudo-membranes.*

Enfin, il est des productions accidentelles, qui, non-seulement comme les précédentes, sont organisées et vivantes, mais qui encore jouissent d'une vie propre, sont de véritables êtres qui ont pris naissance au sein d'un autre être, et ont comme celui-ci une place marquée dans l'échelle zoologique. Ces *entozoaires*, c'est ainsi qu'on appelle ces êtres parasites, présentent d'ailleurs entre eux les plus grandes différences, soit sous le rapport de leur forme, depuis le corps alongé de la filaire, jusqu'à la vessie sphéroïde des hydatides, soit sous le rapport de leur texture, depuis l'organisation compliquée de l'ascaride lombricoïde qui digère et se reproduit à l'aide d'instrumens aussi complets que sont ceux d'un vertébré, jusqu'à la structure du tœnia, où l'on ne trouve plus qu'un parenchyme sans cavité distincte, jusqu'à celle de l'acéphalocyste, soit solitaire, soit en grappes, dont le caractère d'animalité peut être le sujet de plus d'un doute.

Dans l'énumération que je viens de faire des diverses productions accidentelles, je ne suis point sorti de la stricte observation des faits; je vais essayer de ne pas les abandonner non plus, en remontant aux causes sous l'influence desquelles peuvent se développer ces productions. Sont-elles toutes le résultat d'une irritation, ou, en d'autres termes, d'une augmentation de l'action organique de la partie où elles naissent? Si, pour répondre à cette question, nous avons recours, soit à la considération des symptômes, soit à l'ouverture des cadavres, soit aux expériences sur les animaux, dans lesquelles on cherche à développer artificiellement quelques-unes de ces productions, soit enfin à la considération des circonstances extérieures au milieu desquelles elles semblent plus facilement naître, de ces divers modes d'investigation nous tirerons la conséquence que, dans un très-grand nombre de cas, leur apparition est précédée et accompagnée de signes physiologiques ou anatomiques de congestion sanguine active, et que plusieurs des causes qui paraissent contribuer à leur développement agissent en même temps en irritant la partie au sein de laquelle elles prennent naissance. D'autres fois, ce n'est plus que par une analogie plus ou moins rigoureuse que peut être admise une pareille congestion sanguine. D'autres fois, enfin, cette analogie elle-même n'y conduit plus, et persister alors à en soutenir l'existence c'est se placer dans le champ des hypothèses. Que saisissons-nous, par exemple, autre chose qu'une simple modification de nutrition ou de sécrétion, dans un grand nombre de formations fibreuses, cartilagineuses ou osseuses, de dépôts de graisse dans le foie ou ailleurs, d'exhalations de diverses matières colorantes, de développemens de certains kystes, de productions d'entozoaires? Loin qu'il soit démontré que ces productions diverses soient liées à une augmentation d'action organique, à un afflux sanguin plus considérable que de coutume, il en est plusieurs que l'on serait plutôt tenté, en raison des circonstances qui accompagnent leur développement, de rapporter à une diminution de la force nutritive de l'état normal. N'en est-il pas ainsi, par exemple, de ces douves du foie que l'on trouve chez les moutons que l'on nourrit d'alimens très-aqueux, et non suffisamment réparateurs? Il y a d'autres cas où certaines productions accidentelles semblent uniquement résulter de la continuation du travail normal de nutrition. Tel est le cas de la transformation ossiforme que subissent, chez le vieillard, certains tissus fibreux, transformation qui ne semble pas plus être chez lui un résultat de travail phlegmasique, que ne l'est l'ossification des cartilages costaux et laryngiens, l'effacement des sutures du crâne, l'oblitération de beaucoup de petits vaisseaux, et leur changement en tissu cellulaire ou fibreux, que ne l'est non plus à un âge moins avancé la soudure des épiphyses. Sans doute, tout cela suppose une modification du mouvement nutritif; mais je ne vois pas pourquoi l'on supposerait qu'il y a nécessairement plus d'activité dans ce mouvement, et afflux sanguin plus considérable là où il a lieu, parce que là se forme du tissu cellulaire ou ligamenteux, au lieu de tissu vasculaire, du cartilage ou de l'os à la place d'un tissu lamineux ou fibreux.

Mais lors même qu'antécédemment à l'apparition de la production accidentelle, ou pendant le cours de son développement, s'est montrée une congestion sanguine manifeste, cette dernière suffit-elle pour en expliquer la formation? Il faudrait, pour cela, que la formation de chacun de ces produits accidentels pût être démontrée être en rapport avec un certain degré dans l'intensité ou dans la durée de la congestion sanguine. Or, il n'en est certainement point ainsi, et, soit que la congestion soit forte ou faible, de longue ou de courte durée, on voit apparaître indifféremment à sa suite les produits les plus variés, ou même on n'en voit aucun se former. De là il suit que si cette congestion est une condition plus ou moins indispensable de l'existence de ces produits, elle ne détermine pas nécessairement leur formation; et ce n'est en aucun cas, ni par cette congestion seule, ni par ses degrés, que peut être expliquée la nature spéciale de ces produits. Ainsi, l'abord du sang dans une glande est une condition de toute sécrétion normale; mais ce n'est plus de cette condition que dépend la spécialité du travail de chaque organe sécréteur; ainsi, dans le développement de l'embryon, ce n'est certainement pas par l'inégale quantité de sang qui se distribue aux diverses parties de la masse homogène qui le constitue d'abord, qu'on peut expliquer pourquoi chacune de ces parties devient plus tard le siége d'une nutrition spéciale. De même, pour toute production accidentelle, pour toute modification de nutrition, il faut nécessairement admettre d'autres élémens de formation que la simple congestion sanguine, ou, si l'on veut, que l'irritation. Moins étudiés, parce qu'ils sont moins saisissables pour nos sens, et en quelque sorte moins matériellement appréciables, ces élémens sont ce que, dans notre ignorance, nous désignons sous le nom de *prédisposition*. La congestion sanguine, l'irritation portée sur un organe, donne souvent l'éveil à cette prédisposition, elle peut même la produire, par la modification qu'elle est susceptible d'imprimer à la force nutritive, et c'est ainsi que, dans le poumon, par exemple, des tubercules se développent à la suite d'une pneumonie ou d'une bronchite. D'autres fois, il semble que le contraire a lieu, c'est-à-dire, qu'une congestion sanguine ne s'opère, par exemple, sur le poumon, que parce qu'il y a déjà dans ce poumon, antécédemment à toute congestion, prédisposition à la sécrétion tuberculeuse. Le sang y est donc sans cesse porté en excès, pour favoriser, déterminer l'établissement de cette sécrétion morbide, comme il afflue vers le foie pour l'élaboration de la bile. En pareil cas, la congestion sanguine est donc elle-même un effet. Si la prédisposition est très-prononcée, elle pourra manifester son existence par le développement de la même production accidentelle dans plusieurs organes, soit qu'une congestion accidentellement produite y mette en jeu la cause prédisposante, soit que celle-ci, toujours active, y détermine à la fois et la congestion et le produit morbide qui doit la suivre; c'est là ce qui a été appelé *diathèse*. On conçoit d'ailleurs que les causes prédisposantes elles-mêmes doivent avoir une nature aussi variable que celle des productions auxquelles elle donne naissance. C'est vers la recherche de la nature de ces causes, que me semble surtout devoir maintenant se porter l'attention; car de leur connaissance me paraît dépendre celle de la nature même d'un grand nombre de maladies, et par suite le perfectionnement des méthodes thérapeutiques. Il y a telle de ces causes prédisposantes qui semble née avec nous; telle est celle qui, chez les individus scrofuleux, produit dans tous les organes la formation des tubercules. Il y a telle autre prédisposition qui paraît naître accidentellement, sous l'influence de certains agens extérieurs ou intérieurs ; c'est ainsi qu'en plaçant un individu dans certaines conditions de température, d'air, d'alimentation et d'innervation, on voit naître chez lui certaines modifications de nutrition que, sans l'existence de ces conditions, aucun afflux sanguin, aucune irritation simple, n'auraient certainement pas déterminées. Vraisemblablement ici, un grand rôle est joué par le sang et par le système nerveux, ces deux grands mobiles de tout travail de nutrition et de sécrétion.

Dans le traitement de toute production accidentelle, deux grandes indications se présentent à remplir : 1° combattre le travail d'irritation, et la congestion sanguine qui en résulte; 2° détruire les prédispositions, élément indispensable du développement de toute production accidentelle, condition première, sans laquelle l'inflammation la plus longue ou la plus intense serait impuissante pour lui donner naissance. Les émissions sanguines sont employées pour combattre la première indication; mais souvent elles n'ont d'autre effet que de dégorger momentanément la partie congestionnée, ou de révulser la fluxion vers un autre point. Une fois produit cet effet de dégorgement ou de révulsion, qu'arrivera-t-il? Si la cause première sous l'influence de laquelle a eu lieu la congestion est peu active, peu énergique, les émissions sanguines pourront diminuer le danger de cette congestion, en diminuant la fluxion même, qui pourra ne plus se reproduire; mais si cette même cause a une plus grande intensité d'action, celle-ci s'exercera sans cesse, et sans cesse elle appellera vers le point malade des congestions nouvelles. On comprend qu'en pareil cas la saignée ne peut plus être que d'une utilité bien faible. Ainsi, chez beaucoup d'individus menacés de tubercules pulmonaires, des évacuations sanguines multipliées n'enrayent certainement en aucune manière le développement de ces tubercules. Ainsi, bien que dans plus d'un cas on ait combattu avec avantage, par de fréquentes applications de sangsues, les affections dites *cancéreuses* des mamelles ou de l'utérus, il n'est malheureusement que trop bien avéré que, dans beaucoup d'autres cas, ces applications n'ont été d'aucune utilité.

Quant aux moyens propres à remplir la seconde indication, la science s'est crue long-temps fort riche à cet égard, et la liste des anti-scrofuleux, des anti-cancéreux, etc., occupe une grande place dans les anciens traités de Matière médicale. Toutefois il s'en faut qu'il soit démontré que tous ces médicamens méritent l'oubli à peu près absolu dans lequel ils sont tombés, et je crois qu'avant de se prononcer définitivement à cet égard, tout esprit sage sent profondément le besoin que de nouvelles expériences soient entreprises. Qui osera, par exemple, affirmer *à Priori* que les différens crucifères, introduits dans l'économie et portés dans le torrent circulatoire, ne puissent plus ou moins changer le mode de nutrition morbide d'où résulte la constitution scrofuleuse, et prévenir ainsi le développement des tubercules, beaucoup plus puissamment que ne pourraient le faire les émissions sanguines? A-t-on même bien démontré que, dans plus d'une occasion, celles-ci, trop multipliées, n'ont pas contribué au développement plus rapide de certaines productions accidentelles? Dans l'ignorance où nous sommes de la nature des causes prochaines de ces dernières, de pareilles questions peuvent être soulevées; elles font voir au moins qu'en pareille matière le champ des recherches est loin d'être épuisé.

Établir d'ailleurs que, dans les cas où les stimulans semblent avoir été utiles, le bien qu'ils ont produit est le résultat de l'irritation artificielle qu'on a opposée à l'irritation morbide, c'est, à mon avis, avancer une opinion qui, dans sa généralité, est bien loin d'être encore suffisamment prouvée. Dira-t-on que cette irritation artificielle est du genre des révulsives; qu'ayant lieu sur le canal intestinal, elle fait cesser l'irritation primitive, comme la fait cesser, dans d'autres cas, un vésicatoire appliqué sur la peau? Mais il faudrait commencer par prouver cette action révulsive; or, il paraît, au contraire, que c'est précisément dans les cas où rien ne démontre qu'il y ait irritation du tube digestif, que les médicamens, plus facilement absorbés, manifestent une vertu plus grande : il en est ainsi du mercure, de l'iode, du muriate d'ammoniaque, etc. Dira-t-on que l'action médicatrice de ces substances est due à l'irritation qu'elles déterminent dans l'organe même affecté, et où elles ont été apportées avec le sang? Dira-t-on, par exemple, que le mercure ou l'iode favorisent la résolution de certaines tumeurs en reportant sur les vaisseaux absorbans l'irritation qui, avant leur emploi, avait surtout son siége dans les vaisseaux exhalans de l'organe? Mais qui ne sent qu'en définitive ce n'est là qu'une hypothèse toute gratuite, établie pour rattacher à une théorie des faits qui semblent lui échapper? Du reste, ce qui importe aux praticiens, ce n'est pas l'explication de ces faits; c'est de bien s'assurer par l'observation s'il n'est pas des médicamens qui exercent sur certaines altérations de nutrition une influence spéciale en vertu de laquelle le mouvement nutritif puisse être ramené à son type normal. Voilà ce qu'il importe de bien constater, et ce qui d'ailleurs, il faut le reconnaître franchement, ne peut être encore, dans l'ébranlement général qu'ont subi toutes les croyances médicales, ni nié absolument, ni positivement affirmé. Une fois achevé ce travail d'observation, le temps sera venu de chercher à rattacher l'action de certains médicamens sur certaines altérations de nutrition à la théorie de l'irritation, soit d'ailleurs qu'on n'admette dans celle-ci que de simples degrés, ou qu'on y reconnaisse avec M. Roche, des modes différens. Si tous les faits ne peuvent être ainsi expliqués, force sera d'avoir recours à une autre théorie.

Pour compléter ces généralités sur les productions accidentelles, il me resterait à indiquer les symptômes auxquels elles donnent lieu. Mais c'est déjà ce qui a été fait dans les différens articles consacrés à la description de chacune de ces productions en particulier. Consultez aussi l'article LÉSIONS ORGANIQUES. (ANDRAL fils.)

PROÉMINENT, ad., *procminens*, qui fait saillie en avant. On appelle la septième vertèbre cervicale *proéminente*, parce que son apophyse, plus longue que celles des voisines, les dépasse sensiblement. (MARJOLIN.)

PROFOND, de *profondus*, adjectif pris quelquefois substantivement, et employé pour désigner certaines parties situées profondément relativement à d'autres.

ARTÈRE *profonde*, branche considérable de l'artère FÉMORALE.

On distingue aussi par cette épithète les muscles de quelques régions; ainsi, on divise ceux de la face antérieure de l'avant-bras et de la face postérieure de la jambe, en muscles superficiels et profonds. Quelques-uns sont désignés particulièrement par cette dénomination, comme le muscle fléchisseur profond des doigts, etc.

PROGRESSION, s. f., *progressio*, de *gressio*, marche, ou *gressus*, pas. On appelle ainsi en physiologie les actions diverses par lesquelles les animaux se transportent en entier d'un point de l'espace en un autre, effectuent leur locomotion dans le milieu qu'ils habitent.

Les progressions, non-seulement varient pour chacun des animaux en raison du milieu qu'ils habitent et de la structure générale de leur corps, mais encore le plus souvent elles sont multiples en chaque espèce. D'une part, les animaux habitent trois sortes de milieux, la terre, l'eau et l'air; et de là déjà diverses espèces de progressions, la *marche*, la *nage*, le *vol;* progressions qui exigent d'autant plus d'efforts musculaires, que le sol sur lequel elles s'effectuent est moins résistant. D'autre part, les animaux accomplissent leur progression, ou à l'aide de leur colonne vertébrale seule, ou par le secours de membres; dans le premier cas, la progression est appelée *reptation;* dans le second, selon le nombre de membres qui existent et y servent, elle est dite *multipède*, *quadrupède*, *bipède*. Enfin, la progression varie encore dans son mécanisme et son degré de rapidité, et elle a été appelée, selon ces cas, *saut*, *course*, etc.

L'homme ne peut se mouvoir qu'en deux milieux, sur la terre et dans l'eau; et c'est à l'aide de membres qu'il effectue ses progressions. Sur la terre, ses membres inférieurs servent seuls à cette action, et sa progression est *bipède;* quand il l'exécute avec ses membres supérieurs, ce n'est qu'accidentellement. Dans l'eau, les quatre membres sont employés.

§ I. *Progression de l'homme sur la terre.* Elle est susceptible de s'accomplir sous trois modes, auxquels on a donné les noms de *marche*, de *saut* et de *course*, et qui peuvent encore varier eux-mêmes.

1° *Marche.* C'est le mode de progression le plus ordinaire de l'homme; mode dans lequel chaque membre inférieur se porte alternativement l'un au devant de l'autre, franchit dans ces mouvemens un certain espace, qui est ce qu'on appelle un *pas*, et le fait franchir au corps tout entier qu'il entraîne avec lui ; s'effectuant sur un sol fixe et résistant, il est caractérisé en ce que la ligne de gravité du corps passe sans cesse d'un des membres inférieurs à l'autre, sans que le corps soit jamais un seul moment sans appui, comme cela a lieu dans le saut et dans la course. Cette marche s'exécute un peu diversement dans les divers hommes ; mais en voici le mécanisme le plus ordinaire.

L'homme étant supposé debout, les deux pieds placés l'un à côté de l'autre, d'abord il incline son corps du côté du membre inférieur droit, pour affranchir de son poids le membre inférieur gauche, et permettre à ce membre inférieur gauche de se détacher du sol. Prenant alors, par le membre inférieur droit, point d'appui sur le sol, il fléchit les diverses brisures de l'autre membre, la cuisse sur le bassin, la jambe sur la cuisse, et par là le raccourcit, et le détache du sol, etc. Mais, en même temps, à cause de la flexion de la cuisse sur le bassin qui se fait en avant, le pied de ce membre est nécessairement porté en ce sens sur un plan un peu antérieur à celui sur lequel il était auparavant : il ne reste qu'à l'appliquer au point du sol correspondant; et c'est ce qu'on fait, d'une part, en ramenant le tronc sur ce membre pour que la ligne de gravité s'y transporte et le réapplique forcément au sol, et d'autre part, en étendant ses brisures fléchies et lui rendant sa longueur première. Ainsi, ce pied gauche est réappliqué au sol sur un point antérieur à celui qu'il occupait auparavant, et la première moitié du pas est effectuée. Pour accomplir l'autre moitié, le corps s'incline du côté du membre gauche, pour prendre par lui un point d'appui sur le sol, pour dégager le membre droit, et permettre à celui-ci de se mouvoir à son tour. Ce membre droit, dégagé du poids du corps en totalité ou en partie par suite de cette inclinaison du tronc, se détache du sol par le même mécanisme que le premier membre, c'est-à-dire, par la flexion de ses diverses brisures; et le pied de ce membre étant ainsi porté au niveau du premier pied, ou même sur un plan plus antérieur, il est appliqué au sol, et parce que le tronc en s'inclinant de son côté rapporte sur lui la ligne de gravité, et parce que ses brisures s'étendent et lui rendent sa longueur première. Ainsi, ce second membre a parcouru le même espace que le premier; le corps a été transporté tout entier d'un point de l'espace en un autre, et un *pas* est accompli. Maintenant qu'on suppose ces mouvemens alternatifs de l'un et l'autre membre se succédant plusieurs fois, par conséquent une suite de pas effectuée, et l'on aura la connaissance du mécanisme de la marche. A peine un des membres s'est-il porté en avant et appliqué au sol, que déjà le poids du corps se porte en entier ou en grande partie sur lui, pour dégager l'autre membre, et lui laisser la liberté de se mouvoir à son tour. Il y a vraiment quelque chose de merveilleux dans la précision avec laquelle nous trouvons, comme par instinct, le degré d'inclinaison à donner au tronc, pour que tour à tour le jeu de l'un et l'autre membre devienne possible. A cet égard, on peut dire que nos membres inférieurs ne sont pas les seules parties de notre corps qui agissent pour la marche; le tronc et les membres supérieurs y concourent aussi, en faisant tomber la ligne de gravité sur chacun des deux organes de sustentation, malgré la mobilité continuelle de ces derniers.

Voila le mode de marche le plus général. Mais, comme nous l'avons dit, la marche peut offrir de nombreuses différences; et en effet, il suffit d'observer, sous ce rapport, les divers hommes dans nos rues, pour reconnaître qu'il n'en est peut-être pas deux qui marchent de la même manière. Tantôt le premier membre qui se meut ne se détache du sol que par la flexion de la cuisse et de la jambe, et le pied est étranger à cet effet. Tantôt ce pied s'est détaché du sol du talon aux orteils par l'action de ses muscles extenseurs, le haut du tibia a été porté en avant, et a mécaniquement commencé la flexion de la cuisse. Il peut se faire encore que ce premier membre soit porté tellement en avant, qu'il fasse pivoter le bassin sur le fémur du membre qui est resté immobile en arrière, et qu'ainsi le corps commence à être porté sur lui. De semblables variétés s'observent dans le jeu de l'autre membre; ou bien, il est détaché du sol par la seule flexion de la jambe et de la cuisse, et sans le concours du pied; ou bien le pied se détache du sol du talon aux orteils, et en portant en haut et en avant la partie supérieure du tibia, commence à faire fléchir la cuisse; ou bien encore, ce pied exécute ce mouvement, mais lorsque le membre entier est dans l'extension, et alors il est imprimé au bassin un mouvement de rotation sur le fémur qui est en avant immobile, mouvement qui tend aussi à porter en avant la moitié du corps restée en arrière, et à le diriger sur le membre qui va avoir à la supporter. Enfin, chacun des deux pieds peut se réappliquer diversement au sol, soit du talon à la pointe, soit de la pointe au talon.

Le mécanisme de la marche varie aussi selon la rapidité avec laquelle se succèdent les pas, et surtout relativement à leur étendue. Dans la marche à petits pas, par exemple, le mouvement du premier membre laisse le bassin dans la direction transversale dans laquelle ce bassin était précédemment; il en est de même de celui du second membre, et le bassin ne pivote nullement sur le fémur du membre qui est immobile. Dans la marche à grands pas, c'est le contraire; le premier membre qui se meut, entraînant un peu avec lui le bassin, le fait pivoter sur le fémur de celui qui est resté immobile en arrière; et ce membre, lorsqu'il se meut à son tour, fait exécuter au bassin un pivotement semblable sur l'autre fémur. Ainsi, ce bassin décrit alternativement sur chacun des deux fémurs des arcs de cercle qui sont d'autant plus étendus que les pas sont plus grands; et ces pivotemens deviennent sensibles surtout quand le bassin est très-large, comme dans la femme. Ils sont même partagés par le tronc et les membres supérieurs; le tronc se tourne à droite dans le mouvement du membre gauche, et à gauche dans le mouvement du membre droit; les bras se balancent d'avant en arrière, simultanément avec le mouvement du membre qui correspond à chacun d'eux; ou si c'est en alternant avec ce mouvement, c'est afin de maintenir l'équilibre, et de s'opposer à ce que le transport du corps en devant se fasse trop rapidement.

Toutefois, dans toutes ces variétés, le caractère spécifique de la marche persiste : dans ce mode de progression, le corps n'est jamais un seul instant sans être soutenu; sa ligne de gravité repose toujours ou sur l'un et l'autre membre tour à tour, ou sur les deux à la fois. Ou bien cette ligne, par suite des inclinaisons alternatives du tronc, est transportée sans cesse d'un des membres sur l'autre, est versée doucement de celui qui est resté en arrière sur celui qui est en avant; ou bien, chaque membre, lors de son mouvement, peut soutenir encore une partie du poids du corps, et l'entraîner dans le sens dans lequel il se porte. Dès lors, la ligne de gravité semble se mouvoir, non dans une même ligne droite, mais entre deux parallèles que représentent les axes des deux membres inférieurs; et c'est pour prévenir la chute en dehors de ces lignes, que les bras exécutent ces balancemens dont nous parlions tout à l'heure et dont est si difficile de s'abstenir dans la marche. De plus, comme les deux membres n'ont jamais une égale force, et qu'il est difficile de les mouvoir dans une même mesure, il est presque impossible de marcher droit; on dévie toujours du côté dont les mouvemens sont moins étendus, et il faut que la vue ramène sans cesse dans la direction droite, dont on s'écarterait de plus en plus sans son secours; de là les sinuosités que présentent tous les sentiers, et l'impossibilité de marcher droit quand on a les yeux bouchés. C'est du côté gauche qu'on dévie d'ordinaire, parce que le membre droit est généralement le plus fort. On n'a pas besoin de dire que cette déviation doit arriver à plus juste titre chez le boiteux, et quand les deux membres inférieurs ne sont pas également longs; pour l'éviter, il faudrait en effet que le boiteux dirigeât le jeu de chaque membre de manière que le plus court compensât par une plus forte contraction le désavantage qu'il doit à sa moindre longueur, et cela est difficile sans la vue. Le boiteux s'écarte du côté du membre le plus court; sa marche est plus fatigante, car il lui faut plus d'efforts pour ramener le corps une fois fixé sur le membre le plus court, de ce membre sur l'autre; par cela même, tout son corps agit tour à tour, d'abord en s'inclinant fortement du côté opposé au membre le plus court pour l'affranchir de son poids, et ensuite en retombant sur ce membre.

Voilà la marche dans laquelle le pas se fait en avant; il est aisé de concevoir ce qui est de celle dans laquelle le pas est dirigé en arrière et latéralement. Dans le pas en arrière, un des membres se détache aussi du sol par la flexion de ses diverses brisures; mais, lorsque la jambe reste fléchie sur la cuisse, celle-ci s'étend sur le bassin; et de ce mouvement résulte que le pied de ce membre correspond à un point du sol postérieur à celui qu'il occupait précédemment; il ne reste plus dès lors qu'à appliquer ce pied au sol, sans qu'il perde rien de l'espace qu'il a gagné en ce sens, et c'est ce qui se fait par le même mécanisme que dans le pas en avant, c'est-à-dire par l'inclinaison du tronc sur ce membre, et par l'extension de la jambe sur la cuisse; le pied se place sur le sol à commencer par sa pointe. La première moitié du pas ainsi effectuée, l'autre membre se comporte de même pour se porter au niveau, ou même plus en arrière encore que le premier. Dans cette marche, on se dirige plus droit, parce que le mouvement de rotation du bassin est moindre; le corps se penche en avant, parce que la base de sustentation n'est mesurée en arrière que par la petite portion du calcanéum qui dépasse en ce sens l'articulation tibio-astragalienne. Dans le pas de côté, un des membres se détache encore du sol par la flexion de ses brisures; puis la cuisse de ce membre se mettant en abduction sur le bassin, il en résulte que le pied correspond à un point du sol qui est un peu plus sur le côté que n'était celui sur lequel; il posait d'abord; il ne reste alors qu'à l'y appliquer de manière à ce qu'il conserve ce qu'il a gagné en ce sens, et à faire mouvoir semblablement l'autre membre pour le ramener près de lui. Dans cette marche de côté, on se dirige toujours droit, parce qu'il n'y a plus de rotation du bassin sur les fémurs; nous y recourons quand il s'agit de traverser un lieu fort étroit, un pont de bois, par exemple, parce que ainsi nous faisons correspondre le côté dans lequel nous pouvons le moins agrandir le champ dans lequel peut osciller notre ligne de gravité, le sens transversal, avec le sens dans lequel le terrain nous offre le plus large appui. Nous n'avons pas besoin de dire que ces deux marches sont nécessairement plus lentes que celle en avant. En combinant ces trois marches, l'homme se meut dans tous les sens, en rond, obliquement, etc.; il serait fastidieux de décrire chacun de ces modes.

Il s'agirait maintement d'indiquer les muscles qui agissent, les espèces de leviers que représentent les os dans leurs mouvemens, et d'en déduire les effets de la force des premiers, et l'étendue des mouvemens des seconds. Mais cette tâche nous imposerait celle de décrire le système entier des os, des muscles et des articulations de l'homme; et ce que nous avons à dire à cet égard sera mieux placé à l'article STATION. Il faut en effet, dans la marche, les mêmes conditions d'équilibre que dans la station, c'est-à-dire que la ligne de gravité du corps tombe toujours dans la base de sustentation, et que les parties inférieures du corps aient la solidité nécessaire pour pouvoir supporter le poids des supérieures. Sous le premier rapport, on conçoit que notre progression est d'autant plus sûre que notre base de sustentation est plus large, et le levier de notre corps moins haut; aussi la marche dans laquelle le pied appuie par toute sa surface, est-elle plus solide que celle qui se fait sur la pointe des pieds, ou sur des échasses, des jambes de bois, etc. Sous le second rapport avons-nous besoin de faire remarquer combien il y a plus de solidité dans les parties des membres inférieurs, organes de sustentation, comparativement à leurs analogues des membres supérieurs, organes de préhension ? Opposez l'articulation coxo-fémorale à l'articulation scapulo-humérale, le fémur à l'humérus, l'immobilité des deux os de la jambe à la mobilité de ceux de l'avant-bras, le pied à la main, etc., et la destination de l'un et l'autre membre vous paraîtra évidente. Nous ferons remarquer seulement de quel avantage est la longueur que la nature a donnée à nos membres inférieurs; c'est cette longueur qui détermine l'étendue que peuvent avoir nos pas; et elle est telle que peu d'animaux ont une marche aussi rapide que l'homme. Les membres inférieurs sont en effet la moitié de la stature de cet être. Ici aussi éclatent les avantages du choix heureux qui a été fait du levier du troisième genre pour les mouvemens des membres inférieurs, et de l'insertion des muscles le plus près possible du point d'appui : on voit qu'il a suffi qu'un très-petit espace soit parcouru par le bras de la puissance, la partie supérieure du fémur, pour qu'il en soit parcouru un très-étendu et rapidement par le bras de la résistance, qui est le reste du membre, et particulièrement le pied.

Jusqu'ici nous avons fait abstraction du sol; mais est-il sans importance pour le mécanisme de la marche ? D'abord il doit fournir un point d'appui au membre qui se fixe sur lui pour permettre à l'autre membre de se mouvoir; et c'est pour cela qu'on est plus fatigué si le sol est trop mou ou trop uni, le premier cédant quand le pied cherche à s'y attacher, et le second ne présentant aucunes inégalités auxquelles le pied puisse se cramponner. Cette influence de la solidité du sol est surtout sensible quand le jeu du pied sur les orteils concourt à soulever le membre qui va se détacher du sol; si le sol est boueux ou sablonneux, il cède, et c'est autant de perdu pour l'impulsion donnée à la jambe et au bassin. Ensuite, le sol a-t-il quelque influence en raison de sa réaction élastique ? c'est une grande question sur laquelle les mécaniciens ne sont pas encore fixés. Borelli la résout affirmativement, et attribue à la réaction du sol une partie de l'impulsion qui entraîne le corps en avant. Barthez, au contraire, nie cet effet, et borne l'influence du sol au degré dans lequel il fournit un point d'appui. Toutefois, ces considérations prouvent combien agissent dans la marche les muscles plantaires des pieds; par eux les pieds se moulent aux inégalités du sol, s'y cramponnent; et on voit ici combien sont heureuses les conditions de structure qui attachent le premier os métatarsien aux autres, et qui ont donné une si grande force et une si grande longueur au gros orteil comparativement aux autres. Le sol a encore une grande influence sur la marche, selon qu'il est mobile, ascendant ou descendant. S'il est mobile comme le plancher d'un vaisseau, il y a risque plus grand que la ligne de gravité tombe hors de la base de sustentation; et pour échapper à ce risque, on agrandit le plus possible la base de sustentation en écartant les jambes, comme on le voit faire aux marins; dans la marche, il y a toujours un écartement déterminé des pieds dans cette vue. Si le sol est étroit, il y a d'autant plus risque que la ligne de gravité tombe à droite ou à gauche hors de la base de sustentation, que c'est dans ce sens transversal qu'elle oscille, lorsqu'elle passe tour à tour d'un membre à l'autre; et, pour prévenir la chute, ou nous marchons de côté, comme nous l'avons déjà dit, ou nous ne faisons que de petits pas, ou nous les faisons succéder rapidement. Quand le sol est à la fois étroit et mobile, comme l'est la corde sur laquelle marchent les funambules, la difficulté est plus grande encore, et il faut que les pas soient encore plus précipités, et que les bras soient armés de balanciers. Mais c'est surtout lorsque le sol est ascendant, ou descendant, que la marche est modifiée. Lors de la montée, le membre qui se meut le premier a besoin d'être fléchi davantage pour pouvoir être porté en avant; le pied de celui qui se meut le dernier a plus de peine à se fléchir sur les orteils, le talon étant plus bas que les orteils; il y a plus de difficultés à faire passer sans cesse le poids du tronc, du membre qui est resté en arrière sur celui qui est en avant, parce qu'il faut mouvoir le tronc contre l'ordre de la gravitation : aussi pour contrebalancer mécaniquement l'effet de celle-ci, on incline généralement le corps en avant lorsque l'on monte; c'est au genou du membre qui est porté en avant, et au mollet de celui qui est resté en arrière, que se fait sentir surtout la fatigue. Du reste, les mêmes efforts se remarquent dans la marche à grands pas, parce qu'à chaque écartement des membres il y a un grand abaissement du corps, et qu'il faut de même le soulever à chaque pas : aussi fait-on généralement de petits pas quand on monte. On est essoufflé quand la montée est rapide et longue, parce que la nécessité d'incliner le corps en avant fait agir les muscles fléchisseurs de la tête et du rachis, et que, pour fournir un point d'appui à ces muscles, il faut que la poitrine soit fixée, et conséquemment que la respiration se suspende par intervalles. Enfin, dans la *descente* les phénomènes sont inverses : le membre de devant n'a plus besoin d'être autant fléchi pour être porté en avant; le pied de derrière trouve plus de facilité à se fléchir sur les orteils; la gravitation porte d'elle-même le corps dans le sens dans lequel il doit être projeté. A tous ces titres, la marche d'un sol descendant devrait être moins fatigante que celle sur un sol ascendant, et même que la marche sur un corps plane. Mais, comme le sol sur lequel les pieds s'appliquent est de plus en plus bas, le corps en reçoit une tendance à tomber en avant, contre laquelle il faut sans cesse lutter; pour cela la tête, le tronc, les bras se déjettent beaucoup en arrière, et les jambes et les cuisses demi-fléchies semblent agrandir en avant la base de sustentation. Ici, c'est surtout aux muscles vertébraux qu'est rapportée la fatigue. On fait aussi des pas petits et lents pour rendre aussi faible que possible l'impulsion en avant qui est mécaniquement imprimée au corps; les pieds se cramponnent au sol et s'y appliquent de la pointe au talon. Si l'on pouvait douter de la part qu'a le poids du corps en se transportant sur le membre qui est porté en avant pour appliquer ce membre au sol, on en aurait une preuve dans l'énorme secousse que l'on éprouve lorsque, montant ou descendant un escalier dans les ténèbres, on ne trouve pas la dernière marche sur laquelle on comptait. Les inégalités du sol ne sont pas à cet égard sans importance; dans la marche, les muscles de tout le corps se contractent convenablement, à l'effet d'amortir les suites des secousses que ces inégalités impriment, et que la vue fait d'avance préjuger : aussi combien ces secousses sont-elles plus pénibles quand on marche dans l'obscurité!

C'est la volonté qui règle la mesure dans laquelle se contractent les nombreux muscles qui accomplissent la marche, et souvent cette mesure a besoin d'être rigoureuse; mais l'habitude rend ces mouvemens tellement faciles, qu'ils semblent se produire d'eux-mêmes, et qu'on y méconnaît la trace de la volonté.

2° *Saut.* — A la différence de beaucoup d'animaux, pour lesquels le saut est le mode le plus ordinaire et le plus fréquent de progression, par exemple, le lièvre, le lapin, parmi les mammifères, les sauterelles parmi les insectes; le saut n'est exécuté par l'homme qu'accidentellement : c'est un mouvement général du corps dans lequel celui-ci est détaché du sol, élevé de terre, et projeté en l'air à une certaine hauteur, d'où il retombe ensuite par le fait seul de son poids. Pour le produire, on fléchit d'abord toutes les articulations qu'offre de haut en bas le corps; la tête en avant sur le cou, le rachis sur le bassin, le bassin sur la cuisse, la cuisse sur la jambe, la jambe sur le pied, le pied lui-même sur les orteils, car le talon ne touche plus ou à peine le sol; et ensuite à cette flexion on fait succéder une extension soudaine : le résultat est d'imprimer au corps un mouvement de projection en haut qui surpasse sa pesanteur, et par conséquent le détache du sol et le lance en l'air.

Les auteurs ont beaucoup varié sur l'explication du saut. Borelli a comparé le corps ainsi fléchi, et comme replié sur lui-même, à un ressort courbe élastique, qui, comprimé d'abord, puis abandonné à lui-même, reprend vite, en vertu de son élasticité, sa longueur première, et imprime un mouvement de projection, soit aux corps divers placés à chacune de ses extrémités, soit seulement à ceux qui sont placés sur celle de ses extrémités qui est libre, l'autre étant supposée reposer sur un sol résistant, et ne pouvoir céder au mouvement, soit enfin à lui-même. Ce dernier cas est, selon Borelli, ce qui est du corps de l'homme dans le saut; lorsque toutes les articulations préalablement fléchies s'étendent brusquement, les deux extrémités du corps tendent à imprimer une sorte de projection aux objets qu'elles touchent; mais de ces deux extrémités, l'une repose sur le sol, qui ne peut céder; l'autre seule peut se mouvoir, et par conséquent c'est sur elle qu'est réfléchi tout le mouvement. Borelli compare le membre inférieur à un ressort qui se détend; les muscles fléchisseurs sont la puissance compressive du ressort; les extenseurs, l'analogue de sa force d'élasticité; le sol est l'obstacle qui retient une des extrémités, et fait réfléchir tout le mouvement sur l'autre; celle-ci est la tête du fémur; et le tronc qui repose sur cette tête osseuse est le corps passif, le projectile inerte qui reçoit du ressort une impulsion. En un mot, selon Borelli, le corps dans le saut ressemble à cette verge de métal qui, appuyée contre le sol, puis abandonnée à elle-même, se détache de la terre et rebondit.

Barthez conteste la justesse de cette comparaison; selon lui, le saut dépend : 1° de ce que l'extension de la jambe sur le pied, et celle de la cuisse sur la jambe, se passent en deux articulations qui se suivent, mais qui sont disposées en sens alternativement opposé, et partant impriment à l'os intermédiaire à ces articulations, c'est-à-dire au tibia, un mouvement de rotation autour d'un centre variable, ce qui détache cet os du sol, et avec lui le corps; 2° de ce que les parties supérieures du tronc en s'étendant font de même rouler le tronc sur les têtes des fémurs, et tendent ainsi à le porter en haut et en arrière avec une force supérieure à celle de sa pesanteur. Dumas prétend de même qu'une force centrifuge agit sur le tronc au moment où la moitié supérieure du corps, consécutivement à l'extension de ses brisures, roule sur les têtes des fémurs, et qu'un mouvement de projection est aussi imprimé à ce tronc au moment où le jeu des articulations du genou et du talon vient déplacer, changer le point d'appui sur lequel se faisait préalablement son mouvement.

Il faut avouer que le saut n'est pas encore expliqué mécaniquement avec toute la rigueur dont un pareil sujet est susceptible. Toutefois, nous avons dit comment il se produit, et il est évident que le corps dans le saut est soulevé comme un projectile passif; il est placé entre deux puissances, une passive, qui est sa propre pesanteur, et une active, qui est due au redressement brusque de ses articulations; celle-ci l'emporte d'abord, et le corps est en mouvement d'ascension; mais peu à peu la gravitation redevient supérieure, et le corps retombe sur le sol. Pendant tout le temps que le corps est en l'air, il est sans influence sur le mouvement qui l'entraîne; il peut même se livrer à divers mouvemens, qui, sans influence sur le saut, n'accéléreront ni ne retarderont la chute.

Ce sont sans doute les membres inférieurs qui concourent le plus à la production du saut; et en effet, dans les animaux, la force du saut est en raison du nombre des articulations de ces membres inférieurs ou postérieurs, de la longueur des brisures qui les forment, de la force des muscles extenseurs qui les déploient, et de la vitesse avec laquelle ces muscles opèrent ce déploiement. Mais les autres brisures du corps, le cou, le rachis, n'y sont pas étrangers; et les bras eux-mêmes y concourent; ils sont rapprochés du corps au moment de sa flexion, de son reploiement sur lui-même; mais lors de son déploiement ils s'écartent du tronc, comme pour élever avec eux ce tronc, et concourir à le projeter en haut. Aussi, pour ajouter à cette influence des bras, les anciens, pour mieux sauter, plaçaient dans leurs mains des corps pesans, ce qu'ils appelaient des *haltères*.

Du reste, le mécanisme du saut varie selon qu'il est *vertical* ou *horizontal*. Dans le premier, le levier de la station est fléchi presque perpendiculairement sur lui-même, et il en est de même de son extension; c'est donc dans la direction perpendiculaire qu'est projeté le corps. Il est avantageux que les diverses articulations du membre inférieur se fléchissent en sens inverse les unes des autres, la cuisse en avant sur le bassin, la jambe en arrière sur la cuisse, et le pied en avant sur la jambe; il en résulte que lors de la flexion, le membre occupe un moindre espace, est plus raccourci; et que lors de l'extension, l'impulsion donnée au tronc est moyenne à celle de ces diverses articulations, c'est-à-dire dans l'axe même du corps; les impulsions en arrière et en avant se détruisant respectivement, il ne reste que l'impulsion en haut. Dans le saut horizontal, d'un côté le jeu des diverses brisures du corps se combine de manière à porter le tronc non-seulement en haut, mais encore en avant, ou en arrière, ou de côté; d'autre part, le corps s'incline dans le sens dans lequel il doit être porté, afin d'ajouter à l'impulsion donnée. Ainsi, pour sauter en avant, on incline le corps en ce sens; on place le plus possible en arrière les brisures inférieures, afin que, se trouvant lors de leur extension obliques d'arrière en avant par rapport au tronc, elles lui impriment une plus forte impulsion en ce sens. A raison de cette attitude, la tendance qu'a naturellement le corps à tomber en avant devient plus grande; et pour la prévenir, généralement on place alors une jambe en avant pour agrandir la base de sustentation en ce sens. Il en résulte cet autre avantage, que le membre resté en arrière est dans une plus grande obliquité par rapport au tronc, et est mieux disposé pour lui imprimer une impulsion en avant. Quelquefois, pour rendre cette impulsion la plus grande possible, on fait précéder le saut d'une course préliminaire, de ce qu'on appelle un *élan;* et tout-à-l'heure, en traitant de la course, nous dirons comment ce mode de progression imprime au tronc une forte impulsion en avant. Dans le saut à pieds joints, comme on ne peut beaucoup incliner le tronc eu avant, faute de base de sustentation, on balance les membres supérieurs pour augmenter cette impulsion en avant dont on a besoin. Ce saut en avant est le plus étendu; celui en arrière l'est beaucoup moins, car on ne peut incliner autant le corps en ce sens, ni recourir à un élan. Dans le saut de côté, non-seulement on incline le tronc du côté vers lequel on veut sauter, mais on combine le jeu des deux membres inférieurs de manière que celui opposé au côté dans lequel on veut sauter agisse plus que l'autre; celui-ci se porte dans l'abduction pour agrandir la base de sustentation dans le sens dans lequel le corps s'incline, et pour que l'autre membre soit situé plus obliquement par rapport au tronc, et l'ébranle mieux. Dans tous ces sauts horizontaux, le corps décrit une parabole, montant d'abord sous l'influence de la force impulsive du saut, puis cheminant horizontalement sans monter ni descendre, enfin descendant graduellement sous l'influence de la pesanteur.

Tout ce que nous avons dit de l'influence du sol sur la marche se représente ici à plus forte raison. Le sol n'influât-il que par la résistance qu'il fournit aux pieds, il importe qu'il ne soit ni trop lisse, ni trop mou. On a aussi beaucoup agité la question de savoir si le sol exerçait une réaction élastique sur le corps; cela ne nous paraît pas douteux, d'après la plus grande étendue du saut accompli sur un sol élastique, une corde, par exemple. Le sol plane est celui qui convient le mieux pour le saut vertical; mais pour sauter horizontalement, le sol descendant a des avantages; le sol ascendant est peu favorable à toutes espèces de sauts. On peut sauter sur un seul pied, mais alors le saut est moins étendu, et cela doit être, puisque le ressort moteur est diminué de moitié.

3° *Course.* — C'est une progression accélérée qui, dans son mécanisme, tient à la fois de la marche et du saut; les deux membres inférieurs se portent alternativement l'un au-devant de l'autre, comme dans la marche, se transmettant tour à tour le poids du corps; mais celui des deux membres, qui est resté en arrière, projette le corps, comme dans le saut, de manière que la ligne de gravité du corps soit transportée sur le membre qui est en avant, avant que ce membre soit appliqué au sol; d'où il résulte que le corps est pendant un moment en suspension dans l'air.

Voici en effet la série des mouvemens qui constituent la

course; 1° après une légère flexion préalable des membres inférieurs, et même de tout le tronc, un de ces membres se détache du sol et se porte en avant, comme dans la marche ordinaire, seulement avec plus de vivacité, et en faisant un pas plus étendu; 2° avant que ce premier membre soit appliqué au sol, et lorsqu'il est encore en l'air, l'autre membre étend vivement ses brisures, surtout étend rapidement le pied sur les orteils, en un mot, saute un peu sur lui-même, et par le mécanisme du saut, imprime un mouvement de projection au tronc : ainsi, le corps entier est détaché du sol, et lancé de manière que sa ligne de gravité, portée d'abord par le membre resté en arrière, va tomber sur celui qui est en avant; 3° c'est alors que ce membre, par suite de son impulsion en avant, et peut-être aussi du poids du corps qui tombe sur lui, s'applique au sol et sur un plan antérieur à celui qu'il occupait d'abord, et même il semble ne s'y appliquer tout juste que ce qu'il faut pour soutenir le poids du corps qui lui arrive; 4° enfin, à peine y est-il posé, qu'il se meut de nouveau, et que par un mécanisme semblable, il se reporte en avant en sautant et en projetant à son tour le poids du corps sur l'autre membre, qui aussi n'a pas encore achevé son pas en avant, mais est encore en l'air, et semble avoir peine à s'appliquer assez tôt au sol, pour recevoir la ligne de gravité qui est projetée sur lui.

Ainsi se succèdent les pas desquels résulte la course; et l'on voit que, si la manière dont s'achève le mouvement de chaque membre tient du mécanisme de la marche, celle par laquelle il commence appartient au mécanisme du saut; le corps semble être alternativement projeté par un des membres sur l'autre; et comme celui-ci n'est pas encore appliqué au sol quand le poids du corps lui arrive, et paraît même s'y appliquer à peine assez tôt pour offrir la base de sustentation nécessaire, il en résulte que le corps tout entier est un moment en suspension dans l'air. Voilà en quoi la course diffère de la marche, dans laquelle le corps n'est jamais un seul instant sans être soutenu, et dans laquelle la ligne de gravité se déverse doucement et sans secousses d'un des membres sur l'autre. Ajoutons que, dans la course, les mouvemens sont plus rapides, les pas plus étendus; que dans la succession précipitée des pas qui la constituent, on finit par ne plus poser sur le sol que la pointe du pied, ce qui est favorable à ce mode de progression. En effet, la plus grande étendue des pas fait que le membre inférieur est dans une position plus oblique par rapport au bassin, et par conséquent imprime mieux au tronc le mouvement de projection en avant; et d'autre part, ne toucher le sol que de la pointe des pieds, c'est réunir le double avantage d'augmenter le levier de la progression, et de diminuer la longueur de la partie qu'il faut détacher du sol.

Du reste, comme la marche, la course diffère selon la rapidité avec laquelle se succèdent les pas, et selon l'étendue de ces pas; on court plus ou moins vite, et on fait les pas de la course plus ou moins grands. En général, dans la course, les articulations des membres inférieurs ne sont tour à tour que modérément tendues et fléchies; car, si ce mode de progression exige une série de sauts, il n'exige que de petits sauts, ce qu'il faut pour lancer le tronc d'un des membres sur l'autre; il faut harmonie entre le jeu du membre qui est en arrière et qui projette, et celui du membre qui est en avant et qui reçoit; l'action de projection du premier doit être calculée sur le degré de rapidité que l'autre met dans ses mouvemens; et de même, l'action de celui-ci doit être réglée de manière à être toujours en mesure de recevoir la ligne de gravité qui lui est envoyée.

Ainsi, la course est une progression plus rapide que la marche, car les pas sont plus grands et plus pressés. Comme en elle la ligne de gravité est sans cesse projetée d'un membre sur l'autre, il y a plus de risques qu'elle tombe en dehors de la base de sustentation; et de là plus de nécessité de mouvoir les bras comme balancier; il est difficile de courir vite, les bras attachés derrière le dos. En commençant la course, on penche le corps en avant pour dégager du poids du corps le membre qui est resté en arrière, et lui permettre d'agir; mais comme à chaque petit saut effectué par ce membre, le corps reçoit une impulsion en avant, bientôt cette impulsion devient telle, que loin qu'il y ait besoin de la favoriser, il faut chercher au contraire à la contrebalancer. Il est sûr qu'après quelque temps de course, le corps a acquis une telle impulsion en avant, que le pied arrive à peine assez vite en ce sens, pour lui offrir une base de sustentation; on ne peut s'arrêter tout court; le corps, comme un projectile passif, est entraîné par cette succession d'impulsions en avant qui lui sont imprimées; et de là même l'utilité de faire précéder d'une course le saut horizontal, quand on veut lui donner de l'étendue. C'est pour contrebalancer cette forte impulsion en avant, que le coureur, qui d'abord s'était incliné en ce sens, bientôt déjette fortement en arrière la tête, les épaules, les bras, attitude qui a encore cet autre but, de donner au thorax toute la fixité dont il a besoin pour être point d'appui des muscles qui assujétissent les lombes et le bassin. C'est aussi dans la vue de fixer le thorax que, dans toute course, la respiration se suspend; le coureur maintient le temps de l'inspiration le plus qu'il lui est possible, et ne le renouvelle que de loin à loin; et c'est plus à cause de la gêne qui en résulte dans la respiration et la circulation, qu'à cause de la fatigue des muscles moteurs, que toute course ne peut être continuée long-temps. Quant aux chutes, si elles sont plus imminentes ici, si le moindre achoppement les détermine, on peut en indiquer trois causes : l'impulsion de plus en plus grande qui entraîne le corps en avant; la projection continue et alternative de la ligne de gravité du corps d'un des membres sur l'autre; et enfin, l'étroitesse de la base de sustentation qui ne consiste que dans la pointe du pied.

Tout ce que nous avons dit des conditions du sol à l'égard de la marche et du saut peut être appliqué ici; et nous ne parlerons pas des inconvéniens pour la course d'un sol trop mol ou trop lisse, ascendant en descendant. Nous tairons aussi ce qui concerne la course en arrière et celle de côté. Nous terminerons en disant que l'homme est assez bien organisé pour ce mode de progression; ses membres inférieurs sont assez longs, leurs muscles ont de la force; les orteils ont à la fois toute la solidité et la mobilité nécessaires. Cependant, c'est un inconvénient que le pied s'articule à angle droit avec la jambe; il en résulte que, lorsque dans la course, le tarse et le métatarse se fléchissent sur les orteils, les articulations de ces parties sont dans un état forcé; les animaux dont le tarse et le métatarse sont naturellement relevés, et qui, ne touchent le sol que de la pointe des orteils, ont à cet égard une organisation plus heureuse.

§ 2. *Progression de l'homme sur l'eau.* — La progression sur l'eau, ou la *nage*, n'est pas naturelle à l'homme; elle exige de sa part une étude. Son corps en effet n'a aucune des conditions de structure à l'aide desquelles les animaux aquatiques se soutiennent dans l'eau sans efforts et par le fait seul des lois de l'hydrostatique. Il n'a, ni la vessie natatoire que présentent la plupart des poissons; ni le mécanisme par lequel les cétacés remplissent d'air leur ample poumon, et y maintiennent cet air sans efforts; ni la légèreté spécifique des oiseaux d'eau. Ce n'est pas cependant que son corps en totalité pèse beaucoup plus qu'un pareil volume d'eau; mais les différentes parties en sont trop inégalement réparties; les membres inférieurs, très-forts, très-longs, et tout-à-fait relégués en arrière, ce que réclamaient la station et la progression bipèdes, ont trop de pesanteur; il en est de même de la tête; le thorax n'est pas taillé en carène, etc. Ce n'est donc que par des mouvemens assez compliqués que l'homme peut se mouvoir dans l'eau; et, à la différence de ce qui est pour les animaux qui, la plupart, nagent naturellement, ces mouvemens sont un art pour l'homme, il faut qu'il les apprenne. Ces mouvemens, qui sont suivis d'effets analogues à ceux du saut, ont le double but de donner au corps le plus de surface possible pour qu'il soit, par son poids, en disproportion moindre avec un pareil volume d'eau; et de lui faire trouver un point d'appui sur ce fluide, quelque peu résistant qu'il soit. La nage de l'homme n'est en effet qu'un saut sur un sol liquide, dans lequel, par conséquent, il faut employer une force qui supplée à ce qui manque de résistance au sol, et au peu d'étendue de la surface avec laquelle on le frappe. En voici le mécanisme dans le mode le plus ordinaire; les quatre membres y sont employés; 1° les membres supérieurs étant alongés en pointe au devant de la tête, et le corps étant étendu à la surface de l'eau, les membres inférieurs se fléchissent, se racourcissent d'abord, puis s'étendent brusquement comme dans le saut sur la terre; l'eau, frappée fortement en arrière, cède en partie à cette impulsion, ses ondes sont séparées; mais elle ne cède, ni assez vite, ni assez pleinement, et elle fournit ainsi aux membres inférieurs un point d'appui à l'aide duquel le corps est poussé en avant avec une force supérieure à sa pesanteur; 2° bientôt les membres inférieurs, que le mouvement précédent avait écartés, se rapprochent pour ne pas contrarier l'impulsion qu'ils ont donnée; et au contraire, les membres supérieurs s'écartent à leur tour, et sont ramenés avec force sur les côtés du corps en décrivant un rond; par là ils continuent l'impulsion, car frappant fortement l'eau, celle-ci ne cède pas encore assez vite, et ils trouvent en elle un point d'appui par lequel ils tirent le corps en avant; ils agissent étant étendus, et la main tournée en dehors pour augmenter l'étendue de la surface par laquelle l'eau est frappée. Ces mouvemens des membres supérieurs et inférieurs se succèdent alternativement, et le corps en reçoit une impulsion qui suffit non-seulement à contrebalancer sa pesanteur et à le soutenir à la surface de l'eau, mais encore à le faire avancer en telle ou telle direction. On aide à ces mouvemens en dilatant la poitrine, afin d'augmenter le volume du corps, et de le rendre spécifiquement plus léger. La tête est tenue hors de l'eau, pour l'exercice de la respiration. Cette fonction devient bientôt haletante, comme dans la course, parce qu'on prolonge aussi les temps d'inspiration, soit pour que le thorax immobile et fixé serve de point d'appui aux muscles qui agissent, soit afin de conserver au corps un peu plus de volume et de légèreté spécifique. On conçoit comment les mouvemens se font dans toutes les directions, en avant, à droite, à gauche; cela tient à la manière dont se placent les membres inférieurs, relativement à la partie supérieure du corps, et à l'inégalité avec laquelle agissent celui de droite et celui de gauche. Du reste, il est plusieurs modes de nager, la *nage à la grande brasse*, la *nage de chien;* on nage sur le dos comme sur le ventre; on peut n'employer que ses pieds ou ses mains, etc. Mais il nous est impossible de décrire ici tous ces modes.

§ III. La progression dans l'air, ou le *vol*, n'est pas possible à l'homme. Si son corps est spécifiquement trop lourd pour être tenu mécaniquement en suspension dans l'eau, à plus forte raison l'est-il pour être soutenu dans l'air. A la vérité, l'oiseau n'est pas soutenu dans l'air, comme le poisson dans l'eau, par un mécanisme purement hydrostatique; son vol n'est qu'un nager dans l'air; mais au moins son corps est spécifiquement très-léger, et a toutes les conditions de structure requises pour ce mode de progression. Les os sont creux; le poumon n'est pas borné au thorax, mais s'étend dans l'abdomen; les plumes qui recouvrent la peau augmentent beaucoup le volume du corps, sans ajouter presque à son poids; le cou est long, et, portant à son extrémité une tête pesante, il remplit merveilleusement l'office d'un balancier, s'alongeant dans le vol, pour qu'alors la ligne de gravité tombe entre les deux ailes; se redressant dans la marche, pour que cette ligne soit ramenée entre les deux membres postérieurs. Les deux membres antérieurs sont convertis en ailes, et ont tout à la fois plus de surface et de solidité pour pouvoir frapper une grande masse d'air; des muscles énormes meuvent ces ailes. Enfin, non-seulement le corps de l'oiseau est édifié de manière à ce que cet animal puisse alternativement voler et marcher; mais il l'est de façon que, dans le vol, il ne bascule pas le ventre en haut, et le dos en bas; le ventre, pour cela, est disposé en carêne, et le tronc comme lesté à sa partie inférieure. Rien de tout cela n'existe dans l'homme; son cou a trop peu de longueur, pour pouvoir amener tour à tour la ligne de gravité entre les deux épaules et sur le bassin; les membres inférieurs sont trop reculés en arrière; les membres supérieurs n'ont pas assez de surface; et si on leur en ajoute une artificielle, où prendre alors la force énorme qui sera capable de les mouvoir? (ADELON.)

PROLAPSUS, s. m. Mot latin francisé, employé pour désigner le relâchement, la chute d'un organe. *Voyez* CHUTE.

PROLIFIQUE, adj., *prolificus*, de *proles*, race; qui a la faculté d'engendrer; se dit des individus qui ont cette faculté, et improprement des substances alimentaires ou médicamenteuses auxquelles on attribue la vertu de provoquer à l'acte de la génération.

PROLONGEMENT, s. m., *extensio*. Nom donné à certaines parties qu'on regarde comme la continuation, le prolongement d'une ou plusieurs autres; telle est la moelle rachidienne, qu'on a nommée *prolongement de l'encéphale*, etc.

PROMONTOIRE, s. m., *promontorium*. Éminence qui borne inférieurement la fenêtre ovale. *Voyez* OREILLE.

PRONATEUR, adj. et s. m., *pronator*. Nom sous lequel on désigne deux muscles de l'avant-bras, distingués en grand et petit.

Le muscle *grand* ou *rond pronateur*, alongé, moins épais en bas qu'en haut, s'attache à la tubérosité interne de l'humérus, à la partie externe de l'apophyse coronoïde, à deux cloisons aponévrotiques intermédiaires au cubitus, au muscle fléchisseur superficiel, au radial antérieur, et à l'aponévrose anti-brachiale. Toutes les fibres charnues nées de ces différens points, traversées par le nerf médian, se portent obliquement en convergeant en bas et en dehors sur un tendon qui se fixe à la face antérieure, et au bord externe du radius, à la réunion de son tiers supérieur avec ses deux tiers inférieurs environ.

Ce muscle, recouvert par l'aponévrose anti-brachiale, les vaisseaux et les nerfs radiaux et le grand supinateur, est appliqué sur le brachial antérieur, le fléchisseur superficiel, l'artère cubitale et le nerf médian. En haut, il est séparé du grand supinateur par un espace celluleux dans lequel on trouve le tendon du biceps, l'artère brachiale et le nerf médian. Ce muscle fait exécuter au radius et à la main des mouvemens de rotation en avant, en dedans et en bas.

Le muscle *petit* ou *carré pronateur* est mince, aplati, quadrilatère, situé à la partie inférieure de la face antérieure de l'avant-bras, s'étendant du quart inférieur du radius au quart inférieur du cubitus, en s'attachant à la partie correspondante de la face antérieure de ces deux os. Ses fibres, dont la direction est à peu près transversale, sont fixées latéralement par de courtes aponévroses. Ce muscle correspond en avant au fléchisseur profond, au long fléchisseur du pouce, au radial antérieur, au cubital antérieur, ainsi qu'aux artères radiale et cubitale. En arrière, il est appliqué sur les deux os de l'avant-bras et le ligament inter-osseux. Ses usages sont de faire exécuter au radius un mouvement de rotation de dehors en dedans, et par conséquent de porter la main dans la pronation.

PRONATION, s. f., *pronatio*. On donne ce nom au mouvement par lequel la main se trouve portée dans une direction telle que sa face dorsale devient supérieure, et sa face palmaire inférieure, consécutivement à la rotation du radius de dehors en dedans, rotation exécutée par les muscles PRONATEURS.

(MARJOLIN.)

PRONOSTIC, s. m., *prognosis*, προγνωσις, de πρό, avant, et de γινωσκω, je connais; jugement que l'on porte d'avance sur les changemens qui doivent survenir dans le cours d'une maladie. Il ne consiste pas simplement à annoncer que telle affection aura un bonne ou une mauvaise issue, il comprend le mode spécial de terminaison, la durée, les affections secondaires et les simples accidens qui peuvent survenir pendant le cours de la maladie, les phénomènes qui peuvent la juger ou persister après sa solution, le danger des rechutes et des récidives.

Dans le plus grand nombre des cas, le pronostic se lie tellement au diagnostic, qu'il en est la conséquence, et qu'en général, le médecin qui connaît bien le siége et la nature de la maladie, est aussi celui qui sait le mieux prévoir les changemens qu'elle doit successivemenent offrir : le pronostic est presque toujours douteux, quand le diagnostic est incertain. Il est toutefois à observer que ces deux points sont encore assez distincts pour que, dans quelques cas, le mal étant connu, la terminaison en soit incertaine, et que, dans d'autres, le pronostic peut être juste, et le diagnostie erroné. Il est d'observation que, parmi les personnes qui sont continuellement en contact avec les malades, il en est plusieurs qui, sans aucune instruction médicale, annoncent avec une sagacité remarquable quelle sera l'issue des maladies. Plusieurs médecins ont dû principalement à cette habileté dans le pronostic une réputation que rien, du reste, ne justifiait : les gens du monde sont rarement en état d'apprécier l'exactitude du diagnostic, et ils peuvent toujours vérifier celle du jugement porté sur la terminaison et la durée de la maladie.

Le pronostic ne peut être convenablement établi que par le rapprochement d'un grand nombre de circonstances, dont les principales sont le genre de la maladie, son siége et son intensité, l'âge, le tempérament et les autres conditions particulières dans lesquelles elle survient, les causes qui l'ont produite ou préparée, les phénomènes qui ont précédé son invasion, la manière dont elle a débuté et dont elle marche, le temps qu'elle a duré, la période à laquelle elle est parvenue, les moyens de traitement qu'on peut lui opposer, l'effet obtenu des premiers remèdes mis en usage; enfin, dans les cas où une maladie règne épidémiquement et dans ceux où elle se reproduit chez un sujet qu'elle a déjà plusieurs fois atteint, le simple rapprochement des faits fournit au pronostic des inductions plus ou moins importantes.

Le genre de la maladie fournit la première et la principale base du pronostic : une inflammation se termine le plus souvent par le retour à la santé; une affection organique est presque constamment incurable et mortelle; mais dans l'un et l'autre cas, le siége du mal, son étendue, son intensité, sont des conditions nécessaires pour en mesurer la gravité; ainsi, l'inflammation du poumon et du péritoine est une maladie toujours grave, et dont l'issue est souvent funeste; celle de la peau est ordinairement exempte de danger; mais une inflammation très-étendue de la peau est souvent très-grave, et une pneumonie partielle peut être une maladie légère. Ces principes s'appliquent même à quelques affections organiques : la dégénérescence tuberculeuse d'une glande lymphatique du cou est beaucoup moins grave, sous le rapport du pronostic, que ne l'est l'inflammation du péritoine.

Les conditions particulières dans lesquelles se trouve le malade, comme l'âge, le sexe, la constitution, sont aussi d'une certaine importance pour le pronostic. Les maladies aiguës des enfans, par exemple, sont plus communément mortelles que celles des adultes; mais, d'un autre côté, les enfans, comme on le dit vulgairement, en reviennent de plus loin : c'est surtout chez eux qu'il y a *espoir tant qu'il y a vie*. Un âge très-avancé rend le pronostic grave, même dans quelques affections qui seraient sans danger à une autre âge : cependant il est quelques maladies qui sont moins fâcheuses dans l'enfance ou dans la vieillesse, que dans la période moyenne de la vie : les fièvres éruptives, par exemple, offrent moins de danger chez les enfans, et les affections cancéreuses restent plus souvent stationnaires, ou marchent communément avec plus de lenteur chez les vieillards.

Il est une disposition héréditaire qui rend certaines maladies beaucoup plus graves ou constamment funestes. Cette observation, faite par Meara, peut être confirmée par l'exemple de la variole, qui a souvent été fatale à tous les individus d'une même famille.

Les maladies qui se développent chez les femmes pendant la grossesse, ou immédialement après l'accouchement, sont beaucoup plus graves. Dans le premier cas, l'avortement a souvent lieu, et cette circonstance, qui presque toujours détermine la mort de l'enfant, aggrave sous tous les rapports, et rend souvent mortel l'état de la mère. Dans le second, des phénomènes nerveux plus ou moins intenses se joignent fréquemment à l'inflammation de l'utérus et des parties contiguës, qu'on peut regarder comme la plus fréquente des maladies puerpérales.

Les mêmes maladies sont généralement plus dangereuses chez les personnes nerveuses et faibles, que chez celles qui sont d'un tempérament sanguin et d'une forte constitution. L'intempérance habituelle ajoute infiniment à ce que les maladies peuvent offrir de fâcheux. Plusieurs médecins ont observé que les affections aiguës qui surviennent chez les ivrognes sont presque constamment mortelles. Des excès habituels dans les alimens ajoutent aussi au danger, mais non pas à un degré semblable. Les maladies qui succèdent à une longue disette, à l'usage d'alimens de mauvaise qualité, ou qui ne sont pas suffisamment nutritifs, ont plus souvent une terminaison funeste. Les évacuations excessives, une fatigue considérable et prolongée, les excès dans les plaisirs de l'amour, l'habitude de la masturbation, les veilles, les travaux opiniâtres de l'esprit, les chagrins prolongés, sont autant de circonstances qui impriment presque toujours aux maladies une marche funeste. Nous avons vu un assez grand nombre d'affections graves se développer chez des individus qui venaient de perdre un emploi sur lequel ils avaient fondé leurs moyens d'existence; tous y ont succombé. Un état habituel de mauvaise santé, une maladie chronique, qui précèdent une affection aiguë, rendent aussi le pronostic plus fâcheux : une fièvre adynamique qui survient chez un paralytique contraint depuis long-temps de garder le lit, chez un homme atteint d'une affection des voies urinaires, est presque toujours mortelle.

La cause immédiate de la maladie peut offrir, sous le rapport du pronostic, une importance incomparablement plus grande que les causes prédisposantes dont il vient d'être question : ces dernières diminuent seulement les chances de salut; les causes directes peuvent devenir, dans quelques cas, un signe pronostic univoque : dans la péritonite, par exemple, le pronostic est presque toujours incertain; si cette affection est due à une perforation des intestins, son issue est constamment funeste.

Les phénomènes précurseurs ont, en général, peu de valeur pour le pronostic; toutefois, lorsqu'une maladie est précédée d'un amaigrissement qui a augmenté progressivement pendant plusieurs mois, il est à peu près certain qu'elle sera très-grave, et fort à craindre qu'elle ne se termine par la mort.

La manière dont une maladie débute mérite aussi quelque attention : celle qui offre à son invasion une alternative de frissons violens et de chaleur, pendant un ou plusieurs jours, sera presque constamment accompagnée de symptômes adynamiques ou ataxiques, et aura, le plus souvent, une terminaison fatale.

La marche de la maladie est d'une certaine importance pour le pronostic, surtout lorsqu'elle est régulière. Quand les symptômes augmentent progressivement d'intensité, et que rien n'annonce une terminaison prochaine, le pronostic est fâcheux : il est favorable, au contraire, si de jour en jour leur violence diminue; il est presque toujours incertain, lorsque la marche de la maladie est irrégulière. Un changement subit, soit en bien, soit en mal, est beaucoup moins important, sous le rapport du pronostic, que celui qui a lieu lentement. Ce dernier annonce presque toujours d'une manière certaine la terminaison heureuse ou funeste de la maladie; tandis qu'une amélioration subite est constamment suspecte, de même qu'une exaspération qui a lieu tout à coup et sans cause appréciable, est, en général, plus effrayante que dangereuse.

La durée de la maladie influe aussi sur le pronostic : une névralgie qui persiste depuis un grand nombre d'années, une fracture ancienne et non consolidée, une luxation qui date de quelques mois, sont des maladies presque toujours incurables; tandis qu'elles sont le plus souvent d'une guérison facile lorsqu'elles sont récentes.

La période à laquelle une maladie est parvenue est aussi, dans quelques cas, d'une grande importance pour le pronostic. Par exemple, dans les phlegmasies séreuses, telles que la pleurésie et surtout la péritonite, le danger est beaucoup plus grand dans la seconde période, marquée par l'accumulation d'un liquide séro-purulent dans la plèvre ou le péritoine, que dans la première, où il n'y a point encore d'épanchement. De même, dans la pneumonie, le pronostic est beaucoup plus fâcheux quand la lésion est parvenue au second degré, que lorsqu'elle est encore au premier.

La puissance de l'art est aussi d'un grand poids pour le pronostic : telle affection, en effet, une fièvre intermittente pernicieuse, par exemple, emporterait inévitablement le malade, telle autre, comme la cataracte, persisterait indéfiniment, qui peuvent être directement combattues, la première par un moyen intérieur, la seconde par une opération chirurgicale. Dans d'autres affections, au contraire, où l'art est toujours impuissant, comme dans la rage, ou presque toujours, comme dans l'épilepsie, le pronostic est très-grave, bien qu'à un degré différent dans les deux cas. Enfin, dans les maladies très-nombreuses où l'action des remèdes, sans être héroïque, est cependant très-favorable, comme dans les phlegmasies, l'effet obtenu des premiers moyens thérapeutiques peut éclairer le pronostic : si malgré les remèdes, et surtout malgré les remèdes les mieux indiqués, la maladie a continué à faire des progrès, elle est au moins très-grave, bien qu'elle ne soit pas pour cela nécessairement incurable ou mortelle.

Dans le cas où une affection attaque à la fois beaucoup de personnes, le pronostic est plus ou moins grave chez chaque malade, selon que l'épidémie est elle-même plus ou moins dangereuse. Il en est quelques-unes dans lesquelles les habitans sont moins fortement frappés que les étrangers, les femmes que les hommes, les enfans que les adultes, les personnes faibles que les gens robustes, et réciproquement; la plupart des épidémies offrent aussi des périodes d'accroissement, de violence et de déclin; un foyer où elles se montrent avec toute leur énergie, etc.; On doit tenir compte de chacune de ces circonstances dans le jugement qu'on porte sur l'affection de chaque individu.

Quelques maladies, comme l'érysipèle, l'angine, la pneumonie, se reproduisent un grand nombre de fois chez les mêmes sujets, et suivent constamment une marche à peu près semblable. Dans ce cas, le médecin et le malade lui-même peuvent quelquefois prédire d'avance quels en seront le mode de terminaison et la durée.

Enfin on doit tenir compte, dans le pronostic des maladies aiguës et chroniques, des symptômes généraux qui sont d'un ordre secondaire pour le diagnostic, mais qui peuvent avoir une grande valeur pour le pronostic. Je ne dois pas entrer ici dans l'énumération de ces symptômes; je me bornerai à citer comme exemples le délire et les mouvemens convulsifs qui apparaissent à une époque avancée d'une maladie aiguë, l'éruption de plaques blanches dans la bouche de sujets atteints de maladies chroniques, et les diverses altérations des traits que les praticiens connaissent, mais qu'il est presque impossible de décrire. *Voyez* SIGNES.

On voit combien sont nombreuses les conditions sur lesquelles doit être fondé le pronostic, et avec quel soin le médecin doit les comparer entre elles pour parvenir à établir son jugement sur la marche ultérieure, et spécialement sur la terminaison de la maladie. Il est des cas sans doute dans lesquels cette comparaison est superflue, soit parce que la maladie offre une bénignité qui éloigne toute crainte, soit parce que son incurabilité est de toute évidence; mais il faut en même temps avoir présent à l'esprit qu'une maladie qui se montre escortée des symptômes les plus fâcheux, mais qui n'est pas par sa nature même absolument incurable, laisse toujours quelques chances de salut; comme aussi la plus grande apparence de bénignité ne suffit pas toujours pour inspirer une sécurité entière. C'est particulièrement dans des cas de ce genre que les erreurs de pronostic sont plus faciles. La perforation d'un intestin chez quelques sujets qui n'offraient jusqu'alors qu'un appareil fébrile peu intense, la rupture d'un anévrysme de l'aorte pectorale ou de la crosse de cette artère, chez des individus qui n'accusaient tout au plus qu'une gêne légère dans la respiration, ont plus d'une fois fait repentir le médecin du pronostic favorable qu'il avait porté; comme aussi dans des conditions opposées, on a vu se terminer heureusement des affections dont il avait faussement désespéré.

Il est d'autres cas dans lesquels la gravité de la maladie n'est pas obscure, mais où la mort a rapidement lieu à une époque où elle pouvait paraître encore très-éloignée. Ainsi la rupture du cœur ou d'une artère chez des sujets évidemment atteints d'anévrysmes de ces organes, la perforation d'un intestin dans le cours d'une fièvre grave, celle du poumon chez un phthisique, l'ulcération du péritoine par les progrès d'une affection cancéreuse de l'abdomen, la rupture d'un kyste abdominal, sont autant de lésions qui peuvent changer tout d'un coup la physionomie d'une maladie et déterminer une mort très-prompte. Mais le médecin, en reconnaissant chez un malade l'existence d'une affection dans laquelle de semblables accidens ont quelquefois eu lieu, peut et doit établir son pronostic en conséquence.

Il est rare qu'un médecin qui a long-temps observé avec attention et qui a acquis au lit des malades une certaine habileté dans l'art du diagnostic et du pronostic, commette des erreurs de quelque importance dans le jugement qu'il porte sur la terminaison des maladies; mais il est à peu près inévitable pour lui de voir succomber subitement ou très-rapidement des sujets chez lesquels rien ne pouvait déceler l'existence d'une maladie grave. Ces morts, tout-à-fait imprévues, sont presque toujours l'effet d'une maladie nouvelle; elles ont lieu chez les individus qui paraissent jouir d'une santé parfaite, comme chez ceux qui sont dans un état de maladie; et il n'est pas plus possible au médecin de les prévoir chez ceux-ci que chez ceux-là. Sur quatre cent cinquante individus qui ont succombé dans les salles Saint-Jean et Saint-Joseph de l'hôpital de la Charité, dans l'espace de quatre années, il s'en est trouvé six chez lesquels la mort a été subite et tout-à-fait imprévue; c'est par conséquent un cas sur soixante-quinze environ. Chez la plupart de ces sujets, l'ouverture du cadavre n'a point montré de lésions qui pussent expliquer la fin subite de la vie.

Il n'est pas toujours possible au médecin le plus consommé dans son art d'annoncer quelle sera la terminaison d'une maladie, et l'habileté consiste quelquefois à suspendre son jugement pour ne pas le basarder. (CHOMEL.)

PRONOSTIQUE, adj., *pronosticus*. On désigne ainsi les symptômes, les signes qui font prévoir la durée et l'issue d'une maladie, qui servent à établir le PRONOSTIC.

PROPHYLACTIQUE, adj., *prophylacticus*, qui préserve, qui a rapport à la *prophylaxie* ou à la prophylactique; ce dernier mot étant également pris substantivement.

PROPHYLAXIE, s. f., *prophylaxis* de προφυλασσω, je préserve; partie de la médecine dans laquelle on traite des moyens de s'opposer au développement des maladies et de prévenir leur retour lorsqu'elles se sont une fois manifestées. La prophylaxie ne doit pas être considérée comme une branche isolée et distincte de la science médicale. Elle appartient d'une part à l'hygiène publique et particulière, et de l'autre, à la pathologie. Tous les grands moyens sanitaires qui tendent à prévenir les causes générales des maladies endémiques et épidémiques, et surtout à préserver des foyers d'infection qui produisent des maladies graves, ou à les resserrer dans les limites les plus étroites possibles, sont essentiellement du ressort de l'hygiène publique. Au nombre de ces moyens prophylactiques, se remarquent surtout les desséchemens des marais, les moyens de ventilation, les mesures d'isolement et les dispositions réglementaires des lazarets; enfin, l'inoculation de la vaccine. Tels sont les objets principaux qui constituent la prophylaxie publique. La prophylaxie privée ou particulière se compose de l'application des règles de l'hygiène à la conservation de la santé des individus pris isolément, et de l'emploi de certains moyens dont l'empirisme a reconnu et constaté l'avantage. Tous les conseils hygiéniques relatifs aux âges et aux tempéramens, aux sexes et aux professions, constituent en grande partie la médecine préservatrice des individus; cependant c'est dans cette prophylaxie individuelle que la thérapeutique vient quelquefois au secours de l'hygiène, et que l'expérience clinique constate l'utilité de certains agens thérapeutiques pour s'opposer au développement de plusieurs maladies constitutionnelles ou héréditaires. Les connaissances hygiéniques ou pathologiques se confondent donc ici pour éclairer la prophylaxie, et concourir à prolonger l'état de santé. D'après ces considérations générales, il est évident que les points principaux relatifs à la prophylaxie doivent être traités dans les articles d'hygiène ou dans ceux de pathologie pour la partie prophylactique particulière à chaque maladie; ce serait donc s'exposer ici à des répétitions inutiles que de donner un tableau des moyens prophylactiques suivant les lieux, les âges, les sexes, les habitudes, les constitutions héréditaires ou acquises et les professions. *Voyez* pour les applications diverses de la matière de l'hygiène, dans toutes ces circonstances différentes, les mots HYGIÈNE, AGE, SEXE, etc. (GUERSENT.)

PROPRIÉTÉ, s. f., *proprietas*. Ce qui est propre aux êtres, leur est inhérent, n'appartient qu'à eux seuls, et sert dès lors à les caractériser.

Sans entrer ici dans les distinctions métaphysiques établies entre l'*essence* et les *propriétés* des choses, nous nous contenterons de faire connaître les sens divers accordés au mot *propriété* dans les sciences physiques et médicales. Les physiciens reconnaissent, comme on sait, diverses sortes de *propriétés* des corps. Il en est de *communes*, telles que l'*étendue*, l'*impénétrabilité*, la *divisibilité* et la *porosité*, qui sont en effet les attributs généraux de la matière, ou sans lesquels on ne peut se la représenter. D'autres propriétés *particulières* appartiennent seulement à quelques corps ou à certaines classes établies parmi ceux-ci; c'est, en effet, ainsi qu'entre autres exemples, l'*incompressibilité* des liquides, l'*expansibilité* des gaz, la *fusibilité*, la *ductilité* et la *fragilité* des métaux, sont autant de propriétés *spéciales* caractéristiques de ces sortes de corps. D'autres fois, étendant d'une manière abusive la dénomination de *propriété*, on l'applique encore aux attributs des corps qui n'en sont que les *qualités sensibles*; mais il est évident que ces simples manières d'être purement relatives, ou qui dépendent de nos perceptions, ne peuvent offrir des caractères réels ou absolus des corps. Ces prétendues propriétés n'ont, en effet, d'existence que pour nos sens en action; elles sont anéanties dans le repos de ces derniers. Il importe donc de ne pas confondre, comme on le fait trop communément, les qualités sensibles avec les propriétés.

Un autre vice du langage trop commun et non moins grave, parce qu'il fait confondre des objets très-différens, est d'étendre le nom simple de *propriétés*, qui n'entraîne avec lui aucune idée nécessaire de *puissance* ou d'action, à la désignation des forces véritables qui pénètrent les corps ou qui les animent, car il est alors évident que ces propriétés devenues *actives* ne font plus avec les forces réelles qu'une seule et même chose. Nous pouvons remarquer, comme étant propre à confirmer cette réflexion, que c'est, en effet, sous la dénomination de forces, et non sous celle de propriétés des corps que les physiciens ont traité de la gravitation, de la pesanteur, de l'affinité, de la cohésion, de l'élasticité, etc. etc., et que les physiologistes, rigoureux dans leur langage, ont rangé, par analogie, les diverses sources des phénomènes organiques, nommées des noms de motilité, sensibilité et affinité, ou combinaison vitale. Nous pensons, dès lors, que la dénomination de *propriétés vitales*, si communément employée par les modernes, pour désigner avec Bichat les forces de l'organisme vivant, est vicieuse, et qu'elle ne peut être conservée, attendu qu'elle ne donne pas une idée convenable de la puissance ou du principe actif qu'elle doit exprimer. Aussi, c'est-il au mot FORCE, auquel nous renvoyons, que nous avons traité des différentes sources des phénomènes organiques. *Voyez* FORCE.

La dénomination de *propriétés* est employée, d'ailleurs dans les traités d'hygiène et de matière médicale, pour désigner les diverses actions des alimens des plantes et des médicamens sur l'économie : mais remarquons à ce sujet que l'on emploie encore, avec raison, à l'égard de ces modificateurs de l'économie, l'épithète de *vertus* dont ils sont doués, ce qui confirme l'idée de force ou de principe actif qui seul peut en effet rendre ces agens capables des phénomènes variés et constans qu'ils produisent.

(BULLIER.)

PROSOPALGIE, s. f., de προσώπον, face, et de ἄλγος, douleur; douleur de la face. Quelques auteurs ont ainsi désigné le tic douloureux de la face, la névralgie faciale. *Voyez* ce dernier mot.

PROSTATE, s. f., *Prostata*. Corps glanduleux situé entre le rectum et la symphyse du pubis, au devant du col de la vessie, et embrassant la partie correspondante du canal de l'urètre. Cet organe, qui n'existe que chez l'homme, présente, suivant les âges, des différences notables dans son volume, qui est proportionnellement moindre chez l'enfant que chez l'adulte, et plus considérable chez le vieillard que dans l'âge moyen de la vie, où il offre ordinairement, suivant M. Senn, treize lignes en hauteur sur la ligne médiane, et dix-neuf lignes en largeur vers sa partie moyenne. D'après M. Scarpa, la prostate a un peu plus de deux lignes à son extrémité, quatre à sa partie moyenne, six et même huit à sa base, qui embrasse le col de la vessie: chez un adulte de dix-huit à vingt-cinq ans, l'épaisseur de la base de la prostate a environ deux lignes de moins que chez un homme de quarante ans et d'une haute stature. J'insiste sur ces détails parce qu'ils sont importans à connaître pour l'opération de la taille.

La face périnéale de la prostate est légèrement convexe, cordiforme; son sommet arrondi répond en avant et en haut à la ligne médiane, et sa base, tournée postérieurement, est échancrée à sa partie moyenne. Un peu au-dessus du milieu de sa hauteur, on observe l'ouverture de l'urètre, et dans toute son étendue, cette face est recouverte par l'aponévrose moyenne du *périnée*, que M. Carcassonne a décrite sous le nom de *ligament périnéal*. La face postérieure ou vésicale, appliquée contre la vessie dont elle entoure l'orifice, et à laquelle elle adhère par un tissu cellulaire assez serré, est légèrement concave, offre dans tous les sens les mêmes dimensions que la face périnéale, et présente à sa partie moyenne l'ouverture postérieure de l'urètre; un tissu cellulaire assez dense l'unit en bas aux deux conduits déférens adossés sur la ligne médiane, et elle se trouve éloignée dans ce point de deux à trois lignes du repli péritonéal qui s'enfonce entre le rectum et la vessie. Plus latéralement, elle correspond à la partie antérieure des vésicules séminales. La circonférence de la prostate est régulièrement arrondie, et présente inférieurement une légère excavation qui reçoit le rectum; cette partie de la paroi antérieure de l'intestin adhère intimement à l'enveloppe fibreuse de la prostate par un tissu filamenteux très-serré dans lequel il ne s'amasse jamais de graisse, ce qui eût pu nuire à la libre sortie des matières fécales. L'adhérence de ce corps glanduleux avec le rectum est telle que leurs rapports réciproques sont invariables, soit qu'il y ait ou non accumulation de fèces. Les parties latérales de cette échancrure postérieure de la prostate se prolongent un peu plus bas, et répondent à un tissu cellulaire lâche et extensible, de sorte que lorsque l'intestin est distendu par des gaz ou des matières solides, il se trouve refoulé en haut et embrasse toute la partie inférieure du pourtour de la glande. La circonférence de la prostate est couverte sur les côtés par quelques fibres du muscle releveur de l'anus, et se trouve assez rapprochée de la face postérieure des branches du pubis, particulièrement au niveau de l'urètre; elle s'en éloigne dans les autres points. Il résulte de ce rapprochement qu'elle est voisine du tronc de l'artère honteuse qui remonte le long de ces os. La partie supérieure de la circonférence de la prostate est séparée de l'arcade pubienne par un intervalle de neuf lignes environ, qui est occupé par les muscles pubio-prostatiques, les ligamens qui les entourent, du tissu cellulaire et adipeux, quelques branches de l'artère honteuse, qui forment parfois, en s'anastomosant, ainsi que M. Blandin l'a fait voir, une arcade complète qui donne naissance à une seule artère dorsale du *pénis*. M. Senn a reconnu, en étudiant les rapports de la prostate avec l'arcade sous-pubienne, que la partie supérieure de cette glande correspond à un écartement de cette arcade, qui a vingt et une lignes; sa partie moyenne à un écartement de deux pouces environ; et l'inférieure à un de deux pouces trois lignes.

La prostate est traversée par plusieurs conduits : le plus considérable est l'urètre. Ce n'est pas dans la partie moyenne de cette glande qu'il est placé, car les mesures prises par M. Senn font voir qu'il est distant de sept à huit lignes de la partie inférieure et moyenne de la circonférence, de neuf lignes directement en dehors, et de dix à onze lignes de la partie inférieure et latérale de cette même circonférence. M. Senn a vu plusieurs fois ce canal traverser la prostate au-dessous de sa partie moyenne, et une fois tout-à-fait inférieurement : ces variétés anatomiques doivent diriger dans l'exploration qui précède l'opération de la taille. La portion prostatique du canal de l'urètre est située horizontalement sur la ligne médiane, et offre en bas et en avant le *verumontanum*, saillie sur le sommet de laquelle on voit les orifices antérieurs des conduits éjaculateurs qui traversent obliquement la prostate d'arrière en avant, de bas en haut, et de dehors en dedans, distans d'abord l'un de l'autre de deux lignes environ, et se réunissant ensuite en se rapprochant de la partie du canal où ils s'ouvrent. *Voyez* PÉNIS.

La prostate est enveloppée par une membrane fibreuse très-dense, peu extensible, très-adhérente à son tissu, qui se prolonge en avant sur l'urètre et se réunit à l'aponévrose moyenne du périnée; c'est entre les lames de cette enveloppe qu'est situé le plexus veineux prostatique formé par les anastomoses nombreuses des veines de la prostate et celles du col de la vessie avec les veines dorsales du pénis. Le tissu de ce corps glanduleux est très-consistant, solide, d'un blanc grisâtre, criant sous le scalpel, d'un aspect fibreux, et qui laisse suinter à la coupe un liquide lactescent qui en sort sous forme de gouttelettes. L'organisation de la prostate est fort obscure; on n'y distingue ni lobules ni grains glanduleux, mais quelques follicules disséminés dans l'épaisseur du tissu résistant qui la constitue. De ces follicules naissent des conduits excréteurs dont le nombre varie de sept à quinze, et qui s'ouvrent dans l'urètre sur les côtés et à la surface du *verumontanum*. L'humeur visqueuse que produisent ces follicules se mêle à celle des vésicules spermatiques lors de l'éjaculation.

Quelquefois le canal de l'urètre n'est pas complètement enveloppé par la prostate qui est interrompue dans sa partie supérieure, et forme ainsi une gouttière qui n'embrasse que les trois quarts inférieurs de l'urètre, le quart supérieur de l'anneau étant complété par des fibres musculeuses et ligamenteuses qui donnent beaucoup de force et d'épaisseur à cette portion des parois du canal. Cette disposition, décrite par quelques anatomistes comme normale et constante, quoiqu'elle ne se rencontre pas chez la plupart des individus, a fait admettre que cet organe était formé de deux lobes latéraux : plusieurs auteurs, Home et Meckel entre autres, décrivent en outre un troisième lobe situé derrière et entre les deux latéraux et les conduits éjaculateurs, dont la forme est plus arrondie, le volume plus petit, et dont les conduits excréteurs percent immédiatement les membranes de la vessie en arrière et en dehors du *verumontanum*.

Immédiatement au devant de la prostate, derrière et de chaque côté du bulbe de l'urètre, on trouve deux petits corps obronds, un peu aplatis, lobulés, recouverts par les muscles bulbo-caverneux; leur couleur est rougeâtre, et leur aspect analogue à celui des glandes salivaires : leur tissu est assez dense. Ces deux corps, qu'on nomme glandes de Cowper, n'existent pas constamment : ils ont chacun un conduit excréteur, long d'un demi-pouce environ, qui traverse obliquement le bulbe de l'urètre, et s'ouvre dans ce canal au-devant du *verumontanum*. Ils consistent également en un amas de follicules qui sécrètent une humeur muqueuse et rougeâtre qui lubrifie l'intérieur du canal du l'urètre. Il y a quelquefois un troisième corps semblable situé au devant des deux que je viens de décrire, et dont le conduit excréteur s'ouvre de même dans le canal de l'urètre.

La prostate peut être le siége de diverses altérations que nous allons examiner rapidement. L'inflammation de son tissu, souvent consécutive à celle de la portion correspondante de l'urètre, peut être aussi causée par des coups, une chute sur le périnée, l'excès du coït ou de la masturbation, etc. etc.; c'est surtout dans le cas où un rétrécissement un peu considérable de l'urètre détermine une irritation permanente plus ou moins vive de la portion prostatique de ce canal qu'on voit les follicules de la prostate augmenter d'activité, se développer de plus en plus, et offrir même cinq à six lignes de longueur : ce corps glanduleux acquiert alors plus de volume, comprime l'urètre qu'il rétrécit, et cause assez souvent un suintement muqueux et puriforme qui parfois précède le premier jet de l'urine, et forme au fond de ce liquide un dépôt qui lui donne souvent une odeur infecte et rend son altération plus rapide. A mesure que la prostate augmente de volume, les fonctions du rectum sont plus gênées, le malade est tourmenté continuellement par la sensation d'un poids incommode qui pèse sur le rectum et détermine des envies fréquentes et illusoires d'aller à la garde-robe; l'urine, qui est filante et visqueuse, contient des glaires qu'on attribue ordinairement à la phlegmasie de la vessie, tandis qu'elles sont le produit de celle des follicules de la prostate. A ces symptômes de l'inflammation de la prostate consécutive aux rétrécissemens du canal de l'urètre, on peut ajouter encore les suivans quand cette phlegmasie aiguë est à son début : chaleur et douleur dans la région périnéale, fréquens besoins d'uriner, douleurs augmentées par le passage de l'urine et par la plus légère pression sur le périnée; sentiment de pesanteur plus marqué, avec accroissement des souffrances pendant les efforts de défécation; la tuméfaction de la prostate donne au malade la sensation d'un corps étranger toujours prêt à sortir du rectum; si l'on introduit le doigt dans cet intestin, on sent aisément la tumeur formée par la glande; on produit de vives douleurs en la comprimant légèrement. La sonde introduite dans le canal de l'urètre pénètre facilement jusqu'à la portion prostatique, s'il n'y a pas de rétrécissement qui s'y oppose; mais si on veut la faire entrer plus avant, on sent un obstacle souvent difficile à surmonter, et l'on cause les douleurs les plus aiguës; par suite de l'occlusion plus ou moins complète du canal que produit le gonflement de la prostate, l'urine ne s'écoule qu'avec lenteur et par un jet délié, ou goutte à goutte, et quelquefois même l'émission en est impossible. En outre, il existe ordinairement des phénomènes de réaction plus ou moins marqués, suivant le degré d'intensité de l'inflammation : le pouls est dur, plein, fréquent, la soif vive, etc. etc.

On doit opposer à ces accidens un traitement antiphlogistique énergique, des saignées générales, des applications réitérées d'un grand nombre de sangsues à la marge de l'anus, des cataplasmes émolliens sur le périnée, des demi-lavemens, des bains de siége, ou des bains entiers, des pédiluves; on trompe la soif du malade en lui faisant exprimer des tranches d'orange, des fruits acides, etc. On a quelquefois employé avec avantage des bains de siége froids, l'application de la glace sur le périnée; l'introduction d'un long glaçon arrondi dans le rectum a fait cesser une fois complètement les douleurs. Le malade doit être tenu à une diète sévère. Lorsque par l'emploi de ces moyens on obtient la résolution de l'inflammation, l'urètre cesse d'être rétréci, l'écoulement de l'urine a lieu plus librement, en même temps que la douleur et les autres symptômes diminuent d'intensité. Mais si les accidens persistent, et que la rétention de l'urine détermine une distension douloureuse de la vessie, il faut chercher à surmonter l'obstacle en employant, à l'exemple de Desault, une grosse sonde avec laquelle on a moins à craindre de faire une fausse route, parce qu'il faut nécessairement employer une certaine force pour pénétrer dans la portion prostatique rétrécie par le gonflement considérable de la glande; si la tuméfaction de la prostate est générale, l'introduction de la sonde est plus facile que lorsque l'engorgement n'est que partiel, parce que la pression exercée dans ce cas change plus ou moins la direction du canal de l'urètre en le rétrécissant. C'est alors qu'on emploie avec avantage les sondes droites qui permettent d'exercer sur elles des mouvemens de vrille qui facilitent singulièrement leur passage. Si l'on parvient dans la vessie, il ne faut pas y laisser la sonde à demeure, parce que sa présence ne pourrait qu'aggraver les accidens : quand son introduction est impossible, on est alors obligé de recourir à la ponction hypogastrique.

On a lieu de penser que l'inflammation de la prostate se termine par suppuration quand les phénomènes inflammatoires persistent; que la région périnéale devient le siége de douleurs pulsatives, qu'il y a des frissons irréguliers, un mouvement fébrile avec exacerbation le soir. Dans ce cas, un ou plusieurs foyers purulens peuvent se former dans l'intérieur de la glande, et s'ouvrir dans la vessie, dans le rectum, ou dans l'urètre. Lorsque l'inflammation de la prostate se termine ainsi par suppuration, et qu'elle a été causée par un rétrécissement du canal, l'urine est purulente, la saillie de la prostate devient de moins en moins sensible à travers les parois du rectum; plus tard on n'en distingue plus qu'une partie, qui est ramollie et déprimée. Quand la maladie dure ainsi long-temps, et que l'urine est toujours purulente et rendue difficilement à mesure que la prostate cesse de plus en plus de devenir saillante, il est probable qu'elle est détruite par la suppuration; aussi le praticien doit-il sonder avec la plus grande précaution pour éviter de faire de fausses routes au milieu d'un tissu ramolli et sans consistance. Cette altération de la prostate n'a pas lieu sans exercer une influence fâcheuse sur la sécrétion et l'excrétion du sperme. L'irritation se propage bientôt des conduits éjaculateurs aux vésicules séminales; de là une prompte éjaculation lors du coït, des pollutions fréquentes; l'irritation venant ensuite à augmenter, l'excrétion du sperme a lieu dans une demi-érection, sans causer aucune sensation appréciable, sous l'influence des moindres efforts pour aller à la selle ou pour uriner; et ces pertes, fréquemment répétées, ne tardent pas à causer l'amaigrissement et un affaiblissement physique et moral. Enfin, on conçoit que lorsque ces foyers de suppuration s'ouvrent dans l'urètre, ce qui a lieu le plus souvent, suivant M. Wilson, ils peuvent aussi déterminer des fistules périnéales plus ou moins difficiles à guérir, si l'on n'a pas l'attention de laisser alors la sonde à demeure dans la vessie afin d'empêcher l'urine de pénétrer dans leur intérieur. Telle est quelquefois l'origine des calculs qu'on trouve dans l'épaisseur de cette glande.

L'exposition de ces divers accidens a déjà fait connaître une partie des suites de l'inflammation chronique de la prostate, qu'on observe surtout chez les individus affectés d'urétrites fréquentes et anciennes, de rétrécissement du canal, et chez ceux qui ont usé avec excès des plaisirs vénériens. Cette phlegmasie lente détermine à la longue la tuméfaction, l'endurcissement de ce corps glanduleux, dont le tissu devient quelquefois squirrheux, comme cartilagineux, et peut acquérir un volume considérable, comme J. L. Petit, Chopart et M. Boyer en citent des exemples. Dans ces divers cas, aux phénomènes locaux d'abord à peine imperceptibles, succède un sentiment de pesanteur vers le col de la vessie, l'excrétion de l'urine a lieu par un jet moins large, et produit quelquefois un léger picotement vers la racine de la verge : peu à peu sa sortie devient plus difficile, celle du sperme n'est plus rapide, les efforts pour aller à la garde-robe sont accompagnés de la sensation d'un poids qui comprime la vessie, l'exploration par le rectum fait découvrir une tumeur plus ou moins grosse dans la région prostatique, et des matières glaireuses sont mêlées à l'urine. Enfin, lorsque la tuméfaction de la prostate est considérable, la rétention de l'urine peut être complète, et si toutes les tentatives de cathétérisme faites avec précaution sont inutiles, on est obligé, comme je l'ai déjà dit, de recourir à la ponction de la vessie, au-dessus du pubis. En général, quand l'induration de la prostate est très-étendue et qu'elle existe depuis long-temps, on ne peut guère compter que sur une cure palliative.

La tuméfaction ou l'induration de la prostate n'occupe pas toujours toute son épaisseur; elle est souvent bornée à un de ses côtés qui forme une saillie plus ou moins grande en dehors ou dans la cavité de la vessie : j'ai vu sur le cadavre d'un homme dont la vessie contenait plusieurs calculs libres et à facettes, une tumeur du volume d'un petit œuf, formée par la moitié droite de la prostate, dont le tissu, sans altération sensible, était le siége de cette tuméfaction partielle qui ne paraissait pas fermer l'ouverture du col vésical. Hunter, et depuis lui Ev. Home, ont rapporté des exemples d'un autre point de la glande qu'on trouve aussi quelquefois isolément tuméfié, et qui n'est autre, suivant Ev. Home, que le troisième lobe de la prostate qui, par sa situation et sa saillie au devant de l'orifice de l'urètre, obstrue cette ouverture plus ou moins complétement, cause la rétention de l'urine, et empêche que la vessie ne se vide complètement lorsque le liquide qu'elle contient peut s'écouler au dehors. La place occupée par cette tumeur partielle a souvent fait croire à l'existence d'un calcul. Dès qu'on a lieu de supposer qu'il existe une tuméfaction partielle ou générale de la prostate produite par l'inflammation chronique de son tissu, il faut prévenir la difficulté de l'excrétion urinaire en introduisant dans la vessie une sonde de gomme élastique qu'on laisse à demeure en la remplaçant par de nouvelles dont on augmente graduellement le calibre. On combat ensuite la phlegmasie par des saignées locales souvent répétées, des demi-bains et des fumigations émollientes, des lavemens mucilagineux, des frictions avec des pommades résolutives, comme celles d'hydriodate de potasse, celle de Gondret, d'Autenrieth. Les bains de mer sont très-avantageux, suivant Hunter; il en est de même des suppositoires d'opium et de ciguë qu'on laisse dans le rectum jusqu'à ce qu'ils y fondent, moyen employé avec succès par Ev. Home; ou bien un séton au périnée ou deux cautères sur les côtés du raphé, comme le conseille Bell; mais il est nécessaire surtout de prolonger l'usage des sondes, lors même que la difficulté d'uriner vient à diminuer. Il est bon aussi d'employer de temps en temps quelques révulsifs sur le canal intestinal. Hunter administrait à l'intérieur les préparations de ciguë; on fait usage dans le même but de celle d'iode.

La prostate peut être encore le siége de tubercules scrofuleux; on l'a trouvée convertie en matière encéphaloïde, soit isolément, soit conjointement avec les tissus qui l'avoisinent. Je l'ai vue plongée au milieu d'une masse de tissu cérébriforme qui remplissait toute l'excavation pelvienne; elle était en même temps augmentée de volume, et formait une tumeur considérable dans la région périnéale : son tissu avait subi cette transformation dans toute son épaisseur. Elle contient aussi quelquefois des corps fibreux ou fibro-cartilagineux analogues à ceux de l'utérus, des calculs plus ou moins nombreux : M. Dupuytren en a retiré douze chez le même individu par diverses incisions : ils étaient pourvus de facettes, comme articulés et formés de phosphate, de carbonate de chaux et de matière animale, composition différente de celle que présentent ordinairement les calculs vésicaux. M. Thénard en a trouvé composés d'oxalate de chaux pur.

Le volume de la prostate est également susceptible d'un accroissement dû à la dilatation variqueuse des vaisseaux du plexus prostatique, qui forment autour et à l'intérieur du col de la vessie des nodosités saillantes. Ce gonflement variqueux, qui n'est pas très-rare chez les vieillards et chez les individus qui se sont adonnés avec excès aux plaisirs vénériens et à l'usage des alcoholiques, chez ceux qui ont eu des urétrites fréquentes, ou qui sont affectés d'hémorrhoïdes, est quelquefois une cause de rétention d'urine qu'on peut reconnaître, suivant Desault, à l'indolence et au peu de sensibilité de la tumeur prostatique, à l'absence de cuisson lors du passage de l'urine, et à la lenteur avec laquelle la rétention s'est manifestée, ayant été précédée d'une difficulté d'uriner dont l'accroissement offre en quelque sorte des paroxysmes chaque fois que le malade a monté à cheval ou en voiture, qu'il se livre à quelque exercice plus actif, ou qu'il fait quelques excès de table. Dans ce cas, lorsque l'excrétion urinaire est suspendue, on emploie une sonde grosse en gomme élastique, et quelquefois on a vu son introduction déterminer une hémorrhagie plus ou moins abondante qui produisait le plus heureux effet. On peut d'ailleurs seconder le dégorgement des vaisseaux par des applications de sangsues au périnée, ayant soin de laisser la sonde à demeure dans le canal de l'urètre. *Voyez* RÉTENTION D'URINE. (C. P. OLLIVIER.)

PROSTATIQUE, adj. et s. m., *prostaticus*, qui a rapport à la prostate. On a donné ce nom à deux faisceaux charnus qui s'étendent du pubis aux parties latérales de la prostate et sur les parties latérales de l'urètre, près de la portion membraneuse de ce canal.

On appelle aussi portion prostatique de l'urètre celle qui est embrassée par la prostate. *Voyez* PÉNIS.

PROSTRATION, s. f. *prostratio*, de *prosternere*, renverser, abattre. Sous ce nom, et plus correctement sous l'expression de *prostration des forces*, on a désigné l'abattement profond qui s'observe dans le cours de certaines maladies, et qui est caractérisé par l'anéantissement presque absolu des mouvemens musculaires. *Voyez* FORCES.

PROTHÈSE, s. f., *prothesis*. Branche de la thérapeutique

chirurgicale, qui a pour objet de remplacer par des pièces artificielles les parties du corps qu'on enlève, ou qui sont détruites par quelque altération, et de corriger ou faire disparaître certaines difformités. Comme on a déjà décrit dans divers articles quelques-uns de ces moyens mécaniques (*voyez* BANDAGES, BOTTINE, CUISSART, MEMBRE ARTIFICIEL, OBTURATEUR, OEIL ARTIFICIEL, ORTHOPÉDIE, PROTHÈSE DENTAIRE), nous nous bornerons à indiquer ici ceux dont on n'a pas fait mention, et dont l'examen complète l'histoire de ce genre d'opération. Le but de la prothèse, en la considérant dans un sens moins restreint, n'est pas seulement de suppléer à l'absence ou au défaut de certaines parties, elle offre encore un haut degré d'utilité en facilitant ou en rétablissant l'exercice de diverses fonctions, comme on le voit dans l'application des bandages qui maintiennent les hernies réduites en fermant les ouvertures naturelles ou accidentelles qui livrent passage aux intestins; c'est encore ce qui a lieu lorsqu'on protége des organes qui, naturellement recouverts par des enveloppes solides, se trouvent exposés au contact des corps extérieurs par suite de la destruction d'une partie de leurs enveloppes. Ainsi, quand une portion du crâne est enlevée par le trépan, ou détruite par la carie, on applique sur la cicatrice des plaques de diverses formes, afin de prévenir les accidens qu'un choc ou toute autre cause pourrait produire : dans ce cas, les plaques métalliques ont l'inconvénient d'être pesantes et froides; aussi emploie-t-on le plus ordinairement celles en cuir bouilli, qui offrent à la fois autant de résistance et plus de légèreté.

Les plaques métalliques sont avantageuses et spécialement indiquées quand les cavités qu'elles sont destinées à fermer sont habituellement humectées par un liquide plus ou moins abondant, comme pour les obturateurs de la voûte palatine. Il en est de même pour les mentons d'argent qui corrigent à la fois une difformité repoussante, et s'opposent à ce qu'il y ait une trop grande déperdition de salive, qui pourrait avoir la plus fâcheuse influence sur la digestion et la santé générale des malades. Ces plaques d'argent, dont la forme et les dimensions doivent être appropriées à celles de la plaie, n'empêchent pas que la salive ne s'écoule en partie au dehors, et l'on est obligé de placer au-dessous et en dedans de ces masques partiels plusieurs compresses de linge fin qu'on renouvelle à mesure qu'elles sont imbibées. Si la destruction des deux os maxillaires est plus considérable, et qu'elle comprenne en même temps le nez et l'ouverture antérieure des fosses nasales, on fait alors porter aux malades un masque d'argent doré, qui peut rendre en même temps l'articulation des sons moins difficile. Il existe aux Invalides une vingtaine de vieux soldats auxquels on a adapté ainsi des plaques métalliques pour des mutilations plus ou moins étendues de la face. Ces pièces rapportées doivent être entretenues dans la plus grande propreté, et nettoyées et enlevées au moins une fois chaque jour.

Lorsque le nez seul est détruit, on peut le remplacer par un nez postiche, fabriqué en bois, en carton, en cuir, ou mieux, en toile et en soie. On a soin qu'il ait, autant que possible, la même forme que celui qui n'existe plus, imitation qu'on peut obtenir à l'aide du portrait ou du buste de l'individu, s'il a été fait avant la mutilation. Quelle que soit la matière employée pour les nez postiches, il faut éviter de leur donner une couleur trop saillante au lieu d'une teinte qui soit en harmonie avec celle du reste de la face. On les maintient appliqués au devant des fosses nasales à l'aide des lunettes dites *temporales*, dont la branche transversale est fixée solidement à la portion du nez postiche sur laquelle cette branche repose habituellement dans l'état naturel. Les bords du nez postiche doivent être configurés de manière à correspondre exactement aux saillies ou aux dépressions du contour de l'ouverture antérieure des fosses nasales, de manière à corriger le plus possible cette difformité, généralement difficile à cacher parfaitement.

Enfin, la conque de l'oreille peut manquer accidentellement ou par suite d'un vice de conformation. Cette altération apporte beaucoup d'obstacle à l'audition, parce que les rayons sonores ne viennent plus frapper dans une cavité qui les rassemble et les réflechisse dans le conduit auditif: l'ouïe est souvent alors presque entièrement abolie. On supplée à l'absence de cette partie de l'oreille au moyen d'une conque artificielle dont la configuration ressemble à celle de l'oreille opposée, si cet organe ne manque que d'un côté, ou à laquelle on donne une conformation semblable à celle qui existe ordinairement dans l'état normal si elle manque des deux côtés. On assujétit la pièce autour de la tête à l'aide de fils ou de rubans convenablement disposés.

En général, les pièces artificielles, quel que soit leur mécanisme, doivent être construites sous les yeux et d'après les conseils de médecins instruits, et l'on conçoit combien il est nécessaire que des connaissances anatomiques précises président à leur confection, afin qu'elle soient en harmonie avec les mouvemens des organes, et qu'elles n'exercent pas sur eux une action partielle, et même quelquefois nuisible.

PROTHÈSE DENTAIRE. Nous devons indiquer dans cet article les procédés opératoires employés pour oblitérer les cavités creusées dans les dents par des maladies de leur tissu, et les moyens mis en usage pour remplacer la couronne des dents, lorsqu'elle est affectée de carie, et les dents déjà tombées ou extraites.

L'oblitération des cavités creusées dans la couronne des dents par la carie empêche souvent cette affection de se reproduire, en soustrayant les parois de cette cavité à l'action des causes irritantes; elle empêche en outre les substances alimentaires d'y pénétrer, d'y séjourner, d'y contracter une odeur infecte. Quelques personnes se contentent de remplir ces cavités avec du coton ou de l'agaric imbibé d'une liqueur aromatique, qu'elles changent chaque jour; d'autres emploient au même usage un petit morceau de cire ou de mastic. Si l'on veut obtenir une oblitération permanente, il faut faire remplir l'excavation avec une substance métallique, et comme on se sert souvent de feuilles de plomb, on dit que l'on *plombe* une dent lorsque l'on pratique sur elle l'opération dont il s'agit.

On ne doit pratiquer cette opération que quand les parois de la cavité de la dent peuvent supporter sans douleur une pression prolongée et assez forte. Il faut également, pour que cette opération puisse avoir un succès durable, que l'excavation ait une forme telle que le métal introduit puisse y rester solidement engagé.

On peut se servir, pour oblitérer les dents, de feuilles très-minces de plomb, d'étain, d'argent, d'or, de platine. Plusieurs dentistes préfèrent ces derniers métaux, parce qu'ils sont moins altérables que tous les autres. Avant d'introduire les feuilles métalliques dans la cavité de la dent, on extrait avec une curette très-étroite les corps étrangers qu'elle peut contenir, on la rugine, on la nettoye avec de petits tampons de coton imbibés de liqueur aromatique, on absorbe ensuite l'humidité avec d'autres petits tampons secs. Cela fait, on introduit successivement dans la cavité de la dent plusieurs feuilles métalliques roulées sur elles-mêmes, on les enfonce avec un crochet mousse, en pressant assez fortement pour remplir exactement tout le vide; lorsqu'il est rempli, on coupe au niveau de la couronne la portion de lame métallique qui la déborde, et on presse sur sa surface pour en faire disparaître les aspérités.

Cette opération est ordinairement peu douloureuse, mais il arrive assez souvent qu'elle est suivie, au bout de quelques jours, d'une fluxion que l'on combat par les collutoires émolliens et anodins; il devient quelquefois nécessaire d'appliquer deux à trois sangsues sur la gencive, pour calmer la douleur. Chez quelques individus, cette douleur persiste avec violence malgré ce traitement, ou bien les fluxions se renouvellent très-fréquemment; on est alors obligé d'extraire les feuilles métalliques introduites dans la dent, et d'employer les moyens convenables pour y détruire complétement la sensibilité. On a aussi proposé de luxer, dans ce cas, la dent, pour rompre le nerf dans lequel réside sa sensibilité. Plusieurs dentistes, et entre autres Fox et M. Regnard, ont proposé d'oblitérer les dents avec le métal fusible de Darcet, que l'on peut rendre plus fusible, comme le pratique ce dernier, en y ajoutant depuis un dixième jusqu'à un quarantième de mercure. On introduit successivement dans la cavité de la dent de petits cylindres de cet alliage, que l'on fait entrer en fusion avec un cautère faiblement échauffé. Cette opération procure une oblitération plus parfaite et plus durable, mais il serait plus difficile d'extraire le métal introduit, s'il survenait consécutivement des accidens inflammatoires. On pourrait alors être réduit à luxer la dent pour opérer la rupture du nerf qui va se distribuer à sa pulpe.

Transplantation des dents. — Cette opération consiste à extraire une dent saine à un individu bien portant, pour remplacer sur une autre personne une dent semblable, mais malade, dont l'extraction vient d'être faite. La transplantation des dents ne peut convenir que pour celles qui n'ont qu'une racine. On la trouve conseillée par un assez grand nombre de praticiens recommandables, tels que Paré, Hunter, Callisen, Fauchard; cependant on y a maintenant complétement renoncé. Les motifs qui l'ont fait abandonner sont assez nombreux : elle est inhumaine, immorale; elle expose les sujets sur lesquels on opère la transplantation à contracter des maladies contagieuses ; elle était souvent suivie d'accidens inflammatoires assez violens, ou manquait de succès, soit parce que la racine de la dent transplantée ne présentait pas exactement la forme de l'alvéole qui devait la recevoir, ou parce qu'elle s'érodait ou s'atrophiait au bout de quelque temps. Les mêmes accidens ne sont pas à redouter lorsqu'une dent complétement luxée ou extraite accidentellement est replacée à l'instant même dans sa situation naturelle, et assujétie convenablement avec une plaque de plomb recourbée. La transplantation des dents récemment extraites ayant été abandonnée, on se sert, pour remplacer celles qui manquent, de dents humaines desséchées, ou de dents artificielles préparées avec des dents de bœuf, de cheval, de l'ivoire, des dents d'hippopotame, ou avec des substances minérales. Ces dernières, surtout lorsqu'il s'agit de remplacer plusieurs dents, sont préférables, parce qu'elles conservent leur couleur, qu'elles ne s'altèrent pas par le contact de la salive, de l'air, des alimens, et qu'elles ne contractent pas d'odeur. Pour remédier à ce dernier inconvénient des dents artificielles faites avec des os ou avec des dents humaines ou avec des défenses d'animaux, Fauchard avait imaginé de les émailler. Duchâteau se fit faire un dentier complet de porcelaine dure, et depuis on a singulièrement perfectionné ce dernier procédé, et parmi les dentistes qui y ont le plus contribué, on doit particulièrement citer MM. Dubois de Chément, Fonzi, Audibran, Delabarre.

Les dents artificielles peuvent être fixées à pivot, c'est-à-dire sur la racine conservée d'une dent dont la couronne est détruite par la carie. On doit toujours fracturer, ou limer celle-ci jusqu'au niveau de la gencive; ou bien on les assujétit aux dents voisines au moyen de lames ou colliers de métal élastique colorés convenablement, qui embrassent exactement la gencive et les dents voisines. On prend d'abord l'empreinte du vide laissé par les dents qui manquent, et celle de la gencive et des dents voisines, avec de la cire. Cette empreinte sert à couler un moule en plâtre qui devient le modèle d'un autre moule en métal, sur lequel on façonne au marteau les lames ou colliers qui doivent embrasser les dents saines et la gencive, ainsi que la plaque horizontale sur laquelle les dents artificielles sont fixées par un tenon rivé et soudé. On a presque généralement renoncé à fixer les dents artificielles aux dents saines par le moyen des ligatures, soit en soie, soit en fil de métal, parce qu'on leur a reconnu le grand inconvénient d'enflammer les gencives, de rendre vacillantes les dents sur lesquelles elles prennent leur point d'appui, et d'occasioner leur chute au bout d'un certain temps. Les dents fixées seulement par des ligatures sont d'ailleurs toujours plus ou moins vacillantes.

Les dentiers ou râteliers complets sont construits en suivant un procédé semblable. Le râtelier de porcelaine imaginé par Duchâteau était d'une seule pièce; maintenant on adapte les dents artificielles isolément aux lames d'or ou de platine qui doivent embrasser les gencives. De cette manière, les dentiers sont plus légers, ils s'appliquent plus exactement sur les gencives, et ils sont moins sujets à se briser.

Les dentiers qui sont destinés à la mâchoire supérieure tomberaient en obéissant à leur poids, s'ils n'étaient soutenus par des ressorts latéraux, fixés soit aux dents soit au dentier inférieur, par des ressorts qui tendent continuellement à les repousser en haut. Ces ressorts doivent être proportionnés, pour leur force au poids de la pièce qu'ils doivent soutenir, et à la force des muscles élévateurs de la mâchoire inférieure. Les dentiers bien exécutés doivent être construits de telle manière qu'ils embrassent exactement les gencives et le bord alvéolaire, qu'ils ne produisent aucune meurtrissure, que les dents molaires et canines supérieures et inférieures appuient perpendiculairement les unes sur les autres, tandis que les incisives supérieures passent au devant des inférieures sans les toucher. Il survient assez fréquemment, après l'application des dents à pivot, des fluxions, des abcès de la gencive. On voit aussi se développer des inflammations de la membrane interne de la bouche et des gencives, déterminées par la présence des dentiers. Ces accidens peuvent dépendre de la mauvaise construction de ces moyens de prothèse, d'autres fois ils en sont indépendans, et proviennent de la disposition particulière du sujet. Si ces accidens dépendent de cette dernière cause, il faut les combattre par les émolliens, et retirer les dentiers pour quelque temps. On trouve quelques personnes qui sont obligées d'y renoncer complétement. (MARJOLIN.)

PROTUBÉRANCE s. f., *protuberantia.* On donne ce nom à des éminences ou saillies qu'on remarque à la surface de certains os et de quelques organes; telles sont les protubérances occipitales, et la protubérance cérébrale ou annulaire.

PRUNEAUX, s. m. On donne ce nom aux prunes ou fruits du prunier, que l'on a fait sécher au four ou au soleil. *Voyez* PRUNIER. (A. RICHARD.)

PRUNELLE, s. f. On appelle ainsi le fruit du prunier épineux. *Voyez* PRUNIER. (A. RICHARD.)

PRUNELLIER, s. m. Nom vulgaire du prunier épineux.

PRUNIER, s. m. C'est un genre de plantes de la grande famille des rosacées, tribu des amygdalinées ou drupacées, dont plusieurs espèces méritent d'être mentionnées ici.

Le PRUNIER CULTIVÉ, *prunus domestica*. L. Rich., *Bot. méd.*, t. II, p. 517. C'est un arbre d'une taille moyenne, orginaire de Syrie, et particulièrement des montagnes aux environs de Damas. Selon Pline, il n'a été connu à Rome que du temps de Caton l'Ancien. Mais aujourd'hui, cet arbre s'est si bien acclimaté dans toutes les parties de l'Europe, qu'il paraît y être indigène. Le nombre des variétés que l'on cultive est extrêmement considérable. Elles dépendent du volume, de la forme, de la couleur et de la saveur des fruits, que tout le monde connaît sous le nom de prunes.

Parmi les variétés les plus estimées, nous citerons surtout la Reine-Claude, la grosse Sainte-Catherine, le Monsieur, la Mirabelle, etc. Une prune bien mûre est un fruit des meilleurs. Sa saveur sucrée est encore relevée par un parfum très-suave. Lorsqu'on en mange en très-grande quantité, elles deviennent laxatives; mais c'est à tort qu'on les a accusées de produire la dysenterie. Elles ne pourraient amener ce résultat fâcheux que si on en mangeait une trop grande quantité avant leur maturité.

La quantité du sucre que contiennent les prunes bien mûres est assez considérable pour que, dans certaines parties de l'Allemagne, on l'en ait extrait avec succès. Aussi, les prunes soumises à la fermentation, surtout la variété connue sous le nom de *couëtche* ou *coatch*, donnent-elles une très-grande quantité d'alcohol. En Alsace, et dans quelques contrées de l'Allemagne, presque toute l'eau-de-vie consommée par le peuple provient de la distillation des prunes.

Ces fruits présentent encore un autre avantage; c'est celui de pouvoir se conserver pendant fort long-temps après qu'on les a fait sécher au four ou au soleil; elles constituent alors les pruneaux. Ceux-ci se distinguent en pruneaux destinés pour l'usage de la table, et en pruneaux médicinaux. Les premiers se font surtout avec les prunes de Reine-Claude, de Sainte-Catherine ou les *couetches*. Les plus estimés sont ceux qui nous viennent des environs d'Agen ou de Tours. Ils sont d'une saveur sucrée et très-agréable. C'est un aliment léger dont on permet souvent l'usage aux convalescens. Les seconds sont faits avec la petite prune noire de Damas. Ils sont légèrement astringens, beaucoup moins sucrés que les précédens, et sont surtout employés comme laxatifs. On prescrit, soit leur décoction, soit leur pulpe, que l'on peut rendre plus actives, en y ajoute une ou deux onces de manne ou une demi-once d'un sel neutre. On emploie surtout les pruneaux pour les enfans, les femmes, et en général pour les sujets faciles à purger.

Les amandes contenues dans les noyaux des prunes contiennent une grande quantité d'huile grasse. Dans les environs de Briançon, on retire d'une variété de prunier appelée par Villars *prunus brigantiaca*, une huile grasse très-abondante, d'une saveur douce et agréable, et que l'on désigne sous le nom vulgaire d'*huile de marmottes*. Cette huile est employée aux mêmes usages que celle que l'on retire des olives et des amandes douces. Le résidu qui reste après la compression à laquelle on a soumis les amandes sert à la nourriture des bestiaux. Mais néanmoins, il ne doit leur être donné qu'en petite quantité, parce qu'il contient une certaine dose d'acide prussique qui a quelquefois occasioné des accidens graves.

Il suinte des pruniers, comme de tous les autres arbres de la même tribu, une matière visqueuse, qui se condense et forme une véritable gomme connue sous le nom de gomme du pays. *Voyez* GOMME.

Nous devons encore citer ici une seconde espèce de prunier, connue sous les noms de prunellier, prunier épineux ou épine noire (*prunus spinosa*, L.). C'est d'elle qu'on retire le suc astringent nommé *acacia nostras*. *Voy.* ce mot. (A. RICHARD.)

PRURIGINEUX, adj., *pruriginosus*, de *prurigo*, démangeaison; qui est acccompagné de prurit, qui a rapport au prurit: *affections prurigineuses*, *douleur prurigineuse*.

PRURIGO, s. m.; nom latin francisé, par lequel on désigne

aujourd'hui une inflammation chronique des tégumens caractérisée par des *papules* qui ont à peu près la même couleur que la peau, et qui sont accompagnées d'une très-vive démangeaison. Ces papules se terminent naturellement par résolution, et sont remplacées par de très-petites croûtes noires et circulaires, lorsqu'elles ont été écorchées avec les ongles.

Le prurigo peut se développer à la fois ou successivement sur plusieurs régions du corps, ou rester confiné sur l'une d'elles (prurigo *général*; prurigo *local*).

§ Ier. Le prurigo *général* se présente sous deux formes principales, indiquées par Willan, et reproduites, d'après lui, par plusieurs pathologistes :

1° Tantôt (prurigo *mitis*, Willan) cette affection s'annonce par un prurit fort incommode sur les épaules, sur la partie supérieure de la poitrine, sur les lombes, le ventre, les bras et les cuisses, etc. Lorsqu'on examine les parties affectées, à l'œil nu ou à l'aide d'une loupe, on aperçoit des papules, douces au toucher, plus larges et plus pointues que celles du lichen, dont elles diffèrent aussi en ce qu'elles conservent la teinte naturelle de la peau. La plupart d'entre elles ne paraissent enflammées que lorsqu'elles sont accidentellement irritées. Elles ne sont pas, comme celles du lichen, accompagnées de picotemens, mais d'un sentiment de démangeaison très-vif et continuel. Ces papules proéminent quelquefois si peu à la surface de la peau, que, suivant l'expression vulgaire des malades, elles paraissent être situées entre *cuir et chair*. La démangeaison qu'elles produisent se fait surtout sentir au moment où les malades se mettent au lit, ou lorsqu'ils y ont séjourné quelques heures; alors elle devient si vive qu'elle s'oppose à ce qu'ils puissent goûter quelque repos. La démangeaison peut être excitée ou exaspérée par le toucher ou le frottement des vêtemens, par l'élévation de la température extérieure du corps, provoquée par la digestion ou un violent exercice, etc. Ce prurit offre quelquefois des intermissions de trois ou quatre heures, surtout lorsque le malade est fortement préoccupé.

Entre les papules prurigineuses on aperçoit, çà et là, de petites croûtes minces, légères, circulaires, de la dimension d'une tête d'épingle, d'une couleur brunâtre ou noire, et dont la circonférence paraît quelquefois comme plissée. Ces petites croûtes, qui se détachent après un certain temps, sont formées par la dessication d'une gouttelette de sang ou de sérosité qui s'est épanchée sur le sommet des papules déchirées. L'éruption des papules du prurigo *mitis* est successive; et, si cette maladie n'est pas combattue par un traitement approprié, elle peut persister pendant plusieurs mois.

2° Le prurigo *général* peut offrir un caractère plus grave sous le rapport de l'intensité et de la ténacité de ses symptômes (prurigo *formicans*, Willan). Les papules, plus larges, plus obscures que dans le prurigo *mitis*, sont accompagnées d'une démangeaison continuelle, intolérable, et qui est d'autant plus vive, en général, que les papules sont plus plates. Elles sont répandues sur tout le corps, la face, les pieds, et la paume de la main exceptés; elles siégent spécialement sur les parties exposées aux ligatures et aux frottemens, sur la nuque, sur les lombes et les cuisses. Le soir et vers les trois ou quatre heures après minuit le prurit s'exaspère, et le sommeil est brusquement interrompu. Les mains du malade se portent involontairement sur les régions couvertes de papules, et bientôt une foule de sensations désagréables viennent se joindre à la démangeaison. Quelques malades croient sentir comme de petits insectes qui rampent sous la peau, d'autres s'imaginent être dévorés par des fourmis; circonstance que la dénomination de Willan (prurigo *formicans*) est destinée à rappeler. Il en est qui se sentent la peau comme percée par des aiguilles brûlantes. Ces malades se grattent avec une sorte de rage, et ne cessent de déchirer les tégumens avec leurs ongles. La sensation prurigineuse redouble avec une impatience et une agitation difficiles à décrire. Les malades quittent leur lit pour se promener nus; et pendant les tourmens que causent ces excessives démangeaisons, les muscles des membres supérieurs et inférieurs se contractent, se durcissent, et se dessinent fortement sous la peau. Enfin, lorsque les individus atteints de cette espèce de prurigo expriment leur opinion sur la nature de leur maladie, ils parlent toujours *d'âcreté, d'ardeur de sang, de feu brûlant, etc. etc.*

Le sommet de la plupart des papules ne tarde pas à être enlevé avec les ongles. La peau paraît parsemée de petites *croûtes* minces et noires, comme dans le prurigo *mitis*. Ces petites croûtes noires, faciles à apercevoir à la surface de la peau, sont plus distinctes que les papules intactes; ces dernières ayant la même couleur que les tégumens, sont souvent difficiles à reconnaître, à cause de leurs petites dimensions.

Dans la vieillesse (prurigo *senilis*, Willan), l'éruption papuleuse du prurigo est ordinairement plus considérable qu'à tout autre âge. Aussi la peau offre-t-elle un grand nombre d'égratignures et une desquamation furfuracée abondante. La démangeaison est insupportable et plus permanente que dans le prurigo *formicans*, dont les symptômes extérieurs sont cependant les mêmes.

Outre les papules qui caractérisent le prurigo, on remarque quelquefois des lésions accidentelles qui disparaissent aussitôt que l'irritation qui les a produites vient elle-même à cesser. Ainsi, lorsque les personnes atteintes du prurigo négligent les soins de propreté, des pustules, des vésicules, des furoncles naissent au milieu des papules; la peau présente des gerçures plus ou moins considérables, et acquiert parfois une très-grande épaisseur. Quand la maladie est ancienne, surtout chez les vieillards, l'épiderme s'enlève par petites écailles, ou une desquamation furfuracée s'opère çà et là, sur le tronc et les membres. La gale et l'impétigo peuvent compliquer accidentellement le prurigo; mais il est inexact d'avancer, avec Willan et Bateman, qu'elles peuvent apparaître comme terminaison de cette maladie. Quelques pathologistes pensent que l'état de la peau, dans le prurigo *senilis*, est favorable à la production et à la propagation des *pediculus corporis*. Enfin Willan prétend avoir observé, dans un cas de prurigo, un insecte particulier; mais la description qu'il en donne est inexacte et incomplète. *Voyez* PHTHYRIASE.

Indépendamment de ces affections accidentelles de la peau, le prurigo *général* peut être compliqué avec d'autres inflammations internes. Dans le prurigo *formicans*, l'éruption des papules est quelquefois précédée de douleurs de tête, de malaise, d'épigastralgie, etc. D'un autre côté, lorsque des individus affectés du prurigo sont frappés d'une maladie aiguë, l'éruption papuleuse diminue presque toujours d'intensité, et disparaît quelquefois même entièrement.

La durée du prurigo *général* varie entre quelques semaines et plusieurs années. Pendant ce laps de temps, on observe ordinairement des rémissions très-marquées. Chez les femmes et les enfans, dont la peau est fine et délicate, le prurigo disparaît souvent sans laisser de traces; mais, lorsqu'il affecte long-temps la peau épaisse et dure des vieillards; l'épiderme se détache habituellement sous la forme d'une poussière farineuse.

§ II. La marge de l'anus, le scrotum chez l'homme, les grandes lèvres chez la femme, sont les parties le plus ordinairement attaquées par le prurigo, lorsqu'il est *local* ou borné à une région du corps.

1° Le prurigo *podicis* est caractérisé par de véritables papules, semblables à celles du prurigo *formicans*. Chez les individus qui en sont affectés, la peau de la marge de l'anus et de la partie interne des fesses est rude, inégale, parsemée de papules ayant la même couleur que la peau qui les entoure, et de petites croûtes noirâtres, qui correspondent aux papules dont le sommet a été enlevé avec les ongles. Ces papules peuvent être accidentellement mélangées de vésicules ou de petites pustules psydraciées dont l'existence est passagère. La démangeaison produite par le prurigo *podicis* est insupportable surtout pendant la nuit. Souvent les malades ne parviennent à s'endormir qu'après s'être grattés avec une sorte de fureur. Le prurigo *podicis* est toujours une maladie longue et rebelle. Après trois ou quatre mois de durée, les symptômes éprouvent quelquefois une véritable rémission; mais ils s'exaspèrent de nouveau à la suite de quelque écart de régime. Les femmes parvenues à l'âge critique sont particulièrement sujettes à cette espèce de prurigo. Lorsque cette maladie a été long-temps abandonnée à elle-même, la peau continuellement irritée, devient rude, squameuse; et l'eczéma *impetiginodes* succède quelquefois à cette éruption papuleuse.

2° Le prurigo *scroti* peut exister seul ou compliqué avec le prurigo *podicis*. Il est caractérisé par des papules qui se développent sur le scrotum et le pubis, et quelquefois même sur le pénis. Lorsque ces élevures ont été déchirées avec les ongles, elles deviennent très-douloureuses. Le prurigo *pudendi muliebris* est également caractérisé par des papules prurigineuses très-distinctes, situées sur le mont de Vénus et sur les grandes lèvres. La membrane muqueuse de la vulve présente quelquefois elle-même une foule de petites élevures solides qui rendent sa surface rugueuse et inégale. Cette affection papuleuse est souvent accompagnée d'une inflammation de la vulve et du vagin, et d'une leucorrhée plus ou moins abondante. Dans la description de *l'intertrigo*, Lorry a fait un tableau énergique des symptômes et des souffrances produits par le prurigo des parties génitales.

« Morbus ille adultos ut plurimùm, et primum pubertatis florem egressos adoritur, eosque qui castè viventes, ingenti tamen impetu ad venerem ferrentur; mulieres etiam, sed maturiùs adoritur. Ejus ortus primò mitior est, et pruritu totus continetur. At pruritui illi tùm in maribus, tùm in feminis jungitur ardor in venerem inexplebilis. Mores et præcepta repugnant; coercet virtus vivax, et manus indocilis ad has partes fertur, scalpendoque malum irritatur, et animus ipse in partem operis venit cum artuum tremore et palpitatione. Sedatur vulgò per plurimas horas malum; tuncque omnia tranquilla apparent, at recrudescit per paroxysmos, noctu potissimùm afficiens. Sævit autem eò vehementiùs, quò aut familiariter magis, aut proximiùs, cum feminis mares, aut cum maribus feminæ vixerint. Nec minores accipit vires à vino, piperatis, spirituosis, acribus alimentis, potu coffeæ, oleosorum spirituosorum, ità ut noverim viros qui numquam similibus tentarentur pruritibus, nisi una ex hisce causis accesserit, quas edocti experientiâ vitabant sedulius. Progrediente malo partes ad aspectum maculosæ, maculis flavis vix suprà cutem extantibus distinctæ sunt; scrotum omninò rugosum est, ut et labia pudendorum in feminis, et tempore paroxysmi prorsùs retractum. Erectio penis et libidinis ardens cupido mentem incendunt. Partes illæ non eruptione lichenibus simili afficiuntur, sed epidermis rugosa olet, et alluitur liquore unctuoso, non lintea maculante, non digitis adhærente, sed ad sensum lubrico. Increscente malo pruritus enormes fiunt, per paroxysmos et summè violentos, et frequenter redivivos, ità ut nec pudor, nec reverentia regum à scalpendo divertant, et sæpè per intervalla etiam paroxysmorum puncturæ acerrimæ acuibus inflammatis per cutem transactis morsu similes, in clamorem adigunt : hinc partes illæ rhagadibus, atque fissuris manu factis undiquè hiant. Ardor semper inest, et ad quemvis levissimum incessum exhalat humor olentissimus, fervente intereà œstro venereo. »

3° Prurigo *plantaris*. M. Alibert cite l'exemple d'un homme de cinquante ans, d'une constitution saine et robuste, qui était atteint de cette maladie. Le prurigo se déclara tout à coup, et se maintint à un tel point, que dans les rues ou dans la société le malade était contraint d'ôter son bas et son soulier pour se gratter à outrance, jusqu'à ce que la démangeaison fût apaisée. Un autre exemple de prurit plantaire est également indiqué par le même auteur; mais il n'est pas fait mention de l'existence des papules dans ces deux observations. Et comme une démangeaison plantaire, même très-vive, peut être produite par diverses maladies, cette variété du prurigo ne pourra être admise que lorsqu'elle aura été établie par des observations plus complètes.

§ III. Les recherches anatomiques faites sur le prurigo par MM. Alibert et Mouronval n'ont réellement porté que sur des lésions concomitantes. L'un des malades était mort d'une rétention d'urine et d'une pneumonie; l'autre présentait de nombreuses altérations phlegmasiques des trois cavités. Dans une troisième observation, on assure que les papules étaient affaissées; la mort avait été la suite d'une gastro-entérite et d'une affection cérébrale.

§ IV. Le prurigo attaque spécialement les deux extrêmes de la vie. Il est plus fréquent chez les pauvres que chez les riches, et on l'observe plus souvent chez les hommes que chez les femmes. Cette affection papuleuse est quelquefois produite par le séjour dans des lieux bas et humides, et surtout par la malpropreté. On a signalé d'autres causes dont l'action est plus difficilement appréciable, telles qu'une mauvaise nourriture, l'abus des liqueurs alcoholiques, des salaisons, des mets épicés; le défaut ou l'irrégularité de la menstruation, les chagrins, les fatigues excessives, etc. On a aussi remarqué que le prurigo *mitis* survenait généralement au printemps ou au commencement de l'été, tandis que le prurigo *formicans* se montrait indifféremment dans toutes les saisons de l'année. Le prurigo *mitis* affecte plus ordinairement les enfans, tandis que le prurigo *formicans* attaque de préférence les adultes.

§ V. Le symptôme de la *démangeaison* ou du *prurit*, porté à un degré plus ou moins considérable, est commun à presque toutes les inflammations de la peau; et en particulier à l'urticaire, à la gale, à l'eczéma, au strophulus, au lichen, etc. Quoique cette sensation ait un caractère particulier dans le prurigo, elle ne peut en constituer le symptôme pathognomonique. Le véritable caractère de cette maladie est de consister dans une éruption de papules, que leur forme, et leur couleur semblable à celle de la peau, distinguent des papules du lichen et du strophulus.

Lorsque les papules ont été détruites avec les ongles, la nature de l'éruption est plus difficile à reconnaître, les petites croûtes du prurigo n'étant pas très-distinctes de celles du lichen et de la gale; mais dans le voisinage de ces papules altérées, on en découvre toujours qui sont intactes, et qui décèlent l'espèce de l'inflammation. D'ailleurs le prurigo est une affection *papuleuse*, et la gale est une inflammation *vésiculeuse*. Dans le prurigo les papules conservent la teinte de la peau; les vésicules de la gale sont plus enflammées. Le sommet déchiré des papules du prurigo est recouvert d'un léger caillot de sang desséché; les vésicules de la gale, lorsqu'elles ont été détruites, sont remplacées par une petite croûte mince et jaunâtre. La gale se transmet facilement d'un individu à un autre, et le prurigo n'est pas contagieux. Le prurit de la gale est non douloureux; il est âcre et brûlant dans le prurigo, et les malades qui en sont atteints se déchirent avec une sorte de cruauté. Le prurigo se développe ordinairement sur la peau des épaules, du dos, du col, des lombes, sur la poitrine, sur les membres dans le sens de l'extension, rarement entre les doigts, quelquefois sur la face, et même sur le cuir chevelu; la gale se montre surtout entre les doigts, sous les aisselles, aux jarrets et aux plis des bras. Le prurit du prurigo présente souvent des exacerbations; celui de la gale est continu. Le prurigo guérit quelquefois spontanément; la gale n'offre pas ce genre de terminaison, mais elle est moins rebelle.

Il peut arriver que le prurigo soit compliqué avec la gale. On distingue alors parmi les *papules* du premier les *vésicules acuminées* qui caractérisent celle-ci. Le lichen et d'autres inflammations peuvent également se développer sur la peau des individus atteints du prurigo ; le diagnostic de ces cas complexes exige beaucoup d'attention.

Le prurigo *local* ne peut être confondu avec la gale, mais il importe de le distinguer de quelques autres affections qui sont elles-mêmes accompagnées de démangeaisons plus ou moins vives; 1° les ascarides situés dans le rectum, des tumeurs hémorrhoïdales, une légère inflammation du gros intestin, excitent fréquemment de vives démangeaisons à la marge de l'anus. Ces maladies diffèrent du prurigo *podicis*, par l'absence des papules et par l'existence d'autres lésions qui lui sont étrangères; 2° la démangeaison produite par les *pediculi pubis*, par l'eczéma *impe-*

tiginodes des bourses, etc., ne doit pas être confondue avec celle qui accompagne le prurigo *scroti* : les papules qui caractérisent ce dernier le distinguent suffisamment de ces altérations. L'examen des parties génitales mettra toujours à même de déterminer, lorsqu'elles seront le siége d'une très-vive démangeaison, si cette sensation est produite par les papules du prurigo *pudendi*, par des ascarides, ou par des inflammations non papuleuses de la vulve et du pudendum.

§ VI. Chez les enfans, le prurigo n'est pas une affection très-rebelle, mais il est sujet à de fréquentes récidives. Le prurigo *senilis* est plus grave, et résiste quelquefois au traitement le mieux combiné. Fatigués par un prurit continuel, les malades se déchirent la peau avec leurs ongles ou avec des brosses; mais au soulagement momentané qu'ils se procurent succède bientôt un prurit très-ardent, qui les porte quelquefois à des actes de désespoir. Le prurigo *podicis* et le prurigo *pudendi muliebris* sont ordinairement très-rebelles.

§ VII. Les bains sont de tous les *remèdes extérieurs* ceux dont les effets sont le plus constamment avantageux dans le *prurigo général*. Par leur seul usage, on guérit assez promptement le prurigo produit par la malpropreté et la misère. Les bains doivent être administrés frais ou tièdes; une température trop élevée serait nuisible. Ils sont particulièrement utiles dans le prurigo *mitis* et le prurigo *senilis*. Leur usage doit être habituel et prolongé, lors même qu'il serait suivi de quelque augmentation momentanée des symptômes. Les bains nettoyent la surface de la peau, rendent la transpiration plus facile, et la démangeaison disparaît graduellement. Les malades éprouvent quelquefois un soulagement plus marqué, en se plongeant tous les jours, pendant une heure, dans des bains émolliens ou de décoction de son. Enfin les bains simples ou émolliens sont encore utiles pour prévenir le retour de cette maladie. Après l'emploi des bains simples, si l'éruption papuleuse persiste, les bains alcalins et savonneux, tels que ceux de Plombières, produisent des effets très-avantageux; ils ne laissent pas d'odeur après leur emploi, comme les bains sulfureux, qui sont eux-mêmes très-efficaces. Lorsque ces derniers exaspèrent l'irritation de la peau, on en mitige l'action par l'addition de la gélatine, ou bien en alternant leur usage avec celui des bains tièdes. Ce traitement externe réussit presque constamment chez les enfans atteints de prurigo *mitis*. Les bains de mer froids ou tièdes s'emploient dans les mêmes circonstances.

On a aussi obtenu quelques guérisons à l'aide des fumigations sulfureuses; cependant l'irritation qu'elles déterminent à la peau oblige souvent d'en suspendre l'emploi, ou de le combiner avec celui des bains simples, des bains de vapeurs ou des bains émolliens. Chez les enfans, on ne doit pas employer les fumigations sulfureuses.

Lorsque le prurigo est ancien, ou bien lorsque la peau est rude et épaisse, il convient de recourir aux bains de vapeur aqueuse. Ils peuvent être nuisibles chez les sujets jeunes ou pléthoriques. Chez les enfans et les vieillards, on les a vus donner lieu à des syncopes, sinon dangereuses, du moins très-fatigantes.

Il est rare qu'on retire quelque avantage des pommades mercurielles ou sulfureuses, des lotions d'eau de chaux ou des solutions de sublimé. On est quelquefois parvenu à diminuer le prurit en pratiquant des onctions avec la pommade d'ellébore et d'hydrochlorate d'ammoniaque. Les lotions mercurielles peuvent être conseillées avec avantage dans le prurigo *formicans*, surtout lorsqu'il est compliqué de *pediculi*. Dans d'autres circonstances, de simples lotions avec de l'eau fraîche ou de l'eau tiède ont procuré un grand soulagement.

§ VIII. De tous les remèdes *généraux* employés contre le prurigo, les émissions sanguines et les boissons délayantes, telles que le petit-lait, l'eau de veau, les décoctions légères d'orge et de chiendent, les limonades, etc., sont sans contredit les plus utiles. La saignée est presque constamment indiquée chez les individus jeunes et pléthoriques. Chez les femmes atteintes de prurigo, si les menstrues ont été supprimées, on cherchera à les rappeler par une application de sangsues à la vulve. Les personnes qui auront abusé des alimens épicés et des boissons spiritueuses seront astreintes, pendant quelque temps, à un régime végétal, ou à l'usage du lait d'ânesse ou du lait de chèvre.

§ IX. Je me borne à indiquer une foule de remèdes conseillés par divers praticiens. L'un veut qu'un vomitif et un purgatif soient administrés au début du prurigo; l'autre recommande les boissons amères, telles que les décoctions de bardane et de patience, les infusions de chicorée sauvage, de fumeterre, de petite centaurée et de camomille, le suc épuré de ces plantes fraîches, etc.; un troisième assure avoir retiré de très-bons effets du soufre seul ou associé au calomel, des sels neutres et de purgatifs plus actifs, etc.; mais il ne faut pas se montrer trop confiant dans les effets de ces remèdes, qui presque toujours ont été employés de concert avec plusieurs autres, et dont l'action sur la peau est éloignée et difficilement appréciable. Dans le prurigo, comme dans la plupart des maladies des tégumens, il faut agir directement sur l'organe malade.

§ X. Les variétés du prurigo *local* présentent elles-mêmes quelques indications particulières. 1° Le prurigo *podicis* est, en général, d'une guérison difficile. Lorsqu'il est intense, il exige impérieusement l'emploi des saignées locales. Dans les cas où elles paraissent moins nécessaires, elles sont toujours suivies d'une amélioration, au moins momentanée, des symptômes. Les cataplasmes émolliens frais ou froids, les suppositoires de beurre de cacao; les lavemens opiacés, sont utiles pour diminuer le prurit. Après un usage convenable de ces remèdes, et quelquefois de prime-abord, chez les individus dont la peau est peu irritable, on retire de très-bons effets des douches gélatino-sulfureuses. On emploie quelquefois aussi avec succès de légères onctions avec l'onguent de nitrate de mercure affaibli, ou des lotions avec l'acide acétique étendu. Ces moyens seraient nuisibles si la peau de la marge de l'anus était excoriée ou même légèrement enflammée entre les papules.

2° Le traitement du prurigo *podicis* est applicable au prurigo *scroti*. Les lotions avec une solution de sublimé dans l'eau de chaux, et les onctions faites avec des linimens mercuriels, recommandées par Willan, sont généralement moins utiles que les lotions, les douches et les bains gélatino-sulfureux.

3° Le prurigo *pudendi muliebris* doit d'abord être combattu par la saignée du pied, par des applications répétées de sangsues à la vulve, par les lotions et les douches d'eau fraîche chargée de sucs de plantes émollientes et narcotiques. Les douches gélatino-sulfureuses sont sans doute plus propres à flétrir et à dessécher les papules; mais elles ne doivent jamais être employées dès le début. Elles augmenteraient l'inflammation de la vulve et du vagin qui accompagne presque toujours cette variété du prurigo. Les malades doivent en outre éviter l'usage des siéges et des lits mous, qui entretiennent une trop grande chaleur autour des parties affectées. Dans les paroxysmes qui se déclarent presque toujours pendant la nuit, ils parviennent quelquefois à apaiser le prurit ardent qui les dévore, en appliquant sans cesse sur les parties génitales des linges imbibés d'eau très-froide.

§ XI. En général les anciens désignent d'une manière vague les altérations de la peau, et ne les décrivent pas. Est-ce du prurigo *senilis* qu'Hippocrate a voulu parler, lorsqu'il a énuméré au nombre des maladies des vieillards le *prurit de tout le corps* (ξυσμὴ τοῦ σώματος ὅλου, sect. III, aph. 31). Était-il affecté du prurigo, le malade dont il est fait mention dans le Ve livre des *Épidémies*, et *qui était atteint d'un prurit de toute la surface du corps* (ἄνθρωπος ξυσμῷ εἴχετο πᾶν τὸ σῶμα)? Combien les médecins grecs admettaient-ils de *maladies prurigineuses*, κνησμώδεα (*Coac. prænot.*)? Voilà autant de questions insolubles pour ceux qui ne trouvent dans la collection hippocratique que ce qui y est réellement. La définition que Dieterich a donné du *Cnesmos*, d'après Galien (κνησμός, pruritus, *dolorifica voluptas in cute excitata ab acri salso ichore tenui, sine exulceratione*), est au moins aussi obscure. Pline paraît avoir indiqué le premier la nécessité d'établir une distinction entre le prurigo et la gale; cette opinion a été partagée par Ingrassias, Sennert, et Mercuriali qui l'a plus clairement exprimée : « Oportet antè alia « adnotare, quod omnes illi affectus, quibus jungitur pruritus, « differentes sunt *ab hoc pruritu ;* quia in illis vel tumor, vel exul- « ceratio, vel excoriatio aliqua apparet, *in pruritu nihil horum.* « Videntur carnes parum mutatæ, asperiores quidem aliquo pacto, « sed sine tumore insigni, exulceratione aut excoriatione. Præ- « tereà in aliis affectibus qui junctum habent pruritum, à cute « semper emanat aliqua sanies : in pruritu nihil emanat, nisi, ut « ait Avicenna, quædam corpora furfuracea, atque neque hæc ema- « nent nisi cutis unguibus dilanietur » (Mercurialis, *de morb. cutis*, lib. II, cap. 3). Haffenreffer proposa ensuite la division du prurigo en *général* et en *local :* « Pruritus (Græcis κνησμος.) est « tristis sensatio, desiderium scalpendi excitans, sine cutis asperi- « tate, vel exulceratione. Occupat autem quandoque universum « corpus, quandoque certam aliquam partem. » (Haffenreffer, *de cutis affectibus*, lib. I, cap. 14). Toutefois il faut se hâter de reconnaître que le véritable caractère du prurigo, c'est-à-dire l'existence de *papules prurigineuses de la même couleur que la peau*, n'a été formellement indiqué que par Willan, qui a publié une excellente monographie du prurigo, reproduite par Bateman, dans son *Synopsis*. Les observations postérieures de M. Alibert, de M. Chamberet et de M. Mouronval; celles de Sommer et de Loescher sur le prurigo *senilis* offrent aussi le plus grand intérêt. Il est seulement à regretter que les pathologistes français aient souvent désigné les papules du prurigo sous le nom de *boutons*, expression vague qui a été appliquée indistinctement à toutes les élevures de la peau. Peut-être aussi n'auraient-ils pas dû se borner à indiquer les caractères qui séparent le prurigo de la gale, sans faire mention du lichen, affection papuleuse dont l'analogie avec le prurigo est encore plus réelle. Quelques cas intitulés *prurigo* par M. Mouronval me paraissent même être de véritables *lichens;* telle est, en particulier, la cinquième observation de son Mémoire, dans laquelle il dit que les boutons étaient *rouges* et saillans, ou *disposés en groupes, de manière à former des plaques irrégulièrement arrondies.* On trouve, en outre, dans quelques recueils scientifiques, un petit nombre d'exemples de prurigo : un des plus remarquables est celui d'un homme atteint du prurigo *formicans*; que M. Wilkinson trouva nu, assis sur son lit, et se déchirant la peau avec un peigne. (P. RAYER.)

PRURIT, s. m., *pruritus*, *prurigo*, synonyme de démangeaison. Sensation particulière, qu'il serait difficile de définir, et qui a son siége dans la peau et dans les membranes muqueuses. C'est un phénomène qui s'observe fréquemment d'une manière passagère, et qui est l'indice d'une légère irritation dans ces organes. Mais plus durable ou porté à un degré plus fort, il constitue un symptôme dont s'accompagne constamment diverses maladies, ou qui peut faire soupçonner l'existence de quelques affections. C'est ainsi que le prurit qui a son siége au nez, à l'anus, dénote quelquefois la présence de vers dans les voies digestives. La vive démangeaison qui a lieu à l'extrémité du pénis, est l'indice d'une irritation de la membrane muqueuse de la vessie, irritation déterminée le plus souvent par la présence d'un calcul. Le prurit s'observe surtout dans un grand nombre de maladies cutanées, et s'y montre sous des caractères qui varient avec la nature de l'affection. Il est accompagné d'une sorte de volupté dans la gale; il est âcre. brûlant dans le prurigo, le lichen, et dans l'eczéma, etc. *Voyez* ces divers mots.

PRUSSIATE, s. m., genre de sels composés d'une base et d'acide prussique. *Voyez* HYDROCYANATE.

PRUSSIQUE (acide). *Voyez* HYDROCYANIQUE. (ORFILA.)

FIN DU DIX-SEPTIÈME VOLUME.

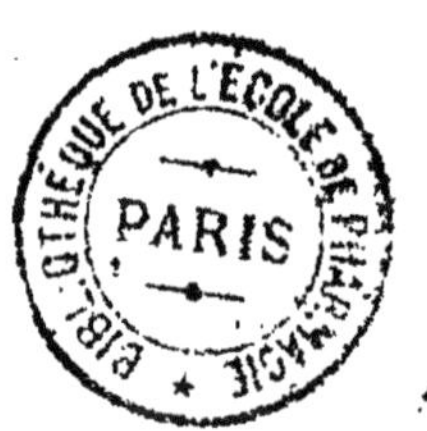

TABLE

DES PRINCIPAUX ARTICLES

CONTENUS DANS LE DIX-SEPTIÈME VOLUME.

DISTRIBUTION DES MATIÈRES.

	MM.
Anatomie.	MARJOLIN, professeur de la Faculté de méd., H. CLOQUET, OLLIVIER, doct. en méd.
Physiologie	ADELON, profess. de la Fac. de médec., COUTANCEAU, RULLIER, docteurs en méd.
Anatomie pathologique	BRESCHET, chef des travaux anatomiques de la Fac. de méd., ANDRAL *fils*, doct. en méd.
Pathologies générale et interne.	CHOMEL, COUTANCEAU, LANDRÉ-BEAUVAIS, RAYER, ROCHOUX, ANDRAL *fils*, docteurs en méd.
Pathologie externe et opérations chirurgicales	J. CLOQUET, chir. de l'hôpital Saint-Louis; MARJOLIN, ROUX, prof. de la Fac. de méd., MURAT, chirurgien en chef de la maison royale de Bicêtre, OLLIVIER, doct. en méd.
Accouchemens, Maladies des femmes et des nouveau-nés	DÉSORMEAUX, professeur de la Fac. de méd.
Maladies des enfans.	GUERSENT, médecin de l'hôpital des Enfans.
Maladies des vieillards	FERRUS et ROSTAN, méd. de l'hospice de la Salpêtrière.
Maladies mentales.	GEORGET, docteur en méd.
Maladies cutanées.	BIETT, méd. de l'hôpital Saint-Louis, et RAYER, doct. en méd.
Maladies syphilitiques.	LAGNEAU, docteur en médecine.
Maladies des pays chauds.	ROCHOUX, doct. en méd.
Thérapeutique générale	GUERSENT, médecin de l'hôpital des Enfans.
Histoire naturelle médicale.	H. CLOQUET, docteur en méd., ORFILA, prof. de la Fac. de méd., et A. RICHARD, démonstrateur de botan. de la Faculté de méd.
Chimie médicale et pharmacie.	ORFILA, et PELLETIER, professeur de l'École de pharmacie.
Physique médicale et hygiène.	ROSTAN.
Médecine légale et police médicale.	MARC, doct. méd., ORFILA, et RAIGE-DELORME, docteur en médecine, qui est aussi chargé des articles de vocabulaire.

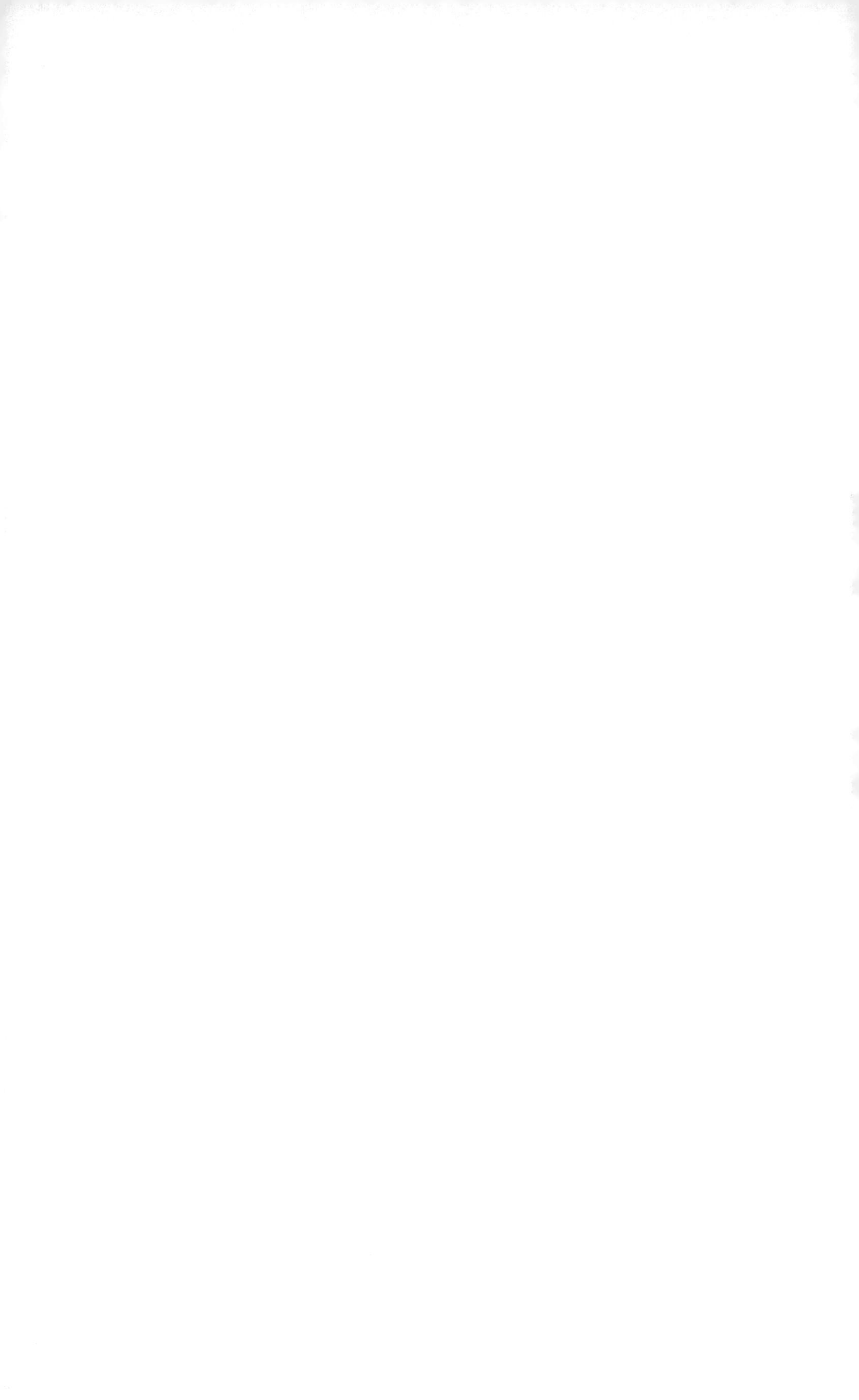

www.ingramcontent.com/pod-product-compliance
Ingram Content Group UK Ltd.
Pitfield, Milton Keynes, MK11 3LW, UK
UKHW020255230726
13925UKWH00001B/55